Dados Internacionais de Catalogação na Publicação (CIP)
(eDOC BRASIL, Belo Horizonte/MG)

V872r
Voegels, Richard Louis
Rinologia/Richard Louis Voegels, Tatiana Abdo, Fabio de Rezende Pinna. – Rio de Janeiro, RJ: Thieme Revinter, 2025.

21 x 28 cm – (Guia Prático de Otorrinolaringologia e Cirurgia de Cabeça e Pescoço; v. 4)
Inclui bibliografia.
ISBN 978-65-5572-299-4
eISBN 978-65-5572-300-7

1. Nariz – Cirurgia. 2. Rinologia. 3. Otorrinolaringologia. I. Abdo, Tatiana. II. Pinna, Fabio de Rezende. III. Título. IV. Série.

CDD: 617.523

Elaborado por Maurício Amormino Júnior – CRB6/2422

Contato com os autores:
rvoegels@gmail.com
biblioteca@forl.org.br

Thieme Revinter Publicações Ltda.
Rua do Matoso, 170
Rio de Janeiro, RJ
CEP 20270-135, Brasil
http://www.thieme.com.br

Thieme USA
http://www.thieme.com

Design de Capa: © Thieme
Imagem da Capa: imagem da capa combinada pela Thieme usando a imagem a seguir:
Anatomia Caveira Masculina © decade3d/depositphotos.com
Assistência Editorial: Adilson Montefusco

Impresso no Brasil por Forma Certa Gráfica Digital Ltda.
5 4 3 2 1
ISBN 978-65-5572-299-4

Também disponível como eBook:
eISBN 978-65-5572-300-7

Nota: O conhecimento médico está em constante evolução. À medida que a pesquisa e a experiência clínica ampliam o nosso saber, pode ser necessário alterar os métodos de tratamento e medicação. Os autores e editores deste material consultaram fontes tidas como confiáveis, a fim de fornecer informações completas e de acordo com os padrões aceitos no momento da publicação. No entanto, em vista da possibilidade de erro humano por parte dos autores, dos editores ou da casa editorial que traz à luz este trabalho, ou ainda de alterações no conhecimento médico, nem os autores, nem os editores, nem a casa editorial, nem qualquer outra parte que se tenha envolvido na elaboração deste material garantem que as informações aqui contidas sejam totalmente precisas ou completas; tampouco se responsabilizam por quaisquer erros ou omissões ou pelos resultados obtidos em consequência do uso de tais informações. É aconselhável que os leitores confirmem em outras fontes as informações aqui contidas. Sugere-se, por exemplo, que verifiquem a bula de cada medicamento que pretendam administrar, a fim de certificar-se de que as informações contidas nesta publicação são precisas e de que não houve mudanças na dose recomendada ou nas contraindicações. Esta recomendação é especialmente importante no caso de medicamentos novos ou pouco utilizados. Alguns dos nomes de produtos, patentes e design a que nos referimos neste livro são, na verdade, marcas registradas ou nomes protegidos pela legislação referente à propriedade intelectual, ainda que nem sempre o texto faça menção específica a esse fato. Portanto, a ocorrência de um nome sem a designação de sua propriedade não deve ser interpretada como uma indicação, por parte da editora, de que ele se encontra em domínio público.

APRESENTAÇÃO DO VOLUME

É com muita satisfação e alegria que apresentamos o volume Rinologia da Série *Guia Prático de Otorrinolaringologia e Cirurgia de Cabeça*. Neste quarto volume da Série, procuramos abordar de forma abrangente os principais temas da Rinologia.

Ao longo dos últimos anos, essa subespecialidade da otorrinolaringologia vem agrupando diversas vertentes de atualizações tanto em temas tradicionais como rinite, rinossinusites agudas e crônicas, epistaxes etc. tal qual em áreas correlatas como Imunologia, Pediatria, Pneumologia, Cirurgia Plástica, Radiologia, Oncologia, Neurocirurgia e Cirurgia de Cabeça de Pescoço.

Com o objetivo de contribuir na prática clínica, aborda, em 39 capítulos, temas básicos como anatomia, fisiologia, propedêutica, principais técnicas cirúrgicas, principais doenças do cotidiano de consultório; e atualiza os temas mais discutidos na literatura atualmente, como a rinossinsuite crônica e olfato, sem esquecer-se de temas multidisciplinares. Além disso, também colocamos à disposição do leitor vídeos de cirurgias comentadas por alguns de nossos autores.

Em sua maioria, os autores desta obra são ou já tiveram atuação no grupo de Rinologia do Hospital das Clínicas da Faculdade de Medicina da Universidade de São Paulo. Também contamos com a colaboração de autores expoentes de rinologia nacional e internacional, que trouxeram valiosa contribuição. A todos eles, nosso sincero agradecimento!

Também agradecemos todo o trabalho do nosso incansável e competente editor-chefe, Adilson Montefusco; à Fundação Otorrinolaringológica e CEDAO pelo apoio logístico e financeiro, e à Thieme, por confiar em nosso projeto.

Desejamos uma ótima e proveitosa leitura!!

Richard Louis Voegels
Tatiana Abdo
Fabio de Rezende Pinna

PREFÁCIO

É uma grande honra escrever o prefácio deste excelente livro de Rinologia da Série *Guia Prático de Otorrinolaringologia e Cirurgia de Cabeça e Pescoço*.

Os editores Richard Louis Voegels, Fabio de Rezende Pinna, Tatiana Abdo et al. escreveram o livro baseando-se em experiências na Clínica Otorrinolaringológica da Faculdade de Medicina da USP. É fruto de muito trabalho, observação, estudo, dedicação, pesquisa e atualização na concretização dos capítulos deste Tratado.

O progresso da medicina e desenvolvimento de novas tecnologias no diagnóstico e tratamento de doenças ocorrem com certa rapidez e sua aplicação e conhecimento requerem atenção e atualização.

Os temas são tratados de maneira concisa nos capítulos básicos de anatomia endoscópica, fisiologia, propedêutica clínica, tratamento clínico e cirúrgico.

As doenças nasossinusais são relatadas em seus aspectos clínicos, diagnóstico e tratamento.

As rinossinusites crônicas são enfatizadas e tratadas de acordo com a classificação, quadro clínico, diagnóstico e opções de tratamento de maneira criteriosa.

Anatomia, fisiologia do olfato e transtornos são descritos em seus aspectos etiológicos e terapêuticos.

Destaco a importância desta obra na descrição das vias de acesso cirúrgico, como as vias à hipófise, via endoscópica à fossa anterior e base do crânio.

Os autores chamam atenção para os cuidados pré e pós-operatório de cirurgia funcional nasossinusal no sucesso do tratamento. Também se lembram dos cuidados e importância da lavagem nasal.

A radiologia dos seios paranasais e da base do crânio é fundamental para o diagnóstico e tratamento das doenças nasossinusais.

Este Tratado será importante para estudantes, residentes e médicos otorrinolaringologistas, pois contribui de maneira objetiva e clara com a especialidade ao fornecer ensinamentos atualizados.

É um livro que enaltece os editores e colaboradores, cuja obra enriquece a literatura nacional.

O Tratado traz capítulos bem redigidos e atualizados e será, certamente, um guia de referência para doenças nasossinusais.

Prof. Dr. Ossamu Butugan
Professor Associado do Departamento de Otorrinolaringologia da Faculdade de Medicina da Universidade de São Paulo (FMUSP)

EDITORES DA SÉRIE

LUIZ PAULO KOWALSKI
Professor Titular da Disciplina de Cirurgia de Cabeça e Pescoço da Faculdade de Medicina da Universidade de São Paulo (FMUSP)

RICARDO FERREIRA BENTO
Professor Titular da Disciplina de Otorrinolaringologia da Faculdade de Medicina da Universidade de São Paulo (FMUSP)
Presidente do Comitê de Otologia e Otoneurologia da IFOS (*International Federation of Otorhinolaryngological Societies*)

RICHARD LOUIS VOEGELS
Professor Associado e Livre-Docente da Faculdade de Medicina da Universidade de São Paulo (FMUSP)
Diretor de Rinologia do Hospital das Clínicas da FMUSP
Presidente da Fundação Otorrinolaringologia

VERGILIUS JOSÉ FURTADO DE ARAUJO FILHO
Professor Associado da Disciplina de Cirurgia de Cabeça e Pescoço do Departamento de Cirurgia da Faculdade de Medicina da Universidade de São Paulo (FMUSP)

EDITORES DO VOLUME

RICHARD LOUIS VOEGELS
Professor Associado e Livre-Docente da Faculdade de Medicina da Universidade de São Paulo (FMUSP)
Diretor de Rinologia do Hospital das Clínicas da FMUSP
Presidente da Fundação Otorrinolaringologia

TATIANA ABDO
Médica Assistente do Grupo de Rinologia do Hospital das Clínicas da Faculdade de Medicina da Universidade de São Paulo (FMUSP)
Doutora em Ciências pela FMUSP
Fellowship em Cirurgia Endoscópica Nasossinusal no Hospital das Clínicas da Faculdade de Medicina da Universidade de São Paulo (FMUSP)

FABIO DE REZENDE PINNA
Livre-Docência em Otorrinolaringologia pela Faculdade de Medicina da Universidade de São Paulo (FMUSP)
Diretor Técnico do Grupo de Rinologia do Hospital das Clínicas da FMUSP

COLABORADORES

ADILSON MACHADO GOMES JUNIOR
Otorrinolagingologista e *Fellowship* de Cirurgia Endoscópica Endonasal e Base de Crânio pelo Hospital das Clínicas da Faculdade de Medicina da Universidade de São Paulo (FMUSP)

ALDO C. STAMM
Chefe do Centro de Otorrinolaringologia de São Paulo – Complexo Hospitalar Edmundo Vasconcelos
Doutor em Medicina pela Escola Paulista de Medicina da Universidade Federal de São Paulo (EPM-Unifesp)

ALEXANDRE FELIPPU NETO
Fundador e Diretor Geral do Instituto Felippu

ALEXANDRE WADY DEBES FELIPPU
Coordenador do Serviço de *Fellowship* do Instituto Felippu
Doutor em Ciências Médicas pela Faculdade de Medicina da Universidade de São Paulo (FMUSP)

ALFREDO NASSER GONZALEZ
Médico Assistente na Divisão de Rinologia Universidad de Chile

ALKIS JAMES PSALTIS
Professor
Otolaryngology Head and Neck Surgery, University of Adelaide, Australia
Head of Department
Otolaryngology Head and Neck Surgery, The Queen Elizabeth Hospital, Adelaide, South Australia

ALYNE RODRIGUES GUERRA
Fellowship em Cirurgia Endoscópica Endonasal e Base de Crânio no Hospital das Clínicas da Faculdade de Medicina da Universidade de São Paulo (HCFMUSP)
Otorrinolaringologista pelo HCFMUSP

AMANDA GANZ SANCHEZ SENNES
Acadêmica da Faculdade de Medicina da Universidade de São Paulo (USP)

ANA CLARA MIOTELLO FERRÃO
Otorrinolaringologista do Hospital Militar de Área de Campo Grande
Mestre em Doenças Infecciosas e Parasitárias pela Universidade Federal do Mato Grosso do Sul (UFMS)

ANA PAULA CORREIA DE ARAÚJO BEZERRA FIGUEIREDO LEAL
Médica Otorrinolaringologista pelo Hospital Beneficência Portuguesa de São Paulo
Especialista em Cirurgia Endoscópica Endonasal pela Faculdade de Medicina da Universidade de São Paulo (FMUSP)
Médica Assistente do Hospital das Clínicas da Universidade Federal de Pernambuco (UFPE)

ANDRÉ WADY DEBES FELIPPU
Coordenador do Serviço de Residência Médica do Instituto Felippu

ANDRÉ ZANETTE DUTRA
Otorrinolaringologista pela Beneficência Portuguesa de São Paulo
Fellowship em Rinologia e Cirurgia da Base do Crânio – Prof. Aldo Stamm
Otorrinolaringologista do Centro de Otorrinolaringologia de São Paulo – Complexo Hospitalar Edmundo Vasconcelos

ANTONIO CARLOS CEDIN
Diretor do Serviço e Coordenador do Programa de Residência Médica em Otorrinolaringologia do Hospital Beneficência Portuguesa de São Paulo
Médico Otorrinolaringologista pela Faculdade de Medicina da Universidade de São Paulo (FMUSP)
Mestre e Doutor pela Otorrinolaringologia da Universidade Federal de São Paulo (Unifesp)

BÁRBARA CAROLINA MIGUEL JORGE
Médica Preceptora da Disciplina de Otorrinolaringologia do Hospital das Clínicas da Faculdade de Medicina da Universidade de São Paulo (HCFMUSP)
Especialista em Otorrinolaringologia pela Associação Brasileira de Otorrinolaringologia e Cirurgia Cérvico-Facial (ABORL-CCF)
Residência Médica em Otorrinolaringologia pelo Centro Universitário Faculdade de Medicina do ABC (FMABC)

BRUNO CASOLA OLIVETTI
Médico Assistente do Grupo de Cabeça e Pescoço do Departamento de Radiologia do Hospital das Clínicas da Faculdade de Medicina da Universidade de São Paulo (HCFMUSP)
Médico Radiologista do Grupo de Neurorradiologia do Hospital Alemão Oswaldo Cruz e do Laboratório Fleury

CAMILA DEGEN MEOTTI
Otorrinolaringologista
Médica Contratada e Preceptora da Residência Médica do Hospital de Clínicas de Porto Alegre (HCPA)
Mestre em Cirurgia pela Universidade Federal do Rio Grande do Sul (UFRGS)
Fellow em Rinologia e Cirurgia de Base de Crânio pelo Hospital de Clínicas de Porto Alegre (HCPA)

CAMILA EDUARDA ZAMBON
Cirurgiã-Dentista
Especialista em Cirurgia e Traumatologia Bucomaxilofacial (CTBMF) pelo Hospital das Clínicas da Faculdade de Medicina da Universidade de São Paulo (FMUSP)
Mestre e Doutora em Ciências Médicas pelo Departamento de Otorrinolaringologia da FMUSP
Assistente e Professora da Residência em Cirurgia e Traumatologia Bucomaxilofacial do Hospital das Clínicas da FMUSP
Plantonista CTBMF no Hospital das Clínicas da FMUSP e no Hospital do Servidor Público Estadual de São Paulo
Cirurgiã Bucomaxilofacial e Coordenadora da Saúde Bucal na Secretaria de Saúde da Prefeitura Municipal de Poá, SP

CARLOS ALBERTO CAROPRESO
Médico Professor Assistente do Grupo de Cirurgia Plástica da Face da Divisão de Otorrinolaringologia do Departamento de Oftalmologia e Otorrinolaringologia do Hospital das Clínicas da Faculdade de Medicina da Universidade de São Paulo
Doutor em Medicina na Área de Otorrinolaringologia pela Universidade de São Paulo
Membro da Associação Brasileira de Otorrinolaringologia (ABORL) e Membro da Academia Brasileira de Cirurgia Plástica Facial

CARLOS DIOGENES PINHEIRO NETO
Professor do Departamento de Otorrinolaringologia e Cirurgia de Cabeça e Pescoço da Clínica Mayo (Rochester-MN, EUA)
Diretor do *Fellowship* em Rinologia e Cirurgia de Base de Crânio da Clínica Mayo (Rochester-MN, EUA)
Codiretor Rhoton Anatomy Program: Rinologia e Cirurgia de Base de Crânio da Clínica Mayo (Rochester-MN, EUA)

CARLOS TOYAMA
Médico Assistente do Grupo de Cabeça e Pescoço do Departamento de Radiologia da Faculdade de Medicina da Universidade de São Paulo (FMUSP)
Médico Radiologista do Grupo de Neurorradiologia e Cabeça e Pescoço do Grupo Fleury

CAROLINA CINCURÁ BARRETO
Doutorado em Ciências da Saúde pela Universidade Federal da Bahia (UFBA)
Supervisora do Programa de Residência Médica em Otorrinolaringologia do Hospital Universitário Professor Edgar Santos (UFBA)

CLARA MÔNICA FIGUEREDO DE LIMA
Professora Adjunta de Medicina da Universidade Federal da Bahia (UFBA)
Médica Assistente do Hospital Professor Edgar Santos
Doutora em Ciências da Saúde pela UFBA

CLAUS BACHERT
Ex-Chefe da Clínica ORL, Upper Airways Research Laboratory (URL) e Centro de Ensaios Clínicos (CTC) da Universidade de Gent (Bélgica)
Pesquisador na Universidade de Münster (Alemanha) e Universidade Sun Yat-sen (China)

DANIEL CANTERO CAJAS
Médico Assistente na Divisão de Rinologia Universidad de Chile

DANIEL LORENA DUTRA
Doutor em Ciências pela Faculdade de Medicina da Universidade de São Paulo
Fellowship em Cirurgia Endoscópica Endonasal e Base de Crânio pelo Hospital das Clínicas da Faculdade de Medicina da Universidade de São Paulo (HCFMUSP) e Adelaide University, South Australia

DANIEL PAEZ
Médico Assistente na Divisão de Rinologia Universidad de Chile

DEUSDEDIT BRANDÃO NETO
Doutor em Ciências pela Faculdade de Medicina da Universidade de São Paulo (FMUSP)
Médico Colaborador do Grupo de Rinologia do Hospital das Clínicas da FMUSP

DIOGO PLANTIER
Doutor em Ciências pela Faculdade de Medicina da Universidade de São Paulo (FMUSP)
Fellowship em Cirurgia Endoscópica Endonasal e Base de Crânio pelo Hospital das Clínicas da FMUSP

EDUARDO BAPTISTELLA
Coordenador Departamento de Alergia da Associação Brasileira de Otorrinolaringologia e Cirurgia Cérvico-Facial (ABORL-CCF)
Ex-Presidente Associação Brasileira de ORL
Professor Coordenador do Instituto de Ensino e Educação em Alergia e Imunologia do Paraná

EDUARDO DOS SANTOS RODRIGUES SADECK
Médico Contratado do Instituto do Câncer do Estado de São Paulo (ICESP)

EDUARDO MACOTO KOSUGI
Professor Adjunto Livre-Docente do Setor de Rinologia do Departamento de Otorrinolaringologia e Cirurgia de Cabeça e Pescoço da Escola Paulista de Medicina da Universidade Federal de São Paulo (EPM-Unifesp)
Coordenador do Programa de Especialização em Rinologia da EPM-Unifesp
Supervisor do Programa de Residência Médica em Otorrinolaringologia da EPM-Unifesp

EDWIN TAMASHIRO
Professor Associado
Divisão de Otorrinolaringologia da Faculdade de Medicina de Ribeirão Preto (USP)

ELOISA MARIA SANTIAGO GEBRIM
Doutora em Radiologia pela Faculdade de Medicina da Universidade de São Paulo (FMUSP)
Coordenadora da Tomografia Computadorizada do Departamento de Radiologia do Hospital das Clínicas da FMUSP
Coordenadora dos Grupos de Cabeça e Pescoço do Departamento de Radiologia do Hospital das Clínicas da FMUSP e do Hospital Sírio-Libanês

ÉRICA B. FONTES
Fellowship em Cirurgia Endoscópica Endonasal e Cirurgia de Base de Crânio no Instituto Felippu de Otorrinolaringologia (IFO)
Otorrinolaringologista pela Universidade Federal de Santa Maria (UFSM)

EULALIA SAKANO
Professora Associada do Departamento de Oftalmo-Otorrinolaringologia da Faculdade de Ciências Médicas da Universidade Estadual de Campinas (FCM-Unicamp)
Coordenadora do Setor de Rinologia do Instituto de Otorrinolaringologia (IOU)-Unicamp

FABIANA CARDOSO PEREIRA VALERA
Professora Associada
Divisão de Otorrinolaringologia da Faculdade de Medicina de Ribeirão Preto (USP)

FABRÍCIO SCAPINI
Professor Associado da Universidade Federal de Santa Maria (UFSM) e da Universidade Franciscana
Doutor em Ciências/Otorrinolaringologia pela Faculdade de Medicina da Universidade de São Paulo (FMUSP)
Preceptor do Serviço de Otorrinolaringologia da UFSM

FABRIZIO RICCI ROMANO
Doutor em Ciências pela Faculdade de Medicina da Universidade de São Paulo (FMUSP)
Pós-Doutorado em Otorrinolaringologia pela FMUSP

FELIPE CARVALHO LEÃO
Médico Otorrinolaringologista
Doutorando em Ciências pela Universidade de São Paulo (USP)

FERNANDA WILTGEN MACHADO
Otorrinolaringologista e Preceptora do Serviço de Otorrinolaringologia do Hospital Beneficência Portuguesa de São Paulo

FERNANDO SASAKI
Graduado pela Faculdade de Medicina da Universidade de São Paulo (FMUSP)
Residência Médica em Otorrinolaringologia pelo Hospital das Clínicas da FMUSP
Fellowship em Cirurgia Plástica e Funcional da Face pelo Hospital das Clínicas da FMUS
Médico Assistente do Hospital Público Servidor Estadual de São Paulo (HSPE/IAMSPE)

FERNANDO VEIGA ANGÉLICO JUNIOR
Professor Associado e Coordenador da Residência Médica da Disciplina de Otorrinolaringologia do Centro Universitário Faculdade de Medicina do ABC (FMABC)
Mestre em Ciências da Saúde pela FMABC
Residência Médica em Otorrinolaringologia pelo Hospital das Clínicas da Universidade de São Paulo (HCFMUSP)

FLÁVIA GONÇALVES DE OLIVEIRA MAESTRALI
Doutora em Ciências pela Faculdade de Medicina da Universidade de São Paulo (FMUSP)
Fellowship em Cirurgia Endoscópica Endonasal e Base de Crânio pelo HCFMUSP

FLAVIO MASSAO MIZOGUCHI
Otorrinolaringologista pela Universidade Estadual de Londrina (UEL)
Preceptor de Programa de *Fellowship* no Centro de Rinite e Alergia do Hospital IPO, Curitiba, PR
Membro do Departamento de Alergia da Associação Brasileira de Otorrinolaringologia e Cirurgia Cérvico-Facial (ABORL-CCF)

FRANCINI GRECCO DE MELO PÁDUA
Doutora em Ciências na Área de Otorrinolaringologia pela Faculdade de Medicina da Universidade de São Paulo (FMUSP)
Especialização em Cirurgia Endoscópica Nasossinusal pela Disciplina de Otorrinolaringologia do Hospital das Clínicas da FMUSP

GABRIELA CAROLINA NAZARETH PINTO
Fellowship em Cirurgia Endoscópica Endonasal e Base de Crânio no Hospital das Clínicas da Faculdade de Medicina da Universidade de São Paulo (HCFMUSP)
Otorrinolaringologista pelo FMABC

GIANCARLO BONOTTO CHEROBIN
Professor Adjunto do Departamento de Otorrinolaringologia da Faculdade de Medicina da Universidade Federal de Minas Gerais (UFMG)
Doutorado pelo Departamento de Otorrinolaringologia da Faculdade de Medicina da Universidade de São Paulo (FMUSP)

GILBERTO OCHMAN DA SILVA
Doutor pelo Departamento de Anatomia da Universidade de São Paulo
Médico Assistente do Grupo de Tumores de Hipófise do Hospital das Clínicas da Faculdade de Medicina da Universidade de São Paulo – Cirurgias Endoscópicas

GILVAN VINÍCIUS DE AZEVEDO MAIA
Fellowship em Cirurgia Endoscópica Nasossinusal no Hospital das Clínicas da Faculdade de Medicina da Universidade de São Paulo (FMUSP)
Médico Otorrinolaringologista e Preceptor Médico pela FMUSP

HENRIQUE FARIA RAMOS
Professor Adjunto de Otorrinolaringologia da Universidade Federal do Espírito Santo (Ufes)
Doutor em Ciências pela Faculdade de Medicina da Universidade de São Paulo – FMUSP

INGRID HELENA LOPES DE OLIVEIRA CIANCIO
Médico Assistente do Grupo de Cirurgia Plástica da Face da Divisão de Otorrinolaringologia do Departamento de Oftalmologia e Otorrinolaringologia do Hospital das Clínicas da Faculdade de Medicina da Universidade de São Paulo (HCFMUSP)
Membro da Associação Brasileira de Otorrinolaringologia (ABORL) e Membro da Academia Brasileira de Cirurgia Plástica Facial

JOÃO FERREIRA DE MELLO JÚNIOR
Professor Livre-Docente pela Faculdade de Medicina da Universidade de São Paulo (FMUSP)

JOÃO MANGUSSI-GOMES
Médico Otorrinolaringologista e Mestre pela Escola Paulista de Medicina da Universidade Federal de São Paulo (EPM-Unifesp)
Especialista em Rinologia e Cirurgia Endoscópica da Base do Crânio pelo Sydney Rhinology *Fellowship* com o Prof. Dr. Richard Harvey em Sydney, Austrália

JOSÉ LUIZ TEIXEIRA RODRIGUES
Médico-Professor Assistente e Coordenador do Grupo de Cirurgia Plástica da Face da Divisão de Otorrinolaringologia do Departamento de Oftalmologia e Otorrinolaringologia do Hospital das Clínicas da Faculdade de Medicina da Universidade de São Paulo (HCFMUSP)
Membro da Associação Brasileira de Otorrinolaringologia e Cirurgia Cérvico-Facial (ABORL-CCF)
Membro da Academia Brasileira de Cirurgia Plástica Facial (ABCPF)
Membro da Sociedade Brasileira de Rinoplastia (SBR)
Membro Benemérito da Fundação Otorrinolaringologia
CEO Fundador da Clínica Ícone

JOSÉ RONALDO DE SOUZA FILHO
Fellowship em Cirurgia Endoscópica Endonasal e Base do Crânio no Hospital das Clínicas da Faculdade de Medicina da Universidade de São Paulo (FMUSP)

JOSÉ YAGO DIAS DE SOUZA
Otorrinolaringologista pelo Hospital das Clínicas da Faculdade de Medicina da Universidade de São Paulo (FMUSP)
Fellowship em Cirurgia Endoscópica Endonasal e Base de Crânio Anterior do Hospital das Clínicas da FMUSP

KAREN KAORI HANDA
Fellowship em Cirurgia Endoscópica Endonasal e Base de Crânio no Hospital das Clínicas da Faculdade de Medina da Universidade de São Paulo (HCFMUSP)
Otorrinolaringologista pelo HCFMUSP

LEONARDO BALSALOBRE
Professor Afiliado do Departamento de Otorrinolaringologia da Escola Paulista de Medicina da Universidade Federal de São Paulo (EPM-Unifesp)
Doutor em Medicina pela EPM-Unifesp
Otorrinolaringologista do Centro de Otorrinolaringologia de São Paulo – Complexo Hospitalar Edmundo Vasconcelos

LUCIANO LOBATO GREGÓRIO
Professor Adjunto do Setor de Rinologia do Departamento de Otorrinolaringologia e Cirurgia de Cabeça e Pescoço da Escola Paulista de Medicina da Universidade Federal de São Paulo (EPM-Unifesp)

LUIZ UBIRAJARA SENNES
Professor Livre-Docente e Associado da Disciplina de Otorrinolaringologia da Faculdade de Medicina da Universidade de São Paulo (FMUSP)

MARCEL MENON MIYAKE
Médico Assistente do Departamento de Otorrinolaringologia da Irmandade da Santa Casa de Misericórdia de São Paulo
Doutor pela Faculdade de Ciências Médicas da Santa Casa de São Paulo e Harvard Médical School (Doutorado Sanduíche)
Pós-Doutorado pela Faculdade de Medicina de Ribeirão Preto da Universidade de São Paulo (FMRP-USP)

MARCELO ANTUNES DE SOUZA
Otorrinolaringologista
Fellowship em Rinologia pelo Hospital das Clínicas da Faculdade de Medicina da Universidade de São Paulo (HCFMUSP)

MÁRCIO NAKANISHI
Médico-Otorrinolaringologista e Pesquisador Associado da Faculdade de Medicina da Universidade de Brasília (FM-UnB)
Doutorado em Otorrinolaringologia pela Faculdade de Medicina da Universidade de São Paulo (FMUSP)
Pós-Doutorado em Olfato da Faculdade de Medicina da Universidade de São Paulo – Ribeirão Preto (FMRP)

MARCO ANTÔNIO FERRAZ DE BARROS BAPTISTA
Especialista em Cirurgia Endoscópica Endonasal pela Faculdade de Medicina da Universidade de São Paulo (FMUSP)
Responsável pela Rinologia do Hospital de Reabilitação de Anomalias Craniofaciais da USP Bauru

MARCO AURÉLIO FORNAZIERI
Professor Adjunto de Otorrinolaringologia da Universidade Estadual de Londrina (UEL) e Pontifícia Universidade Católica do Paraná (PUCPR)
Doutor em Otorrinolaringologia pela Faculdade de Medicina da Universidade de São Paulo (FMUSP)
Pós-Doutor em Distúrbios do Olfato e Paladar pela Universidade da Pensilvânia e FMUSP

MARCOS DE QUEIROZ TELES GOMES
Graduado em Medicina pela Faculdade de Medicina da Universidade de São Paulo (FMUSP)
Residência Médica em Neurocirurgia no Hospital das Clínicas da FMUSP
Médico Neurocirurgião Coordenador do Grupo de Base de Crânio do Departamento de Neurocirurgia do Hospital das Clínicas da FMUSP (2000-2016)

MARCO CESAR JORGE DOS SANTOS
Doutor em Otorrinolaringologia pela Universidade de São Paulo (USP)
Professor na Faculdade de Medicina da Pontifícia Universidade Católica do Paraná (PUCPR)
Coordenador do Serviço de Residência em Otorrinolaringologia do Hospital IPO e do Hospital Universitário Cajuru

MARCUS MIRANDA LESSA
Livre-Docente pela Disciplina de Otorrinolaringologia da Faculdade de Medicina da Universidade de São Paulo (FMUSP)
Professor Associado da Disciplina de Otorrinolaringologia da Faculdade de Medicina da Universidade Federal da Bahia (UFBA)
Chefe da Unidade de Cabeça e Pescoço do Hospital Universitário Prof. Edgard Santos da UFBA

MARIA DANTAS COSTA LIMA GODOY
Médica Assistente do Hospital do Servidor Público Estadual de São Paulo – FMO
Doutorado e *Fellowship* em Cirurgia Endoscópica Endonasal pela Universidade de São Paulo (USP)
Docente da Universidade Cidade de São Paulo (UNICID)

MARIA FERNANDA CHAVES DANIELUK
Médica pela Escola Bahiana de Medicina e Saúde Pública
Otorrinolaringologista pelo Instituto de Assistência ao Servidor Público Estadual de São Paulo
Fellowship em Rinologia e Base de Crânio pelo Hospital das Clínicas da Faculdade de Medicina da Universidade de São Paulo (HCFMUSP)

MARIA PERIS CELDA
Professora do Departamento de Neurocirurgia da Clínica Mayo (Rochester-MN, EUA)
Diretora Rhoton Anatomy Program da Clínica Mayo (Rochester-MN, EUA)

MARIANA FERREIRA SBRANA
Residência Médica em Otorrinolaringologia e *Fellowship* em Cirurgia Endoscópica Endonasal e Base de Crânio pela Faculdade de Medicina da Universidade de São Paulo (FMUSP)
Médica Assistente do Departamento de Otorrinolaringologia da Escola Paulista de Medicina da Universidade Federal de São Paulo (EPM-Unifesp)

MARIO PADULA
Médico Assistente do Grupo de Cabeça e Pescoço do Departamento de Radiologia do Hospital das Clínicas da Faculdade de Medicina da Universidade de São Paulo (HCFMUSP)
Médico-Radiologista do Grupo de Neurorradiologia do Laboratório Fleury

MAURA CATAFESTA DAS NEVES
Doutorado em Ciências da Saúde pelo Departamento de Otorrinolaringologia do Hospital das Clínicas da Faculdade de Medicina da Universidade de São Paulo (HCFMUSP)
Médica Assistente do Hospital Universitário da USP

MIGUEL SOARES TEPEDINO
Professor Adjunto de Otorrinolaringologia
Coordenador da Rinologia e Cirurgia Endoscópica da Base de Crânio da Universidade Estadual do Rio de Janeiro (UERJ)
Chefe do Serviço de Otorrinolaringologia da Policlínica de Botafogo
Doutor em Ciências pela Faculdade de Medicina da Universidade de São Paulo (FMUSP)
Pós-Doutor em Ciências pela Escola Paulista de Medicina da Universidade Federal de São Paulo (EPM-Unifesp)

MILENA LOPES DA COSTA
Otorrinolaringologista pelo Hospital das Clínicas da Faculdade de Medicina da Universidade de São Paulo (HCFMUSP)

MIRIÃ BOARETTO TEIXEIRA FERNANDES
Otorrinolaringologista pela Faculdade de Medicina da Universidade de São Paulo (FMUSP)
Médica-Preceptora do Serviço de Otorrinolaringologia do Hospital das Clínicas da FMUSP

NELSON ALMEIDA D'ÁVILA MELO
Doutor em Otorrinolaringologia pela Faculdade de Medicina da Universidade de São Paulo (FMUSP)
Professor do curso de Medicina da UNIT

OLAVO DE GODOY MION
Professor do Hospital das Clínicas da Faculdade de Medicina da Universidade de São Paulo (FMUSP)
Assistente Doutor do Grupo de Alergia do Hospital das Clínicas da FMUSP
Membro do Comitê de Alergia da Associação Brasileira de Otorrinolaringologia e Cirurgia Cérvico-Facial (ABORL-CCF)

OTÁVIO BEJZMAN PILTCHER
Professor da Faculdade de Medicina da Universidade Federal do Rio Grande do Sul (UFRGS)
Doutor em Medicina pela Faculdade de Ciências Médicas da Santa Casa de São Paulo

PEDRO MIÑO VIANNA
Otorrinolaringologista pela Universidade de São Paulo (USP)
Fellowship em Rinologia e Cirurgia Endoscópica da Base do Crânio pela Faculdade de Ciências Médicas da Universidade Estadual do Rio de Janeiro (FCM-UERJ)
Professor do PRM de Otorrinolaringologia do Hospital Central do Exército, RJ
Médico *Staff* da Equipe de Rinologia e Cirurgia Endoscópica da Base do Crânio do HUPE-UERJ

PETER HWANG
Professor e Vice-*Chair Chief*, Divisão de Cirurgia Endonasal e Base de Crânio do Departamento de Otorrinolaringologia e Cirurgia de Cabeça e Pescoço da Escola de Medicina da Faculdade de Stanford

REGINA LÚCIA ELIA GOMES
Doutora em Radiologia pela Faculdade de Medicina da Universidade de São Paulo (FMUSP)
Supervisora do Programa de Residência Médica em Radiologia e Diagnóstico por Imagem da FMUSP
Médica Assistente do Grupo de Cabeça e Pescoço do Departamento de Radiologia do HCFMUSP da FMUSP e do Hospital Israelita Albert Einstein

RENATA LOPES MORI
Médica Assistente de Cirurgia Endoscópica Nasossinusal e de Base de Crânio na Clínica Otorhinus e Hospital Santa Marcelina
Fellowship em Cirurgia Endoscópica Nasossinusal e Base do Crânio no Hospital das Clínicas da Faculdade de Medicina da Universidade de São Paulo (FMUSP)

RENATA RIBEIRO DE MENDONÇA PILAN
Doutora em Otorrinolaringologia pela Faculdade de Medicina da Universidade de São Paulo (FMUSP)
Fellowship em Cirurgia Endoscópica Endonasal e Base do Crânio no Hospital das Clínicas da FMUSP

RENATO ROITHMANN
Professor Adjunto da Universidade Luterana do Brasil, RS
Associate Scientific Staff do Departamento de Otorrino do Hospital Mount Sinai, Toronto, Canadá
Doutorado em Medicina: Ciências Médicas pela Universidade Federal do Rio Grande do Sul (UFRGS)

RICARDO LANDINI LUTAIF DOLCI
Doutor pela Ohio State University (EUA) e Santa Casa de São Paulo
Professor Assistente da Santa Casa de São Paulo

RODOLFO NAZAR SAFFIE
Chefe de Departamento de Otorrinolaringologia
Universidad de Chile

RODRIGO A. CATALDO DE LA CORTINA
Médico Assistente na Divisão de Rinologia Universidad de Chile

RODRIGO WATANABE MURAKOSHI
Médico Assistente do Grupo de Cabeça e Pescoço do Departamento de Radiologia da Faculdade de Medicina da Universidade de São Paulo (FMUSP)
Médico-Radiologista do Grupo de Neurorradiologia e Cabeça e Pescoço da REDE D'Or São Paulo

SAMILLE MARIA VASCONCELOS RIBEIRO
Residência Médica em Otorrinolaringologia pelo Hospital das Clínicas da Faculdade de Medicina da Universidade de São Paulo (HCFMUSP)
Fellowship em Rinologia e Acesso à Base do Crânio do HCFMUSP

SARA COSTA GOMES
Doutora pela Universidade de São Paulo (USP) e Universidade de Gent (Bélgica)
Médica ORL no Hospital Universitário de Bruxelas - UZ Brussel, VUB (Bélgica)
Capitão-Tenente da Reserva da Marinha do Brasil

SÁVIA MOURA TRINDADE VIANA
Médica e Otorrinolaringologista pelo Hospital Universitário de Brasília da Universidade de Brasília (HUB-UnB)
Membro da Associação Brasileira de Otorrinolaringologia e Cirurgia Cérvico-Facial (ABORL-CCF)

STEFANY DE MELO PRATA
Médica-Otorrinolaringologista pelo Hospital das Clínicas da Faculdade de Medicina de São Paulo (HCFMUSP)
Fellow em Rinologia e Base de Crânio do HCFMUSP

THIAGO FREIRE PINTO BEZERRA
Professor Adjunto e Coordenador da Disciplina de Otorrino da Universidade Federal do Pernambuco (UFPE)
Vice-coordenador da Pós-Graduação em Cirurgia da UFPE
Editor de Rinologia da International Archives of Otorhinolaryngology
Médico Otorrinolaringologista do HC/EBSERH/UFPE
Doutorado em Ciências (Otorrinolaringologia) pela Faculdade de Medicina de São Paulo (FMUSP)

VICTOR IKKY KAWAHARA
Otorrinolaringologista pelo Hospital das Clínicas da Faculdade de Medicina de São Paulo (HCFMUSP)
Médico Preceptor do Departamento de Otorrinolaringologia do HCFMUSP

VINÍCIUS SIMON TOMAZINI
Graduado em Medicina pela Universidade Estadual de Maringá
Residência Médica em Otorrinolaringologia pela Universidade Estadual de Londrina (UEL)

WILMA TEREZINHA ANSELMO LIMA
Professora Titular
Divisão de Otorrinolaringologia pela Faculdade de Medicina de Ribeirão Preto (USP)

SUMÁRIO

MENU DE VÍDEOS

Vídeo	QR Code
Vídeo 1-1. Vista endoscópica com ângulo de 30° de fossa nasal direita em pós-operatório tardio de ressecção de tumor maligno nasal, com sinusectomia *full-house* e turbinectomia média, demonstrando a topografia das artérias etmoidais e suas relações com os seios paranasais e base de crânio.	
Vídeo 11-1. Trata-se de um caso cirúrgico em que a paciente apresentava bola fúngica em seio maxilar direito. Observa-se que o conteúdo da bola fúngica (material mucopurulento, caseoso ou de consistência argilosa) era visível já no meato médio. Após a realização de antrostomia simples, percebe-se que é um material aspirável e facilmente destacável, a realização de irrigações com soro fisiológico ajuda na remoção do material. Recomenda-se inspeção do seio maxilar com óticas anguladas para verificar se todo conteúdo foi removido.	
Vídeo 11-2. Observa-se um caso cirúrgico de paciente com RSFA, realizada a remoção da mucina a alérgica do seio maxilar esquerdo. A mucina alérgica é uma secreção bastante espessa e sua remoção muitas vezes exige o auxílio de curetas e/ou pinças de preensão, além do aspirador. Realizamos a irrigação do seio com soro fisiológico para ajudar na aspiração da secreção.	

Vídeo	QR Code
Vídeo 11-3. Apresenta a nasofibrolaringoscopia de um paciente com doença fúngica invasiva confirmada, no qual, o exame somente mostra secreção hialina e palidez de mucosa em fossa nasal esquerda, devido à isquemia, decorrente da invasão perivascular fúngica.	
Vídeo 11-4. Tem-se o caso de um paciente com RSFI em seio esfenoidal à esquerda, observa-se a realização de sinusectomia completa a esquerda com remoção de concha média. No esfenoide, temos palidez de mucosa e presença de hifas fúngicas. O anatomopatológico e cultura confirmaram RSFI, com crescimento de *Rhizopus* da classe Zigomicetos.	
Vídeo 11-5. Paciente com RSFI, sendo realizado sinusectomia a esquerda. O objetivo principal da cirurgia é desbridar todos os tecidos desvitalizados com intuito de melhorar a oxigenação dos tecidos para a melhor penetração do antifúngico.	
Vídeo 19-1. Demonstração Cirurgia Full House – Cortesia: Dr. Deusdedit Brandão Neto.	
Vídeo 34-1. Acesso à hipófise por via transnasal transesfenoidal com retalho de resgate bilateral e septectomia posterior.	

Guia Prático de Otorrinolaringologia e Cirurgia de Cabeça e Pescoço

Rinologia – Volume IV

Conteúdo *on-line*

Acesse o conteúdo *on-line* através dos *QR Codes/Links* indicados nos respectivos capítulos!

Thieme Revinter

CAPÍTULO 1

ANATOMIA ENDOSCÓPICA NASOSSINUSAL E DA BASE ANTERIOR DO CRÂNIO

Pedro Miño Vianna ▪ Miguel Soares Tepedino
Carlos Diogenes Pinheiro Neto ▪ Maria Peris Celda

O conteúdo deste capítulo (págs. 1 a 20), encontra-se disponível on-line.

Para acessá-lo, aponte a câmera do seu smartphone ou tablet para a imagem acima.

FISIOLOGIA NASOSSINUSAL

Giancarlo Bonotto Cherobin

O conteúdo deste capítulo (págs. 21 a 30), encontra-se disponível on-line.

Para acessá-lo, aponte a câmera do seu smartphone ou tablet para a imagem acima.

SEMIOLOGIA NASOSSINUSAL

Fernando Veiga Angélico Junior ■ Bárbara Carolina Miguel Jorge ■ Richard Louis Voegels

O conteúdo deste capítulo (págs. 31 a 36), encontra-se disponível on-line.

Para acessá-lo, aponte a câmera do seu smartphone ou tablet para a imagem acima.

DESVIOS SEPTAIS COMPLEXOS

Carlos Alberto Caropreso ▪ Fernando Sasaki ▪ José Luiz Teixeira Rodrigues

INTRODUÇÃO

A obstrução nasal é um dos principais motivos de avaliação médica otorrinolaringológica, e o desvio do septo nasal apresenta-se como uma das principais causas, cujo tratamento passa obrigatoriamente pela correção cirúrgica. Desvios do septo apresentam-se de diversas formas e localizações, e com diferentes graus de tortuosidade, o que torna o tratamento cirúrgico desafiador, particularmente nos casos em que a região do "L-*strut*" é acometida. A simples remoção das porções desviadas nesta parte da cartilagem quadrangular se torna proibitiva, uma vez que é responsável pela sustentação da pirâmide cartilaginosa. O objetivo deste capítulo é descrever as principais técnicas para correção de desvios do L-*strut*, que consideramos ser os desvios septais complexos.

CONSIDERAÇÕES ANATÔMICAS E FUNCIONAIS[1,2]

O septo nasal é formado por estruturas ósseas e cartilaginosa. A parte óssea é formada pela espinha nasal anterior, crista maxilar (que corresponde à canaleta óssea do septo nasal), lâmina perpendicular do osso etmoide e o vômer. Já a porção cartilaginosa, que está em íntimo contato com todas as estruturas do septo ósseo, é formada pela cartilagem quadrangular (Fig. 6-1).

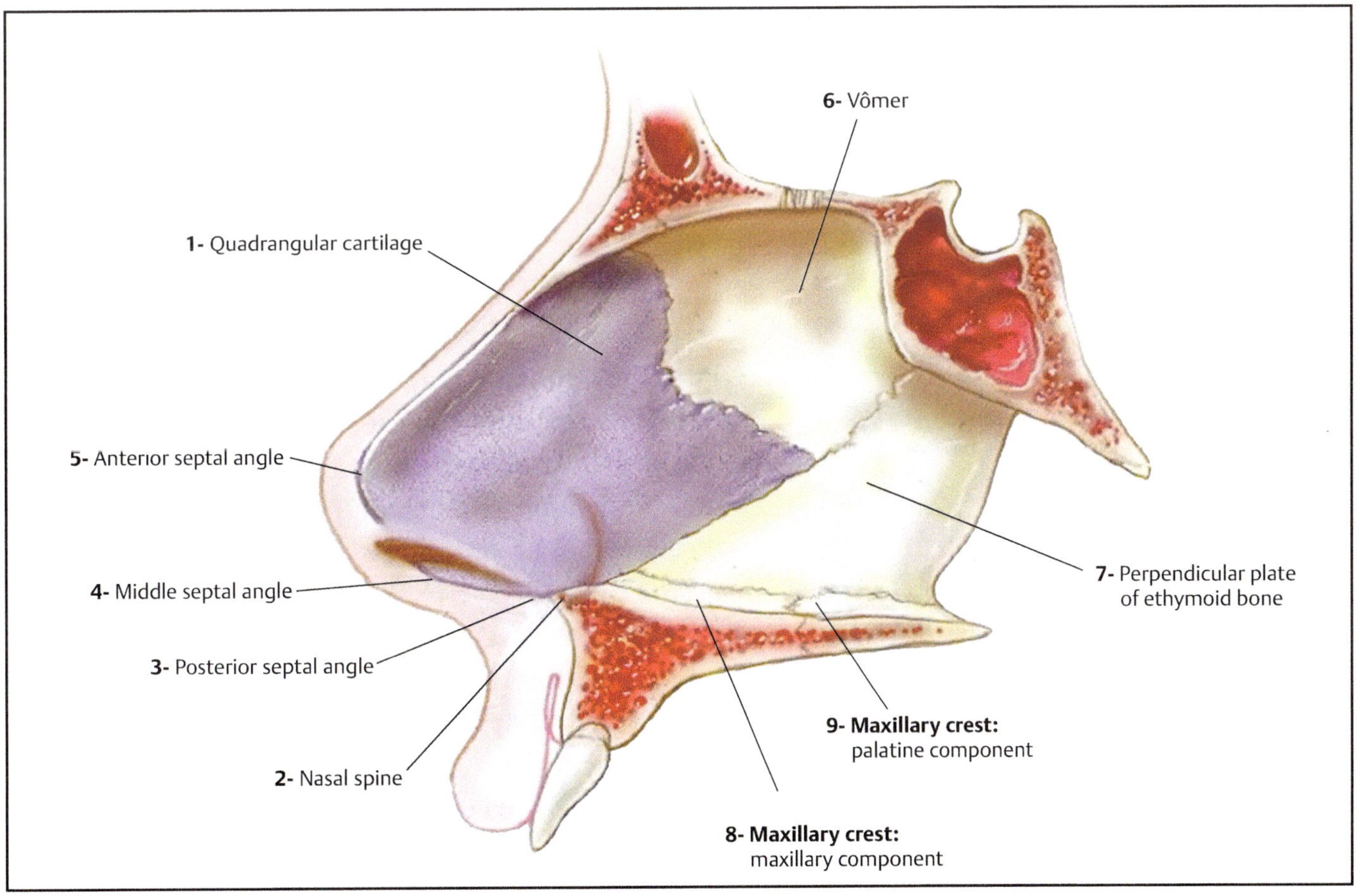

Fig. 6-1. Estruturas que formam o septo nasal e suas relações anatômicas. (Reproduzida com permissão de: Haack J, Papel ID. Caudal septal deviation. Otolaryngol Clin North Am. 2009 Jun;42(3):427-36.)

A cartilagem quadrangular tem importante papel na sustentação/suporte da porção cartilaginosa da pirâmide nasal, mais especificamente, uma região cartilaginosa denominada de L-*strut* (Fig. 6-2).

O L-*strut* é a região da cartilagem quadrangular cujos limites são:

- *Cranial e anterior:* área K (área mais cranial e posterior em íntima relação com a lâmina perpendicular do osso etmoide).
- *Anterior (porção dorsal):* logo abaixo das cartilagens laterais superiores que formam a pirâmide cartilaginosa.
- *Caudal:* desde o ângulo septal anterior até o ângulo septal posterior, esta última unida à espinha nasal anterior.

O formato desta importante região é em "L", sendo a porção mais longa representada pela cartilagem quadrangular logo abaixo das cartilagens laterais superiores, e a porção mais curta, o septo caudal. O L-*strut* apresenta dois pontos de sustentação:

- *A área K:* união da cartilagem quadrangular com a lâmina perpendicular do osso etmoide.
- *Espinha nasal anterior:* ponto de apoio/união com o septo caudal.

É importante ressaltar que a largura do L-*strut* necessária para uma boa sustentação da ponta nasal depende da qualidade da cartilagem. **Cartilagens mais fortes permitem que o L-*strut* seja menos largo. Cartilagens mais fracas necessitam de um L-*strut* mais largo**. Outro ponto importante é **a relação da espinha nasal anterior com o septo caudal.** Situações em que a espinha nasal anterior esteja em posição mais posterior necessitam que a porção caudal seja mais larga, para que esta fique totalmente apoiada sobre a espinha nasal anterior. E o inverso também é válido: uma espinha nasal em posição mais anterior permite que o septo caudal seja mais estreito. De maneira muito generalizada, a largura do **L-*strut*** deve ter de 10 a 15 mm de largura.

Vê-se então que alterações do **L-*strut***, sejam elas congênitas, traumáticas ou iatrogênicas, podem levar a alterações:

- Estéticas:
  - Dorso: laterorrinias, nariz em sela.
  - Ponta: hipoprojeção, desvios da ponta nasal e assimetrias, alterações de columela (embutida e/ou assimétricas), nariz curto.
- Funcionais:
  - Desvios do septo nasal em área de válvulas nasais externa e interna.

O septo caudal faz parte do limite medial tanto da válvula nasal externa quanto da interna. A válvula nasal externa é definida pelo perímetro narinário. Já a válvula nasal interna é definida pela área de secção vertical delimitada classicamente

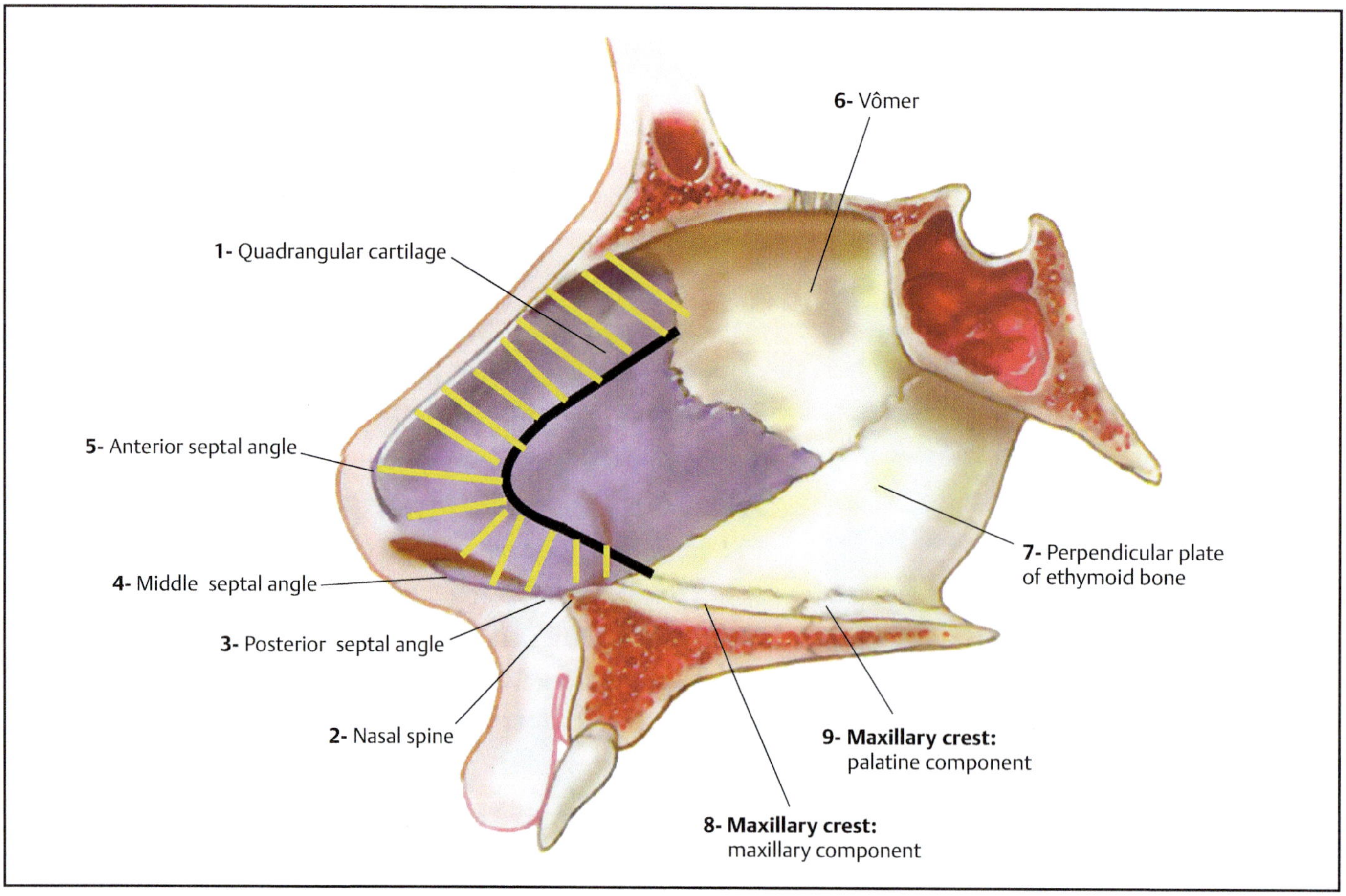

Fig. 6-2. L-*strut* representado pela área hachurada em amarelo. (Adaptada com permissão de: Haack J, Papel ID. Caudal septal deviation. Otolaryngol Clin North Am. 2009 Jun;42(3):427-36.)

pela cabeça da concha inferior, septo nasal (área II de Cottle), borda livre da cartilagem lateral superior e assoalho da fossa nasal. Estas áreas de secção, apresentam alta resistência para o fluxo aéreo, sendo a válvula nasal interna a de maior resistência de toda a árvore respiratória, ou seja, pequenas variações nesta área levam a grandes variações na resistência do fluxo aéreo durante a inspiração. Isto explica por que um pequeno desvio do septo nasal nestas regiões valvulares causa queixas importantes de obstrução nasal.

AVALIAÇÃO E DIAGNÓSTICO[1,2]

A principal queixa do paciente que apresenta desvios septais que acometem o L-*strut* é a obstrução nasal. Geralmente, a obstrução nasal é contínua, associada ou não a fatores de piora (por exemplo, em pacientes que apresentam rinopatia alérgica associada) e uni ou bilaterais (dependendo do grau de tortuosidade do septo nasal). Histórias de trauma nasal ou de cirurgias nasais prévias são importantes para identificação da etiologia, contribuindo para o planejamento cirúrgico. Alterações estéticas podem estar presentes na história, uma vez que o L-*strut* é responsável pela sustentação da pirâmide nasal cartilaginosa. Nariz torto (laterorrinias), nariz em sela, ou ainda assimetrias de columela ou de ponta nasal são alguns dos exemplos de alterações estéticas (Fig. 6-3).

O exame físico é fundamental para o diagnóstico. Inicia-se com a inspeção visual externa. Assimetrias das estruturas que formam a ponta nasal, bem como laterorrinias (principalmente da pirâmide cartilaginosa) devem ser observadas pelo otorrinolaringologista.

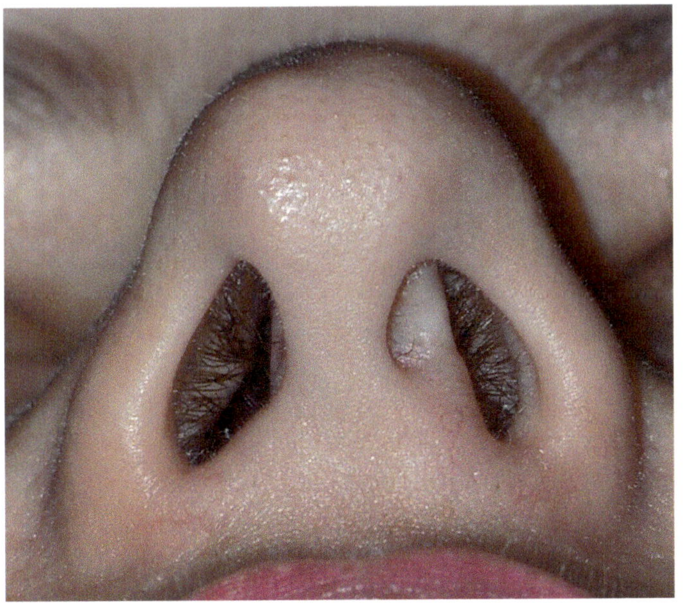

Fig. 6-3. Assimetria de columela às custas de desvio caudal para esquerda, em válvulas nasais interna e externa. (Arquivo pessoal dos autores.)

Prossegue-se o exame físico com a rinoscopia anterior. Além da avaliação de outras estruturas que formam a parede lateral do nariz e do septo nasal posterior, o examinador deve sempre avaliar as regiões das válvulas nasais interna e externa. Desvios do septo nestas áreas devem ser levados em consideração no diagnóstico e programação da cirurgia.

Faz ainda parte do exame físico, a palpação digital da porção anterior do nariz (columela e septo caudal). Esta manobra fornece informações adicionais, como: quantidade e qualidade da cartilagem septal anterior, grau de tortuosidade de septo anterior, presença de molas ou fraturas na cartilagem septal, condição da espinha nasal anterior, relação do septo caudal e a espinha nasal, e avaliação da quantidade e qualidade da cartilagem septal anterior.

Exames complementares como a nasofibrolaringoscopia flexível e tomografia computadorizada de seios da face auxiliam na finalização da investigação por excluir ou diagnosticar afecções que poderiam estar associadas, além de outros diagnósticos diferenciais.

DOCUMENTAÇÃO FOTOGRÁFICA E ORIENTAÇÕES AO PACIENTE[2]

O L-*strut* é responsável pela sustentação da pirâmide cartilaginosa. Manobras cirúrgicas – como enfraquecimento, ressecções cartilaginosas excessivas, desinserções da cartilagem septal que se apoiam sobre a espinha nasal anterior – podem acarretar a perda da sustentação da pirâmide cartilaginosa, levando a sela nasal e perda da projeção da ponta nasal. O encurtamento excessivo inadvertido do septo nasal anterior leva ao embutimento da columela. Por outro lado, o alongamento do septo nasal caudal (que pode ocorrer nos casos em que a cartilagem é "desdobrada" ao se corrigir o septo caudal) pode levar a "*collumela show*" (ou columela proeminente).

Todas estas potenciais alterações devem ser orientadas ao paciente antes da cirurgia. É importante que o paciente compreenda os objetivos e riscos do procedimento cirúrgico, bem como das eventuais alterações estéticas e funcionais. Os autores deste capítulo enfatizam que a documentação fotográfica pré-operatória é de extrema importância nestes casos, e tem como objetivos não apenas a documentação dos resultados pós-operatórios (importantes para estudo e aprendizado do próprio cirurgião), mas também para proteção do paciente e do médico quanto a eventuais questões jurídicas e ético-profissionais. Tal documentação fotográfica deve seguir os mesmos parâmetros e cuidados da documentação de uma rinosseptoplastia e apresentar as principais incidências: de frente, perfis direito e esquerdo, oblíquos direito e esquerdo, de base e o *helicopter view*. Qualquer outra incidência ou documentação mais detalhada de um aspecto específico deve ser realizada antes da cirurgia (Fig. 6-4).

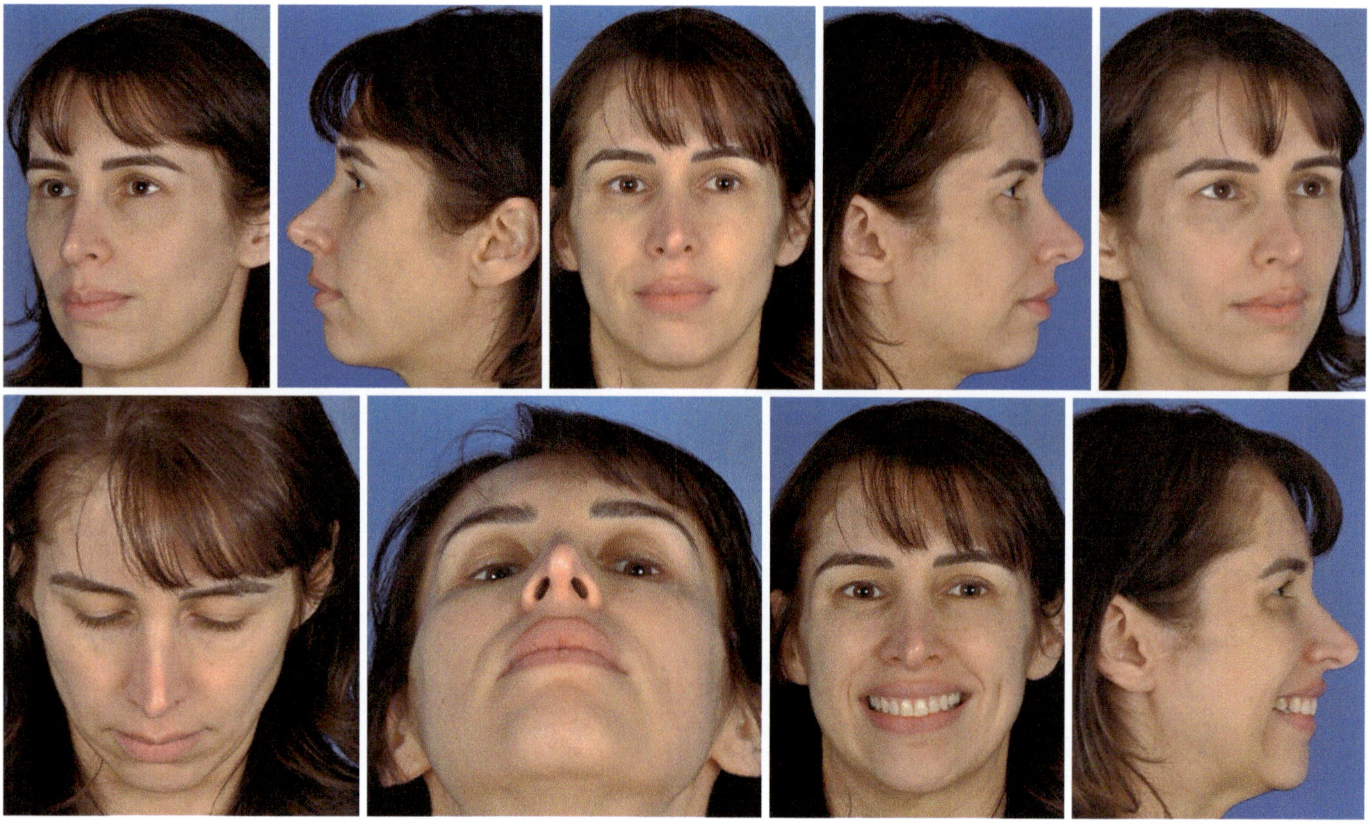

Fig. 6-4. Documentação fotográfica com as principais incidências: de frente, perfis direito e esquerdo, oblíquos direito e esquerdo, de base e o *helicopter view*. Acrescentadas incidências de frente e perfil direito sorrindo.

TRATAMENTO CIRÚRGICO

A grande variabilidade de localização, grau de tortuosidade e complexidade que o L-*strut* (tanto a porção caudal quanto a dorsal) pode ser acometido obriga o cirurgião a avaliar a causa das alterações a serem corrigidas (Fig. 6-5). Discutiremos a seguir as principais técnicas que os autores acreditam ser as mais efetivas para a correção dos desvios septais. É importante ressaltar que a maioria das técnicas (ou estratégias cirúrgicas) podem e devem ser realizadas conjuntamente. Além disso, grande parte delas pode ser realizada pela via de acesso da septoplastia convencional também.

Suturas "Tipo Mustardé" com Enfraquecimento da "Mola" Cartilaginosa

Casos em que a cartilagem do septo caudal se apresenta levemente desviada, suturas tipo Mustardé são uma opção para retificação do septo nasal.[3,4] As suturas são realizadas com fio inabsorvível (*nylon* ou Prolene 4 zeros) ou absorvível de longa duração (PDS 4 zeros). Devem ser realizadas de maneira que a sutura seja paralela ao eixo principal do desvio (vertical ou horizontal), e o nó da sutura deve estar do lado convexo do desvio (Fig. 6-6).[5,6] A cartilagem pode ainda ser enfraquecida pelo seu desgaste ou delaminação da face côncava do desvio a fim de facilitar a sua retificação. A via de acesso pode ser tanto de septoplastia quanto de rinoplastia, dependendo da localização do desvio e da necessidade de realização de outros passos da cirurgia toda. Geralmente associamos esta técnica a outras, como, por exemplo, o uso de tala de lâmina perpendicular, a fim de se aumentar o sucesso da cirurgia a longo prazo.

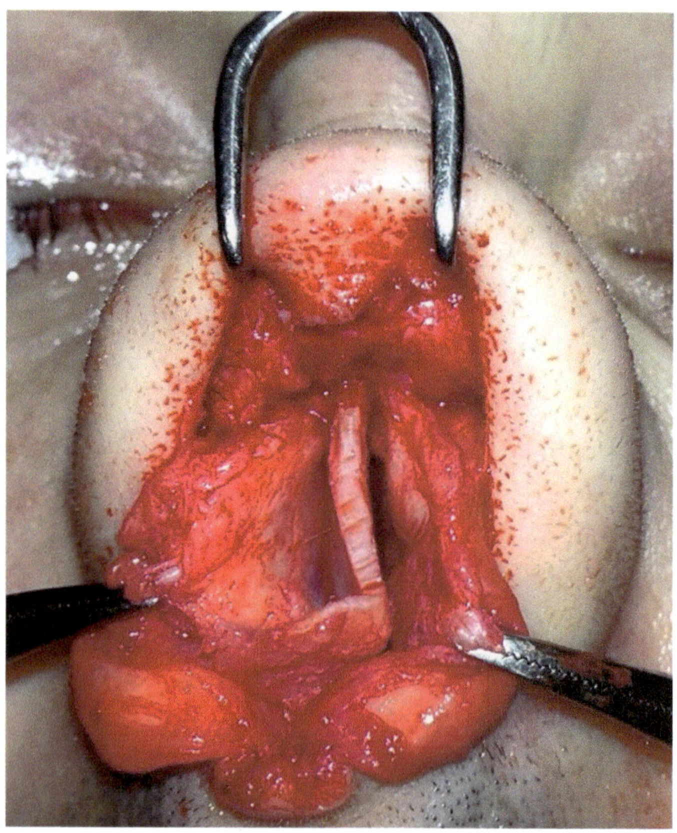

Fig. 6-5. Septo caudal grave com alteração importante do "L-cartilaginoso". (Arquivo pessoal dos autores.)

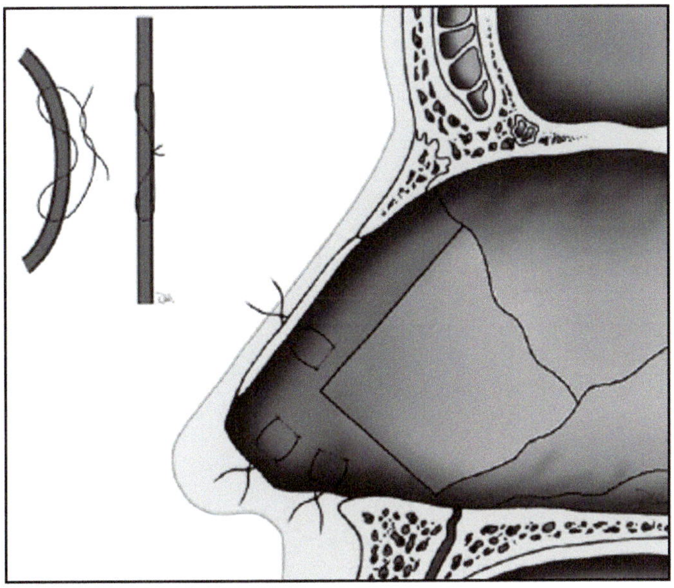

Fig. 6-6. Confecção de suturas de Mustardé para correção de desvios de septo nasal anterior. (Reproduzida com permissão de Cobo R, Caldas A. Caudal septum surgery techniques reviewed. Curr Opin Otolaryngol Head Neck Surg. 2017 Feb;25(1):4-11.)

Incisões Transfixantes da Cartilagem Septal

A mola cartilaginosa é uma das causas de desvio septal anterior. Nestes casos, a cartilagem septal em si é torta, e não apenas reta e mal posicionada (fora da linha média). Ressecção da cartilagem desviada ou seu simples reposicionamento na linha média não corrigem a maioria dos desvios caudais. A "quebra" da mola cartilaginosa por meio de incisões transfixantes na cartilagem é uma opção possível.[5] Após o descolamento amplo de apenas um dos lados da mucosa nasal (geralmente o lado côncavo devido à facilidade), incisões transfixantes são realizadas na cartilagem septal em diferentes sentidos (horizontais e verticais), para que a mola inicial da cartilagem do desvio seja anulada. Apesar de a cartilagem ser fragmentada em diferentes pedaços, eles estão presos na mucosa contralateral, o que permite a manutenção dos fragmentos de cartilagem em posição. A mucosa descolada é reposicionada e a incisão de acesso na mucosa é fechada (categute ou Vicryl Rapid 5 zeros). Nesta técnica/estratégia, o uso de *splint* nasal é obrigatório uma vez que ele irá guiar a cicatrização entre os diversos fragmentos da cartilagem septal, o que justifica sua permanência por mais tempo (14 dias). Como desvantagens temos: o resultado pouco previsível, uma vez que este depende quase que exclusivamente da cicatrização no pós-operatório; a dificuldade de uma eventual reabordagem cirúrgica (cartilagem fragmentada e mucosa de difícil descolamento) e o risco de perda de sustentação da porção caudal do L-*strut*. Por outro lado, pode ser utilizada em casos que não há mais material para corrigir a cartilagem original, ou mesmo substituí-la.

Excesso de Cartilagem Septal no Sentido Anteroposterior (Vertical) e Mal Posicionamento em Relação à Espinha Nasal Anterior

O septo nasal pode-se encontrar desviado, em conformação côncavo-convexa, devido a um excesso de seu componente vertical apoiado sobre a região da espinha nasal anterior, associado ou não a sua desinserção da mesma. A impressão que se tem é que o septo "parece ser maior/mais alto que o nariz". Nestes casos, primeiramente, desinsere-se a porção anterior e inferior do septo cartilaginoso da espinha nasal e da canaleta. Caso haja desvios localizados em porções mais posteriores do septo, estes devem ser corrigidos primeiramente. Com o auxílio de uma pinça de cartilagem (Adison Brown), a melhor posição do septo anterior é testada de maneira que o septo fique reto. Avaliamos também se há necessidade de ressecção parcial (geralmente conservadora) deste excesso em altura da porção anterior/caudal do L-*strut*. Feita a ressecção, é necessária a sua refixação na espinha nasal anterior (que deve estar centralizada) (Fig. 6-7).[3,6] Geralmente são realizadas pelo menos duas suturas (uma mais anterior e outra mais posterior para evitar a rotação da porção anterior do L-*strut* no seu maior eixo), entre a espinha nasal anterior e a porção mais próxima do septo caudal/anterior. Pequenos orifícios podem ser realizados na espinha nasal anterior com o auxílio de agulha grossa, broca ou aparelho piezoelétrico para que a fixação seja mais eficiente. Preferencialmente, são utilizados fios monofilamentares inabsorvíveis (*nylon* ou Prolene 4 zeros) (Fig. 6-8).

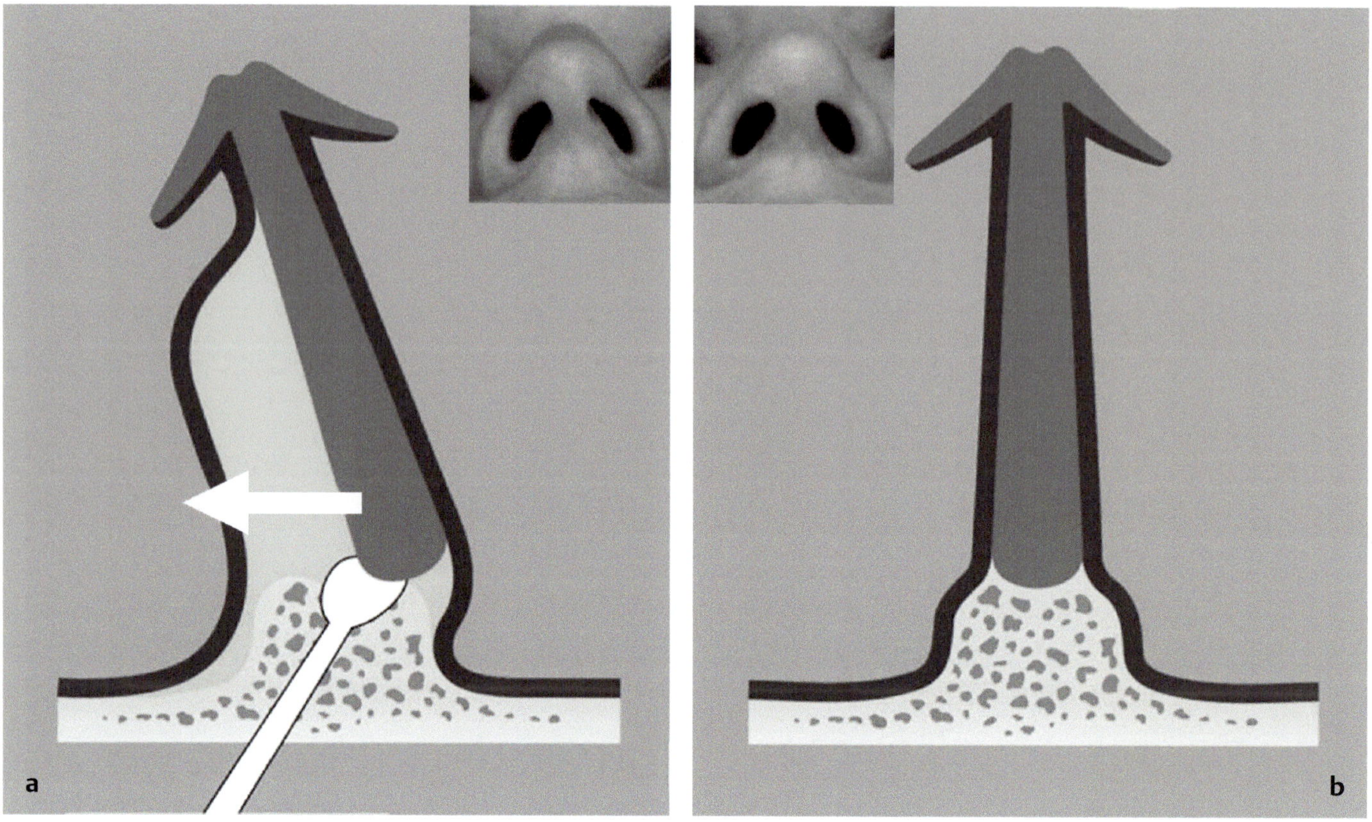

Fig. 6-7. (a) Desvio de septo caudal com mal posicionamento sobre espinha nasal anterior. (b) Neste caso, deve-se desinserir o septo da espinha nasal, ressecar excesso de cartilagem nesta região se necessário e refixá-la com sutura em "8" com *nylon* 4 zeros. (Reproduzida com permissão de Cobo R, Caldas A. Caudal septum surgery techniques reviewed. Curr Opin Otolaryngol Head Neck Surg. 2017 Feb;25(1):4-11.)

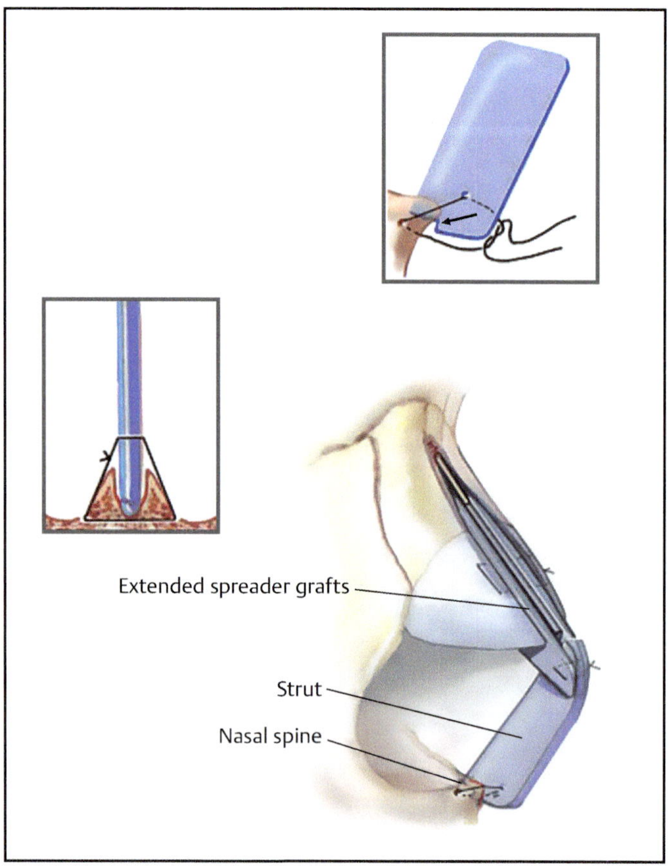

Fig. 6-8. Reconstrução de septo caudal. "Novo septo caudal" (enxerto de cartilagem) reto e firme é fixado na espinha nasal anterior e em *spreader grafts* longos. Podem ser utilizados fios inabsorvíveis ou absorvíveis. (Reproduzida com permissão de Toriumi DM. Subtotal septal reconstruction: an update. Facial Plast Surg. 2013 Dec;29(6):492-501.)

"Spreader Grafts"

Spreader grafts são enxertos de cartilagem (de septo, concha auricular ou costela) de formato retangular que são fixados no septo na porção dorsal do L-*strut* próximo ao teto da pirâmide cartilaginosa. Geralmente este enxerto se estende da transição osteocartilaginosa da pirâmide nasal até a região da válvula nasal interna (região intercartilaginosa). Podem ser fixados tanto com fios inabsorvíveis (*nylon* ou Prolene 5 zeros), como com fios absorvíveis de longa duração (PDS 5 zeros).

Apesar da função primordial do *spreader graft* ser a reconstrução do teto cartilaginoso, o que o mantém com a forma em platô, ele também auxilia na correção de desvios septais que acometem o L-*strut*, tanto na porção dorsal quanto na porção caudal alta, próximo ao ângulo septal anterior, além de auxiliar na fixação de enxertos que reconstruam toda porção anterior/caudal do L-*strut* (Vídeo 6-1).[6]

Tala ou Placa de Lâmina Perpendicular

O uso da tala de lâmina perpendicular é uma estratégia bastante útil na correção de desvios que acometem a área K, a porção dorsal e a caudal da cartilagem quadrangular.[7,8] Está indicada em casos que existe um desvio cartilaginoso nestas áreas, mas que, independentemente da causa, seja ela por mola cartilaginosa ou fraturas dela, é possível preservar a estrutura original. A via de acesso pode ser a da septoplastia (transfixante ou hemitransfixante) ou a da rinosseptoplastia aberta, dependendo dos objetivos da cirurgia. Em acessos para septoplastia exclusivamente, o primeiro passo é a incisão bilateral das mucosas septais ao longo de borda caudal seguida de descolamento mucoso do septo em plano submucopericondral amplo bilateralmente. Desta forma, todas as forças extrínsecas da mucosa que agem sobre a cartilagem são anuladas. Remove-se um fragmento de lâmina perpendicular do osso etmoide de dimensões suficientes para que os bordos da tala óssea alcancem os limites do desvio septal a ser corrigido. Este fragmento de lâmina perpendicular é trabalhado com o uso de raspa óssea, brocas (*drill*) ou ainda aparelhos piezoelétricos, com o intuito de se alcançar regularidade e espessura adequadas, evitando assim obstruções em região de válvula nasal por aumento de volume decorrente da espessura do enxerto ósseo; mas, ao mesmo tempo, este deve ser firme/forte o suficiente para retificar a parte cartilaginosa desviada. O próximo passo é a realização de furos na tala óssea que servirão para a fixação dela no septo nasal. Este passo pode ser realizado com o auxílio de agulha grossa (de 16 ou 18 *gauges*), brocas ou aparelho piezoelétrico. Com a tala confeccionada, o cirurgião avalia qual o melhor local a ser fixado. Isto se faz com a simulação do efeito da tala óssea sobre a cartilagem desviada. O cirurgião deve testar o enxerto em diversos locais do septo desviado, com o auxílio de pinça delicada, pressionando as duas estruturas uma contra a outra para determinar a melhor posição. Decidido o melhor local para fixação, várias suturas firmes em "U" com fios monofilamentares absorvíveis (PDS 4 zeros) ou inabsorvíveis (*nylon* ou prolene 4 zeros) devem ser realizadas, de maneira que cartilagem e tala fiquem completamente justapostas. As suturas devem atravessar os furos da tala e transfixar a cartilagem quadrangular desviada (Fig. 6-9).

Nos casos de uso de fios inabsorvíveis, as suturas devem obrigatoriamente permanecer na profundidade da mucosa. Geralmente a tala óssea é fixada na face côncava do desvio septal, para que o volume da tala, mesmo que pequeno, não cause desvios anteriores em caso de a estrutura ceder, mesmo que parcialmente, no pós-operatório (Fig. 6-10).

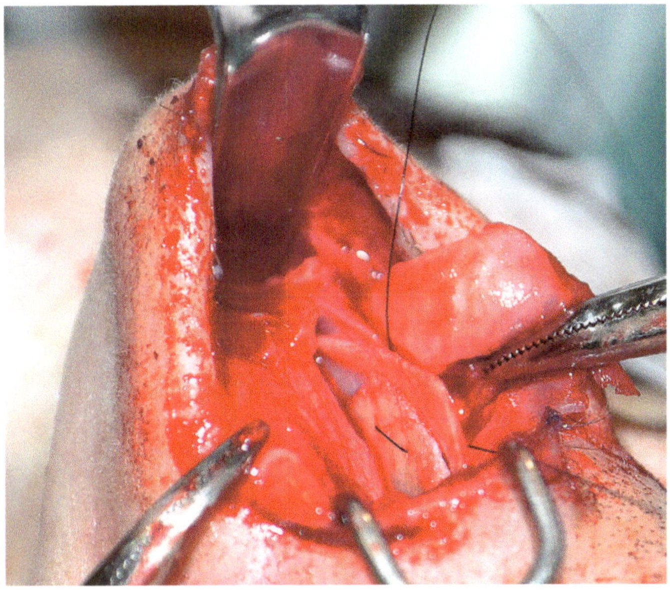

Fig. 6-9. Passagem de fio *nylon* 4 zeros para fixação de tala de lâmina perpendicular na cartilagem quadrangular para correção de desvio septal anterior. São realizadas várias suturas em "U" para retificação da cartilagem septal junto à tala óssea. (Arquivo pessoal dos autores.)

Cabe ainda ressaltar que a tala de lâmina perpendicular tem uma função de fortalecer a região onde é fixada, prevenindo inclusive o aparecimento de dobras/desvios no pós-operatório a médio e longo prazo. Isto é de extrema importância nas rinoplastias, em que o descolamento e a separação das estruturas cartilaginosas são maiores, o que aumenta a instabilidade do L-*strut*. Além disso, nas técnicas mais atuais de sustentação da ponta nasal (*tongue-in-groove*), existe a força que ela exerce sobre o L-*strut* que pode ceder, dobrar e desviar a médio e longo prazo, caso não seja forte o suficiente.

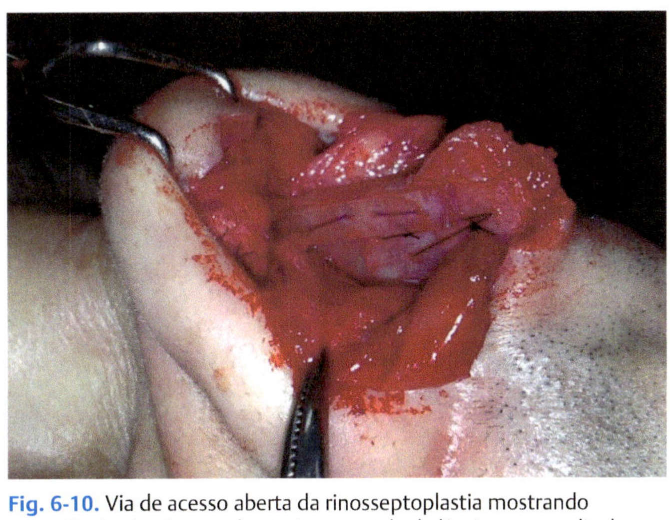

Fig. 6-10. Via de acesso aberta da rinosseptoplastia mostrando correção de desvio septal anterior com tala de lâmina perpendicular fixada com *nylon* 4 zeros. *Spreader grafts* também auxiliam na estabilização do septo anterior na porção mais próxima do teto da pirâmide cartilaginosa. (Arquivo pessoal dos autores.)

Ressecção e Reconstrução do L-*Strut*

Existem casos de desvios do septo nasal nos quais há um comprometimento muito grande da cartilagem quadrangular. Fraturas extensas e múltiplas de septo cartilaginoso, "grandes dobras" de qualquer região do L-*strut* e desvios complexos em várias direções fazem com que a substituição parcial ou total do L-*strut* seja a opção mais adequada.[5,6,9,10]

A via de acesso é preferencialmente a aberta, por meio de incisões marginais e transcolumelares, para exposição adequada das estruturas a serem abordadas. Faz-se o descolamento de pele da ponta nasal e do dorso nasal em plano abaixo do SMAS (sistema músculo aponeurótico superficial), ou seja, sub-SMAS, ou no plano subpericondral. Separam-se as cartilagens laterais inferiores para se expor o septo caudal. Em seguida, o descolamento completo das mucosas septais em planos submucopericondral e submucoperiosteal é realizado, seguido da separação das cartilagens laterais superiores do septo nasal para uma ampla exposição deste, o que permite a avaliação da quantidade, qualidade e grau de tortuosidades da cartilagem quadrangular. Em casos de cirurgias nasais prévias, cartilagem septal insuficiente ou de qualidade ruim, podemos utilizar cartilagem de concha auricular ou de costela, sendo a última, atualmente, a mais utilizada devido às suas caraterísticas (cartilagem firme, com possibilidade de confecção de enxertos retos) e quantidade (maior quantidade material).

A porção a ser removida depende da localização e gravidade do acometimento da cartilagem quadrangular. No entanto, caso seja possível, a preservação da porção do L-*strut* adjacente à área K dorsal auxilia consideravelmente na refixação do "novo" L-*strut*.

A confecção de um novo L-*strut* firme e reto é o objetivo principal desta cirurgia. Cabe ao cirurgião definir as dimensões adequadas. Altura, comprimento e "inclinação" da borda caudal do septo são de fundamental importância para definir a projeção e rotação da ponta nasal. Pode-se utilizar o fragmento removido como parâmetro, mas geralmente o novo L-*strut* deve ser maior que o original. Geralmente a borda caudal do septo nasal deve ser mais longa para que as cartilagens laterais inferiores sejam fixadas neste pela técnica do *tongue-in-groove*.

Após a determinação das dimensões do novo L-*strut* e sua posição ideal dentro da pirâmide nasal, seguimos com a fixação em dois pontos principais: 1. na espinha nasal anterior e 2. na porção remanescente do L-*strut* original ou nas estruturas adjacentes a área K (cartilagens laterais superiores, ossos próprios do nariz, lâmina perpendicular do osso etmoide).

Atualmente, com a ampla utilização de cartilagem costal como fonte de material para confecção de enxertos, a reconstrução do L-*strut* é realizada com a união de dois enxertos separadamente:

1. Enxerto de substituição do septo nasal caudal.
2. *Spreader grafts* para a reconstrução da porção dorsal do L-*strut* (Fig. 6-11).

O enxerto de substituição do septo anterior deve ser fixado na espinha nasal anterior por pelo menos duas suturas (*nylon* ou Prolene 4 zeros) a fim de impedir a rotação da borda caudal no seu maior eixo, e assim ocasionar laterorrinias, desvios da ponta nasal e desvios septais anteriores.

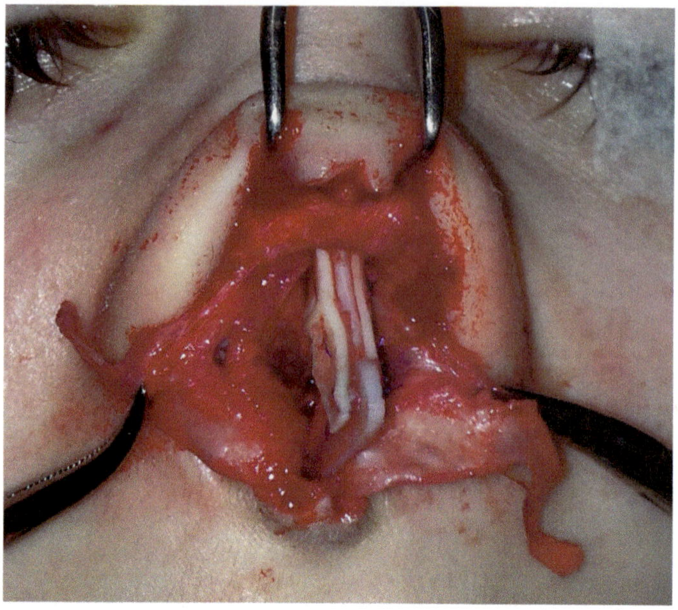

Fig. 6-11. Reconstrução de septo caudal. Substituição do septo caudal original por enxerto reto e estável. É fixado por *spreader grafts* longos na cartilagem quadrangular e na espinha nasal anterior. Na foto, as *crura* laterais foram desinseridas nas suas porções mais laterais para reposicionamento delas. (Arquivo pessoal dos autores.)

Já os *spreader grafts* são fixados nas porções remanescentes do L-*strut* original (quando preservados), ou diretamente no novo L-*strut* confeccionado, sendo este complexo fixado nos ossos próprios ou nas cartilagens laterais superiores na junção com os ossos próprios. A decisão em qual estrutura é realizada a fixação vai depender da experiência do cirurgião, do acesso cirúrgico a tais estruturas e da disponibilidade de equipamentos cirúrgicos. Enquanto a fixação nas cartilagens laterais superiores é feita com a passagem direta do fio agulhado por estas estruturas, na fixação pelos ossos nasais, é necessário, primeiramente, a confecção de orifícios por onde os fios de fixação devem passar. Para tanto, o uso do equipamento piezoelétrico é de grande valia devido à característica de sua ponteira. Os fios que podem ser utilizados são os inabsorvíveis (*nylon* ou Prolene 5 zeros) ou absorvíveis de longa duração (PDS 4 ou 5 zeros).

Suturas entre o enxerto de substituição do septo caudal e os *spreader grafts* também devem ser realizados com fios 4 ou 5 zeros. Quando mais longos (ou estendidos), os *spreader grafts* auxiliam na estabilização da porção do ângulo septal anterior do "novo" septo caudal. *Splint grafts* (pequenos enxertos fixados entre o "novo" septo anterior e os *spreader grafts*) são uma opção na melhor estabilização do L-*strut*.

Após a reconstrução do L-*strut*, prossegue-se com a reconstrução da ponta nasal por meio de suturas interdomais e intercrurais (*nylon* 5 zeros, PDS 5 zeros). A reconstrução dos mecanismos de sustentação da ponta nasal é um passo importante, uma vez que foram desfeitas com a justificativa de uma exposição ampla das estruturas cartilaginosas do septo. Geralmente isto é feito pela fixação direta das *crura* intermédias e mediais na borda caudal do septo novo, ou no enxerto extensor septal que, por sua vez, está fixado no novo septo caudal. Em ambas as formas, a técnica de fixação é chamada de *tongue-in-groove*. Ao utilizar esta técnica, o cirurgião deve estar atento ao grau de projeção e rotação da ponta nasal no momento da realização de tais suturas.

Finalizamos com o fechamento das incisões marginais (categute 5 zeros, Vicryl Rapid 5 zeros) e transcolumelares (*nylon* 6 zeros, Prolene 6 zeros), colocação e fixação de *splint* nasal (que auxilia na estabilização do septo nasal anterior) e curativo externo de rinoplastia.

Resultado Imediato (Fig. 6-12)

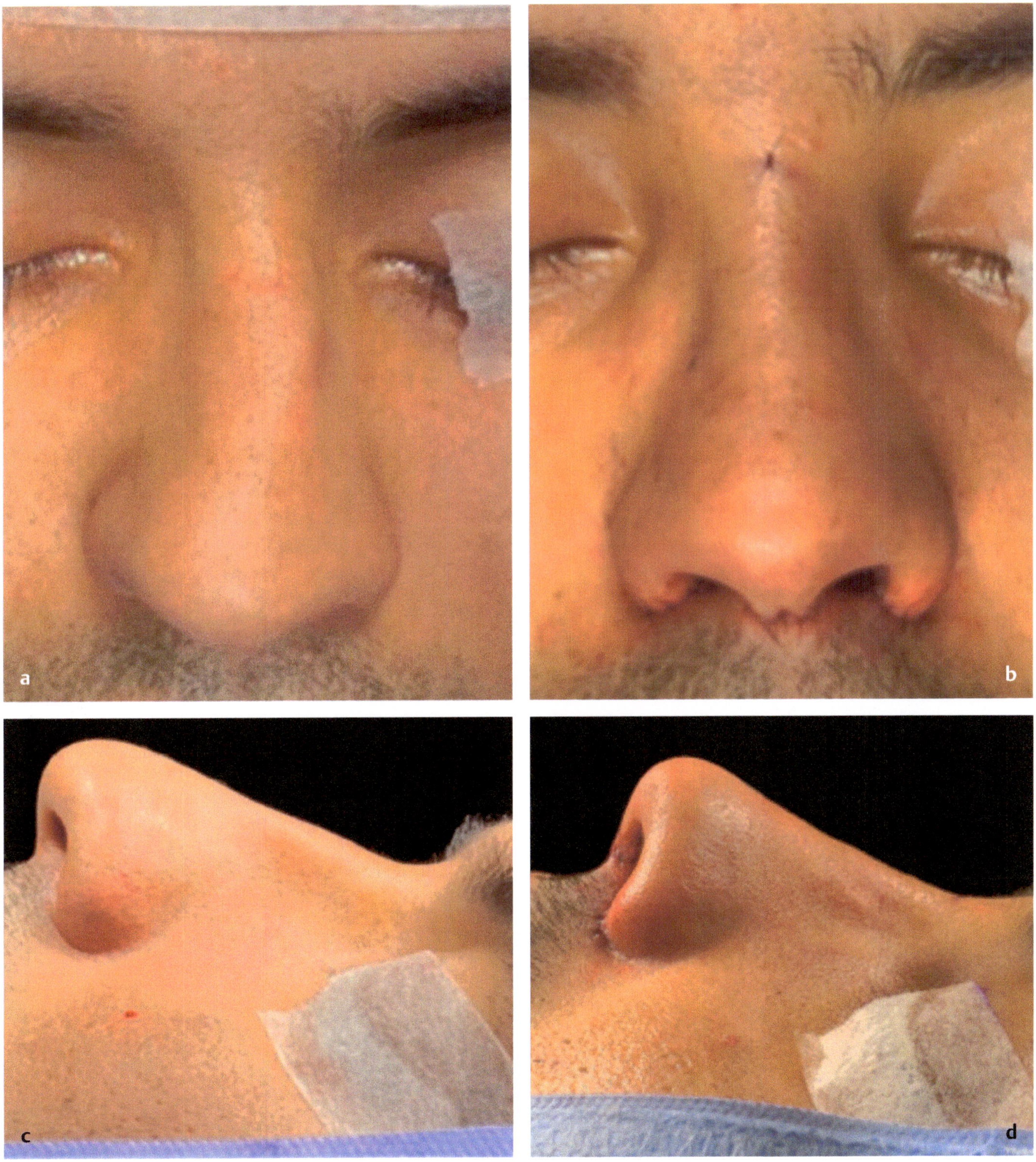

Fig. 6-12. (a-f) Pré e pós-operatório imediato de uma reconstrução septal devido a desvio complexo septal e da pirâmide osteocartilaginosa. *(Continua)*

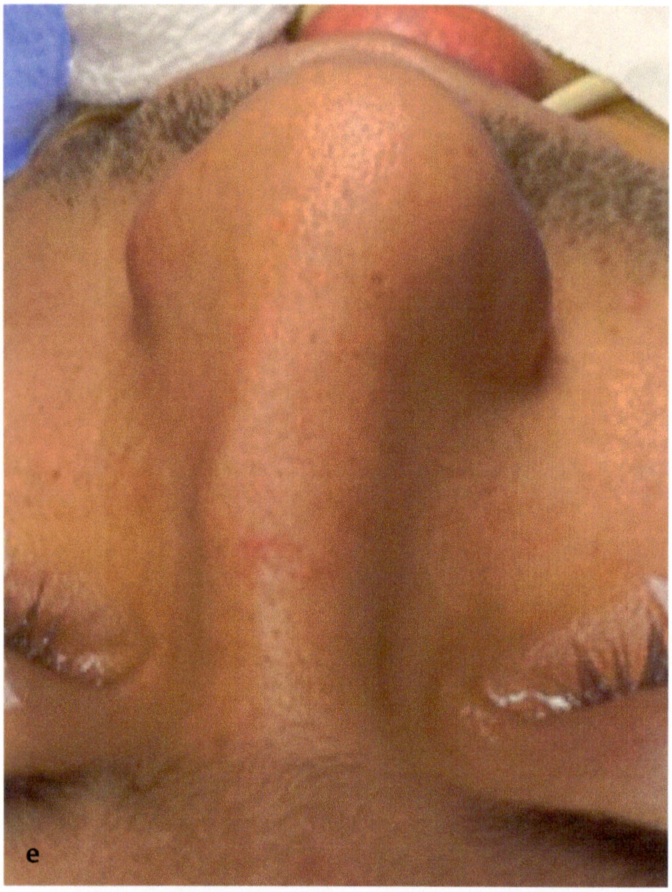

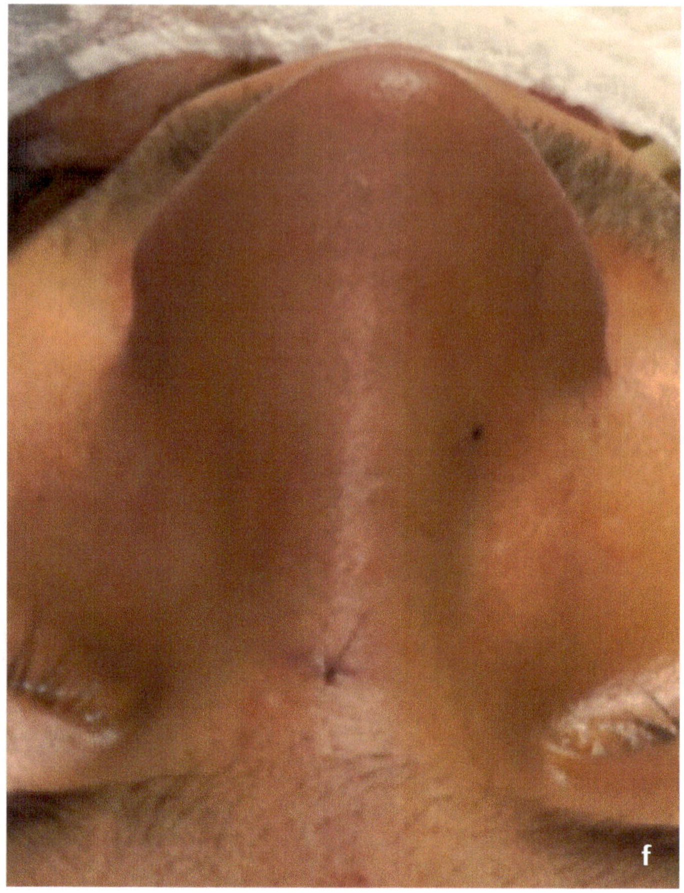

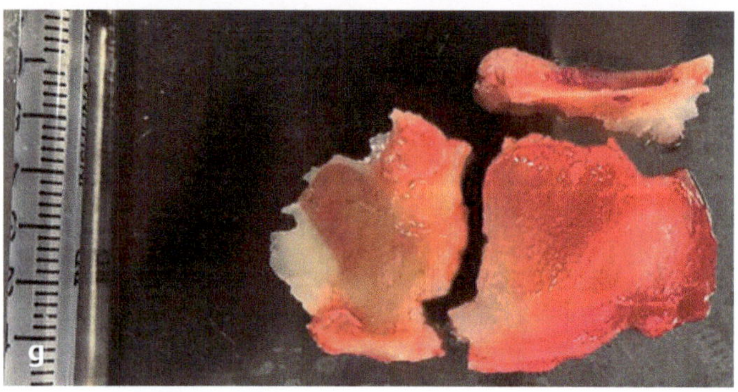

Fig. 6-12. *(Cont.)* (**g**) Demonstra o septo removido, apresentando três fraturas.

CONSIDERAÇÕES FINAIS

Desvios septais que acometem o L-*strut* representam um desafio para o cirurgião de nariz devido à grande variabilidade de situações, com diferentes causas, muitas vezes presentes em um mesmo caso. Várias são as técnicas cirúrgicas que devem ser usadas, muitas vezes concomitantes, a depender do fator causal. Técnicas de ressecção de cartilagem que enfraqueçam o L-*strut* devem ser evitadas a qualquer custo pelo risco de piora funcional e estética pós-operatória. Uma adequada avaliação pré-operatória, bem como o conhecimento das diferentes técnicas são fundamentais para o sucesso da cirurgia.

REFERÊNCIAS BIBLIOGRÁFICAS

1. Hsu DW, Suh JD. Anatomy and physiology of nasal obstruction. Otolaryngol Clin North Am. 2018 Oct;51(5):853-65.
2. Most SP, Rudy SF. Septoplasty: Basic and advanced techniques. Facial Plast Surg Clin North Am. 2017 May;25(2):161-9.
3. Guyuron B, Behmand RA. Caudal nasal deviation. Plast Reconstr Surg. 2003 Jun;111(7):2449-5.
4. Ellis MS. Suture technique for caudal septal deviations. Laryngoscope 1980;90:1510-12.
5. Haack J, Papel ID. Caudal septal deviation. Otolaryngol Clin North Am. 2009 Jun;42(3):427-36.

6. Cobo R, Caldas A. Caudal septum surgery techniques reviewed. Curr Opin Otolaryngol Head Neck Surg. 2017 Feb;25(1):4-11.
7. Lee JW, Baker SR. Correction of caudal septal deviation and deformity using nasal septal bone grafts. JAMA Facial Plast Surg. 2013 Mar 1;15(2):96-100.
8. Dyer WK, Kang J. Correction of severe caudal deflections with a cartilage "plating" rigid fixation graft. Arch Otolaryngol Head Neck Surg. 2000 Aug;126(8):973-8.
9. Toriumi DM. Subtotal septal reconstruction: an update. Facial Plast Surg. 2013 Dec;29(6):492-501.
10. Gubisch W. Twenty-five years experience with extracorporeal septoplasty. Facial Plast Surg. 2006 Nov;22(4):230-9.

CAPÍTULO 7

RINOPLASTIA: PRINCÍPIOS DA TÉCNICA CIRÚRGICA

José Luiz Teixeira Rodrigues ▪ Carlos Alberto Caropreso
Ingrid Helena Lopes de Oliveira Ciancio

INTRODUÇÃO

O nariz apresenta importante função na manutenção de uma respiração saudável, assim como desempenha fundamental papel no equilíbrio harmônico do rosto, sendo a área de destaque facial, uma vez que ocupa a proeminência de sua topografia central.

Dentre as principais atividades fisiológicas desempenhadas pelo órgão nasal, destacam-se: regulação e tratamento do ar inalado (aquecimento, umidificação, filtragem), olfato (participando do paladar), ressonância vocal, entre outros.

O local da passagem da respiração, nasal (correta) ou oral, influencia no desenvolvimento ósseo do rosto e dentário, e, inclusive, no próprio crescimento e alinhamento do nariz.

A rinoplastia e a rinosseptoplastia são procedimentos de reposicionamento do esqueleto osteocartilaginoso nasal, juntamente com os tecidos moles adjacentes, para melhorar a função e a aparência do nariz. A queixa funcional mais associada aos pacientes candidatos à rinoplastia é a obstrução nasal.

Deformidades estéticas do nariz podem ser constitucionais ou adquiridas. O aumento do dorso nasal (Giba) e a ponta nasal maldefinida são as queixas inatas mais frequentes. Já as alterações adquiridas podem ser o resultado de lesões provocadas por infecção, trauma, ou cirurgia nasal prévia. A maioria de todas estas manifestações inestéticas nasais pode ser melhorada cirurgicamente.

INDICAÇÃO CIRÚRGICA

A rinoplastia pode ter objetivos funcionais e/ou estéticos. Na quase totalidade dos casos, é o paciente quem busca a cirurgia, cabendo ao médico concordar, modificar as expectativas ou contraindicar a cirurgia. Quando o objetivo é apenas funcional, os cuidados na indicação não diferem muito de outras cirurgias, porém, quando a busca é por motivos exclusivamente estéticos, os cuidados devem ser especiais para evitar insatisfações.[1-3]

Nestes casos, um ponto muito importante é avaliar se a expectativa do paciente guarda relação com o problema apresentado ou se o resultado estético que o paciente deseja é possível e proporcional ao seu rosto. Deve-se questionar a razão da busca pela cirurgia, pois muitas vezes o paciente procura pelos motivos errados, atribuindo expectativas irreais ao resultado cirúrgico.[1-4]

Além disso, é importante avaliar, além da anatomia nasal, a face como um todo, pois um paciente com retrognatia ou hipoplasia da maxila pode levar a um erro de análise, levando a culpar o nariz como o responsável pela desarmonia facial.[3,4]

ANATOMIA CIRÚRGICA

O nariz é formado por vários tecidos diferentes que cicatrizam em velocidades diferentes, após o trauma cirúrgico. Externamente, possui o formato de uma pirâmide e, internamente, apresenta duas cavidades separadas entre si pelo septo nasal e limitadas, lateralmente, por paredes com estrutura complexa e funções importantes.[5,6]

A pirâmide nasal é formada por uma estrutura de suporte composto de cartilagens e ossos. Pele e outros tecidos moles são os responsáveis por sua cobertura. Progredindo-se de superficial para profundo, este tecido de cobertura pode ser dividido em camadas: epiderme, derme, gordura subcutânea, músculos e fáscia (sistema musculoaponeurótico superficial – SMAS), tecido areolar e, por fim, pericôndrio ou periósteo, recobrindo as cartilagens e os ossos nasais, respectivamente (Fig. 7-1).[5,6]

A pele que recobre a pirâmide nasal tem espessura individualizada com aspectos étnicos, porém, também apresenta características diferentes que dependem da sua localização, alterando em consistência entre raiz, dorso médio e ponta. Nesta última há grande interesse para a rinoplastia, uma vez que quanto mais delgada a pele, maior a capacidade de definição de contorno das estruturas, porém, também, maior é a possibilidade de retração e aderência às modificações cirúrgicas, evidenciando-as. Enquanto isso, nos pacientes de pele espessa, se faz necessário o uso manobras mais agressivas para definição dos contornos da ponta do nariz, já que a densidade da pele dificulta a visualização dos pontos de definição.[7-9]

A estrutura básica da pirâmide nasal é formada pelas cartilagens laterais superiores (CLS), cartilagens laterais inferiores (CLI) e os ossos nasais.[5]

Os ossos nasais, juntamente com os processos frontais da maxila, formam a porção óssea e superior da pirâmide nasal. O terço médio dessa é formado pelas CLS e a parte inferior pelas CLI. A junção na transição dos ossos nasais e as CLS, junto com a cartilagem quadrangular septal e a lâmina perpendicular do etmoide, definem a área K ou área de Keystone responsável pela sustentação da pirâmide nasal (Fig. 7-1).[8]

A CLI apresenta uma *crus* lateral, uma *crus* medial e, idealmente, uma crus intermédia, que se localiza logo abaixo do domo (ápice), marcando-se duas flexões (joelhos). A junção domal é um marco crítico da ponta refinada e marca a transição da cruz média para a cruz lateral. Os pontos de definição da ponta caem consistentemente na linha de junção domal (Fig. 7-2).[8,9] Para a sustentação da ponta, consideram-se fatores de maior e menor grau (Quadro 7-1).[10,11]

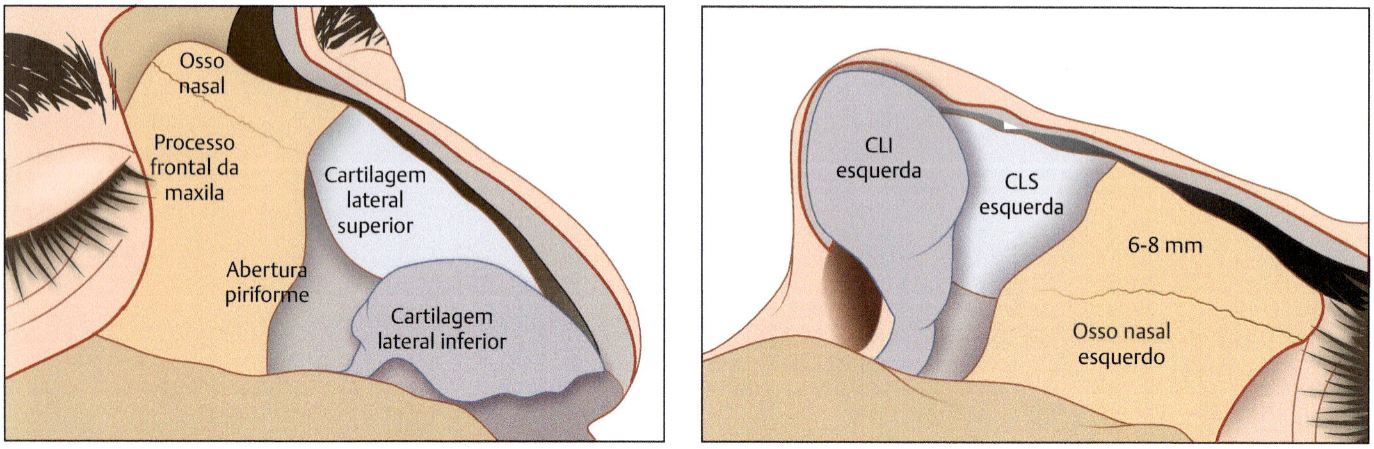

Fig. 7-1. Anatomia lateral externa nasal (com e sem SMAS).

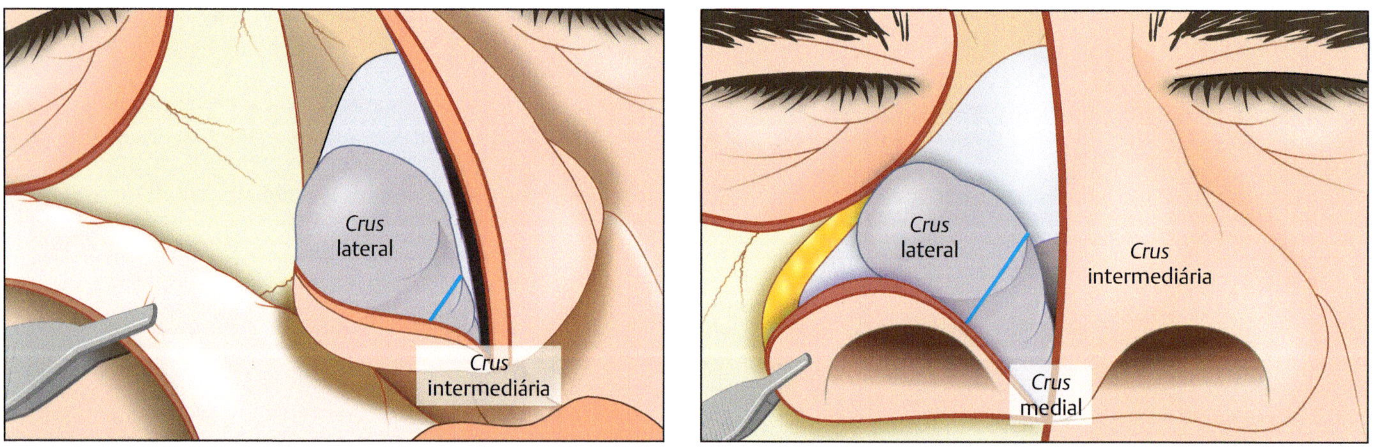

Fig. 7-2. Anatomia CLI.

Quadro 7-1. Mecanismos Maiores e Menores de Sustentação da Ponta Nasal

Maiores	Menores
▪ Tamanho, forma e consistência das cruras mediais e laterais das cartilagens laterais inferiores ▪ União da base das cruras mediais das CLI ao bordo caudal da cartilagem quadrangular septal ▪ União dos bordos caudais das cartilagens laterais superiores aos bordos cefálicos das cruras laterais das CLI	▪ Ligamento interdomal ▪ Dorso cartilaginoso septal ▪ Cartilagens sesamoides auxiliando a sustentação das cruras laterais das CLI na abertura piriforme ▪ União das CLI à pele e à musculatura que a recobre ▪ Espinha nasal anterior ▪ Septo membranoso

Adaptado do Tratado de ORL 2017[11]

PLANEJAMENTO CIRÚRGICO

A elaboração do plano cirúrgico deve considerar o nariz em relação às outras estruturas da face e em relação ao biotipo da pessoa, sempre se levando em conta a etnia, o tipo de pele, a idade e o sexo, individualizando-se cada cirurgia. Ao estabelecer o plano cirúrgico, devem-se considerar mensurações milimétricas e utilizar a técnica mais adequada para cada caso.[3,10,12-14]

O estudo fotográfico é importante na avaliação e no planejamento pré-operatório, na comparação de resultados (Fig. 7-3), nos aspectos médico-legais e psicológicos e no ensino médico. Idealmente, as fotos devem ser feitas pelo próprio cirurgião. Fotos de frente, meio perfil, perfil e mento nasal são o mínimo necessário.[3,12,14] As fotos devem, idealmente, identificar e documentar todos os contornos preexistentes e possíveis assimetrias.[12,14]

A rinoplastia é a mais difícil das cirurgias plásticas por três razões básicas: possui uma anatomia nasal altamente variável e tridimensional, abrange a correção de forma e função, e o resultado deve se adequar às expectativas do paciente.[15]

Cada técnica na rinoplastia tem sua curva de aprendizado. As manobras, individualmente, são adicionais umas às outras, mas suas interações e potenciais complicações são geométricas. O ideal, inicialmente, é manter a cirurgia em uma zona de conforto (selecionando deformidades nasais que já se tenha experiência). Com o tempo, novas técnicas são adquiridas e adicionadas ao portifólio pessoal, levando a uma progressão para realizar manobras em cirurgias de maior o grau de dificuldade.[15,16]

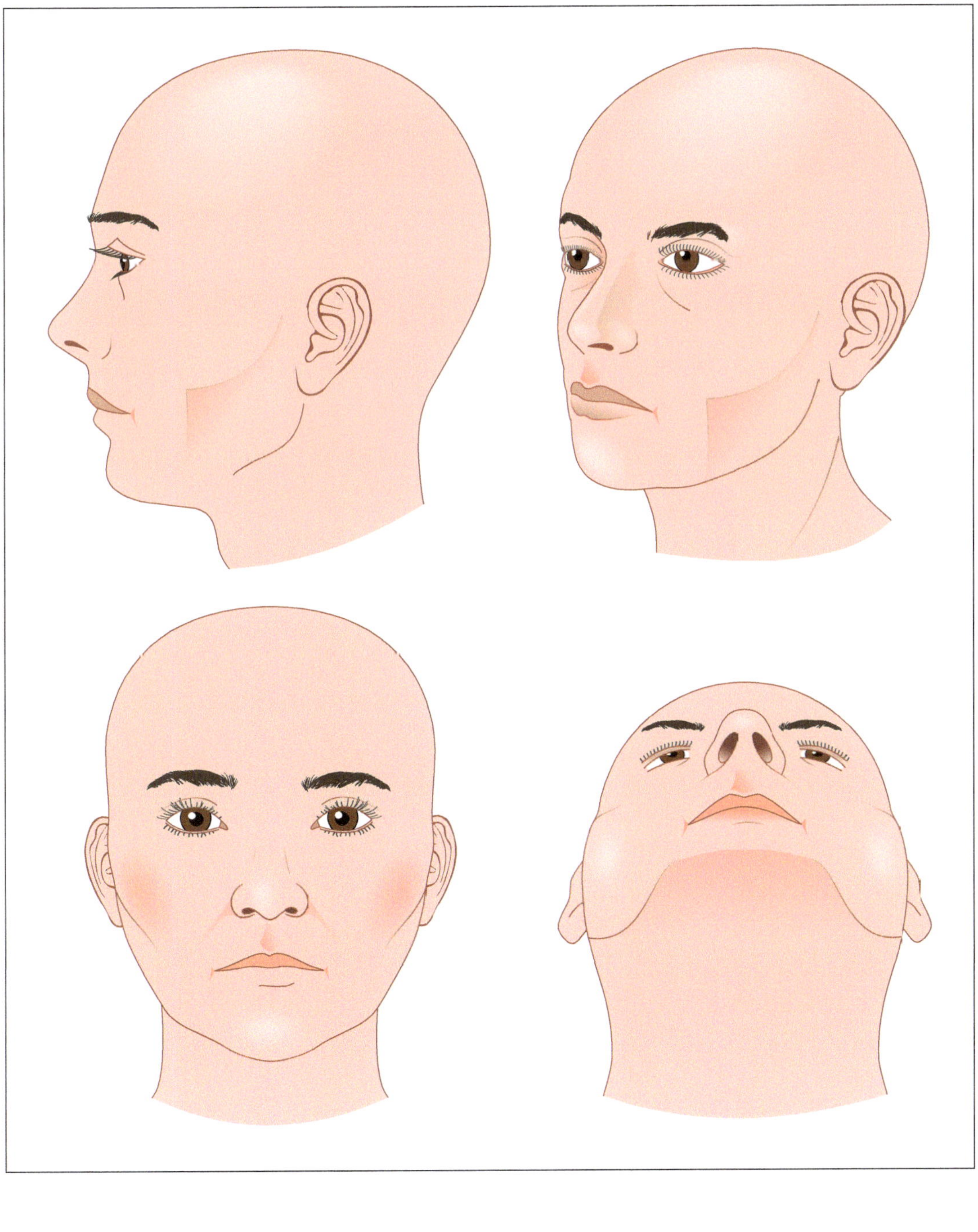

Fig. 7-3. Posições-padrão para avaliação cirúrgica da estética facial.

SEQUÊNCIA CIRÚRGICA

Atualmente existem duas grandes escolas filosóficas nesta cirurgia, especialmente em relação ao tratamento dado ao dorso nasal: a rinoplastia clássica de Joseph (redução e abertura do dorso) e estruturada (uso de enxertos),[17] contra a rinoplastia preservadora (mas que, a exceção do dorso íntegro, todas as outras estruturas nasais são modificadas), baseada na cirurgia de *push down* difundida por Cottle.[10,18,19]

Uma prática frequente recente é a rinoplastia híbrida, em que se realizada alguma das técnicas de preservação em dorso, com toda estruturação para ponta.[20]

Do ponto de vista didático, a rinoplastia se divide em apenas três tempos de atuação cirúrgica: dorso, ponta e osteotomias (e, eventualmente, base nasal). Cada cirurgião pode escolher a sequência que desejar ou a que melhor couber para técnica selecionada.

Todavia, antes de estabelecer a ordem das partes nasais a serem tratadas, devem-se considerar as vias de abordagem e suas incisões, baseando-se na técnica escolhida. Assim, de forma prática, classificam-se os acessos para rinoplastia em aberto, semiaberto e fechado.

Vias de Acesso e Incisões

Abordagem Aberta

O acesso por via aberta é o que oferece a melhor visão e as noções espaciais mais precisas em relação às estruturas a serem tratadas. Devido a essa perspectiva direta aos planos cirúrgicos, é a mais indicada para o ensino inicial dos novos cirurgiões. Nesta abordagem, a cobertura nasal inteira (da pele até o pericôndrio) é elevada para que as manobras específicas possam ser realizadas no intuito de reestruturar e remodelar o nariz.[5,10,21-23]

Para essa abordagem realiza-se uma incisão, um pouco abaixo do meio da columela (**incisão transcolumelar**), com uma lâmina de bisturi, em geral no formato "W" ou "V" invertido, a incisão de "Rethi" (Fig. 7-4) ou, opcionalmente, em "degrau" (Fig. 7-5).[23] Nestes desenhos evita-se a formação de uma linha reta, cuja cicatriz, normalmente, fica mais visível e inestética.[13,16,21-24]

A secção estende-se até o tecido celular subcutâneo no nível da *crus* medial. É importante criar uma transição de 90° das porções laterais horizontais da incisão transcolumelar, até a porção vertical ao longo da junção mucocutânea atrás dela. A incisão é conectada às **incisões marginais** (chamadas também de incisões da borda) bilateralmente. Estas ocorrem ao nível inferior do ramo medial da cartilagem lateral inferior (Fig. 7-6).[13,16,21-24]

Em abordagem do nosso serviço, assim que as incisões são feitas e conectadas, utiliza-se uma tesoura por debaixo da incisão columelar, em um plano entre a cartilagem subjacente e o tecido subcutâneo. Coloca-se um dedo sobre a pele da columela e, apalpando a ponta da tesoura, à medida que ela cruza de um lado a outro, se determinará a profundidade correta, pois a tesoura será palpável debaixo da pele se for mantida superficialmente à cartilagem. Importante proteger o bordo da *crus* medial para evitar acidentes.

Ao abrir as pontas da tesoura suavemente, obtém-se o plano correto. As pontas da tesoura devem sair pelo lado contralateral da columela na incisão vertical já feito com o bisturi. A pele é então cortada completamente, protegendo a cartilagem abaixo e retraída da porção superior (Fig. 7-7).

Deve-se tomar cuidado para não prender a ponta fina da columela, e sim retraí-la com um gancho duplo delicado à medida que os tecidos moles subjacentes são divididos. O plano acima das CLI é identificado e percorrido na porção superior até a ponta. Colocando as pontas da tesoura diretamente sobre a superfície das cartilagens e afastando-as suavemente, os tecidos moles irão determinar o plano correto, que fica logo acima do pericôndrio.

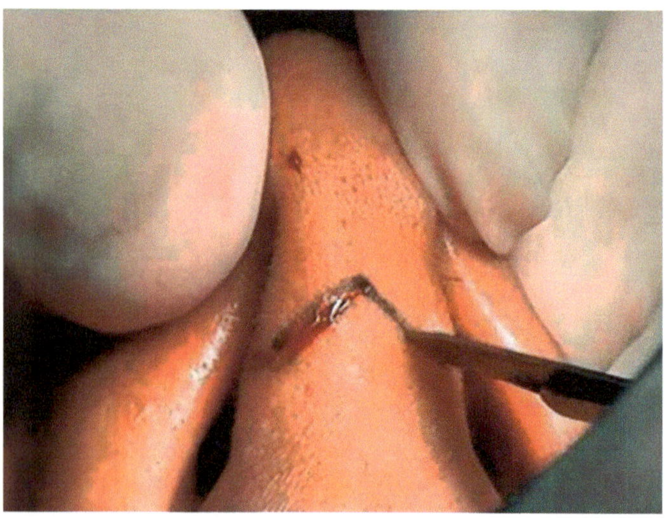

Fig. 7-4. Incisão de Rethi (em "W").

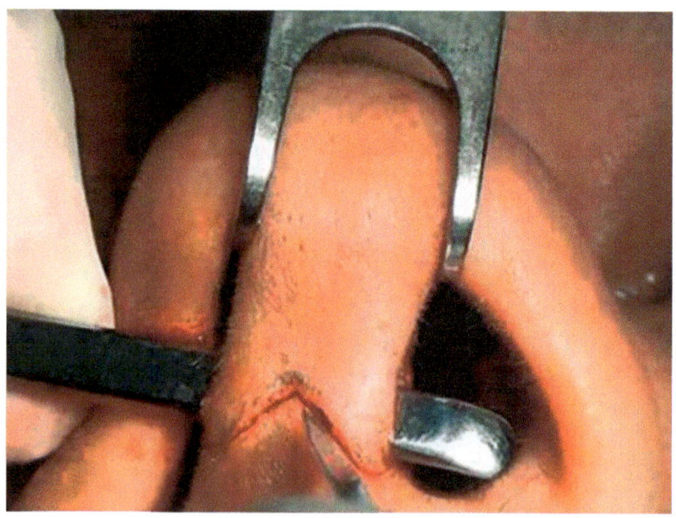

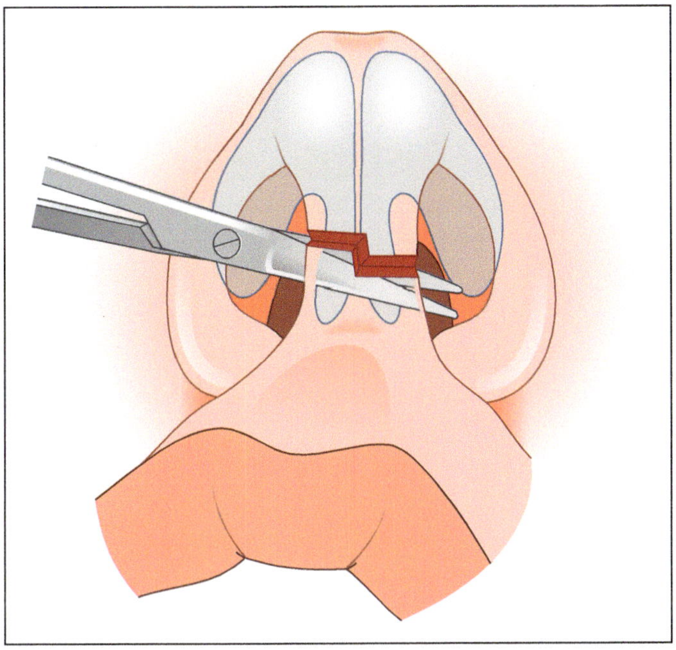

Fig. 7-5. Desenho esquemático da incisão transcolumelar em degrau.

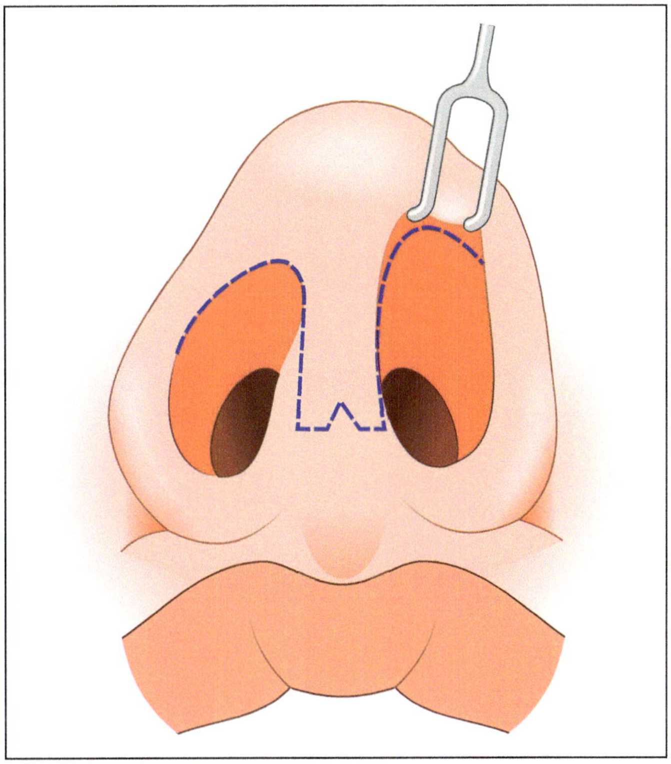

Fig. 7-6. Acesso por via aberta; incisão transcolumelar em "w" associada à incisão da borda alar ao longo da margem inferior da cartilagem lateral ("incisão marginal").

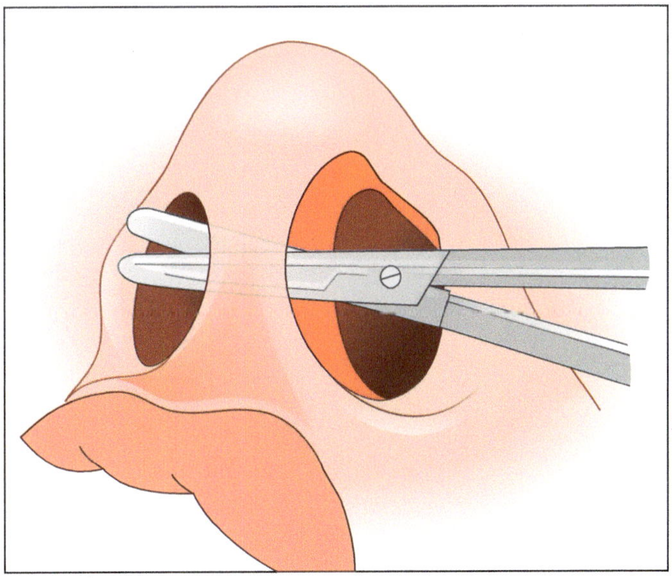

Fig. 7-7. Tesoura sob a pele e sobre as cartilagens laterais inferiores.

Lateralmente, a dissecção pode ser iniciada colocando-se as pontas da tesoura curva perpendicular à linha de incisão a abrindo-a suavemente. A cor branca das cartilagens laterais inferiores deve estar bem visível. Os ramos intermédios e laterais normalmente são mais densos que os ramos mediais, facilitando a identificação. A dissecção de tecido mole deve ser realizada diretamente na superfície da cartilagem e todo o tecido mole deve ser elevado a partir dela. Esse plano facilita um campo cirúrgico seco e minimiza a ocorrência de hematomas no pós-operatório. O tecido mole entre as cartilagens laterais inferiores é excisado à medida que a dissecção prossegue em direção à ponta nasal (Figs. 7-8 e 7-9).

A dissecção é feita, então, em direção ao dorso, e em geral realizada com tesoura, mantendo as pontas sobre o septo dorsal na porção caudal e com descolador Joseph nos ossos nasais à medida que o cirurgião avança em direção à glabela. Os tecidos moles são elevados a partir das estruturas de sustentação do dorso, sendo esta extensão variável, podendo ser até um *full open* caso as osteotomias tenham sido realizadas com aparelho piezoelétrico.[25]

Uma vez totalmente liberado, um afastador Aufricht pode ser inserido no espaço sobre o dorso para obter exposição às estruturas da linha média.

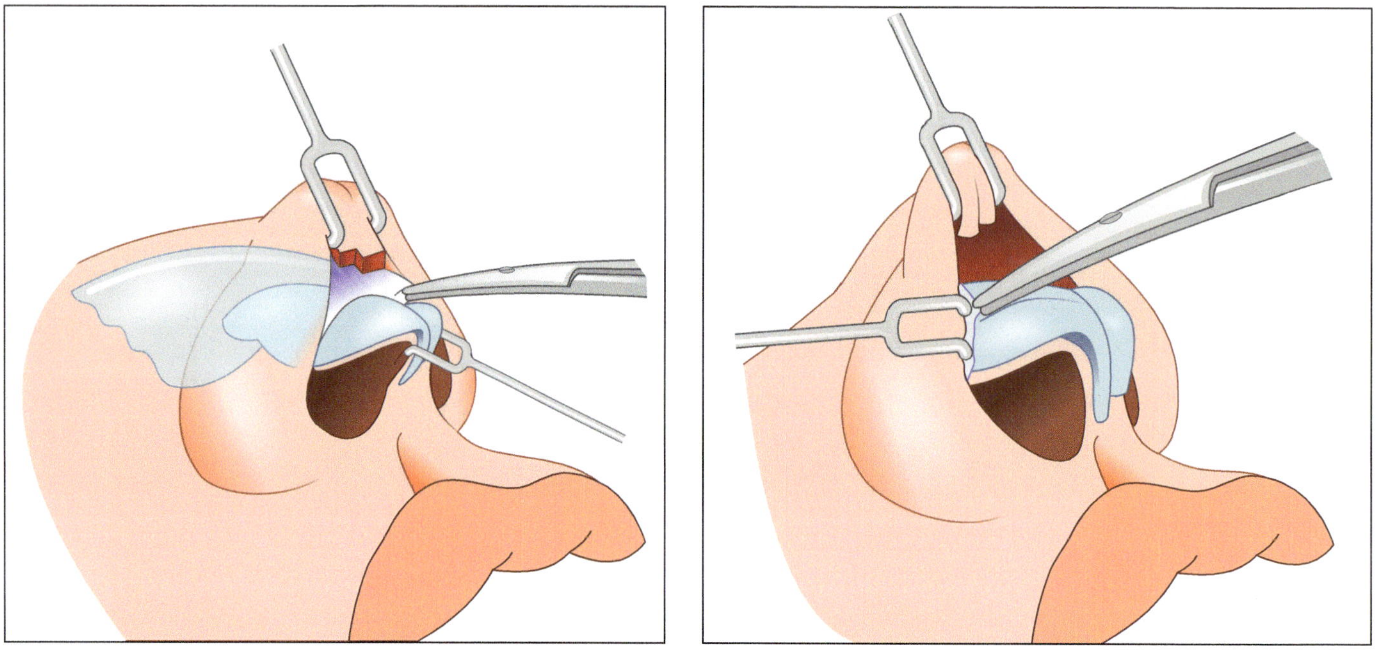

Fig. 7-8. Descolamento da CLI e do dorso após a incisão transcolumelar.

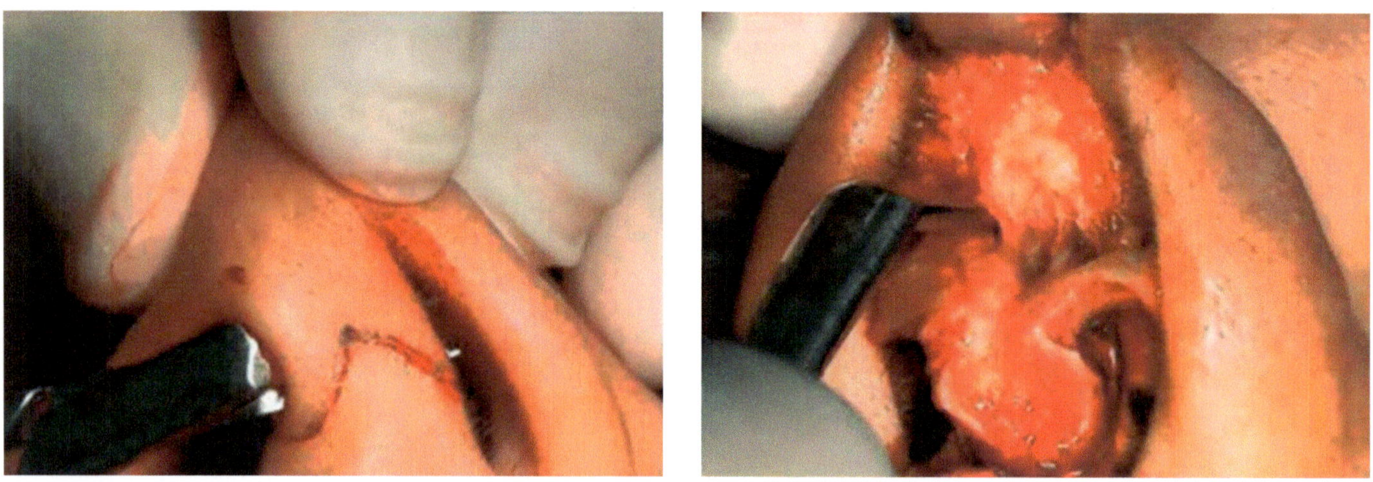

Fig. 7-9. Exposição das CLI (após incisão de Rethi).

Abordagem Fechada ("Endonasal")

Para alcançar o campo cirúrgico, realiza-se uma incisão intercartilaginosa (entre CLS e CLI), feita 2 mm acima do rebordo inferior da CLS, associada a uma incisão transfixante septal, que é realizada através da mucosa nasal, caudal ao septo nasal, dentro do vestíbulo nasal. A ponta é acessada por **via retrógrada**, como ficou conhecida esta abordagem.[1,10,22] Se não houver necessidade de remodelar a ponta, pode-se usar uma incisão hemitransfixante, que poupa a mucosa nasal oposta e expõe apenas o septo. As incisões devem ser retas, unindo-se em ângulo agudo próximo ao domo (Fig. 7-10).[13,15,16,22,23]

A incisão transfixante estende-se até a metade da columela, à frente do septo caudal, evitando cicatrizes visíveis em sua base. Caso haja necessidade de ampliar a incisão em direção ao assoalho, deve-se seguir a transição pele-mucosa.[1,21]

Para se ter melhor acesso à ponta nasal do que a via retrógrada, pode-se complementar a abertura pela incisão intercartilaginosa, com uma incisão paralela na borda do ramo lateral da CLI (incisão infracartilaginosa). Podem ainda ser estendidas medialmente, acima da válvula nasal e ao redor do ângulo do septo, para atingir a extensão superior da incisão transfixante, melhorando a exposição da crura lateral da CLI e dorso (CLS e osso nasal) (Fig. 7-10).[21,22]

Outra opção pouco frequente é o uso da incisão intracartilaginosa (ou transcartilaginosa) da crura lateral da CLI (ao invés da intercartilaginosa) para abordagem direta da ponta, onde se calcula previamente a necessidade de ressecção do seu bordo cranial pela pele do vestíbulo. Realiza-se incisão, descolamento e ressecção do fragmento da CLI e depois se segue para dorso. Apenas para casos muito específicos.[1]

Aborgagem Semiaberta ou "Delivery"

Semelhante à via fechada, porém, são executadas três incisões. Inicialmente, realiza-se uma **incisão transfixante**, no bordo caudal do septo cartilaginoso, e associa-se à **incisão intercartilaginosa**, ligando ambas as incisões, de cada lado, em ângulo reto, ao nível do ângulo nasal anterior (ANA).[1,10,16,21-23]

A seguir, para se obter a abordagem da CLI total, incluindo o *domus*, realiza-se uma **incisão marginal** completa, na pele do vestíbulo, iniciando pela *crus* medial da CLI e seguindo sua borda caudal, desde o ponto médio da columela até a parte mais lateral da *crus* lateral, tomando-se o devido cuidado com a região do triângulo mole. Com tesoura delicada, descola-se por sobre a CLI até encontrar a incisão intercartilaginosa. A pele do vestíbulo permanece sem ser descolada. Realiza-se ainda a conexão da abertura para o lado contralateral, através do descolamento da pele e da incisão transfixante, o que permitirá melhor visão e facilidade de trabalho, inclusive com enxertos.[1,10,16,21-23]

Assim cria-se um retalho da CLI, presa medial e lateralmente e aderida à pele do vestíbulo (apenas liberada dorsalmente do subcutâneo da ponta nasal). Com o uso de instrumental, esse retalho bipediculado é mobilizado para fora da narina (manobra do "*delivery*"), expondo a face superior das CLI, que podem, então, ser facilmente trabalhadas (Fig. 7-11).[1,10,16,21-23]

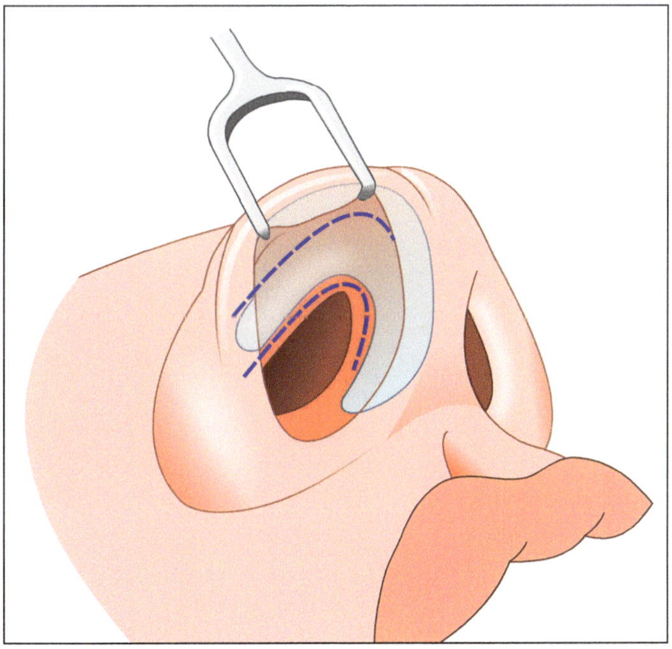

Fig. 7-10. Incisões intercartilaginosas e infracartilaginosa em destaque, no vestíbulo.

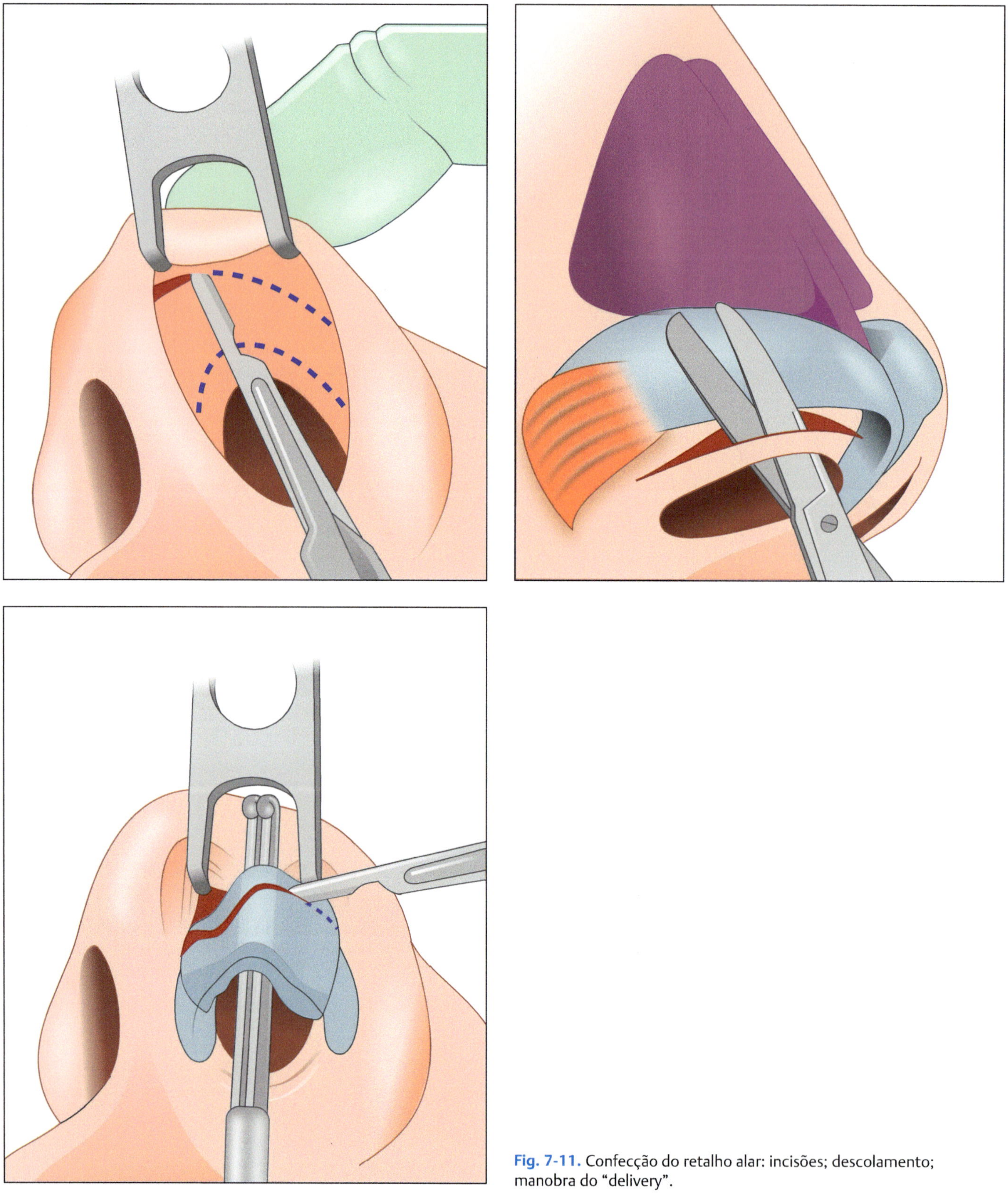

Fig. 7-11. Confecção do retalho alar: incisões; descolamento; manobra do "delivery".

Áreas de Abordagem Nasal

Dorso

A giba proeminente é uma queixa frequente do paciente que busca fazer uma rinoplastia. O dorso nasal, em geral, acaba sendo abordado antes da ponta nasal, estabelecendo um equilíbrio entre o dorso e a ponta para obter bom resultado estético. O dorso pode ser acessado por via aberta ou fechada (Fig. 7-12).[1,5,10,13,22,23]

Após descolado o dorso, seja pela técnica aberta ou fechada, inicia-se propriamente a cirurgia de desconstrução e posterior reconstrução, dentro da linha filosófica escolhida para cada caso, assim a abordagem deve seguir os seguintes passos cirúrgicos (apesar de inúmeras variações), dependendo da tática cirúrgica que se quer. As duas principais linhas são:

Técnica Clássica Redutora de Joseph[26]

1. Separação das cartilagens laterais superiores do septo nasal (Fig. 7-13).
2. Redução do septo cartilaginoso (uso de tesoura).
3. Redução do dorso ósseo (raspa ou cinzel).
4. Palpação e verificação da altura desejada do dorso.
5. Tratamento do septo nasal (Manter "L strut").
6. Modificações finais, se necessário (*spreader grafts*, suturas etc.).
7. Correção de irregularidades.

À medida que o dorso é ressecado, a pele deve ser frequentemente reposicionada para confirmar se a redução está adequada. Uma sutura simples pode ser usada para fechar temporariamente a incisão columelar, a fim de reposicionar com precisão o invólucro dos tecidos moles.

Uma vez reduzido, o dorso deve ser inspecionado e palpado para identificar a presença de um teto aberto. Caso apresente um teto aberto, deve-se realizar a osteotomia dos ossos nasais para fechar o teto e recriar o formato piramidal (Fig. 7-14).[27]

Observa-se, ainda, o dorso das cartilagens laterais superiores e, caso estejam ultrapassando o dorso do septo reduzido, retirar o excesso de forma gradual, mantendo-as 1 a 2 mm acima da cartilagem do septo nasal. É importante evitar a retirada exagerada da CLS porque pode contribuir para o pinçamento do terço médio do nariz e/ou formação do "V" invertido, principalmente em pacientes com pele muito fina, pirâmide cartilaginosa débil, pirâmide óssea curta e com pinçamento nasal prévio.[17,28] Os enxertos tipo *spreader grafts* podem ser usados de modo preventivo nesses casos.[29] Após a ressecção adequada, as cartilagens laterais superiores devem, preferencialmente, ser suturadas na cartilagem do septo para restabelecer a estrutura e sustentação (Fig. 7-15).[15-17]

L-Strut Septal: um detalhe importante durante a ressecção do dorso (mas que serve a todas as técnicas), é que redução do dorso deve ser feita antes da retirada de possíveis enxertos do septo nasal, já que sempre que a cartilagem quadrangular é retirada, pelo menos 1 cm dela precisa ser mantido intacto nas bordas caudal e dorsal a fim de preservar a sustentação nasal (dito "L strut") e evitar a formação de um nariz em "sela". Se retirar a área doadora de enxerto septal antes e, posteriormente, a redução do dorso cartilaginoso acabar por deixar uma ponte insuficiente (menor que 1cm), poderá haver o colapso do dorso (Fig. 7-16).[30,31]

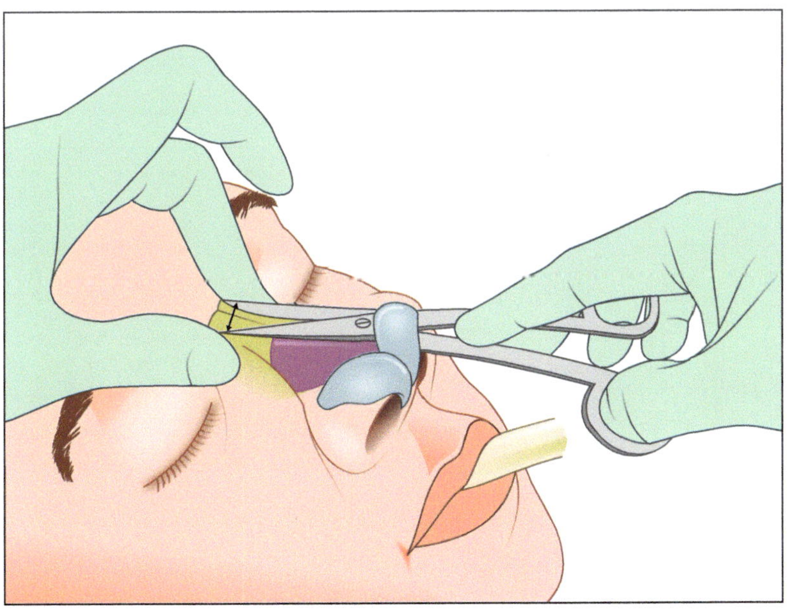

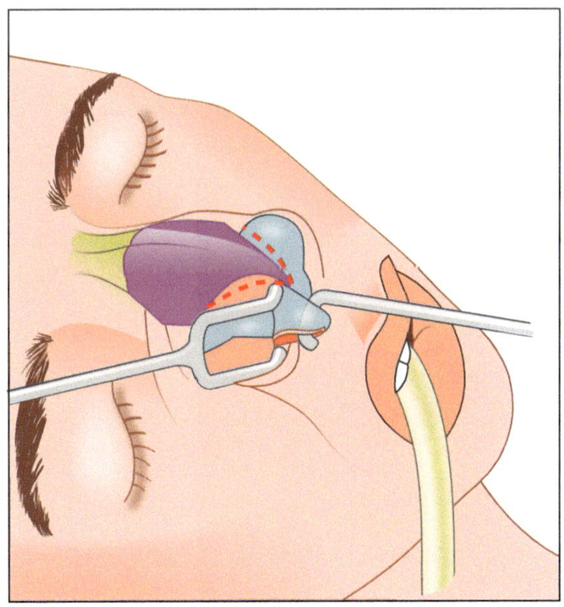

Fig. 7-12. Dissecção do dorso nasal usando a técnica fechada.

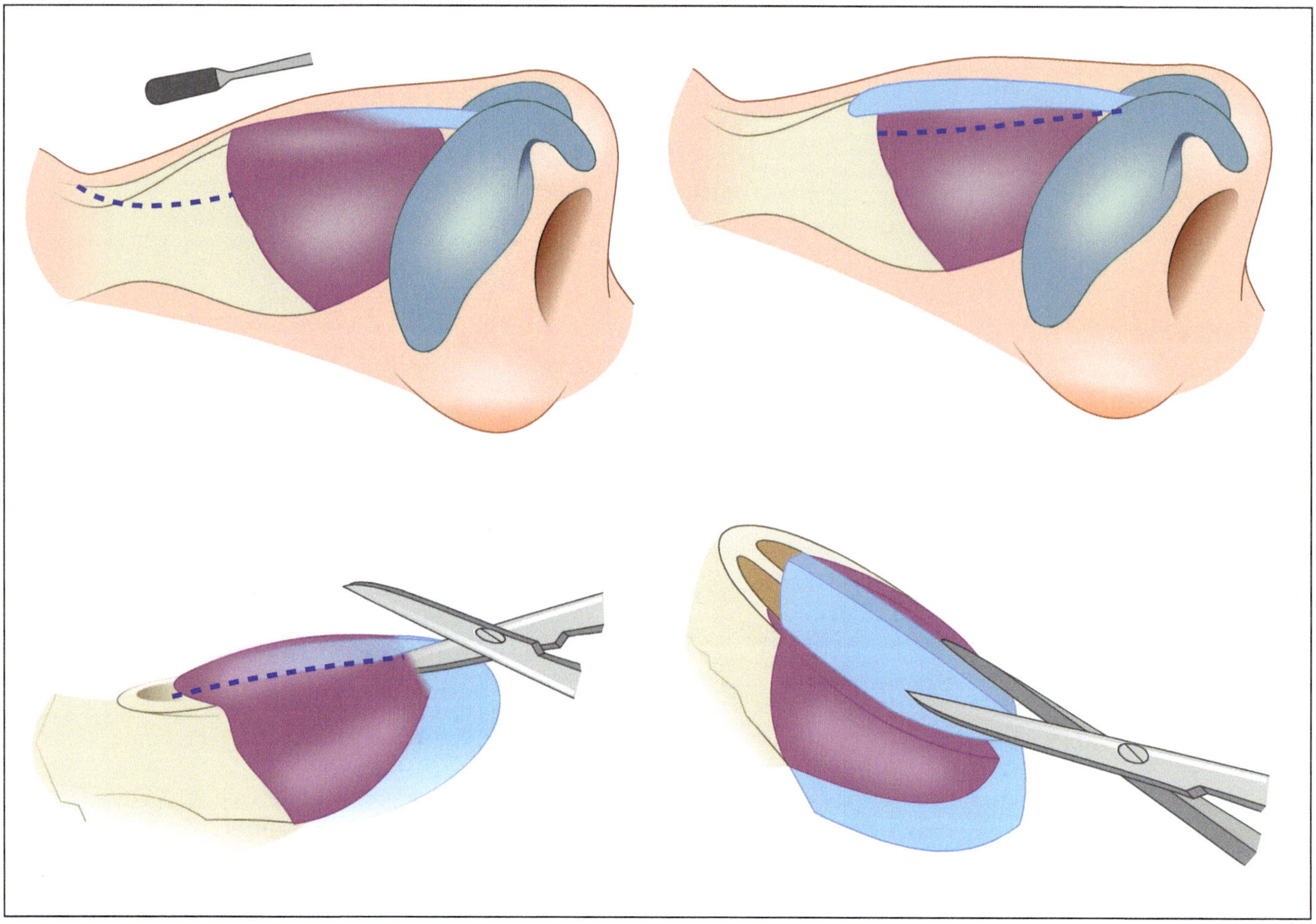

Fig. 7-13. Separação das CLS do septo nasal e redução do dorso cartilaginoso.

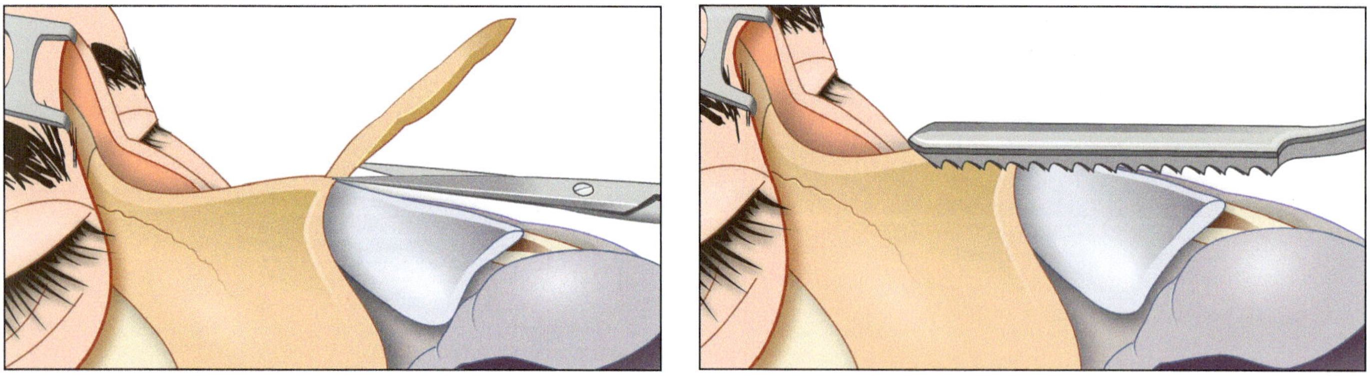

Fig. 7-14. Redução do dorso ósseo com uma raspa.

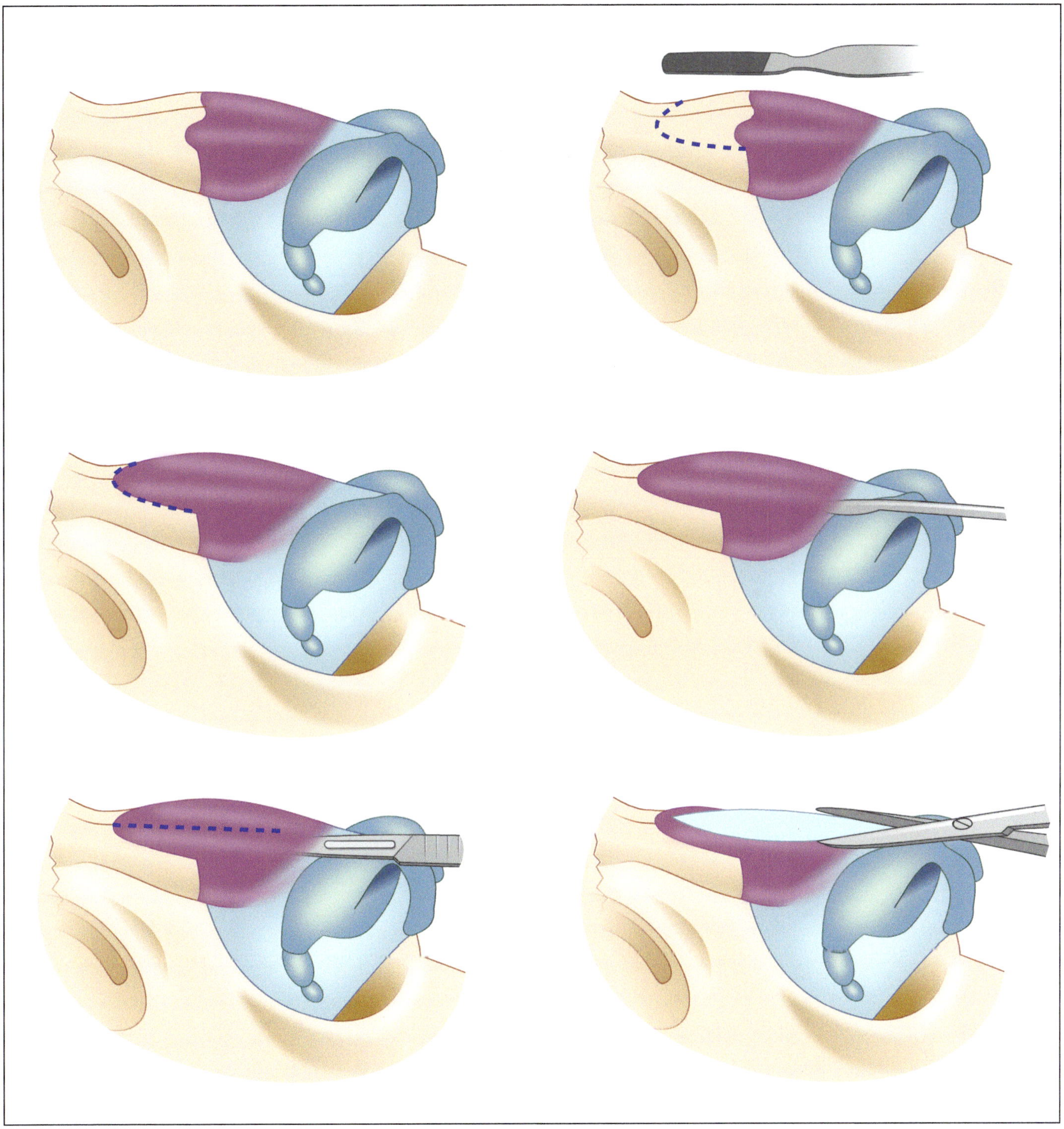

Fig. 7-15. Sequência para ressecção de dorso osteocartilaginoso.

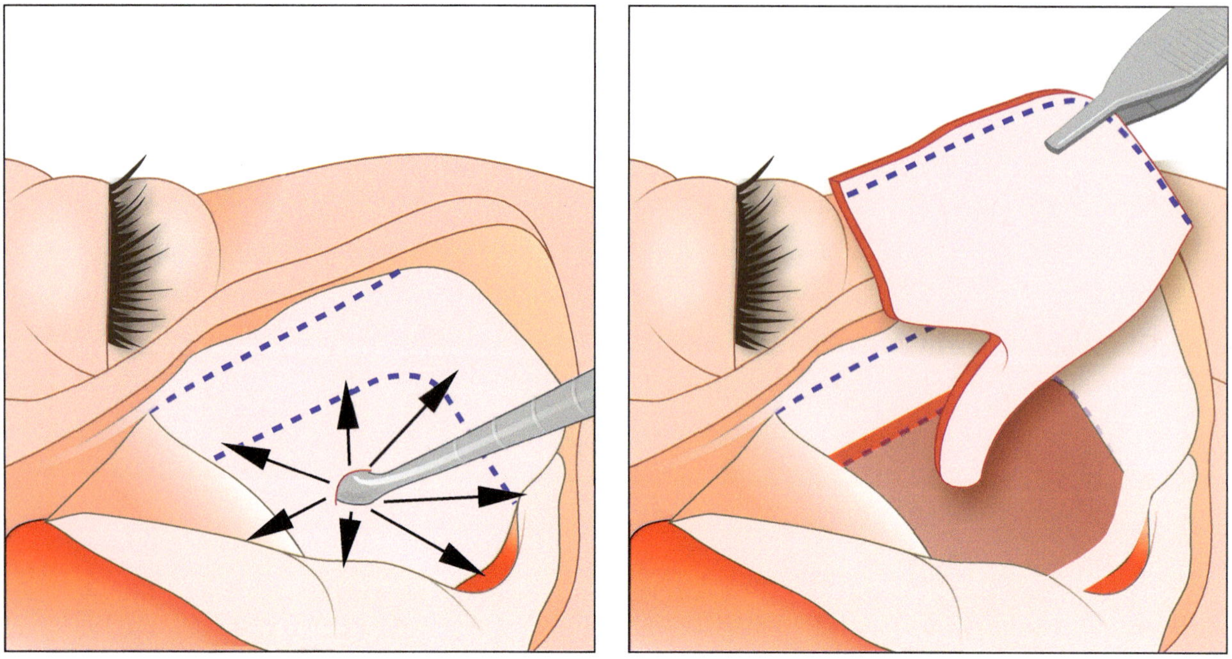

Fig. 7-16. Ressecção septal com preservação do L strut.

Técnicas de Preservação do Dorso Nasal

Baseia-se na aplicação dos princípios de Cottle, que foi quem inicialmente divulgou mais esta técnica em que o dorso era preservado, sem a amputação do mesmo, ocorrendo a redução da giba ressecções abaixo do dorso.[18] Todavia, esta técnica foi esquecida por muitos anos, por vários fatores, vindo a ressurgir na atualidade.[19,28,32]

Hoje existem inúmeras variações desta tática, podendo ser divididas em:

A) Impactação: High Strip (SPAR A Saban, etc); Intermediate Strip (Tetris, Modified Dorsal Preservation-Most, etc); Low Strip (SPAR B, Cottle, SPQR, etc)
B) Superficiais: Spare Roof (A e B), Push Down Cartilaginoso. Sendo a escolha da técnica a depender das regiões abordadas no septo e parte óssea, para o descenso do dorso. O conjunto de todas é conhecido como *Preservation Rhinoplasty*, mesmo que esta preservação se refira apenas ao dorso.[19,32,33]

Apesar de esta tática ter voltado ao cenário mundial pela divulgação de Saban (Fig. 7-17), um dos pioneiros pelo seu ressurgimento foi o Dr. W. Dewes, no Brasil, que anteriormente já aprimorava a técnica de Cottle, onde a pirâmide é tratada no sentido do seu **Reposicionamento e Ajuste do Septo Piramidal** (RASP ou SPAR). Através de tratamento "fino" da pirâmide com raspas delicadas, condrotomias, osteotomias transversa e laterais, mobilização e reposicionamento para adequá-la em seu novo sítio.[28,32,33]

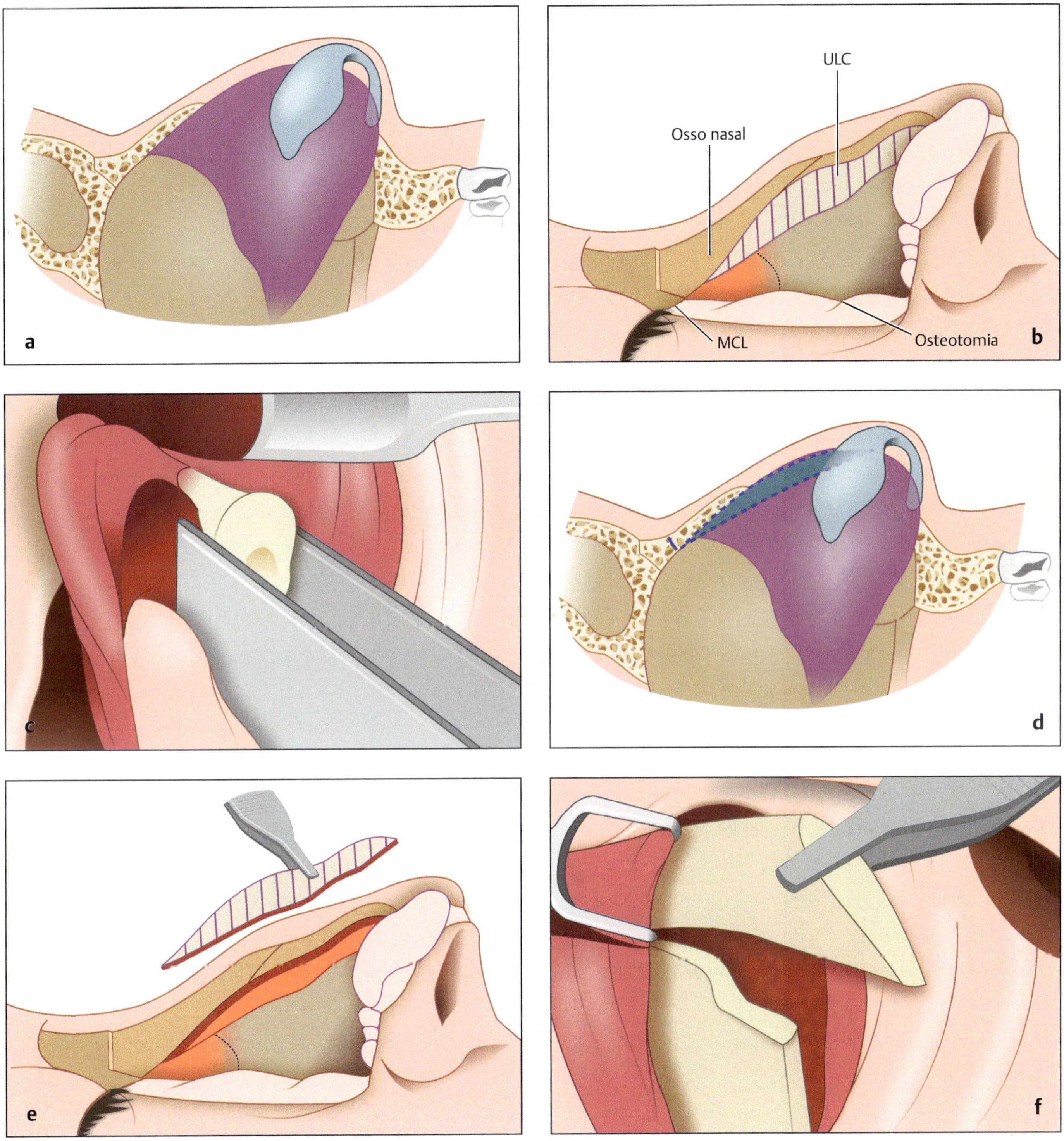

Fig. 7-17. Técnica de preservação de *High-Strip* de Saban. (**a-c**) Marcação da incisão. (**d-f**) Incisão e ressecção do fragmento. *(Continua)*

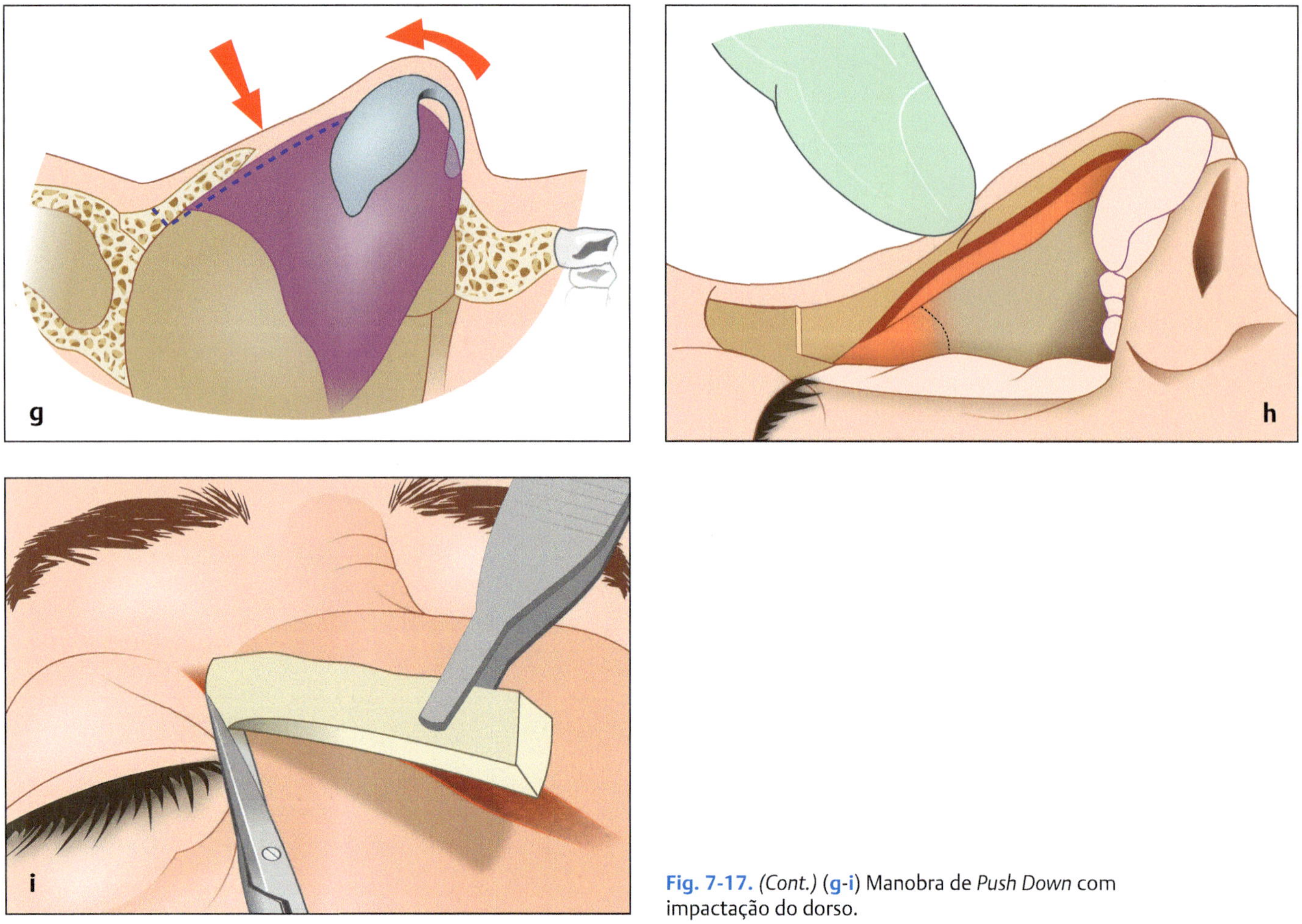

Fig. 7-17. *(Cont.)* (g-i) Manobra de *Push Down* com impactação do dorso.

O ajuste septal, feito inicialmente, é realizado com condrotomias basais longitudinais, desconectando da espinha nasal anterior (ENA), se possível com preservação de uma fita junto à crista óssea, e verticais, posterior e mediana, seguindo-se com uma ressecção em cunha na lâmina perpendicular logo abaixo do dorso ósseo. São retirados os fragmentos cartilaginosos e ósseos que se julgarem adequados para redução, que será executada por osteotomias laterais e transversas no radix. Este é o RASP B (baixo), já que o fragmento do septo retirado fica na porção posterior do septo. Obrigatoriamente, o septo caudal deve ser reposicionado na ENA (Fig. 7-18).[28]

Quanto ao RASP A (alto), inicia-se da mesma forma, todavia, o septo é mantido na ENA, ao contrário, retira-se da sua parte superior, o fragmento necessário, mantendo-se 2 ou 3 mm (anteriormente fazia-se a secção no meio do septo) abaixo do dorso. A fita de cartilagem septal ressecada continua avançando na lâmina perpendicular (Fig. 7-19).[28]

Nas técnicas descritas, o septo não é separado das cartilagens laterais superiores, ou seja, o dorso não é "aberto". Aliás, é fundamental manter esta união, assim como a junção osteocondral do dorso, para que o mesmo não desabe após osteotomias.[20,28]

Outro detalhe importante na Preservadora são as osteotomias, que, no mínimo, são realizadas obrigatoriamente três: transversa em *radix* e as duas laterais, deixando o osso nasal completamente livre. São estas, que após a retirada dos fragmentos do septo osteocartilaginoso, através da manobra de ***push down*** (que também é sinônimo da técnica preservadora como um todo) fazem o dorso descer para posterior reposicionamento septal.[20,28,33] Muitas vezes é necessária a retirada de um fragmento cuneiforme do processo nasal da maxila, para acomodar melhor a queda (***let down***), especialmente em gibas, em que se é necessário reduzir mais de 4 mm.[28,32,34]

Essa técnica está particularmente indicada em casos em que o nariz é considerado "tenso", ou apresentam dorso formado por cartilagem em maior proporção que osso e quando se quer um aumento do ângulo da válvula nasal interna.[28,32-34]

A grande vantagem é a preservação do arcabouço e anatomia original do dorso nasal, particularmente sua porção nobre (área K). Esta particularidade impede a estenose da válvula nasal interna, muitas vezes observada após rinoplastia realizada pela técnica tradicional, evitando o pinçamento do terço médio do nariz ("V" invertido), que provoca um aspecto desagradável a longo prazo.[19,28,32,33,35]

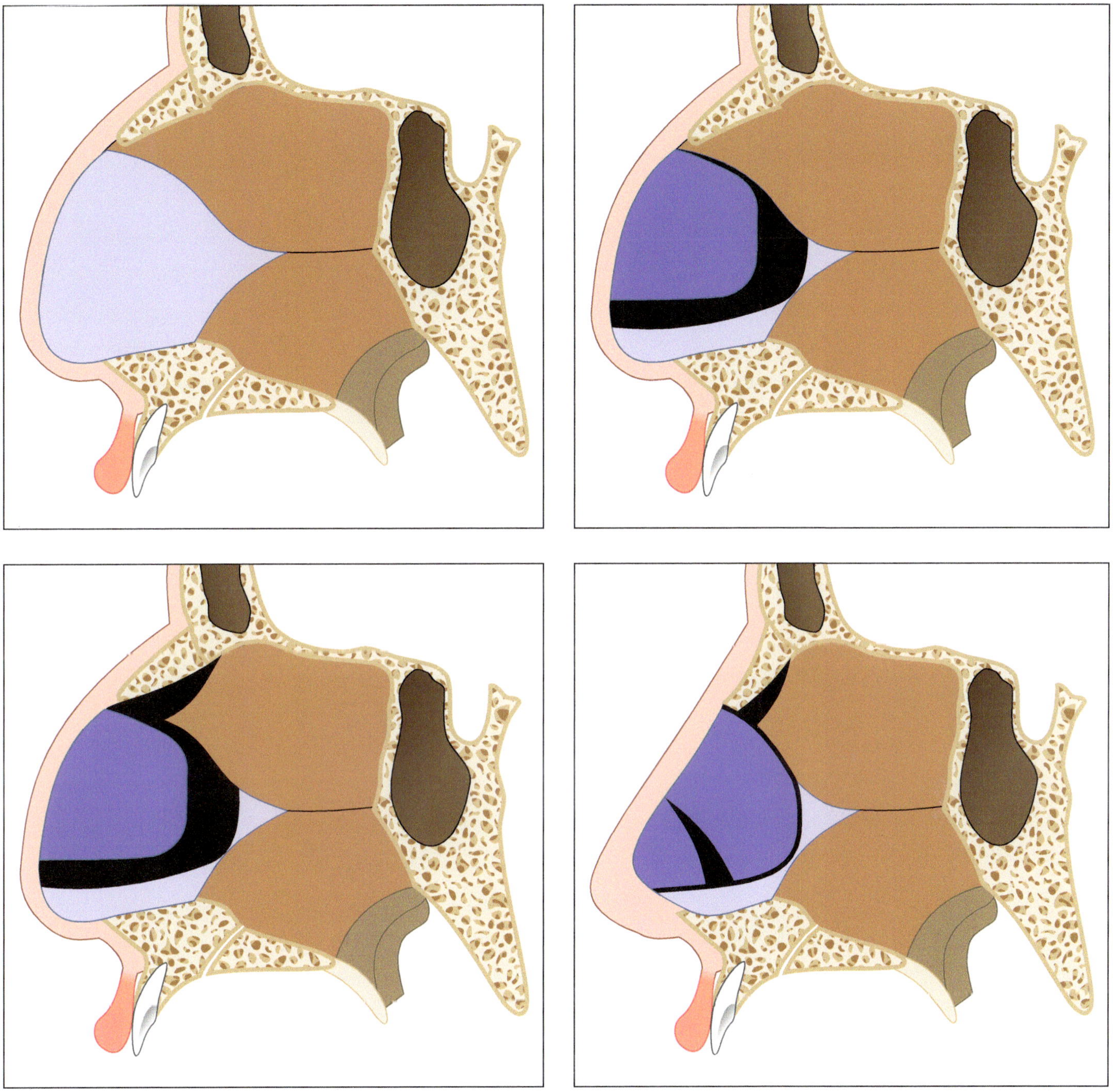

Fig. 7-18. O RASP B é procedido através de aparamentos na superfície osteocartilaginosa, se necessário, e condrotomias no septo e osteotomias laterais e transversa com fixação da cartilagem septal resultante.

Porém, nem todos os casos podem ser a melhor indicação, ocorrendo, por exemplo, em alguns casos como laterorrinia com assimetria de cartilagens laterais superiores ou pirâmide cartilaginosa alargada, a preferência pela técnica tradicional. Existem fatores preditivos para a escolha de cada tática.[9,16,20,28,32-34]

Nos resultados gerais algumas vezes são constatados problemas estéticos, como edema prolongado, alargamento da pirâmide óssea, pequena elevação do dorso ou radix. Por outro lado, a integridade do dorso é incomparavelmente mais anatômica e natural que a amputação tradicional.[28,32,33]

Atualmente se utiliza muito a denominação de "Rinoplastia Híbrida", para os casos do uso de enxertos (especialmente em ponta nasal), com o método preservador (que em tese não usaria enxertos), com melhora dos resultados.[20]

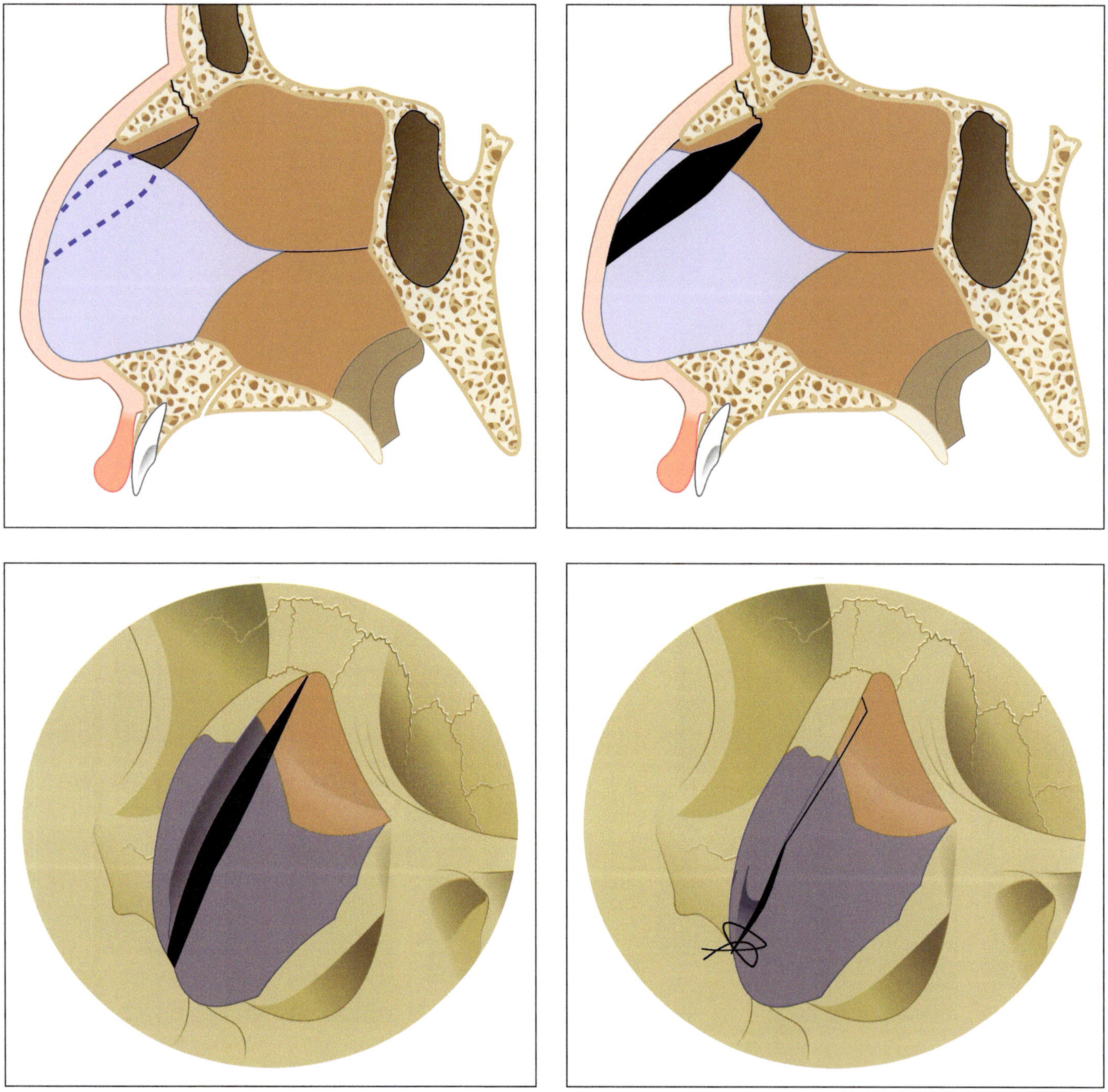

Fig. 7-19. Também se pode obter o ajuste do dorso piramidal através da condrotomia septal alta, que se prolonga até a lâmina perpendicular (RASP A).

Ponta

O trabalho em ponta nasal evoluiu muito nos últimos anos, contudo, se baseia sempre em alcançar uma adequada relação dorso-ponta (criando um *supratip break*), com definição, projeção, rotação e simetria (sem lateralidades) satisfatórias.[1,5,9,16]

Evoluíram muito, além de enxertos, as técnicas de sutura e a mudança de filosofia, no intuito de preservar as CLIs (retirando-se muito menos do que antes). A principal manobra de sutura realizada em ponta nasal é o *tongue in groove* (TIG), que consiste na fixação na altura estabelecida das duas cruras mediais ao septo (ou em um enxerto de extensão septal), possibilitando maior resistência à queda do lóbulo da ponta no pós-operatório.[31,36]

Entre os pacientes, a principal queixa é a ponta globosa (*bulbos tip*) ou quadrada (*boxy tip*), mas é claro que a análise de cada ponta nasal levará à indicação de uma variedade de técnicas, incluindo a força natural de cada cartilagem.[16,17,20] Contudo, partindo das premissas básicas para confecção de uma ponta atraente, temos:

Definição de Ponta

Para alcançar os pontos de definição em um *diamond shape* (*sheen*) são efetuadas manobras como:[9,16,37-40]

1. *Cephalic Trim* (ressecção do bordo cranial da *crus* lateral da CLI).
2. Suturas hemitransdomal (Gruber) ou transdomais (Kovacevic; Toriumi ou outras), em que se pede uma maior aproximação do bordo cefálico e uma angulação mais espaçada do bordo caudal do *domus*, defindo a ponta e preservando a válvula nasal, e reestilizando a parte superior do formato do diamante, além de tentar everter toda a *crus* lateral atingindo um *rest angle* satisfatório.
3. Sutura interdomal e de equalização domal: diminuem a divergência domal, estreita, pontos de definição e da simetria e suporte.
4. Sutura intercrural: estreita columela, reforça a *crus* medial (às vezes associada à sutura do *footplate*). Inicia 5 a 6 mm abaixo dos *domi*, definindo a *crus* intermédia e o infratip (triângulo da beleza).

Projeção e Rotação

Estão muito interligadas e estão baseadas na Teoria do Tripé de Anderson, formada pelas *crura* laterais individualmente e pelo septo caudal + *crura* mediais, como uma entidade única. Alterações nessas "pernas", através de manobras como sobreposição (*overlap*) de *crus* medial ou lateral, além da "lateral *crura steal*" com a medialização ou a lateralização do *domus* (que é uma manobra mais constante em cirurgia de ponta), levam a alterações de rotação e projeção.[9,10,16,36]

A projeção nasal adequada deve ser em torno de 2/3 do tamanho do nariz. A rotação deve situar o ângulo nasolabial entre 90 (masculino) a 110 graus (feminino). Mas pode ser variável, já que também depende do que o paciente deseja. O perfil agradável deve apontar a presença do *double break* (*infratip lobule*: determinado pela *crus* intermédia e a relação de cefalização da *crus* lateral, além do septo) em relação à direção do bordo columelar para o *domus* e os pontos de definição da ponta.[4,5,9,16]

Para projeção, além das suturas já citadas na definição da ponta, outra sutura clássica também a influência, e que, a depender da técnica, pode ser usada: sutura septocolumelar (em geral dupla), onde é realizada uma sutura de alturas assimétricas entre a columela/*crura* e o septo nasal.[41] Todavia, são as variações do TIG que acabam sendo a técnica mais usada na tentativa de posicionar as *crura* na altura desejada.

Porém, é aqui que enxertos são muito usados, como os de cobertura (*cap*), para aumenta a projeção.[29] Contudo, o principal enxerto é o SEG e suas variações, que é fixado ao septo e posicionado acima do ANA, dependendo da altura a ser obtida e as condições correlacionadas do nariz (espessura de pele, altura de dorso, rotação da ponta, tamanho e força das alares, entre outros) para ser fixado posteriormente pela manobra de TIG, as *crura* mediais, forçando-as a manter a posição.[29,36,42] Eventualmente, em vez da lateralização do *domus* é necessária a técnica de tensão máxima das *crura* laterais (*lateral crura tensioning*) para alcançar o posicionamento adequado da estrutura da ponta.[43]

Na rotação, além das manobras de sutura e *overlap*, pode ser necessário o reposicionamento das *crura* laterais para proporcionar uma angulação adequada. Eventualmente um septo caudal muito alongado pode ser ressecado para melhorar o ângulo nasolabial. Assim como, em alguns pacientes (com lábio superior encurtado + sulco transverso no filtro + ptose de ponta ao sorrir), se faz necessária uma avulsão do músculo depressor do septo.[9,11,16]

Para a correção de bulbosidade e simetrias, podem-se utilizar manobras de *turn-in flap* ou *turn-over flap* suturas tipo "Matress" ou 7X, além de enxertos localizados (*batten*) ou de extensão como *lateral crural strut graft* ("Gunter") ou alar rim (articulado "AARG" ou não). Outras suturas, como *spanning* (realizada entre as duas *crura* laterais e o septo) e suas variações, servem para modelar a convexidade alar, assimetrias e rotação, contudo, cefalizam alares . Uma alternativa é a *inverted spanning*.[9,11,16,20,43,44]

No caso de laterorrinias, algumas suturas, aliadas a outras manobras, também podem ajudar, como *clocking suture*, *sidewall-spreading* e *backstay suture*. Eventualmente são necessárias técnicas de septoplastia extracorpórea para correção do desvio cartilaginoso.[9,11,16,45]

Osteotomias

Hoje em dia as osteotomias podem ser realizadas com osteótomo e martelo, piezo ou com *drill*, podendo fazer, inclusive, um remodelamento ósseo. As osteotomias visam adequar o formato ósseo ao novo desenho proposto para o nariz, sendo eventualmente realizados vários tipos numa mesma cirurgia.[25,27] Dentre as principais realizadas, observam-se:

Osteotomias Laterais

As osteotomias são realizadas para suavizar o contorno nasal lateral, estreitar a pirâmide nasal, corrigir teto aberto e realinhar o dorso. Existem pequenas variações nas direções da linha de fratura, mas, em geral, iniciam no ângulo nasofacial e seguindo em direção angular até a região do radix. Pode continuar-se com a osteotomia oblíqua; quando na região do ligamento cantal interno, muda-se o ângulo do corte para a região medial do nariz.

Em geral, quando feita por osteótomos, estes são introduzidos pela fossa nasal, na abertura piriforme, fraturando os ossos por baixo da pele.[27] Também podem ser realizadas por via cutânea através de pequenas incisões.[46] Atualmente associado à tática preservadora, tem sido cada vez mais usada a piezo, equipamento de ondas, que faz a osteotomia por visão direta, após um descolamento amplo de todo nariz (*full open*).[25] Como só causa dano ao tecido ósseo, em tese lesa menos tecidos, com menos equimose. O periósteo interno pode ser mantido, o que é útil em alguns casos.[25]

Durante a osteotomia lateral deve-se ter o cuidado de preservar o **triângulo de Webster**, que é o fragmento ósseo que fica no rebordo do forame piriforme, abaixo da implantação da concha inferior, para evitar depressão lateral e possível pinçamento valvular externo, deslocando o corneto inferior.[9]

Osteotomias Paramedianas

Estão indicadas em casos de laterorrinias ou quando não se consegue um fechamento do dorso apenas com as osteotomias laterais e transversas (p. ex., em tetos muito largos). Seu

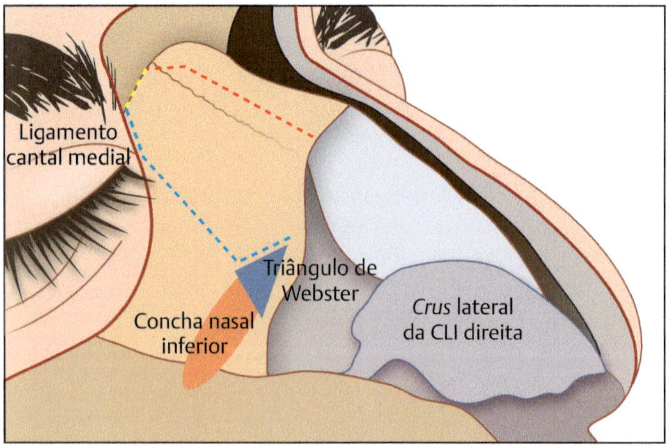

Fig. 7-20. Osteotomia lateral (azul), oblíqua (amarelo) e paramediana (vermelho) com destaque ao triângulo de Webster.

objetivo principal é criar uma fratura posterior controlada nos ossos próprios nasais (Figs. 7-20 e 7-21a).[15,16]

Osteotomias Transversas

É a osteotomia que une as extremidades superiores das duas laterais. Às vezes, é necessária nos casos de deformidade pós-traumática, laterorrinia e obrigatoriamente nas técnicas de preservação.[28,33] Nesses casos usa-se escopro estreito, de 2 mm, introduzindo-o através do supercílio, glabela ou diretamente sobre o radix, descendo rente ao osso até a raiz nasal, fazendo picotes no ponto desejado até a total ruptura óssea (Fig. 7-21b).[28,33,46]

Base Nasal

Um complemento muito efetuado ao final das rinoplastias étnicas ou após rinoplastias preservadoras (em virtude da descida do dorso com o alargamento da base nasal), é a chamada "alectomia" (termo errado, mas aparentemente consagrado), que apresenta várias técnicas de desenho para ressecção, mas que consiste, basicamente, na redução da área do vestíbulo narinário inferior e/ou ressecção do "*flair*" (largura inferior ou contorno) da asa nasal, dependendo do caso, especialmente no que se refere ao formato da narina e sua simetria. Realiza-se a incisão pelo sulco subnasal para esconder a cicatriz.[16]

Todavia, deve-se evitar que este procedimento seja realizado de forma isolada, uma vez que pode levar à diminuição ou até total obstrução das narinas, pela redução da válvula nasal externa, dado pelo estreitamento vestibular excessivo e sem o suporte de uma estruturação nasal prévia. Outros riscos referem-se às sequelas estéticas permanentes (enxertos condrocutâneos tentam melhorar) e até a necrose da região alar, por lesão dos vasos laterais (cuidado em rinoplastia aberta).[6,8,16,20]

Rinoplastia de Aumento

Diferente das rinoplastias clássicas, que geralmente visam à redução de dorso e ajustes de ponta. Estes precisam efetivamente de aumento do dorso, assim, em geral, não há a necessidade de abrir o dorso e sim, o uso quase obrigatório de enxertos. Os casos mais comuns são de narizes mestiços (étnicos negroides ou asiáticos) e que normalmente já se indica a coleta de enxerto costal, mesmo na rinoplastia primária, já que precisará de grandes enxertos para dorso e um SEG forte e alto o suficiente para estirar e segurar a pele da ponta nasal até a ENA, a fim de evitar futura queda.[16]

Apesar de menos frequente, também existe a rinoplastia preservadora para aumento de dorso (RASP C), onde, em vez de grandes blocos de enxerto serem colocados acima do dorso, neste são colocados abaixo do dorso, em interposição a uma secção realizada no septo nasal (*dewes*).[28]

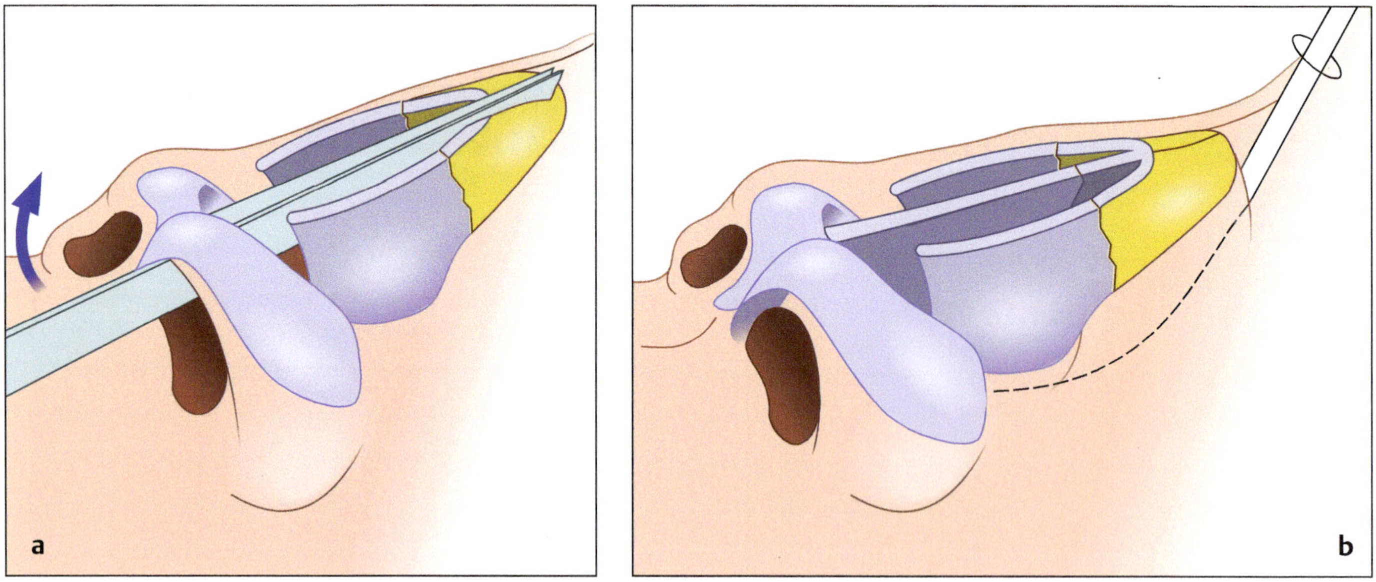

Fig. 7-21. (a) Osteotomia paramediana. (b) Osteotomia transversa.

Rinoplastia Estruturada

Este termo passou a ser usado após a necessidade do uso de múltiplos enxertos, em rinoplastias, tornar-se rotineira.[16,29] O motivo é que a rinoplastia de Joseph, em seus primórdios, era apenas **ressectiva** e deixava inúmeros estigmas a longo prazo.[26] Dessa forma foram sendo desenvolvidos enxertos para prevenção destes problemas, e do mesmo modo, manter uma estrutura mais duradora do novo posicionamento nasal, especialmente em relação à ponta, que tende à queda.

Os materiais utilizados são preferencialmente cartilagens, sendo a primordial, a partir do próprio septo. Todavia, tanto a concha auricular como a cartilagem costal são utilizadas. Eventualmente, o osso etmoidal consegue ser utilizado, principalmente em suporte para ponta. Algo que se tem notado recentemente é o aumento massivo do uso da cartilagem costal, especialmente pela confecção de múltiplos enxertos e em narizes já sabidamente com pouco septo, como étnicos, além de, obviamente, em narizes já operados. O motivo se dá pela fartura de material proporcionada pela costela e sua utilização na estruturação (por ser uma cartilagem forte), contudo, sujeita ao encurvamento e aumento do risco de infecção, fora complicações no sítio doador.[15,16,17,20,29,42]

Podemos dividir os enxertos conforme suas posição e função: citando os principais:

Dorso e Radix

Existe uma grande variedade de enxertos para o dorso, todos com a finalidade de aumento, seja porque já é um nariz de dorso baixo (especialmente étnico), para pequenos defeitos, ou ainda para correção de rinoplastias primárias. Podem ser confeccionados como sólidos íntegros, em uma ou mais camadas, podendo ser assimétricas; de cartilagem amassada; ou com cartilagem triturada, estando livre (*free diced cartilagem*), ou acondicionada em invólucro, como uma fáscia (*Turkish Delight*) ou colados entre si em forma navicular (*Diced Glue*). Entre outras variações (gel de cartilagem) e resultante do uso de outros materiais como fáscia e tecido mole (especial em radix). [15-17,20,29,42]

Terço Médio (Válvula Nasal)

Os *spreader grafts* (alargadores) ainda são a escolha para prevenção do "V" Invertido. São enxertos longitudinais posicionados entre o dorso septal e as cartilagens laterais superiores e são usados para restaurar ou manter a válvula nasal interna, corrigir desvios de septo dorsal, melhorar as linhas estéticas do dorso ou reconstruir a deformidade de "teto aberto". Os enxertos são suturados ao septo com suturas horizontais, e as cartilagens laterais superiores são reaproximadas ao complexo septo-*spreader* (Fig. 7-22). Ocasionalmente podem ser substituídos por auto-*spreader*, quando se faz uso da dobra do excesso de CLS, causando efeito mola. Outras opções são enxertos tipo *butterfly* (a partir de cartilagem auricular).[15-17,20,29,42]

Ponta

A) *Strut (poste columelar):* um dos primeiros enxertos visando estabilizar o *domus* e dar força às *cruras* mediais, além de projetar a ponta nasal. Todavia, contesta-se o fato que, como sendo em geral flutuante (não fixado a ENA), acabava por ser um peso para as mesmas e que a longo prazo poderiam levar à queda da ponta, mesmo porque, inicialmente, não era realizada a manobra de TIG.[15-17,20,29,42]

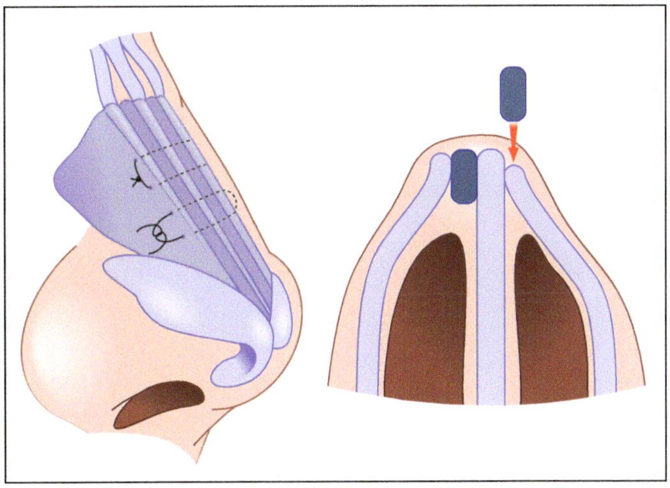

Fig. 7-22. Locação e fixação dos *spreader grafts*.

B) *Extensão septal (SEG):* implementada a partir de Toriumi, apesar de já existirem outros tipos de extensão (como *Spreaders* alongados ou enxertos em taco ou oblíquos fixados ao septo), onde já se conseguia melhor projeção e rotação, foram com os enxertos íntegros, fixados em terminoterminal ou lado a lado (até mesmo duplos) ao septo caudal (e se possível na ENA), que se obteve melhora da previsibilidade na manutenção da posição da ponta a longo prazo, já que se fixam as *cruras* mediais, pela manobra de *tongue in groove*, mantendo a ponta mais estável. Também podem projetar a columela nos casos específicos.[9,15-17,20,29,31,36,42]

O problema principal da SEG é o consumo excessivo de cartilagem septal, sendo também esse um dos fatores que contribuíram para o aumento do uso de cartilagem costal. Atualmente existem muitas variações, conforme o que se necessita para o nariz, e de modo mais econômico, como "Ansa Banner"; "Teo Strut" (simples ou duplo); "Taco", "Slice", "Slit", entre outros.[16,20,29,42]

Lóbulos Apicais

São pequenos enxertos que visam o acabamento na região do lóbulo da ponta, tanto *infratip* com *supratip*, possibilitando aumentar projeção e rotação, melhorar o *double break* e a relação com o dorso. Os mais usados são *cap graft* e *peck* sobre o *domus* e o escudo de Sheen (infralobular), que pode ser feito em conjunto com os anteriores para peles grossas ("estandarte").[15,16,20,29,42]

Alares

Servem à manutenção da válvula nasal externa e retificação ou mesmo reposicionamento das *crura* laterais da CLI. São colocados sobre ou sob as cartilagens originais.

Atualmente um dos mais utilizados é o alar rim articulado, fixado no bordo caudal das *crura* laterais, próximo ao *domus*, e tendo sua parte livre alocada em bolsão cutâneo da

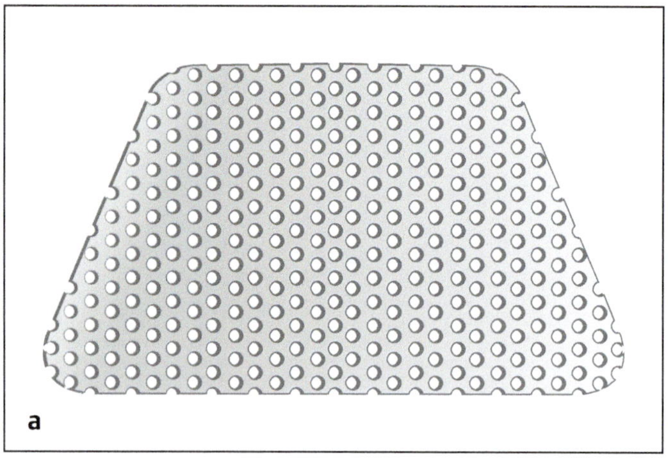

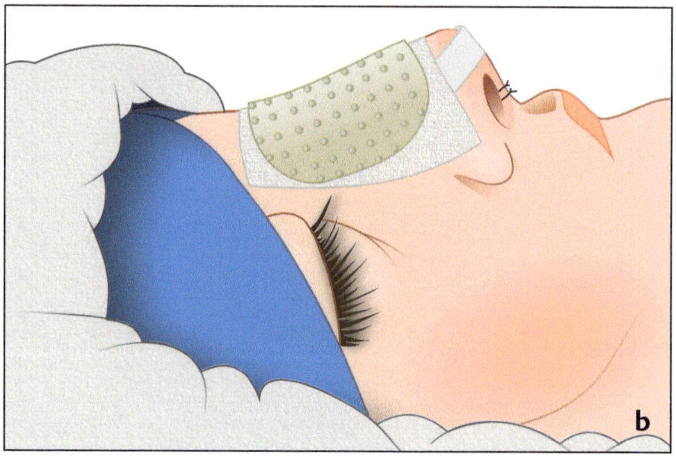

Fig. 7-23. (a) Placa plástica termolábil. (b) Curativo da rinoplastia posicionado.

margem alar, sendo muito associado à técnica do *Tensioning* para SEG.[43]

Outro muito usado foi o *Alar Lateral Crura Strut Graft* ("Gunter"), que é mais robusto e locado em nicho na abertura piriforme, reconstruindo o desenho parcial ou total da asa nasal. Eventualmente em retrações alares, são usados os *Alar Contour* Rim Flutuante na borda alar. Em outros pequenos defeitos alares podem ser utilizados *Battern Grafts* (fusiformes ou numismáticos), ou mesmo a própria sobreposição do bordo cranial da alar (*turn-in'flap*).[15-17,20,29,42]

Em alguns casos, para reconstrução total da ponta nasal, realizava-se, a partir da cartilagem conchal, a confecção do enxerto em "asa de gaivota".[47]

Subnasais

Também podem ser utilizados enxertos abaixo da ENA, locados por descolamento, como os pré-espinal ou *pump graft* (somente na região central) para simular uma rotação e avançar a columela; ou pré-maxilares, alcançando toda a região inferior do vestíbulo, para casos de maxila muito retraída.[15-17,20,29,42]

CUIDADOS PÓS-OPERATÓRIOS

Curativo Externo

É muito importante um curativo bem realizado, pois ele exerce importante efeito de contenção das estruturas nasais no pós-operatório, auxiliando na cicatrização do nariz no formato desejado. Usam-se fitas adesivas hipoalergênicas em múltiplas camadas para que a pele não se movimente ou penetre em depressões da pirâmide. Confecciona-se um molde de gesso, placa metálica ou placa plástica termolábil (Fig. 7-23).

Alguns cuidados intraoperatórios ajudam a diminuir o edema e equimose pós-operatórios, como utilização de adrenalina na infiltração, administração de corticoide no intraoperatório, deixar osteotomias para o fim da cirurgia e curativo compressivo. Recomenda-se, em geral:

- Repouso no leito, com decúbito dorsal e cabeceira elevada da cama em 30°, 7 dias.
- Compressa gelada sobre os olhos por 72 horas.
- Analgésico e anti-inflamatório (hormonal) por 5 dias.
- Gotas nasais descongestionantes e lavagem nasal com soro fisiológico.
- Retirada da placa e pontos em 7 dias; reavaliação com 15, 30, 90 e 180 dias.
- Suspender atividades físicas por 15 a 30 dias e esporte de contato por 60 dias.
- Não usar óculos por 60 dias.
- Não tomar sol enquanto não desaparecer o hematoma; usar protetor solar.
- Compressão nasal para drenagem linfática e moldagem nasal.

REFERÊNCIAS BIBLIOGRÁFICAS

1. Sampaio PL, Caropreso CA, Dolci JE. Rinosseptoplastia. In: Tratado de otorrinolaringologia. São Paulo: Roca; 2003. V. .5. p. 683-95.
2. Stinger JD. The rhinoplasty consult. Facial Plast Surg. 2011;27(5):393-6.
3. Woodard CR, Park SS. Nasal and facial anatomy. Clin Plast Surg. 2010;32(2):181-9.
4. Larabee WF. Facial analysis for rhinoplasty. Otolaryngol Clin North Am. 1987;20(4):653-74.
5. Tardy ME, Alex J, Hendrick D, Dayan S. Surgical anatomy of the nose. In: Head & Neck Surgery – Otolaryngology, C.173. LW&W, 2001.
6. Daniel RK, Letourneau A. Rhinoplasty: nasal anatomy. Ann Plast Surg. 1988;20(1):5-13.
7. Cobo R. Management of the mestizo nose. Otolaringol Clin North Am. 2020;53(2):267-82.
8. Sowder JC, Thomas AJ, Ward PD. Essential anatomy and evoluation for functional rhinoplasty. Facial Plast Surg Clin North Am. 2017;25(2):141-60.
9. Daniel RK, Palhazi P. Rhinoplasty: an anatomical and clinical atlas. Springer; 2018.
10. Sajjadian A, Guyuron B. Primary rhinoplasty. Aesth Surg J. 2010;30(4):527-39.
11. Tratado de otorrinolaringologia (ABORL-CCF). Rio de Janeiro: GEN Guanabara-Koogan; 2017.
12. Kim C, Most SP. Photography and photodocumentation for the rhinoplasty patient. Clin in Plast Surg. 2022;49(1):13-22.
13. Calhoun KH. Introduction to rhinoplasty. In: Head & Neck Surg – Otolaryngol, Cp 174. LW&W, 2001.
14. Toriumi DM, Swartout B. Asian rhinoplasty. Facial Plastic Surg Clinics of North America. 2007;15:293-307.
15. Daniel RK. Mastering rhinoplasty, 2nd ed. Springer; 2010.

16. Rohrich RJ, Adams WP, Ahmad J, Gunter JP. Dallas rhinoplasty, 3rd ed. CRC Press; 2014.
17. Toriumi DM. Structure approach in rhinoplasty. Facial Plastic Surg Clin North Am. 2005;13(1):93-113.
18. Cottle MH. Modified nasal septum operation. Eye Ear Nose Thr Monthy. 1950;29:480-4.
19. Araciba-Tagle D, Neves JC, D'Souza A. History of dorsum conservative technique in rhinoplasty: The evolution of a revived technique. Facial Plast Surg. 2021;37(1):86-91.
20. Toriumi DM, Kovacevic M, Kosins AM. Structural preservation rhinoplasty: a hybrid approach 2022;149(5):1105-20.
21. Sheen JH. Closed versus open rhinoplasty – and the debate goes on. Plastic Reconstr Surg. 1997;99(3):859-62.
22. Cafferty A, Becker DG. Open and closed rhinoplasty. Clin Plast Surg. 2016;43(1):17-27.
23. Nguyen PS, Duron JB, Bardot J, Levet Y, Aiach G. Voies d'abord en rhinoplastie [Surgical approaches in rhinoplasty]. Ann Chir Plast Esthet. 2014 Dec;59(6):406-17.
24. Spiro SA, Wolfe SA, Wider TM. The use of labiocollumelar crease incision on rhinoplasty 1996;37(6):569-76.
25. Gerbault O, Daniel RK, Kosins AM. The role of piezoelectric instrumentation in rhinoplasty surgery 2016. Aesthet Surg J. 2016;36(1);21-34.
26. Aufricht G. Joseph's rhinoplastywith some modifications. Surg Clin North Am. 1971;51(2):299-316.
27. Gruber R, Lesavoy M. Closed septal osteotomy. Ann Plast Surg. 1998;40(3);283-6.
28. Dewes W, Zeppellin CEM, Ferraz MB, Neves JC. Conservative surgery of the nasal dorsum: septopyramidal adjustment and repositioning. Facial Plast Surg. 2021;37(1):22-8.
29. Brenner MJ, Hilgar PA. Grafting in rhinoplasty. Facial Plast Surg Clin North Am. 2009;17(1):91-113.
30. Lee JS, Lee DC, Ha DH, Kim SW, Cho DW. Redefining the septal L-strut to prevent collapse. PLoS One 2015;10(3).
31. Barbosa LCM, Martins MG, Caropreso CA, Rodrigues JLT, Rodrigues AB. The horn technique for nasal tip support in rhinoplasty. Int Arch Otorhinolaryngol. 2021;25(3):383-5.
32. Patel PN, Abdelwahab M, Most SP. A review and modification of dorsal preservation rhinoplasty techniques. Facial plast Surg Aesthet Med. 2020;22(2):71-9.
33. Saban Y, Daniel RK, Polselli R, Trapasso M, Palhazi P. Dorsal preservation: the push-down technique. Reassessed. Aesthet Surg J. 2018;38(20):117-31.
34. Huizing EH. Pushdown of the external nasal pyramid by resection of wedges. Rhinology 1975;13(4):185-90.
35. Constantian MB, Clardy RB. The relative importance of septal and nasal valvular surgery in correction airway obstruction in primary and secondary rhinoplasty. Plast Reconst Surg. 1996;98:38-54.
36. Kridel RW, Scott BA, Foda HM. The tongue-in-groove technique in septorhinoplasty: a 10 year experience; Arch Facial Plast Surg. 1999;1(4):246-56.
37. Duron JB, Noel W, Nguyen PS, Jalvit Y, Aiach G. Tip sutures. Ann Chir Plast Esthet 2014;59(6):461-6.
38. Gruber RP, Chang E, Buchanan E. Suture technique in rhinoplasty. Clin Plast Surg. 2010;37(2):230243.
39. Guyuron B, Behmand RA. Nasal tip sutures part II: the interplay. Plast Reconst Surg. 2003;112(4):1130-45.
40. Cingi C, et al. Nasal tip sutures: techniques and indications. Am J Rhinol Allergy 2015;29(6):205-11.
41. Demirbilek N, Evren C, Elbistanlı MS, Altun U, Günay SS, et al. Two level septocolumelar suture technique for correction of septal caudal dislocation. Braz J Otorhinolaryngol. 2016;82(4):403-7.
42. Halepas S, Lee KC, Castiglione C, Ferneini EM. Graffing in modern rhinoplasty. Oral Maxillofac Surg Clin North Am. 2021;33(1):61-9.
43. Ballin AC, Kim H, Chan E, Davis RE. The articulated alar rim graft: reengineering the cionventioinal alar graft for improved contour and support. Facial Plast Surg. 2016;32(4):384-97
44. Caropreso CA, Porpino R, Neves JC, Ichiba G, Hirotani P, Carvalho V, et al. A Novel Treatment for Convex Lateral Crura: The Inverted Spanning Suture. Facial Plast Surg. 2024 May 11.
45. Gubisch W. Treatment of the scoliotic nose with extracorporeal septoplasty. Facial Plast Surg Clin North Am. 2015;23(1):11-22.
46. Motamed S, Saberi A, Niazi F, Molaei H. Complications of internal continuos and perforating external osteotomy in primary rhinoplasty. World J Plast Surg. 2017;6(2):164-9.
47. Pedroza F, Anjos GC, Patrocinio LG, Barreto JM, Cortes J, Quessep SH. Seagull wing graft: A technique for the replacent of lower lateral lateral cartilages. Arch Facial Plast Surg. 2006;8(6):396-40.

CAPÍTULO 8

EPISTAXE

Eduardo Macoto Kosugi ■ Luciano Lobato Gregório

O conteúdo deste capítulo (págs. 81 a 90), encontra-se disponível on-line.

Para acessá-lo, aponte a câmera do seu smartphone ou tablet para a imagem acima.

CAPÍTULO 9

RINOSSINUSITE AGUDA

Marcelo Antunes de Souza ▪ Richard Louis Voegels ▪ Fabrizio Ricci Romano

O conteúdo deste capítulo (págs. 91 a 98), encontra-se disponível on-line.

Para acessá-lo, aponte a câmera do seu smartphone ou tablet para a imagem acima.

CAPÍTULO 10

RINOSSINUSITE NA INFÂNCIA

Francini Grecco de Melo Pádua ■ Eulalia Sakano ■ Samille Maria Vasconcelos Ribeiro

INTRODUÇÃO

A rinossinusite é uma inflamação da mucosa do nariz e seios paranasais com etiologias diversas e alta prevalência em todas as faixas etárias. Na criança, corresponde a 2% das consultas clínicas por ano nos Estados Unidos, sendo que o grande desafio na avaliação é o diagnóstico correto.[1]

O desenvolvimento dos seios paranasais se inicia por volta da 9ª semana de idade gestacional, primeiramente com o seio maxilar, que ao nascimento tem volume aproximado de 6-8 cm^2, tendo crescimento acelerado até os 3 anos de vida e somente após a 2ª dentição tem seu volume final, ficando 4-5 mm abaixo do assoalho nasal.[2] Os seios etmoidais também estão presentes ao nascimento, completando seu desenvolvimento por volta dos 12 anos. Já os seios esfenoidais começam a se desenvolver durante os primeiros 2 anos de vida; estão tipicamente pneumatizados aos 5 anos de idade e atingem seu tamanho permanente após os 12 anos. Finalmente, o seio frontal começa a se diferenciar do seio etmoidal aos 6 anos, completando seu desenvolvimento no final da adolescência podendo, até 4% dos adultos, apresentarem agenesia de seio frontal.[3]

A fisiologia nasossinusal normal mantém equilíbrio entre a produção e o *clearance* de muco nas cavidades paranasais, protegendo a via aérea superior de patógenos e irritantes da mucosa.[4] A depuração mucociliar é alterada por condições que interferem no epitélio ciliar, afetando o número e função dos cílios; na produção e viscosidade do muco e na permeabilidade dos óstios de drenagem dos seios da face.[5] Nas crianças, um dos fatores predisponentes para obstrução dos pequenos óstios de drenagem sinusal é o edema da mucosa ao redor do óstio secundário à infecção viral de trato respiratório superior (IVAS) ou resfriado comum.[6] Outras causas de alteração do *clearance* mucociliar são: rinite alérgica e não alérgica, discinesias ciliares, disfunções imunológicas, fibrose cística, tumores, presença de corpo estranho e até atresia coanal.

RINOSSINUSITE AGUDA

De acordo com EPOS 2020, a rinossinusite aguda (RSA) em crianças é definida como de início súbito com dois ou mais dos seguintes sintomas: obstrução nasal, secreção nasal mucoide e tosse por menos de 12 semanas. A RSA pode ser dividida em: rinossinusite aguda viral (ou seja, resfriado comum); rinossinusite pós-viral e rinossinusite aguda bacteriana (RSAB).[7]

Rinossinusite Aguda Viral

A infecção viral de vias aéreas superiores tem alta incidência na população pediátrica, ocorrendo de 7 a 10 resfriados por ano em crianças com idade escolar.[7] Sendo causada por diversos vírus respiratórios, como rinovírus (30-50%), vírus *influenza* (5-15%), vírus sincicial respiratório (VSR) (5%), coronavírus (10-15%), vírus *parainfluenza* (5%), adenovírus e enterovírus.[7]

Os sintomas do resfriado comum são em grande parte devidos à resposta imune inata à infecção, mas a depender do subtipo viral, o dano histológico varia.[8] Na infecção por rinovírus, a replicação viral ocorre apenas em um pequeno número de células epiteliais nasais, liberando citocinas, incluindo interleucina (IL)-8, atraindo células polimorfonucleares que se acumulam nas secreções nasais, retardando a depuração mucociliar.[9] O VSR causa perda extensiva ciliar após 5 dias de infecção, já o vírus da *influenza* e o adenovírus têm efeito citopático, com a destruição das células epiteliais nasais.[10] O processo inflamatório leva ao edema, extravasamento de líquido, produção de muco e consequente obstrução dos óstios sinusais, impedindo a ventilação normal e a drenagem dos seios da face, o que pode levar à rinossinusite aguda bacteriana (RSAB) em aproximadamente 0,5-2% dos casos.

A clínica de IVAS não complicada geralmente dura de 5 a 10 dias. Quando há febre, essa tende a ser nos dois primeiros dias, acompanhada de sintomas sistêmicos como adinamia e cefaleia. Concomitante à redução dos sintomas constitucionais há intensificação de sintomas respiratórios, como obstrução nasal, rinorreia e tosse, com pico de gravidade no 3º ao 6º dia de doença, melhorando gradualmente o quadro em 10 dias.[6]

Quando há persistência sintomática por mais de 10 dias com melhora gradual, porém, menos de 12 semanas, pode-se referir como rinossinusite pós-viral. Seus mecanismos patogênicos permanecem incertos, sendo relacionados com fatores hospedeiro-dependentes e com o tempo necessário para a recuperação epitelial.[7]

Rinossinusite Aguda Bacteriana (RSAB)

A desregulação da função mucociliar nasal associada a edema mucoso pode causar obstrução do complexo ostiomeatal, reduzindo a circulação de oxigênio dentro dos seios, tornando sua pressão negativa em relação à pressão atmosférica, permitindo a migração de bactérias do nariz para a cavidade sinusal. Isso, somado ao acúmulo de secreção, resulta em multiplicação bacteriana e consequente processo inflamatório. Qualquer processo que cause disfunção ciliar, espessamento de secreções ou obstrução dos óstios de drenagem sinusal pode predispor à RSAB.

As bactérias mais comuns da RSAB não complicada em crianças saudáveis são *Haemophilus influenzae* não tipável, *Streptococcus pneumoniae* e *Moraxella catarrhalis*.[7] Com a ampliação da cobertura vacinal, principalmente vacina Hib (*H.influenzae* tipo-B) e PCV-13 (conjugado pneumocócico), houve declínio de suas prevalências, mas continuam sendo as bactérias mais encontradas. Em pacientes com sinusite nosocomial, imunodeficiência e fibrose cística são patógenos comuns *Pseudomonas aeruginosa*, *Proteus mirabilis*, *Escherichia coli* e *Klebsiella pneumoniae*. Já em casos com evolução para complicações, as infecções polimicrobianas são mais comuns, com presença de *Staphylococcus aureus*, *Streptococcus pyogenes*, Estreptococos do grupo C, *Peptostreptococcus* sp., *Moraxella* sp. e anaeróbios.[11,12]

Deve-se pensar em etiologia bacteriana quando o quadro sintomático com obstrução nasal, rinorreia mucopurulenta e/ou tosse persiste por mais de 10 dias sem percepção de melhora, ou segundo o EPOS 2020, na presença de 3 dos 5 sintomas/sinais: dor local intensa (geralmente unilateral); rinorreia hialina ou mucopurulenta; febre > 38°C; PCR/VHS aumentados; dupla piora sintomática (quando após melhora inicial por volta do 5º dia, há recrudescência de febre, facialgia, rinorreia ou tosse). Outros indícios são sintomas iniciais se apresentando de forma mais grave, incluindo rinorreia mucopurulenta persistente por 3 a 4 dias e febre acima de 39°C por mais de 48 horas, distinguindo de IVAS não complicada em que a febre geralmente é baixa e por menos de 2 dias.[7]

Diagnóstico

O diagnóstico de RSA é essencialmente clínico, mas em crianças torna-se desafiador pelas dificuldades relacionadas com o exame físico, com a história sendo obtida pelos pais, baseada em avaliação subjetiva.[13] Simplificadamente, a piora, a gravidade e a persistência dos sintomas nasais e/ou sistêmicos em um quadro inicial de IVAS nos direciona para o diagnóstico de RSAB, propiciando tratamento adequado aos pacientes que apresentem evolução e sintomas sugestivos.

Exame Endoscópico

Não necessário para confirmação diagnóstica, mas complementa rinoscopia anterior, com visualização de meatos médios e, principalmente, rinofaringe, possibilitando identificação de hipertrofia adenoideana, adenoidites, presença de tumorações ou pólipos.

Cultura de Secreção

Geralmente não é necessária, apenas quando há necessidade de identificar o patógeno e suas suscetibilidades antimicrobianas para melhor direcionar a terapia antimicrobiana. Indicado quando:

- Complicação orbitária, intracraniana ou óssea.
- Paciente imunossuprimido.
- RSAB recorrente (acima de 4 episódios em 1 ano).
- Falha de resposta a ATB inicial.[14]

Assim como em adultos, a secreção para cultura deve, idealmente, ser coletada por aspiração sinusal realizada por especialista e sob visão endoscópica para evitar contaminação da cavidade nasal.

Exames de Imagem

A solicitação de exames de imagem, principalmente a tomografia computadorizada (TC), deve ser restrita a casos com suspeição de complicações, devido tanto à inespecificidade dos achados, não ajudando na diferenciação da etiologia, como ao risco neoplásico em crianças submetidas à radiação precocemente.[7] O impacto da radiação específico para a idade está bem documentado, com maior risco atribuível de morte por câncer quanto mais jovem for a exposição, aumentando exponencialmente em crianças abaixo de 1 ano.[15]

Quando se suspeita de complicações, os exames de imagem, TC ou ressonância nuclear magnética, devem ser solicitados com contraste para melhor avaliação de extensão do processo inflamatório, bem como comprometimento intracraniano.

Complicações da Rinossinusite Aguda Bacteriana

Não há consenso sobre a prevalência exata, mas estima-se que 5% dos pacientes com RSAB evoluem com complicações, sendo tipicamente classificadas como orbitárias (60-80%), intracranianas (15-20%) e ósseas (menos de 5%) (Quadro 10-1).[7]

As complicações de RSA são mais prevalentes em crianças menores, devido a diversos fatores como: imaturidade do sistema imunológico; barreiras ósseas mais frágeis com maior porosidade da lâmina papirácea e crivosa; aumento de

Quadro 10-1. Complicações da RSAB

Complicação	Sintomas/sinais
Celulite pré-septal	▪ Edema e hiperemia periorbitários ▪ Movimento ocular inalterado
Complicações pós-septais ▪ Celulite orbitária ▪ Abscesso subperiosteal ▪ Abscesso intraconal	▪ Edema e hiperemia periorbitários ▪ Dor com movimentação ocular ▪ Quemose ▪ Proptose ▪ Visão dupla ▪ Perda visual
Trombose do seio cavernoso	▪ Ptose ▪ Proptose ▪ Limitação da movimentação ocular ▪ Ingurgitamento das veias oftálmicas (fundoscopia) ▪ Acometimento dos pares n III, IV, V e VI
Meningite	▪ Febre ▪ Cefaleia ▪ Rigidez de nuca
Abscesso epidural/subdural/cerebral	▪ Sinais neurológicos focais ▪ Cefaleia ▪ Letargia ▪ Vômitos e náusea ▪ Papiledema ▪ Febre
Osteomielite do osso frontal com abscesso subperiosteal	▪ Febre ▪ Fotofobia ▪ Abaulamento amolecido na testa ▪ Letargia

vascularização pela pneumatização "nova" dos seios e, como o sistema venoso diploico não tem válvulas, há favorecimento de disseminação infecciosa via tromboflebite venosa orbitária.[4]

Orbitárias

As complicações orbitárias têm diversas classificações descritas na literatura com base em sinais, sintomas e achados de TC de face com contraste endovenoso. Simplificadamente, podemos dividi-las em celulite pré-septal, celulite pós-septal, abscesso subperiosteal e abscesso intraconal.

A celulite pré-septal se caracteriza pela inflamação da pálpebra e conjuntiva, envolvendo os tecidos anteriores ao septo orbitário, causando edema e hiperemia palpebral com dor orbitária, mas sem proptose ou dor/restrição com movimentação ocular. Geralmente é decorrente de dacriocistite ou infecção de pele, enquanto a rinossinusite é uma causa incomum.

O acometimento de tecidos pós-septais é mais frequentemente relacionado às rinossinusites. Na celulite pós-septal há extensão do processo inflamatório para estruturas intraconais causando proptose (globo ocular saliente), quemose (edema conjuntival) e limitação do movimento ocular com diplopia consequente. Esta complicação requer tratamento imediato e agressivo com antibióticos intravenosos e deve ser encaminhada para tomografia computadorizada detalhada dos seios paranasais com contraste, para avaliar a presença associada de abscessos.

O abscesso subperiosteal se forma entre a periórbita e lâmina papirácea, ou seja, fora dos músculos oculares, extraconal. Apresenta-se com intensificação de proptose, quemose, dor com consequente limitação de mobilidade ocular causando diplopia. Já o abscesso orbitário está contido no espaço definido pelos músculos oculares e pelo globo ocular, ou seja, intraconal. Pela proximidade do nervo óptico bem como seu efeito de massa compressiva, pode levar à amaurose em questão de horas. Além da proptose e a restrição com dor à movimentação ocular, ocorre alteração da acuidade visual e do reflexo pupilar.

O tratamento das complicações orbitárias inclui antibioticoterapia empírica, endovenosa preferencialmente, com acompanhamento conjunto oftalmológico para monitorização de acuidade visual. A abordagem cirúrgica geralmente realizada é endoscópica com etmoidectomia ampla associada à descompressão orbitária pela abertura da lâmina papirácea com drenagem de abscesso, quando presente. Abordagens externas para abscessos orbitários laterais e mediais (orbitotomia lateral e medial) também podem ser utilizadas, se necessário.[16] Intervenção cirúrgica é recomendada nas seguintes condições: piora da acuidade visual; deterioração clínica; ausência de melhora com 48 horas de ATB; abscesso com volume > 0,5-1 mL ou não medial.

A trombose do seio cavernoso é uma complicação intracraniana, mas classificada por Chandler *et al.* com as orbitárias, sendo decorrente da propagação retrógrada da infecção via sistema venoso e causando envolvimento de pares cranianos. Pode cursar com proptose, ptose, diplopia, quemose, comprometimento dos ramos oftálmico e maxilar do nervo trigêmio (V), papiledema e sinais de irritação meníngea. Como tratamento, além da antibioticoterapia endovenosa, há indicação de corticoterapia, para redução do edema nos vasos ao redor dos nervos cranianos e estruturas orbitais, e anticoagulação, porém essa continua controversa. A drenagem endoscópica imediata do seio afetado (quase sempre o esfenoide) é obrigatória.[17]

Intracranianas

As complicações intracranianas podem ser decorrentes de disseminação por continuidade ou via hematogênica, sendo mais associadas ao acometimento dos seios frontal e esfenoidal. Geralmente são empiema epidural ou subdural, abscesso cerebral, meningite, cerebrite e trombose dos seios sagital superior e cavernoso.

Manifestam-se com sintomas inespecíficos como febre alta, dor de cabeça, letargia ou com sinais específicos do sistema nervoso central devido a dano neurológico focal ou aumento da pressão intracraniana.

Para diagnóstico, além da TC de crânio com contraste há benefício na realização de ressonância nuclear magnética para melhor avaliação de parênquima cerebral. O tratamento inclui antibioticoterapia com boa penetração em barreira hematoencefálica, bem como avaliação da neurocirurgia para potencial drenagem neurocirúrgica associada a drenagem dos seios paranasais (na maioria das vezes o seio frontal), que pode ser realizada endoscopicamente.[7]

Ósseas

São as complicações mais raras, constando de osteomielite do maxilar (geralmente na infância) ou dos ossos frontais.

A infecção do seio frontal pode causar osteíte e osteomielite nas paredes do seio, evoluindo com abscesso subperiosteal e edema dos tecidos moles locais (tumor edemaciado de Pott), evoluindo mais raramente com a formação de fístula sinocutânea. O tratamento consta, além de antibioticoterapia prolongada, abordagem endoscópica ou externa com drenagem dos seios paranasais acometidos, principalmente o frontal.

Tratamento

As rinossinusites agudas são majoritariamente infecções virais, diante disso o tratamento preventivo é essencial, com medidas gerais de higiene, reforço na conscientização da importância de alimentação e hidratação adequadas e vacinação atualizada contra vírus respiratórios.

Na vigência da RSA viral, o tratamento consiste em restabelecer o *clearance* mucociliar adequado, evitando infecção bacteriana sobreposta e, secundariamente, alívio sintomático.

Tratamento Adjuvante

Principalmente nos quadros virais há evidência limitada, sem grande consenso na literatura. O principal desafio no tratamento das crianças está no risco de superdosagens e efeitos sedativos de alguns sintomáticos nasais.

A indicação de anti-inflamatórios não esteroidais (AINES) e antipiréticos, como dipirona e paracetamol, é limitada para controle de febre e queixa álgica associada. O uso de descongestionantes sistêmicos deve ser evitado em menores de 12 anos, e quando feito, dar preferência à pseudoefedrina pela maior eficácia comparada à fenilefrina.[18] Descongestionantes tópicos são indicados apenas por menos de 3 dias pelo risco de vasodilatação rebote e uso abusivo por parte do paciente e também para crianças maiores. Os anti-histamínicos podem espessar a secreção nasal contribuindo para bloqueio dos óstios de drenagem, sem indicação em episódios de IVAS, devendo ser usados em quadros atópicos. O uso de corticoides tópicos teria benefício considerando a redução do edema mucoso e a consequente melhora da drenagem sinusal, mas sem comprovação em ensaios clínicos.

Apesar de muito incômoda, a tosse elimina as secreções do trato respiratório e sua supressão resulta em retenção dessas. A fluidificação da secreção ajuda no controle tussígeno, diante disso a irrigação nasal e hidratação oral são adjuvantes no seu controle. A ingestão de mel tem se mostrado benéfica pela viscosidade e doçura, estimulando a salivação e enviando estímulos gustativos ao cérebro, envolvidos no reflexo da tosse.[19] A dose recomendada é de 2,5-5 mL à noite, apenas em crianças acima de 1 ano de idade.

Lavagem Nasal

A lavagem nasal com solução salina nas IVAS tem papel preventivo e terapêutico, ajudando a reduzir tempo de doença com remoção de secreções, restabelecendo precocemente a fisiologia nasossinusal normal e aliviando sintomas, como obstrução nasal e tosse, bem como reduzindo uso de medicações sistêmicas. Pode-se usar solução salina fisiológica (0,9%) e, em caso de edema mucoso importante, até solução salina hipertônica (2-3%).

Além da lavagem com solução salina, há diversos estudos comprovando redução na formação de biofilmes, bem como redução no crescimento bacteriano em paciente com realização de lavagem nasal com solução com xilitol 5-10% mais de 2 vezes ao dia.[20]

Atualmente contamos com diversos dispositivos para lavagem nasal com volumes e pressões diversas, diante disso a Sociedade Brasileira de Rinologia criou um manual orientando os melhores dispositivos e volumes para cada idade (Quadro 10-2).

Quadro 10-2. Dispositivos de Lavagem Nasal Pediátrica

Idade	Dispositivo/volume
0-6 meses	▪ Seringa 1 mL (aplicando 1 mL por vez) ▪ Conta-gotas ▪ *Spray* jato único (4-6 borrifadas por vez) ▪ *Spray* jato contínuo (aplicar por 3 s)
6 meses-2 anos	▪ Seringa 3-20 mL ▪ *Spray* de jato contínuo (aplicar 3-10 s)
2-6 anos	▪ Seringa 3-20 mL ▪ *Spray* jato contínuo (aplicar 3-10 s) ▪ Garrafa plástica compreensível (120 mL)
Acima de 7 anos	▪ Seringa de 10-20 mL ▪ *Spray* de jato contínuo (aplicar 3-10 s) ▪ Garrafa plástica compressível (120 ou 240 mL – adolescentes ou crianças maiores tolerantes)

Antibióticos

Ensaios randomizados que avaliam antibióticos *versus* placebo para o tratamento de RSAB em crianças apresentam resultados conflitantes e com limitações em suas conclusões,[13,21] porém, sugerem que aquelas tratadas com antibioticoterapia têm melhora mais rápida. Diante disso, as diretrizes práticas recomendam seu uso, adequando à gravidade sintomática e à presença de comorbidades (fibrose cística, asma, cirurgia nasal prévia ou anomalias anatômicas).

Considerando a microbiota mais prevalente da RSAB, a primeira escolha de tratamento empírico é a amoxicilina-clavulanato na dose convencional de 45 mg/kg/dia devido ao seu espectro de atividade, eficácia e segurança, principalmente comparada à amoxicilina isolada devido ao aumento da prevalência de *H. influenzae* não tipável produtor de betalactamase. Dose mais elevada (90 mg/kg/dia) tem melhor atividade contra *S. pneumoniae* não suscetível à penicilina, mas pelo aumento do custo e dos efeitos colaterais, bem como, controle das infecções por pneumococo após a introdução ampla da vacina pneumocócica conjugada, o aumento de dose fica reservado para crianças com doença grave ou risco aumentado de resistência a antibióticos (Quadro 10-3).

A axetilcefuroxima, cefalosporina de 2ª geração, tem espectro semelhante ao da amoxicilina-clavulanato, porém, apresenta um potencial variável (*in vitro*) de desenvolvimento de resistência, particularmente pelo pneumococo, e por essa razão não deveria ser recomendada como terapia inicial.

Os macrolídeos, azitromicina e claritromicina, possuem estudos bacteriológicos com resistência crescente dos patógenos nasossinusais. O uso das quinolonas respiratórias (levofloxacina e moxifloxacina) fica restrito aos casos de falha terapêutica e alergia a amoxicilina-clavulanato, pelos seus efeitos colaterais musculoesqueléticos conhecidos, como tendinopatia, artralgia e artrite.

Em quadros de complicações, evolução desfavorável ou intolerância ao tratamento oral, há indicação de ATB parenteral, com primeira escolha sendo as cefalosporinas de 3ª geração, ceftriaxona. Podendo-se associar a clindamicina ou metronidazol (melhor penetração na barreira hematoencefálica), aumentando a cobertura aos anaeróbios, ou a vancomicina. Em geral, as crianças submetidas à terapia antimicrobiana apresentam recuperação satisfatória com melhora dos sintomas de febre, tosse e sintomas nasais em até 72 horas na vigência da medicação.[6]

Na ausência de melhora, a reavaliação clínica, escalonamento de antibióticos usados deve ser considerada (Quadro 10-4). Não há consenso na literatura, mas a média de 10-21 dias de tratamento é adequada para completa recuperação.

Quadro 10-3. Fatores de Risco para Resistência Bacteriana

- Frequentar creche
- Idade menor de 2 anos
- Uso de ATB nos últimos 30 dias
- Hospitalização nos últimos 5 dias
- Sem imunização com PCV-13 ou Hib

Quadro 10-4. Antibióticos Usados no Tratamento da Rinossinusite Aguda Bacteriana

Antibióticos	Dose usual pediátrica
Amoxicilina + Clavulanato	45-90 mg de amoxicilina/kg/dia – a cada 12/12 h
Axetil-cefuroxima	30 mg/kg/dia – a cada 12/12 h
Claritromicina	15 mg/kg/dia – a cada 12/12 h
Levofloxacina	16 mg/kg/dia – a cada 12/12 h
Ceftriaxona	50-100 mg/kg/dia – a cada 12-24 h
Vancomicina	40-60 mg/kg/dia a cada 6-8 h
Clindamicina	20-40 mg/kg/dia – a cada 6-8 h (parenteral)

RINOSSINUSITE CRÔNICA NA INFÂNCIA

A rinossinusite crônica na infância mostra-se diferente da rinossinusite crônica em adultos, com microbiologia e fatores inflamatórios distintos.[7]

Apesar da compreensão da presença de fatores associados nesta faixa etária, ainda é difícil definir se há causa e efeito de tais fatores na evolução da doença, ou se apenas compartilham o mesmo caminho paralelamente.

O diagnóstico da RSC com ou sem pólipos nasais na infância é definido como a presença de dois ou mais sintomas, um dos quais deve ser obstrução/congestão nasal ou secreção nasal (gotejamento nasal anterior/posterior):

- ± dor facial/pressão.
- ± tosse
- Por ≥ 12 semanas.

Os fatores que contribuem para o diagnóstico preciso incluem a dificuldade em diferenciar a RSC da hipertrofia da tonsila faríngea, adenoidite e rinite alérgica; avaliação incompleta da criança pela não realização de endoscopia nasal e/ou imagem, negligência da doença por médicos e cuidadores e avaliação incompleta do acompanhamento em algumas crianças.[7]

Fatores Predisponentes e/ou Associados

Até o momento, não há evidências de que anormalidades anatômicas (como presença de concha média bolhosa, *agger nasi*, hipertrofia de concha, desvio septal) contribuam, de alguma forma, para o desenvolvimento e manutenção da RSC em crianças.

Apesar de especularmos que as infecções do trato respiratório superior (IVAS) desempenhem um papel no desenvolvimento da RSC, não há evidências até o presente momento, para apoiar esta correlação na RSC em crianças.[7]

Por outro lado, o tabagismo ativo e o passivo foram identificados como fatores de risco significativos para o desenvolvimento de RSC uma vez que a exposição ambiental à fumaça do tabaco inibe a depuração mucociliar e a regeneração epitelial. As crianças com RSC expostas ao tabagismo passivo apresentam doença mais grave, piores escores clínicos e taxas mais altas de cirurgia de revisão.[7]

É sabido que pacientes pediátricos com RSC apresentam maior probabilidade de apresentarem rinite alérgica e/ou asma; sendo que há maior chance de asma se a criança tem rinite alérgica. No entanto, a maioria dos estudos mostra uma prevalência da rinite alérgica neste grupo semelhante ao da população geral, não conseguindo, portanto, confirmar a presença de causa x efeito.[22]

Apesar das limitações, o teste de alergia deve ser considerado na criança mais velha com RSC.[7]

Há uma forte relação observada da presença de asma em crianças com RSC. Alguns estudos mostram melhora dos sintomas da asma após cirurgia; assim como mostram a ocorrência de descompensação da asma quando ocorre retorno dos sintomas de RSC.[23,24]

Existem algumas evidências para apoiar um papel potencial da DRGE na RSC em crianças; (como taxas mais altas de DRGE em pacientes pediátricos com sintomas de rinofaringite do que em um grupo controle ou a presença de DRGE diagnosticada com uma sonda de pH de 24 horas em 63% de crianças com RSC.[25,26]

No entanto, os estudos sofrem de limitações significativas, incluindo desenho retrospectivo, falta de grupo placebo nos estudos de tratamento e fraca caracterização da presença e extensão da RSC.[7] Portanto, atualmente o tratamento de rotina de DRGE não é justificado em crianças com RSC.[7,27]

Dentre os fatores associados descritos, as adenoides são consideradas um dos principais fatores predisponentes para o desenvolvimento da RSC em crianças mais jovens.[7,28,29] Além da melhora dos sintomas da RSC após adenoidectomia, estudos também mostram melhor transporte mucociliar nessas crianças após a cirurgia.[30]

Apesar disso, nenhum estudo demonstrou correlação entre o tamanho da adenoide e a presença de sintomas nasossinusais na RSC pediátrica. Assim, esses achados sugerem que as adenoides podem contribuir para o desenvolvimento da RSC não apenas por obstrução mecânica, mas também servindo como reservatório bacteriano. Estes dados são corroborados pelo estudo de Coticchia *et al.* que observaram que a área de superfície das adenoides cobertas por biofilme era de 94,9% nos pacientes pediátricos com RSC em comparação com 1,9% nos pacientes com apneia obstrutiva do sono sem RSC.[31]

Além disso, em outro estudo, patógenos respiratórios superiores comuns (*Haemophilus influenzae*, *Streptococcus pneumoniae* e *Streptococcus pyogenes*) foram isolados em 79,3% das adenoides, e a taxa de isolamento bacteriano das adenoides foi correlacionada com a severidade da doença sinusal.[32]

Portanto, as evidências disponíveis sugerem que a função das adenoides como reservatório bacteriano é mais importante que seu tamanho na fisiopatologia da RSC pediátrica.[7] Em resumo, as adenoides parecem importantes na fisiopatologia da RSC em crianças, sendo a adenoidectomia considerada a primeira linha de tratamento cirúrgico da RSC em crianças pequenas.

Tratamento Clínico

Não há estudos científicos com fortes evidências em relação ao uso de antibióticos orais ou intravenosos no tratamento da RSC na infância. Difícil saber se os antibióticos tratam uma exacerbação aguda da doença ou a rinossinusite crônica em si.[7]

Desta forma, até o presente momento, não se justifica o uso de antibióticos para o tratamento da RSC na infância; não só pela eficácia, como também pelos possíveis efeitos colaterais.[33,34] Soma-se o fato de que um estudo científico placebo controlado, mostrou que as crianças com sintomas de rinossinusite que utilizaram apenas corticoide oral como tratamento tiveram o mesmo desfecho de melhora do que o grupo que usou o corticoide oral associado à antibioticoterapia.

Por outro lado, apesar de não haver estudos controlados randomizados com o uso de corticoide tópico nasal na RSC na infância; os mesmos são preconizados com base nos estudos em adultos com RSC com e sem polipose nasal. Além disso, O conhecimento da eficácia e segurança dos mesmos na rinite alérgica nas crianças, fazem com que os mesmos sejam considerados primeira linha de tratamento na RSC.[35-37]

Os esteroides sistêmicos também têm sido utilizados em crianças com RSC devido às suas potentes propriedades anti-inflamatórias. Ozturk e colegas trataram crianças com RSC com clavulanato de amoxicilina por 30 dias e com um ciclo de redução da prednisona por 15 dias ou com placebo.[38]

A redução do esteroide foi administrada no início da terapia. Comparado ao placebo, o tratamento com esteroides resultou em melhorias significativas na pontuação da tomografia computadorizada, bem como nos sintomas de tosse, obstrução nasal, secreção pós-nasal e pontuação total dos sintomas. Embora os esteroides sistêmicos sejam eficazes, o uso de RSC em crianças é limitado por questões de segurança.[7]

A lavagem nasal é hoje comprovadamente eficaz, isoladamente, em melhorar os sintomas da rinossinusite crônica nas crianças.[39]

Vale ressaltar que os corticoides tópicos nasais são superiores na melhora dos sintomas quando comparados isoladamente à lavagem nasal.[7] Entretanto, o uso diário de lavagem nasal em crianças saudáveis e sem sintomas, não é sugerido.[40,41]

Além disso, o uso de antibiótico tópico – como a gentamicina, na lavagem nasal, não se mostra superior quando comparado à lavagem nasal isoladamente.[7,42] O uso de descongestionante tópico nasal na criança para o tratamento dos sintomas de RSC pode gerar uso posterior excessivo da medicação, aumentando a chance de efeitos colaterais. Desta forma, o uso da lavagem nasal isoladamente como tratamento adjuvante é preconizado, evitando-se, assim, os antibióticos e os vasoconstritores tópicos.[7,43]

Não há estudos até o presente momento com o uso de anti-histamínicos e/ou antileucotrienos no tratamento da RSC na infância. Os mesmos, no entanto, podem ser utilizados para o controle dos sintomas da rinite alérgica.[7]

Tratamento Cirúrgico

O tratamento cirúrgico está preconizado após a falha no tratamento clínico máximo sem melhora dos sintomas. Apesar de ser difícil definir o que é um "tratamento máximo"; de uma forma geral considera-se o uso de antibióticos associados a corticoides tópico nasais e/ou corticoides orais.[7]

As modalidades cirúrgicas geralmente utilizadas são: adenoidectomia com ou sem irrigação antral, sinusoplastia com balão e cirurgia endoscópica funcional sinusal (FESS).

A adenoidectomia isoladamente é considerada a opção cirúrgica de primeira escolha, com melhora dos sintomas em cerca de 47-58% dos pacientes operados. A cirurgia se justifica tanto pela possível obstrução anatômica como pela formação de biofilme e o conhecimento das adenoides como reservatório bacteriano. Não é sabido, no entanto, se a melhora é devida à resolução da adenoidite propriamente dita, ou por retirada do fator associado que levaria à doença sinusal.[7,44] Estudos científicos mostram que a adenoidectomia é mais eficaz quando a doença sinusal não é grave e os sintomas estão relacionados à adenoidite, com escore tomográfico de Lund-Mackay < 5.

Crianças abaixo de 7 anos com asma, submetidas a adenoidectomia, tem maior chance de necessitarem de FESS de resgate posteriormente.[45]

A associação da adenoidectomia com a irrigação maxilar em crianças com sintomas de RSC, após tratamento máximo, com alteração de TC foi estudada por Ramadan.[46] Todos os pacientes receberam antibioticoterapia pós-operatória. Doze meses após a cirurgia, houve melhora dos sintomas de 61% das crianças submetidas a apenas adenoidectomia e 88% de melhora dos sintomas das crianças submetidas à adenoidectomia associada à irrigação maxilar. Resultados semelhantes foram observados por outros autores,[47] que também preconizaram o uso de antibiótico intravenoso para algumas crianças após a cirurgia. Crianças com alta pontuação no escore Lund-Mackay TC e asma obtiveram melhor sucesso com uma adenoidectomia com lavagem comparada à adenoidectomia isolada. Esses dados sugerem que a irrigação antral deve ser considerada além de uma adenoidectomia em crianças com asma com doença mais grave nas tomografias pré-operatórias.

Estudos com a realização de adenoidectomia associada ao uso do balão para sinusoplastia e irrigação maxilar mostram 52,6% de melhora dos sintomas nas crianças submetidas a apenas adenoidectomia, e 80% quando a adenoidectomia é associada ao uso do balão.[48]

Apesar de a sinusoplastia com balão ser segura em pacientes pediátricos, a eficácia e a relação custo × benefício não tem evidências de apoio. Desta forma, a Academia Americana de ORL e o grupo Diretor do EPOS 2020 não recomendam seu uso.[7,27]

Assim, independente do uso do balão, os estudos mostram que a adenoidectomia associada à irrigação nasal tem melhores resultados quando comparados a apenas adenoidectomia.[7]

A cirurgia endoscópica nasossinusal em crianças com sintomas de RSC, quando bem indicada, mostra melhora dos sintomas em 88% dos pacientes, com baixa taxa de complicações.[49]

Na maior parte dos casos, a mesma é indicada quando não há melhora clínica após adenoidectomia com irrigação maxilar (com ou sem o uso do balão). Exceção é dada para pacientes com fibrose cística, discinesia ciliar, polipose nasal, pólipos coanais, sinusite fúngica alérgica ou tumefações a esclarecer que claramente necessitam de abordagem cirúrgica mais extensa.[7]

Já é bem estabelecido através de estudos científicos, que não há alterações do crescimento facial em crianças acompanhadas após 10 anos de abordagem cirúrgica.[50]

Preconiza-se o conceito de ser o mais conservador que se pode para a melhora dos sintomas dos pacientes. Geralmente os procedimentos mais indicados são voltados para melhora da obstrução nasal (como ressecção de concha bolhosa/ressecção de pólipos nasais), antrostomia maxilar, etmoidectomia anterior. Estes procedimentos melhoram em cerca de 90% os sintomas de obstrução nasal, rinorreia, cefaleia, hiposmia e tosse crônica.[7,51]

Uma revisão sistemática mais recente confirma esses resultados positivos, mostrando um resultado positivo entre 71-100% das crianças após a cirurgia endoscópica nasossinusal, bem como melhora significativa na qualidade de vida após a cirurgia.[52]

O grande desafio no pós-operatório em crianças é a dificuldade em limpeza de sítio cirúrgico em consultório, levando a um possível aumento de aderências e bloqueio ou fechamento dos óstios sinusais. Alguns autores preconizam, portanto, o "*second look* em centro cirúrgico" para a limpeza da cavidade nasal. EPOS.

Ramadan e Tiu sugerem o uso de corticoide no início da cirurgia como adjuvante em reduzir a necessidade de revisão cirúrgica. Pacientes com polipose nasal, rinite alérgica e sexo masculino são descritos com maior fator de risco para manutenção de sintomas após cirurgia.[7,47]

Neste ínterim, a lavagem nasal com dispositivo de alto volume pode ser um grande aliado para a boa evolução pós-operatória.

Associações da RSC na Infância

Imunodeficiência

As imunodeficiências primárias resultam da disfunção ou abolição de uma ou várias porções do sistema imune. Qualquer parte desse sistema (humoral, celular, de complemento ou fagocitário) pode estar comprometida. A deficiência primária de anticorpos é o tipo mais comum de imunodeficiência primária e corresponde aproximadamente por metade dos casos de imunodeficiências.[7]

A imunodeficiência humoral primária deve ser suspeitada em pacientes com infecções em locais típicos por organismos infecciosos isolados. Os anticorpos desempenham papel essencial na proteçao do trato sinopulmonar e das superfícies mucosas. Assim, os afetados comumente desenvolvem otite média recorrente, sinusite e pneumonia por patógenos clássicos, bactérias encapsuladas em polissacarídeos, como *Streptococcus pneumoniae* e *Haemophilus influenzae*. Devido à transferência materna de imunoglobulina G (IgG) para o feto no útero, uma apresentação clássica da imunodeficiência humoral primária consiste num bebê cuja susceptibilidade a infecções surge aos quatro a nove meses de idade, quando os níveis protetores de anticorpos maternos reduz.[52] O Centro de Pesquisa de Imunodeficiência Primária (Jeffrey Modell Foundation) desenvolveu uma lista de sinais de alerta (Quadro 10-5), na presença de 2 ou mais sinais que levantam a suspeita de diagnóstico de imunodeficiência primária.

O tratamento das deficiências de imunoglobulinas consiste na aplicação endovenosa ou subcutânea de imunoglobulina, quando disponível. A duração do tratamento e as doses estarão na dependência da alteração imunológica apresentada, assim como a intensidade dos sinais e sintomas. Outro fator importante são as vacinações, pacientes com baixos níveis de anticorpos para sorotipos pneumocócicos responderão favoravelmente às vacinações pneumocócicas conjugadas, reduzindo sua necessidade de antibióticos.[7]

Quadro 10-5. Sinais de Alarme para Imunodeficiência Primária[52]

- História familiar de imunodeficiência
- Atraso no ganho ponderoestatural
- 2 ou mais pneumonias em 1 ano
- 2 ou mais sinusites agudas graves em 1 ano
- 4 ou mais otites novas em 1 ano
- 2 ou mais meses com antibioticoterapia com pouco efeito
- Recorrências em abscessos profundos em pele ou órgãos
- Candidíase oral ou cutânea persistente
- Necessidade de antibioticoterapia endovenosa para tratamento de infecções
- 2 ou mais episódios de sepse

Fibrose Cística[7]

A FC é uma doença autossômica recessiva causada por mutações patogênicas do gene *CFTR* (regulador de condutância transmembrana CF) que leva à formação de secreções viscosas espessas, favorecendo infecções no trato respiratório, insuficiência pancreática e níveis elevados de cloreto no suor. Normalmente é diagnosticada na triagem neonatal, contudo, muitos pacientes demonstram sintomas leves ou atípicos, devendo-se ficar sempre alerta para a possibilidade de FC, mesmo quando apenas algumas das características habituais estão presentes.

É o distúrbio mais comum encontrado em crianças com RSC com polipose, com prevalência de RSC na população com FC sendo quase de 100%. Portanto, em crianças com pólipos nasais, principalmente no contexto de baixo ganho de peso, doença respiratória e anormalidades gastrointestinais deve-se pensar primariamente em fibrose cística. O achado de expansão dos seios paranasais (pseudomucocele dos seios maxilares) e hipodesenvolvimento dos seios frontais e esfenoidais, sem evidência de erosão óssea na tomografia computadorizada, são fortes indicadores radiográficos. O diagnóstico é um processo de várias etapas, que envolve a triagem neonatal (teste do pezinho nos primeiros 2 dias após o nascimento para avaliar o tripsinogênio imunorreativo que, se elevado, pode suspeitar de FC), teste de cloreto no suor (mede a quantidade de cloreto no suor que se > 60 mmol/L indica um diagnóstico de FC), teste genético para testar mutações do gene *CFTR* (se identificadas duas mutações causadoras de doença no gene CFTR, o diagnóstico é confirmado).

Assim como em pacientes com RSC sem FC, o tratamento dos sintomas nasossinusais começa com a terapia médica antes da intervenção cirúrgica. Há um alto nível de evidência de que irrigações nasais de alto volume com solução salina aliviam os sintomas em pacientes com FC, sendo bem tolerado, porém os efeitos dos corticoides tópicos para RSC em pacientes com FC são controversos. A cirurgia endoscópica dos seios paranasais em crianças e adultos com FC é um procedimento seguro, apesar de suas variações anatômicas. A recomendação de cirurgia endoscópica nasossinusal é para pacientes com sintomas obstrutivos ou para pacientes com pulmão transplantado, a fim de tentar erradicar bactérias gram-negativas nos seios paranasais, evitando ou impedindo a recolonização dos pulmões. Nesses casos, é importante abordar todos os seios paranasais independentemente dos achados pré-operatórios da TC, com o objetivo de evitar a infecção pulmonar em longo prazo. Crianças com FC submetidas à cirurgia sinusal podem apresentar alguma melhora nos parâmetros da função pulmonar, embora essa alteração possa ser temporária e não uniforme.

Atualmente, novos medicamentos surgiram nos últimos anos, para corrigir o defeito da proteína CFTR na FC. Esses moduladores da CFTR têm a capacidade de incrementar a atividade da CFTR na superfície celular ou restaurar a sua função, permitindo que a CFTR alcance a superfície celular. Os moduladores da CFTR representam uma revolução significativa no tratamento da FC, por tratar a base da doença e não apenas os sintomas ou as complicações, resultando em aumento na expectativa de vida dos pacientes com FC.

Discinesia Ciliar Primária

A discinesia ciliar primária (DCP) é um distúrbio hereditário raro herdado principalmente de maneira autossômica recessiva, tornando o histórico familiar de DCP e a consanguinidade entre os ascendentes fortes fatores de risco. Existem mais de 35 genes causais identificados,[53] onde os cinco genes mais comumente mutados são *DNAH5*; *DNAH11*; *DNA I1*; *CCDC39*; *CCDC40*.

Por se tratar de mutações presentes nos genes que afetam os cílios móveis que apresentam funções importantes em todo corpo – podem se manifestar em um amplo espectro de doenças como hidrocefalia,[54] doença renal policística, atresia biliar, escoliose, imunodeficiência oral, doença cardíaca congênita, retinite pigmentosa e distúrbio de fertilidade. A síndrome de Kartageger (com presença de *situs inversus*) pode ocorrer em 50% de todos os casos.[7]

Apesar da diversidade de mutações que podem causar DCP, as apresentações clínicas tendem a ser consistentes para todos os pacientes (tosse produtiva, rinite, e infecções respiratórias superiores e inferiores recorrentes).[55]

Os microrganismos mais comumente encontrados são *Staphylococcus aureus*, *Moraxella catarrhalis*, *Haemophilus influenzae*, *Streptococcus pneumoniae* e *Pseudomonas aeruginosa*.[7]

Existe forte associação da DCP com RSC, sendo que 15-30% dos pacientes apresentam RSCwPN. A presença de pólipos nasais na endoscopia nasal de crianças deve sempre contemplar a suspeita clínica de DCP ou fibrose cística.[7]

Na suspeita de DCP, a biópsia epitelial respiratória e análise com microscopia eletrônica (EM) pode fornecer informações valiosas sobre a ultraestrutura e função ciliar. Axonemas ciliares podem ser examinados quanto a defeitos nos braços de dineína externa e interna, raios radiais e/ou microtúbulos centrais.[56,57] Essa técnica é sensível a 70% de todos os casos de DCP.[58] No entanto, deve-se notar que os cílios podem parecer normais em pacientes que apresentam sintomas fortemente sugestivos de DCP devido a mutações que podem resultar em estrutura normal.

Para avaliar o padrão e a frequência do batimento ciliar, a videomicroscopia de alta velocidade pode ser utilizada para o diagnóstico da DCP.

Para testar uma deficiência em proteínas ciliares específicas (como DNAH5, DNAI2, DNALI1 e RSPH4A/RSPH1/RSPH9), pode ser realizado o teste de imunofluorescência que contempla, atualmente, um painel multigênico com 19 dos 35 genes conhecidos da DCP.

A dosagem do óxido nítrico nasal exalado geralmente é baixa em pacientes com DCP. Assim, se o paciente apresenta níveis normais ou altos, pode-se reduzir o grau de suspeição. O teste pode ser aplicado em pacientes com 5 anos ou mais.[59]

A tomografia computadorizada de seios paranasais mostra quase sempre opacificação dos seios. A hipoplasia ou aplasia dos seios frontais ou esfenoidais pode ser vista em 50% dos pacientes adultos com DCP.[60]

Poucas evidências científicas existem sobre o tratamento clínico da DCP. Na maior parte das vezes, medidas são adotadas para o alívio dos sintomas. As opções terapêuticas incluem a irrigação sinonasal com solução salina, esteroides tópicos e antibióticos em longo prazo. Corticoides inalatórios não estão indicados para vias aéreas inferiores.[7]

A terapia prolongada com macrólidos produz melhora acentuada na sintomatologia da DCP devido às propriedades anti-inflamatórias e mediadoras do antibiótico.[61]

A intervenção cirúrgica pode ser necessária quando a terapia médica falha.

REFERÊNCIAS BIBLIOGRÁFICAS

1. Ramadan HH, Chaiban R, Makary C. Pediatric rhinosinusitis. Pediatr Clin North Am. 2022 Apr; 69(2):275-86.
2. Leite MGJ, Lessa RM, Valera FCP. Embriologia nasal e sinusal. In: Tratado de otorrinolaringologia, 3. ed. In: Pignatari SSN, Lima WTA (Eds). Rio de Janeiro: Elsevier; 2018, versão eletrônica 978-85-352-8903-9.
3. Cherry JD, Kuan EC, Shapiro NL. Rhinosinusitis. In: Cherry JD, Harrison G, Kaplan SL, et al (Eds). Feigin and Cherry's Textbook of Pediatric Infectious Diseases, 8th ed, Philadelphia: Elsevier; 2018. p. 137.
4. Romano FR, Nakajima V. Rinossinusite aguda. In: Tratado de otorrinolaringologia, 3. ed. Pignatari SSN, Lima WTA (Eds). Rio de Janeiro: Elsevier; 2018, versão eletrônica 2283-2304.
5. Carson JL, Collier AM, Hu SS. Acquired ciliary defects in nasal epithelium of children with acute viral upper respiratory infections. N Engl J Med. 1985 Feb 21;312(8):463-8.
6. Gasparini H, Balsalobre RS, Chen V, Balsalobre L. Rinossinusities na infância. In: Rinologia 360° – Aspectos clínicos e cirúrgicos. In: Balsalobre L , Tepedino MS (Eds). Rio de Janeiro: Thieme Revinter; 2022. p. 495-506.
7. Fokkens WJ, Lund VJ, Hopkins C, Hellings PW, Kern R, Reitsma S, et al. European Position Paper on Rhinosinusitis and Nasal Polyps 2020. Rhinology 2020 Suppl.29:1-464.
8. Zimmermann P, Curtis N. Coronavirus infections in children including COVID-19: an overview of the epidemiology, clinical features, diagnosis, treatment and prevention options in children. Pediatr Infect Dis J. 2020 May;39(5):355-68.
9. Hendley JO. The host response, not the virus, causes the symptoms of the common cold. Clin Infect Dis. 1998 Apr;26(4):847-8.
10. Naclerio RM, Proud D, Lichtenstein LM, Kagey-Sobotka A, Hendley JO, Sorrentino J, et al. Kinins are generated during experimental rhinovirus colds. J Infect Dis. 1988 Jan;157(1):133-42.
11. Winther B, Brofeldt S, Christensen B, Mygind N. Light and scanning electron microscopy of nasal biopsy material from patients with naturally acquired common colds. Acta Otolaryngol. 1984 Mar-Apr;97(3-4):309-18.

12. Mulvey CL, Kiell EP, Rizzi MD, Buzi A. The Microbiology of complicated acute sinusitis among pediatric patients: a case series. Otolaryngol Head Neck Surg. 2019 Apr;160(4):712-9.
13. Wald ER, Applegate KE, Bordley C, Darrow DH, Glode MP, Marcy SM, et al. Clinical practice guideline for the diagnosis and management of acute bacterial sinusitis in children aged 1 to 18 years. Pediatrics. 2013 Jul;132(1):e262-80.
14. Chen JX, Kachniarz B, Gilani S, Shin JJ. Risk of malignancy associated with head and neck CT in children: a systematic review. Otolaryngol Head Neck Surg. 2014 Oct;151(4):554-66.
15. Coenraad S, Buwalda J. Surgical or medical management of subperiosteal orbital abscess in children: a critical appraisal of theliterature. Rhinol. 2009;47:18-23.
16. Lizé F, Verillaud B, Vironneau P, Blancal JP, Guichard JP, Kania R, et al. Septic cavernous sinus thrombosis secondary to acute bacterial sinusitis: a retrospective study of seven cases. Am J Rhinol Allergy. 2015 Jan-Feb;29(1):e7-12.
17. Meltzer EO, Ratner PH, McGraw T. Oral phenylephrine hcl for nasal congestion in seasonal allergic rhinitis: a randomized, open-label, placebo-controlled study. J Allergy Clin Immunol Pract. 2015 Sep-Oct;3(5):702-8.
18. Murgia V, Manti S, Licari A, De Filippo M, Ciprandi G, Marseglia GL. Upper Respiratory Tract Infection-Associated Acute Cough and the Urge to Cough: New Insights for Clinical Practice. Pediatr Allergy Immunol Pulmonol. 2020 Mar;33(1):3-11.
19. Salli K, Lehtinen MJ, Tiihonen K, Ouwehand AC. Xylitol's Health Benefits beyond Dental Health: A Comprehensive Review. Nutrients. 2019 Aug 6;11(8):1813.
20. Wald ER, Nash D, Eickhoff J. Effectiveness of amoxicillin/clavulanate potassium in the treatment of acute bacterial sinusitis in children. Pediatrics. 2009 Jul;124(1):9-15.
21. Wald ER, Applegate KE, Bordley C, Darrow DH, Glode MP, Marcy SM, et al. Clinical practice guideline for the diagnosis and management of acute bacterial sinusitis in children aged 1 to 18 years. Pediatrics. 2013 Jul;132(1):e262-80.
22. Leo G, Piacentini E, Incorvaia C, Consonni D, Frati F. Chronic rhinosinusitis and allergy. Pediatr Allergy Immunol 2007;18 Suppl 1:19-21.23.
23. Mahdavinia M, 3rd LCG. Chronic rhinosinusitis and age: is the pathogenesis different? Expert review of anti-infective therapy 2013;11:1029-40.29.
24. Anfuso A, Ramadan H, Terrell A, Demirdag Y, Walton C, Skoner DP, et al. Sinus and adenoid inflammation in children with chronic rhinosinusitis and asthma. Ann Allergy Asthma Immunol 2015;114:103-10.
25. Contencln P, Narcy P. Nasopharyngeal pH monitoring in infants and children with chronic rhinopharyngitis. International J of Pediatric Otorhinolaryngology 1991;22:249-56.
26. Phipps CD, Wood WE, Gibson WS, Cochran WJ. Gastroesophageal reflux contributing to chronic sinus disease in children: a prospective analysis. Arch Otolaryngol. Head Neck Surg. 2000;126:831-6.44
27. Brietzke SE, Shin JJ, Choi S, Lee JT, Parikh SR, Pena M, et al. Clinical consensus statement: pediatric chronic rhinosinusitis. Otolaryngology – Head & Neck Surg. 2014;151:542-53.
28. Neff L, Adil EA. What is the role of the adenoid in pediatric chronic rhinosinusitis? Laryngoscope. 2015;125:1282-3.32.
29. Belcher R, Virgin F. The Role of the Adenoids in Pediatric Chronic Rhinosinusitis. Medical sciences (Basel, Switzerland) 2019;7:35.
30. Arnaoutakis D, Collins WO. Correlation of mucociliary clearance and symptomatology before and after adenoidectomy in children. Int J Pediatr Otorhinolaryngol 2011;75:1318-21.
31. Coticchia J, Zuliani G, Coleman C, Carron M, Gurrola J 2nd, Haupert M, et al. Biofilm surface area in the pediatric nasopharynx: Chronic rhinosinusitis vs obstructive sleep apnea. Arch Otolaryngol. Head Neck Surg. 2007;133:110-4.
32. Shin KS, Cho SH, Kim KR, Tae K, Lee SH, Park CW, et al. The role of adenoids in pediatric rhinosinusitis. Int J Pediatr Otorhinolaryngol 2008;72:1643-50.
33. Don DM, Yellon RF, Casselbrant ML, Bluestone CD. Efficacy of a stepwise protocol that includes intravenous antibiotic therapy for the management of chronic sinusitis in children and adolescents. Archives of otolaryngology-HNS. 2 0 0 1 Sep;127(9):1093-8. 1980.
34. Adappa ND, Coticchia JM. Management of refractory chronic rhinosinusitis in children. Am J Otolaryngol. 2006 Nov-Dec;27(6):384-9.
35. Gawchik S, Goldstein S, Prenner B, John A. Relief of cough and nasal symptoms associated with allergic rhinitis by mometasone furoate nasal spray. Annals of allergy, asthma & immunology: official publication of the American College of Allergy, Asthma, & Immunology. 2003 Apr;90(4):416-21.
36. Ratner PH, Meltzer EO, Teper A. Mometasone furoate nasal spray is safe and effective for 1-year treatment of children with perennial allergic rhinitis. Int J Pediatr Otorhinolaryngol. 2009 May;73(5):651-7.
37. Schenkel EJ, Skoner DP, Bronsky EA, Miller SD, Pearlman DS, Rooklin A, et al. Absence of growth retardation in children with perennial allergic rhinitis after one year of treatment with mometasone furoate aqueous nasal spray. Pediatrics. 2000 Feb;105(2):E22.
38. Ozturk F, Bakirtas A, Ileri F, Turktas I. Efficacy and tolerability of systemic methylprednisolone in children and adolescents with chronic rhinosinusitis: a double-blind, placebo-controlled randomized trial. J of Allergy and Clin Immunol 2011;128:348-52.
39. Harvey R, Hannan SA, Badia L, Scadding G. Nasal saline irrigations for the symptoms of chronic rhinosinusitis. Cochrane database of systematic reviews (Online). 2007(3):CD006394.
40. Revicki D, Margolis M, Thompson C, Meltzer E, Sandor D, Shaw J. Major Symptom Score Utility Index for patients with acute rhinosinusitis. American J Rhinol & Allergy. 2011 Apr 8. 2024.
41. Garbutt JM, Gellman EF, Littenberg B. The development and validation of an instrument to assess acute sinus disease in children. Qual Life Res. 1999 May;8(3):225-33.
42. Wei JL, Sykes KJ, Johnson P, He J, Mayo MS. Safety and efficacy of once-daily nasal irrigation for the treatment of pediatric chronic rhinosinusitis. The Laryngoscope. 2011 Sep;121(9):1989-2000.
43. Michel O, Essers S, Heppt WJ, Johannssen V, Reuter W, Hommel G. The value of Ems Mineral Salts in the treatment of rhinosinusitis in children: Prospective study on the efficacy of mineral saltsversus xylometazoline in the topical nasal treatment of children. Int J Pediatr Otorhinolaryngol. 2005;69(10):1359-65.
44. Brietzke SE, Brigger MT. Adenoidectomy outcomes in pediatric rhinosinusitis: a meta – analysis . Int J Pediatr Otorhinolaryngol. 2008 Oct;72(10):1541-5.
45. Ramadan HH, Tiu J. Failures of adenoidectomy for chronic rhinosinusitis in children: for whom and when do they fail? The Laryngoscope. 2007 Jun;117(6):1080-3.
46. Ramadan HH, Cost JL. Outcome of adenoidectomy versus adenoidectomy with maxillary sinus wash for chronic rhinosinusitis in children. The Laryngoscope. 2008 May;118(5):871-3.
47. Criddle MW, Stinson A, Savliwala M, Coticchia J. Pediatric chronic rhinosinusitis: a retrospective review. Am J Otolaryngol. 2008 Nov-Dec;29(6):372-8.
48. Ramadan HH, Terrell AM. Balloon catheter sinuplasty and adenoidectomy in children with chronic rhinosinusitis. Ann Otol Rhinol Laryngol. 2010 Sep;119(9):578-82.

49. Hebert RL 2nd, Bent JP 3rd. Metaanalysis of outcomes of pediatric functional endoscopic sinus surgery. The Laryngoscope. 1998 Jun;108(6):796-9.
50. Bothwell MR, Piccirillo JF, Lusk RP, RidenourBD. Long-term outcome of facial growth after functional endoscopic sinus surgery. Otolaryngology--head and neck surgery. 2002 Jun;126(6):628-34.
51. Chang PH, Lee LA, Huang CC, Lai CH, Lee TJ. Functional endoscopic sinus surgery in children using a limited approach. Archives of Otolaryngology -- Head & Neck Surgery. [Review]. 2004;130(9):1033-6.
52. Ballow M. Approach to the patient with recurrent infections. Clin Rev Allergy Immunol. 2008 Apr;34(2):129-40.
53. Frija-Masson J, Bassinet L, Honoré I, Dufeu N, Housset B, Coste A, et al. Clinical characteristics, functional respiratory decline and follow-up in adult patients with primary ciliary dyskinesia. Thorax 2017;72:154-60.
54. Bush A, Hogg C. Primary ciliary dyskinesia: recent advances in epidemiology, diagnosis, management and relationship with the expanding spectrum of ciliopathy. Expert Review of Respiratory Medicine 2012;6:663-82.
55. Goutaki M, Meier AB, Halbeisen FS, Lucas JS, Dell SD, Maurer E, et al. Clinical manifestations in primary ciliary dyskinesia: systematic review and meta-analysis. The European Respiratory J. 2016;48:1081-95.
56. Lucas JS, Burgess A, Mitchison HM, Moya E, Williamson M, Hogg C, et al. Diagnosis and management of primary ciliary dyskinesia. Archives of Disease in Childhood. 2014;99:850-6.
57. O'Callaghan C, Rutman A, Williams GM, Hirst RA. Inner dynein arm defects causing primary ciliary dyskinesia: repeat testing required. European Respiratory J. 2011;38:603-7.
58. Knowles MR, Daniels LA, Davis SD, Zariwala MA, Leigh MW. Primary ciliary dyskinesia. Recent advances in diagnostics, genetics, and character-ization of clinical disease. American J of Respiratory & Critical Care Medicine. 2013;188:913-22.
59. Leigh MW, Hazucha MJ, Chawla KK, Baker BR, Shapiro AJ, Brown DE, et al. Standardizing nasal nitric oxide measurement as a test for primary ciliary dyskinesia. Ann Am Thoracic Society 2013;10:574-81.
60. Pifferi M, Bush A, Caramella D, Di Cicco M, Zangani M, Chinellato I, et al. Agenesis of paranasal sinuses and nasal nitric oxide in prima-ry ciliary dyskinesia. Eur Respir J. 2011;37:566-71.
61. Campbell R. Managing upper respiratory tract complications of primary ciliary dyskinesia in children. Current Opinion in Allergy & Clinical Immunology. 2012;12:32-8.

CAPÍTULO 11

RINOSSINUSITES FÚNGICAS

Fernanda Wiltgen Machado ▪ Adilson Machado Gomes Junior ▪ Antonio Carlos Cedin

INTRODUÇÃO

Os fungos são organismos presentes em nosso meio ambiente e podem ser encontrados no muco nasal de quase todos os seios paranasais saudáveis ou doentes. Entretanto, existem diversas formas de doenças nasossinusais associadas a fungos como patógenos. A fisiopatologia vai depender do estado imune do paciente: se o indivíduo apresentar um estado imunológico deficiente, pode desenvolver doença fúngica invasiva. Em contrapartida, se for um imunocompetente, habitualmente, não permitirá a invasão da mucosa.

A classificação das rinossinusites fúngicas mais utilizada, descrita por Hora em 1965,[1] é a divisão entre: invasivas e não invasivas. Em adição, existe uma variabilidade da cronicidade, o que resultou em uma subdivisão: aguda (menos de 4 semanas) e crônica (mais de 4 semanas). Dentre elas abordaremos os três principais grupos: bola fúngica, rinossinusite fúngica alérgica e rinossinusite fúngica invasiva aguda.[2] A Figura 11-1 resume esta classificação.

BOLA FÚNGICA

Trata-se de um subtipo de rinossinusite fúngica não invasiva que ocorre em indivíduos imunocompetentes. Deve-se ao acúmulo de conteúdo fúngico no seio paranasal, normalmente acometendo um único seio da face, sendo mais comum o acometimento do seio maxilar, seguido do seio esfenoide.[3]

É mais frequente em indivíduos entre a quinta e a sexta décadas, com média de 55 anos, mulheres (2:1), e alguns estudos demonstram associação à realização prévia de procedimentos endodônticos. Variações anatômicas como desvio de septo, concha média bolhosa etc., não estão associadas à formação de bola fúngica (BF).[4,5]

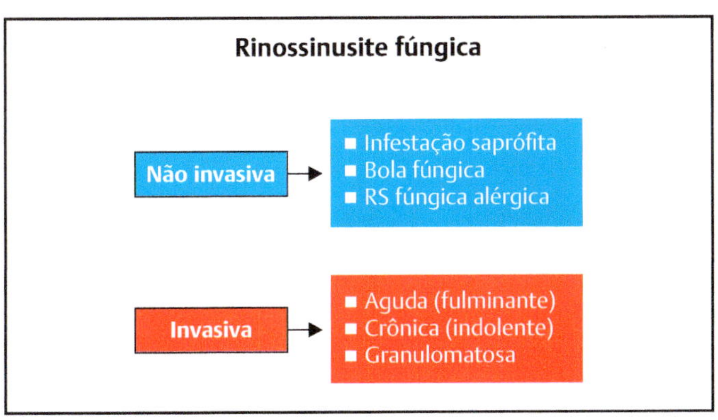

Fig. 11-1. Classificação das rinossinusites fúngicas.

Fisiopatologia

Com relação à fisiopatologia, entende-se que ocorre o acúmulo de detritos fúngicos no seio paranasal que se encontra com a função mucociliar prejudicada. A BF provoca reação inflamatória na mucosa, entretanto, não se tem invasão da mucosa. Acredita-se que a associação a procedimentos endodônticos pode ser atribuída à reação inflamatória e à disfunção mucociliar gerada nos seios paranasais após realização destes procedimentos. Além disso, alguns materiais endodônticos, como cobre e zinco, são encontrados também nas BF e acredita-se que podem contribuir para o crescimento dos fungos.[6]

Estudou-se o papel da obstrução do complexo ostiomeatal na etiologia da BF, não sendo encontrada associação.[7] Sugere-se que variações genéticas na imunidade de barreira podem predispor a formação de BF.[8]

Apresentação Clínica

A BF apresenta-se, normalmente, com sintomas inespecíficos de rinossinusite crônica (RSC). Em pacientes com acometimento do seio maxilar, os sintomas mais comuns são nasais, como obstrução nasal e gotejamento pós-nasal. Enquanto nos pacientes com acometimento do seio esfenoide, o sintoma mais comum é cefaleia. Aproximadamente 25% dos casos podem ser assintomáticos.[4,9] Podem ocorrer complicações infecciosas, principalmente relacionadas com o acometimento do esfenoide, sendo descritas complicações em até 16% dos casos.[10]

Diagnóstico

Os critérios diagnósticos mais citados na literatura são os de DeShazo:[11]

- Evidência de opacificação em seio paranasal, com ou sem a presença de calcificação floculentas associadas.
- Material mucopurulento, caseoso ou de consistência argilosa dentro de um seio paranasal (Vídeo 11-1).
- Presença de hifas emaranhadas adjacentes à mucosa do seio paranasal.
- Resposta inflamatória crônica de intensidade variável na mucosa adjacente aos elementos fúngicos. Essa resposta inclui a presença de plasmócitos, linfócitos, mastócitos e eosinófilos, sem predominância eosinofílica ou presença

de granulomas. Mucina alérgica está ausente à coloração de hematoxilina-eosina.

- Não se encontra evidência histológica de invasão fúngica a mucosa, vasos sanguíneos ou osso adjacente, visualizado microscopicamente em coloração adequada para fungos.

Na tomografia computadorizada (Fig. 11-2a, b) observa--se a presença de opacidade em um seio paranasal com áreas de hiperdensidade ou de calcificação, termo mais utilizado. Essas áreas de hiperdensidade são atribuídas à presença de elementos metálicos na BF.[12]

Na ressonância magnética (Fig. 11-2c) é observado conteúdo iso/hipointenso nas imagens ponderadas em T1 e nas imagens ponderadas em T2, conteúdo com ausência de sinal central circundado por área hiperintensa, que representa a mucosa inflamada.[13] A RM pode ajudar a diferenciar BF de neoplasias naqueles casos em que se opta por uma conduta conservadora. Visto que o achado de opacificação do seio maxilar ou do esfenoide unilateral, isoladamente, foi avaliado em uma revisão sistemática, estando associado à neoplasia em 18% dos casos, destes, 7-10% eram neoplasias malignas.[14]

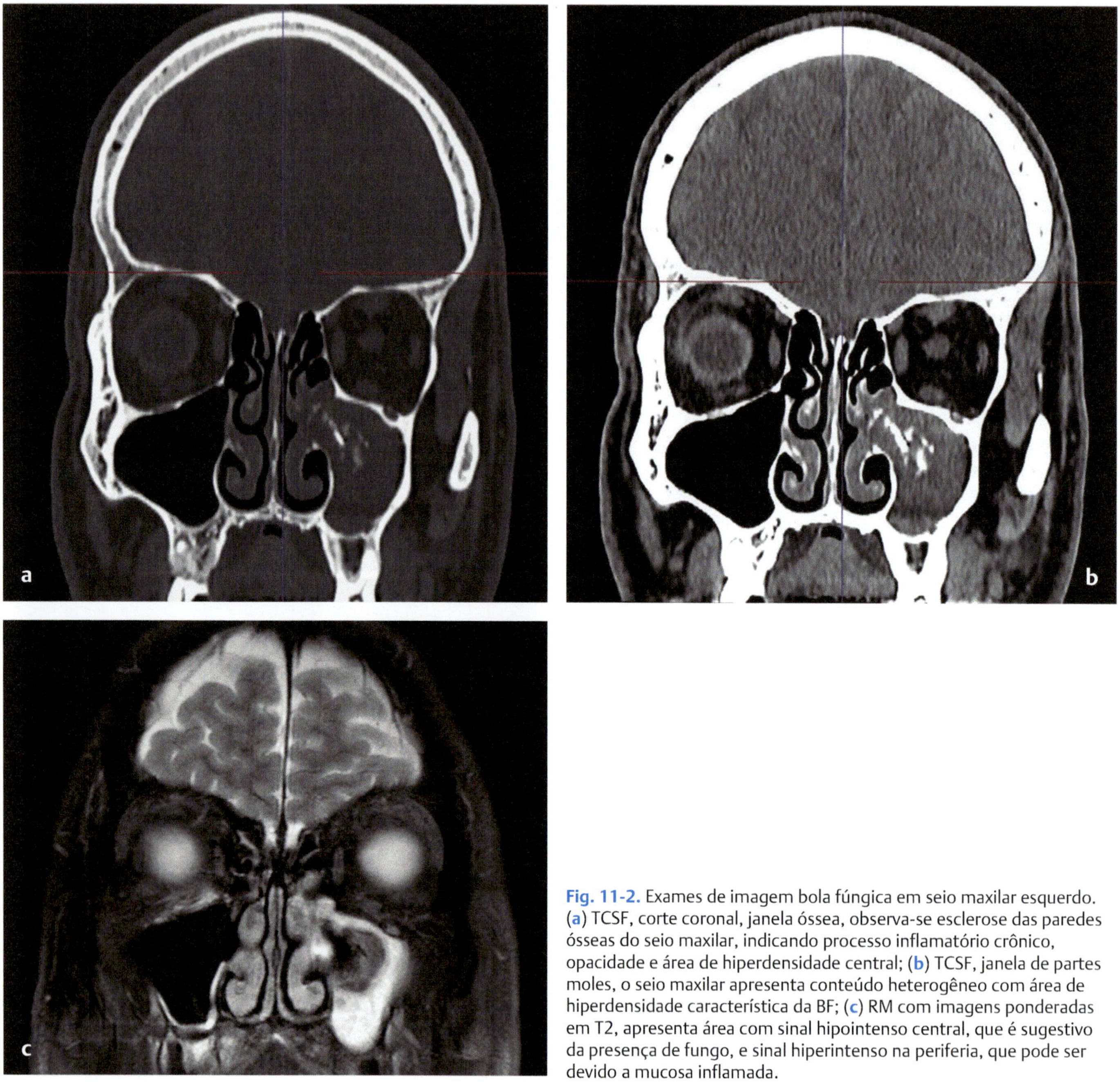

Fig. 11-2. Exames de imagem bola fúngica em seio maxilar esquerdo. (a) TCSF, corte coronal, janela óssea, observa-se esclerose das paredes ósseas do seio maxilar, indicando processo inflamatório crônico, opacidade e área de hiperdensidade central; (b) TCSF, janela de partes moles, o seio maxilar apresenta conteúdo heterogêneo com área de hiperdensidade característica da BF; (c) RM com imagens ponderadas em T2, apresenta área com sinal hipointenso central, que é sugestivo da presença de fungo, e sinal hiperintenso na periferia, que pode ser devido a mucosa inflamada.

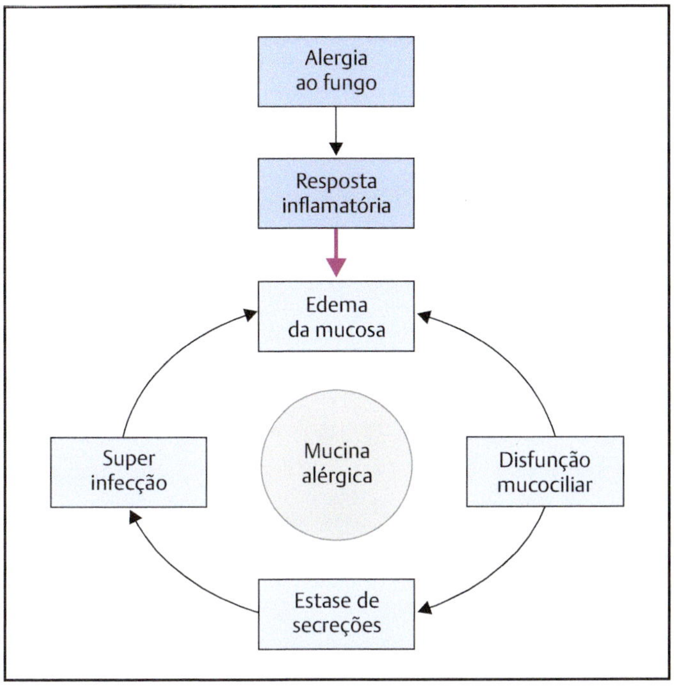

Fig. 11-3. Fluxograma representando a fisiopatologia da rinossinusite fúngica alérgica (RSFA).

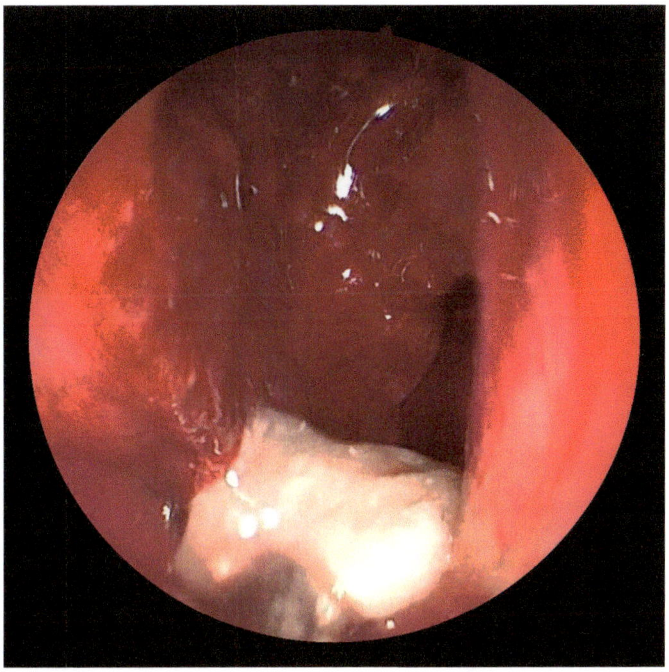

Fig. 11-4. Mucina alérgica. Pode-se observar a mucina sendo aspirada do seio maxilar esquerdo, pela imagem podemos perceber como a secreção é espessa. A mucosa encontra-se bastante inflamada.

Tratamento

O tratamento é sempre cirúrgico, exceto em casos em que a cirurgia representa grande risco, quando se pode optar por uma conduta conservadora e observação. A associação de opacidades do seio maxilar e do esfenoide à neoplasia é um dos fatores que encorajam a conduta cirúrgica precoce mesmo em casos assintomáticos, além do risco de complicações infecciosas. O uso de antifúngicos orais ou tópicos não mostrou benefício.[3]

A abordagem cirúrgica preferencial é por via endoscópica, com a realização de acesso simples ao seio acometido e remoção completa de todo conteúdo fúngico. Essa remoção costuma ser facilitada pela realização de seguidas irrigações ao seio com soro fisiológico. Em casos de exceção pode ser necessária a utilização de acessos estendidos ao seio maxilar. A taxa de recorrência é de aproximadamente 4% e pode ocorrer disfunção mucociliar persistente em até 18% dos casos.[9,15]

RINOSSINUSITE FÚNGICA ALÉRGICA

A rinossinusite fúngica alérgica (RSFA) é um tipo de rinossinusite crônica primária com endótipo tipo 2, ou seja, ocorre devido a uma resposta inflamatória com maior atividade Th2.[3] Acontece em indivíduos imunocompetentes, atópicos, devido a uma resposta de hipersensibilidade tipo I a fungos. Corresponde de 5-10% dos casos de rinossinusite crônica, é mais frequente em jovens (idade média 29 anos), homens e negros. É comum associação à asma e rinite alérgica.[16-18]

Fisiopatologia

A principal explicação sobre a fisiopatologia da doença é que a presença das hifas fúngicas nos seios paranasais, em um indivíduo alérgico, é responsável por uma resposta inflamatória eosinofílica, tendo como consequência edema de mucosa, disfunção mucociliar, estase de secreções e superinfecção secundária ao mau funcionamento na mucosa nasossinusal, que ocorre de forma cíclica (Fig. 11-3). A mucina alérgica seria o produto deste ciclo de resposta inflamatória. Existe controvérsia entre alguns autores sobre o papel da resposta de hipersensibilidade tipo 1 na RSFA, questionando-se uma possível colaboração da imunidade humoral e de vias independentes de imunoglobulina, além do papel da produção local de IgE nasossinusal.[19]

A mucina alérgica é um muco espesso, composto por numeros eosinófilos, cristais de Charcot-Leyden e raras hifas, sem invasão de mucosa (Fig. 11-4 e Vídeo 11-2). Os agentes etiológicos mais isolados nos casos de RSFA são o *Aspergillus* sp. e o *Dematiaceuos fungi*.[20]

Diagnóstico

Os critérios diagnósticos mais utilizados são o de Bent-Kuhn (Quadro 11-1), descrito em 1994. Idealmente, para o diagnóstico, todos os 5 principais critérios devem ser preenchidos, sendo eles: pólipo nasal, mucina eosinofílica, achados tomográficos característicos, detecção de fungo na secreção e hipersensibilidade tipo I a fungos. Os critérios menores são: predomínio unilateral, erosões ósseas, cristais de Charcot-Leyden e cultura positiva para fungo.[21]

Quadro 11-1. Critérios Diagnósticos de Bent-Kuhn para RSFA

- Pólipo nasal
- Mucina eosinofílica alérgica
- Achados tomográficos característicos
- Detecção de fungo na secreção
- Hipersensibilidade tipo I a fungo
- Critérios menores: predomínio unilateral, erosões ósseas, cristais de Chacot-Leyden e cultura positiva para fungo

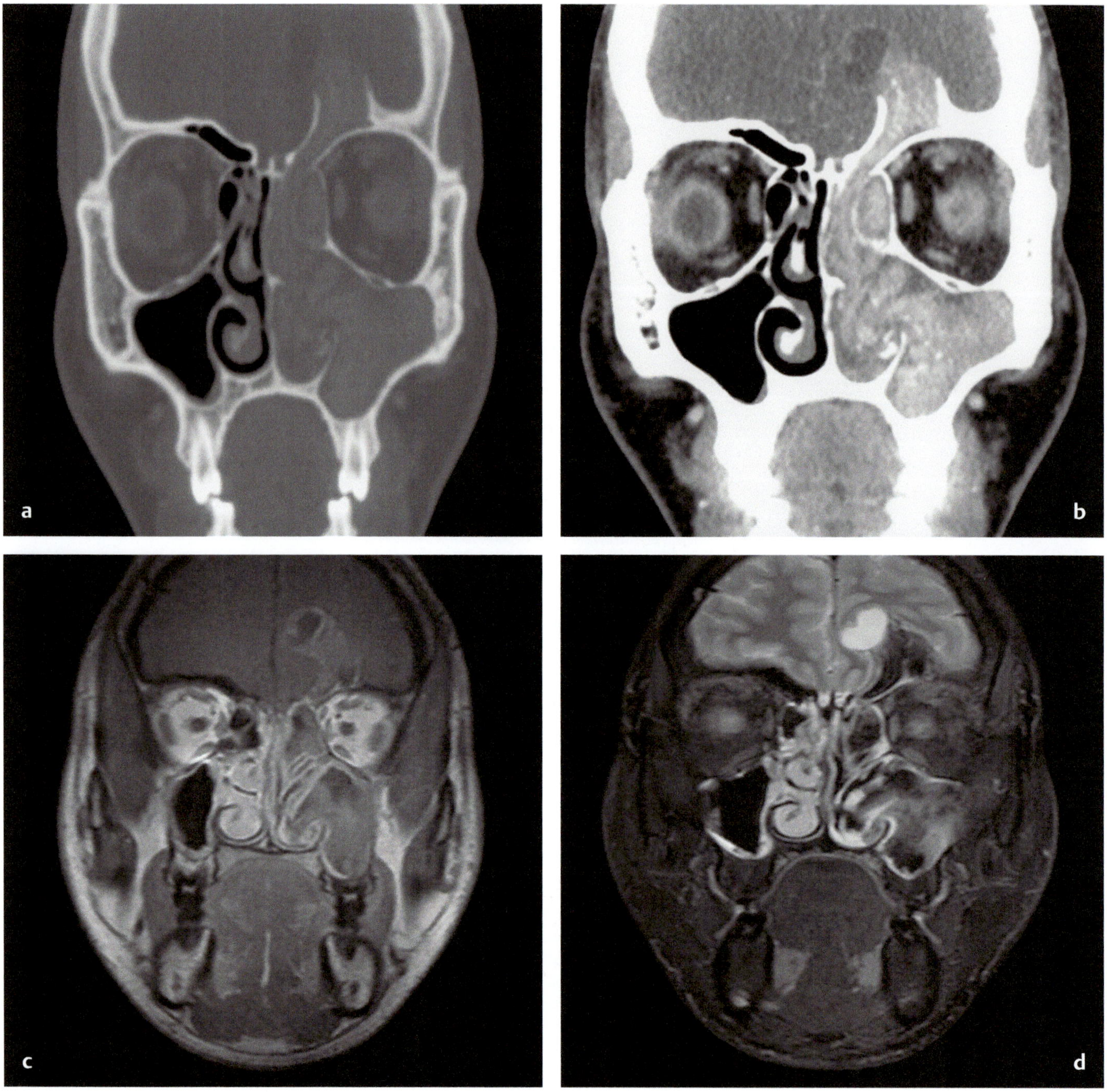

Fig. 11-5. Caso desafiador. Paciente de 19 anos, sexo masculino, apresentando acometimento unilateral, houve remodelamento e erosão no seio frontal, cursando com extensão intracraniana da doença. Acometimento intracraniano não, porém existem alguns relatos na literatura. (a) Tomografia em janela óssea, corte coronal, observa-se caráter expansivo em seios da paranasais e erosão óssea no seio frontal. (b) Tomografia em janela de partes moles, corte coronal, observa-se áreas de hiperdensidade e caráter heterogêneo. (c) RM sequência T1 com áreas de intensidade variável, realce periférico pode representar a inflamação da mucosa. (d) RM sequência T2 apresenta achado característico de áreas de hipointensidade ou "*signal void*". (Fonte: Arquivo do grupo de Rinologia HCFMUSP.)

A tomografia apresenta como característica áreas de hiperdensidade, erosões ósseas e caráter expansivo em seios da face (Fig. 11-5a, b). Na ressonância magnética observa-se, em T1, alta intensidade de sinal ou sinal misto, já em T2 ocorre um sinal de baixa intensidade ou "vazio de sinal/*signal void*" (Fig. 11-5c, d). Essa característica é explicada pela baixa concentração de água e alta concentração de proteína na mucina alérgica, além da presença de metais paramagnéticos.[22]

Tratamento

Dentre as opções para tratamento, as que demonstraram eficácia nos estudos realizados até o momento foram a cirurgia e o uso de corticoides orais e tópicos. Preconiza-se a realização de uma cirurgia ampla com remoção de toda mucina. Em casos de acometimento unilateral, não temos evidências que suportem a indicação de abordagem do lado sadio, portanto, recomenda-se o monitoramento deste lado no pós-operatório por meio da avaliação endoscópica. O uso de corticoides orais e tópico no perioperatório estão associados a um efeito positivo e à menor taxa de recidiva; a dose e o tempo de uso dos corticoides orais ainda não está bem estabelecido.[3,23]

Outras opções de tratamento necessitam de mais estudos para serem indicadas. A imunoterapia tem algumas evidências de efeito benéfico, mas necessita de evidências mais sólidas em que se pode ser considerada como opção em casos selecionados. O uso de antifúngicos tópicos ou sistêmicos apresentou efeitos modestos nos estudos realizados, associado a um potencial considerável de efeitos colaterais, então sua indicação fica para casos recalcitrantes e que não responderam à terapia máxima com corticoides e imunoterapia. O uso de imunobiológicos para RSFA ainda necessita de ensaios clínicos randomizados para indicação e pode ser uma opção no futuro; sua indicação no momento é reservada a casos que não responderam à terapia padrão.[3,23]

RINOSSINUSITE FÚNGICA INVASIVA

A rinossinusite fúngica invasiva aguda (RSFI) acomete, normalmente, pacientes **imunocomprometidos**. É uma entidade rara e grave onde há invasão de estruturas, principalmente neurais e vasculares. Normalmente os esporos dos fungos são inalados e crescem no revestimento da mucosa e invadem as estruturas neurovasculares. A neutropenia é o fator mais comum que predispõe a RSFI. Incluem os pacientes com síndrome imunodeficiência adquirida (AIDS), transplante de medula óssea (TMO), principalmente os alogênicos, tumores malignos que necessitam de imunossupressão para quimioterapia e diabetes melito, especialmente cetoacidose diabética. A incidência da RSFI varia de 1,7 a 2,6%.[24]

Devido à doença fúngica invasiva (DFI) ter alta morbidade e alta mortalidade, o **diagnóstico precoce** diminui o risco de o paciente evoluir para óbito. Uma revisão sistemática mostrou que menos de 50% dos pacientes sobrevivem. A mortalidade parece estar relacionada com a extensão da doença, com a extensão intracraniana mostrando pior prognóstico.[25]

O tratamento inclui a correção da imunossupressão, desbridamento cirúrgico e terapia antifúngica.[25]

Fisiopatologia

As espécies de fungos que promovem invasão tecidual nasossinusal com mais frequência são: os zigomicetos (*Rhizopus, Mucor, Rhizomucor*) e os *Aspergillus* (*Aspergillus fumigatus ou Aspergillus flavus*); mas também encontramos, em menor prevalência, *Fusarium* sp., *Alternaria* sp. e *Curvularia* sp., dentre outros.

Uma compreensão melhor dos fatores pode diminuir o risco de desenvolver rinossinusite. A prevalência de rinossinusite crônica, na população adulta, é de aproximadamente 14%, e em São Paulo, a prevalência é de 5,51%. Nos pacientes estudados pré-TMO foram vistos que 10% apresentaram rinossinusite. Este número aumentou significativamente para 21% após o transplante de medula óssea.[26]

Estudos associaram tabagismo, asma, rinite alérgica, deficiências seletivas IgG, diabetes melito e anormalidades sinusais e nasais para o desenvolvimento de rinossinusite na população não transplantada.[27] Podem, então, ser marcadores úteis com a probabilidade de desenvolver RSFI.

Apresentação Clínica

Os sintomas com RSFI apresentam sintomas vagos, inespecíficos, sendo difícil o diagnóstico precoce (febre, dor facial e rinorreia hialina). Não há sintoma patognomônico da RSFI. Porém, quando tem a progressão da doença, podendo ocorrer em horas ou dias, os sintomas se intensificam, podendo apresentar edema facial, oftalmoplegia, proptose, diplopia e/ou envolvimento do sistema nervoso central.[3] O Vídeo 11-3 apresenta a nasofibrolaringoscopia de um paciente com doença fúngica invasiva confirmada, em que o exame somente mostra secreção hialina e palidez de mucosa em fossa nasal esquerda devido à isquemia decorrente da invasão perivascular fúngica.

Diagnóstico

O diagnóstico para RSFI compreende: história clínica acompanhada de fatores clínicos, exames radiológicos e histopatológicos que podem sugerir ou confirmar a DFI.

A endoscopia nasossinusal mostrou-se segura e com confiabilidade muito boa para o diagnóstico precoce das DFI.[28] Sinais sugestivos de RSFI em nasofibrolaringoscopia: isquemia de mucosa, áreas necróticas e crostas enegrecidas (Fig. 11-6). Geralmente o local mais comum de acometimento inicial da doença fúngica nasossinusal é a **concha média**. O diagnóstico endoscópico é consistente com o microbiológico e com o histopatológico para todos os pacientes, provando ser mais sensível que a tomografia computadorizada de seios da face.[29]

A investigação com exames de imagem é essencial para avaliar a extensão da doença nasossinusal e a programação da cirurgia. A tomografia de seios da face (TCSF) normalmente mostra doença unilateral e espessamento mucoso em que RSFI (Fig. 11-7).[30] Em casos mais avançados pode apresentar erosão óssea e invasão extrassinusal.

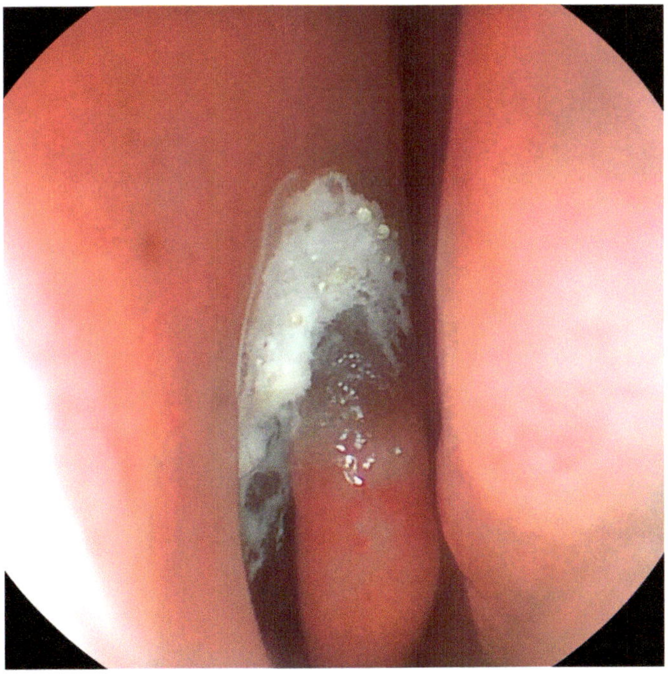

Fig. 11-6. Concha média à direita com sinais típicos de rinossinusite fúngica invasiva aguda: necrose de concha média, palidez de mucosa e presença de hifas. (Fonte: arquivo pessoal da Dra. Fernanda Wiltgen.)

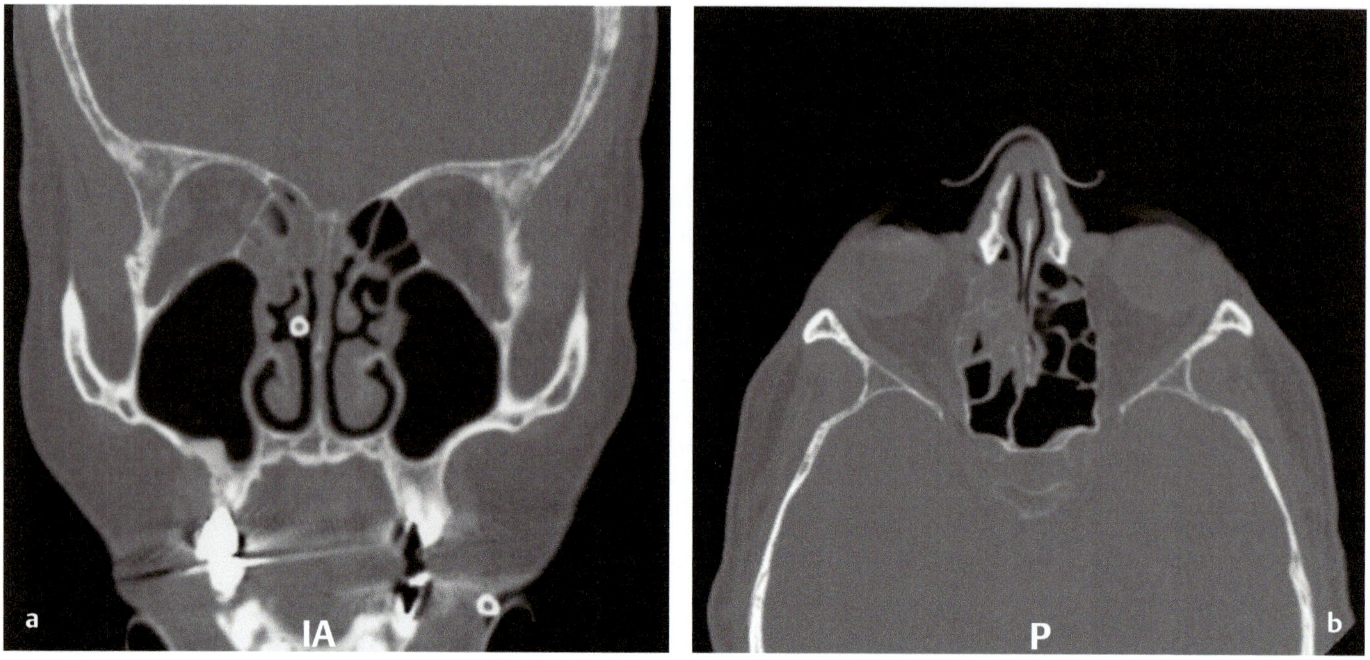

Fig. 11-7. A tomografia computadorizada de seios da face, janela óssea, apresenta espessamento mucoso unilateral em células etmoidais à direita de um paciente com rinossinusite fúngica invasiva aguda confirmada. (a) Corte axial. (b) Corte coronal. (Fonte: Serviço de Radiologia Hospital BPSP.)

O exame de ressonância magnética (RM) é útil quando há suspeita de invasão orbitária e/ou intracraniana. O exame contrastado pode mostrar áreas de infarto de mucosa (locais desvitalizados), em que terá ausência de difusão do gadolínio e o sinal é conhecido como "*black turbinate sign*" – (Fig. 11-8),[31] embora alguns exames de imagem apareçam normais apesar dos sinais sugestivos de DFI no exame de nasofibrolaringoscopia.[32]

O exame sérico e o lavado broncoalveolar da galactomanana podem ser úteis para o diagnóstico de aspergilose.[33]

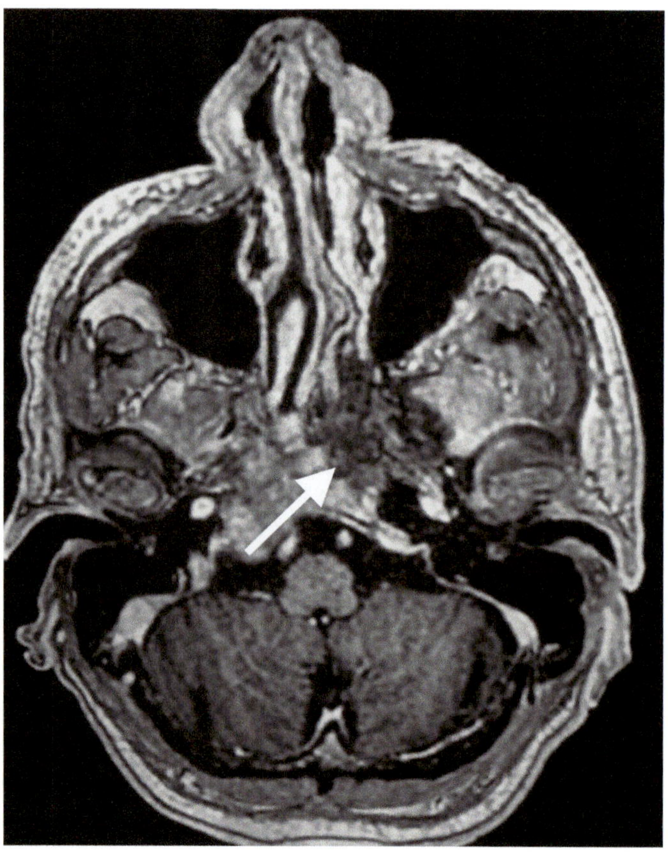

Fig. 11-8. A ressonância magnética de seios da face com contraste de gadolínio: alteração da intensidade de sinal comprometendo as estruturas ósseas da base da fossa média esquerda (osso esfenoidal), processos pterigoides, que se caracterizam por **marcado baixo sinal** nas sequências realizadas **sem evidente impregnação** pelo meio de contraste paramagnético denotando processo predominantemente necrótico/avascular. Neste paciente a doença fúngica invasiva (DFI) não iniciou na concha média, porém tem sinal evidente de DFI por ausência de impregnação de contraste nas estruturas comprometidas. (Fonte: Serviço de Radiologia do Hospital BPSP.)

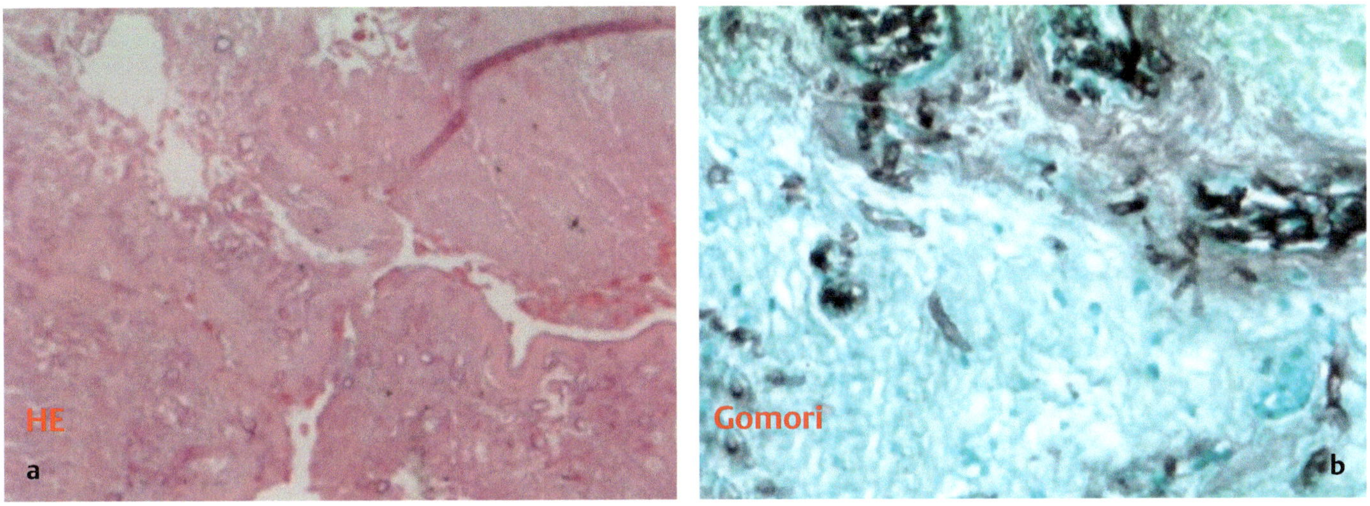

Fig. 11-9. Mostra ao método de Gomori presença de estruturas fúngicas (hifas não septadas) com focos de angioinvasão. (Fonte: Serviço de Patologia do Hospital BPSP.)

O exame histopatológico fixado em formol e embebido em parafina (FFPE) incluindo hematoxilina-eosina (HE) e coloração de Gomori Metenamina de prata (GMS) é o teste mais confiável para confirmar a invasão do fungo no tecido,[34] entretanto, é um exame demorado (Fig. 11-9). Para obter resultados mais rápidos, alguns grupos têm defendido a inclusão de biópsia por congelação.[32] Porém, alguns estudos mostraram falso-negativos, resultando em mais um atraso no diagnóstico.[29]

A espécie *Aspergillus* tem hifas septadas de ramificação aguda (45 graus), enquanto da classe dos zigomicetos (p. ex., *Mucor*) tem hifas não septadas com a ramificação de ângulo reto.

Atualmente, tem sido utilizada para auxiliar no diagnóstico molecular, a identificação do fungo através do PCR e o sequenciamento do DNA. Tal alternativa tem-se mostrado como uma solução promissora, em que possibilita com precisão e rapidez no reconhecimento de fungos detectados em amostras clínicas.[35]

A European Organization for Research and Treatment of Cancer/Invasive Fungal Infections Cooperative Group e o National Institute of Allergy and Infectious Diseases Mycoses Study Group (EORTC/MSG-NIAID) definiram "**RSFI confirmada**" como a presença de fungos associada à lesão tecidual no exame histopatológico ou resultados positivos das culturas, consistentes com infecção, de uma amostra obtida assepticamente de uma região suspeita pelo exame objetivo ou pelos exames de imagem.[36]

Tratamento

O tratamento dessa patologia consiste em três aspectos: controle da doença de base com correção dos distúrbios metabólicos e/ou imunológicos; antifúngico endovenoso e tratamento cirúrgico com desbridamento das áreas desvitalizadas.[3]

O antifúngico deve ser escolhido conforme o fungo identificado. Hoje temos diversos antifúngicos e cada um responde melhor a cada tipo de fungo. Os antifúngicos mais utilizados são: os poliênicos: a anfotericina B lipossomal (tratamento para os pacientes da classe dos zigomicetos) – e os triazólicos: voriconazol (pacientes do gênero *Aspergillus* spp.). Atualmente temos também as equinocandinas como, por exemplo, a anidulafungina. No Vídeo 11-4 tem-se o caso de um paciente com RSFI em seio esfenoidal à esquerda com crescimento de *Rhizopus* da classe zigomicetos.

O tratamento cirúrgico é muito importante, entretanto, é um desafio, principalmente em pacientes onco-hematológicos, que, na maioria das vezes, apresentam plaquetopenia severa. O objetivo principal da cirurgia é desbridar todos os tecidos desvitalizados com o intuito de melhorar a oxigenação dos tecidos para a melhor penetração do antifúngico (Vídeo 11-5). Outro fator imprescindível é, durante a cirurgia, coletar amostras satisfatórias, abrangendo não somente o tecido necrótico, mas também o tecido aparentemente sadio para o anatomopatológico (AP) e para a cultura com a finalidade de guiar o melhor antifúngico, sempre armazenando, de forma adequada, o AP em formol e a cultura **sem** a colocação de formol, mantendo em lugar asséptico, em frasco fechado.

REFERÊNCIAS BIBLIOGRÁFICAS

1. Hora JF. Primary aspergillosis of the paranasal sinuses and associated areas. Laryngoscope. 1965;75:768-73.
2. Montone KT. Pathology of fungal rhinosinusitis: a review. Head Neck Pathol. 2016;10(1):16-46.
3. Fokkens WJ, Lund VJ, Hopkins C, Hellings PW, Kern R, Reitsma S, et al. European Position Paper on Rhinosinusitis and Nasal Polyps 2020. Rhinology. 2020 Feb 20;58(Suppl S29):1-464.
4. Yoon YH, Xu J, Park SK, Heo JH, Kim YM, Rha KS. A retrospective analysis of 538 sinonasal fungus ball cases treated at a single tertiary medical center in Korea (1996-2015). Int Forum Allergy Rhinol. 2017;7:1070-5.
5. Park GY, Kim HY, Min JY, Dhong HJ, Chung SK. Endodontic treatment: a significant risk factor for the development of maxillary fungal ball. Clin Exp Otorhinolaryngol. 2010;3:136-40.
6. Nicolai P, Mensi M, Marsili F, Piccioni M, Salgarello S, Gilberti E, et al. Maxillary fungus ball: zinc-oxide endodontic materials as a risk factor. Acta Otorhinolaryngol Ital. 2015;35:93-6.
7. Tsai TL, Guo YC, Ho CY, Lin CZ. The role of ostiomeatal complex obstruction in maxillary fungus ball. Otolaryngol Head Neck Surg. 2006;134(3):494-98.

8. Jiang RS, Huang WC, Liang KL. Characteristics of sinus fungus ball: a unique form of rhinosinusitis. Clin Med Insights Ear Nose Throat. 2018 Aug 3;11:1179550618792254.
9. Nomura K, Asaka D, Nakayama T, Okushi T, Matsuwaki Y, Yoshimura T, et al. Sinus fungus ball in the Japanese population: clinical and imaging characteristics of 104 cases. Int J Otolaryngol. 2013;2013:731640.
10. Jung JH, Cho GS, Chung YS, Lee BJ. Clinical char-acteristics and outcome in patients with isolated sphenoid sinus aspergilloma. Auris Nasus Larynx 2013;40:189-93.
11. deShazo RD, O'Brien M, Chapin K, Soto-Aguilar M, Swain R, Lyons M, et al. Criteria for the diagnosis of sinus mycetoma. J Allergy Clin Immunol. 1997;99(4):475-85.
12. Chen JC, Ho CY. The significance of computed tomographic findings in the diagnosis of fungus ball in the paranasal sinuses. Am J Rhinol Allergy. 2012;26:117-9.
13. Seo YJ, Kim J, Kim K, Lee JG, Kim CH, Yoon JH. Radiologic characteristics of sinonasal fungus ball: an analysis of 119 cases. Acta Radiol. 2011;52:790-5.
14. Knisely A, Holmes T, Barham H, Sacks R, Harvey R. Isolated sphenoid sinus opacification: a system-atic review. Am J Otolaryngol. 2017;38:237-43.
15. Cavada MN, Wong E, Orgain CA, Grayson JW, Alvarado R, Campbell RG, et al. Fungal ball of the maxillary sinus and the risk of persistent sinus dysfunction after simple antrostomy. Am J Otolaryngol. 2020 Jul-Aug;41(4):102541.
16. Miller JD, Deal AM, McKinney KA, McClurg SW, Rodriguez KD, Thorp BD, et al. Markers of disease severity and socioeconomic factors in allergic fungal rhinosinusitis. Int Forum Allergy Rhinol. 2014;4:272-9.
17. Bakhshaee M, Fereidouni M, Mohajer MN, Majidi MR, Azad FJ, Moghiman T. The prevalence of allergic fungal rhinosinusitis in sinonasal polyposis. Eur Arch Otorhinolaryngol. 2013;270:3095-8.
18. Wise SK, Ghegan MD, Gorham E, Schlosser RJ. Socioeconomic factors in the diagnosis of allergic fungal rhinosinusitis. Otolaryngol. Head Neck Surg. 2008;138:38-42.
19. Loftus PA, Wise SK. Allergic fungal rhinosinusitis: the latest in diagnosis and management. Adv Otorhinolaryngol. 2016;79:13-20.
20. Montone KT, Livolsi VA, Feldman MD, Palmer J, Chiu AG, Lanza DC, et al. Fungal rhinosinusitis: a retrospective microbiologic and pathologic review of 400 patients at a single university medical center. Int J Otolaryngol. 2012;2012:684835..
21. Bent 3rd JP, Kuhn FA, Bent JP, Kuhn FA. Diagnosis of allergic fungal sinusitis. Otolaryngol. Head Neck Surg. 1994;111:580-8.
22. Aribandi M, McCoy VA, Bazan C 3rd. Imaging features of invasive and noninvasive fungal sinusitis: a review. Radiographics. 2007 Sep-Oct;27(5):1283-96..
23. Orlandi RR, Kingdom TT, Smith TL, Bleier B, DeConde A, Luong AU, et al. International consensus statement on allergy and rhinology: rhinosinusitis 2021. Int Forum Allergy Rhinol. 2021 Mar;11(3):213-739.
24. Montone KT, Livolsi VA, Feldman MD, Palmer J, Chiu AG, Lanza DC, et al. Fungal rhinosinusitis: a retrospective microbiologic and pathologic review of 400 patients at a single university medical center. Int J Otolaryngol. 2012;2012:684835.
25. Turner JH, Soudry E, Nayak JV, Hwang PH. Survival outcomes in acute invasive fungal sinusitis: a systematic review and quantitative synthesis of published evidence. Laryngoscope. 2013;123:1112-8.
26. Shibuya TY, Momin F, Abella E, Jacobs JR, Karanes C, Ratanatharathorn V, Sensenbrenner LL, et al. Sinus disease in the bone marrow transplant population: incidence, risk factors, and complications. Otolaryngol Head Neck Surg. 1995;113:705-11.
27. Newman LJ, Platts-Mills TA, Phillips CD, Hazen KC, Gross CW. Chronic sinusitis: relationship of computed tomographic findings to allergy, asthma, and eosinophilia. JAMA. 1994;271:363-7.
28. DelGaudio JM, Clemson LA. An early detection protocol for invasive fungal sinusitis in neutropenic patients successfully reduces extent of disease at presentation and long term morbidity. Laryngoscope. 2009;99:180-3.
29. Fernandez IJ, Crocetta FM, Demattè M, Farneti P, Stanzani M, Lewis RE, et al. Acute invasive fungal rhinosinusitis in immunocompromised patients: role of an early diagnosis. Otolaryngol Head Neck Surg. 2018 Aug;159(2):386-93.
30. Valera FC, do Lago T, Tamashiro E, Yassuda CC, Silveira F, Anselmo-Lima WT. Prognosis of acute invasive fungal rhinosinusitis related to underlying disease. Int J Infect Dis. 2011 Dec;15(12):e841-4.
31. Safder ES, Carpenter JS, Roberts TD, Bailey N. The "Black Turbinate" sign: an early MR imaging finding of nasal mucormycosis. Am J Neuroradiol. 2010;31(4):771-4.
32. Papagiannopoulos P, Lin DM, Al-Khudari S, Rajan K, Reddy S, Gattuso P, et al. Utility of intraoperative frozen sections in surgical decision making for acute invasive fungal rhinosinusitis. Int Forum Allergy Rhinol. 2017 May;7(5):502-7.
33. Arvanitis M, Anagnostou T, Mylonakis E. Galactomannan and polymerase chain reaction- based screening for invasive aspergillosis among high-risk hematology patients: a diagnostic meta-analysis. Clin Infect Dis. 2015;61:1263-72.
34. Chakrabarti A, Denning DW, Ferguson BJ, Ponikau J, Buzina W, Kita H, et al. Fungal rhinosinusitis: a categorization and definitional schema addressing current controversies. Laryngoscope. 2009;119:1809-18.
35. Lockhart SR, Bialek R, Kibbler CC, Cuenca-Estrella M, Jensen HE, Kontoyiannis DP. Molecular techniques for genus and species determination of fungi from fresh and paraffin-embedded formalin-fixed tissue in the revised EORTC/MSGERC definitions of invasive fungal infection. Clin Infect Dis. 2021;72(Suppl 2):S109-S113.
36. De Pauw B, Walsh TJ, Donnelly JP, Stevens DA, Edwards JE, Calandra T, et al. Revised definitions of invasive fungal disease from the European Organization for Research and Treatment of Cancer/Invasive Fungal Infections Cooperative Group and the National Institute of Allergy and Infectious Diseases Mycoses Study Group (EORTC/MSG) Consensus Group. Clin Infect Dis. 2008 Jun 15;46(12):1813-21.

CAPÍTULO 12

COMPLICAÇÕES DAS RINOSSINUSITES

Carolina Cincurá Barreto ■ Fabio de Rezende Pinna ■ Marcus Miranda Lessa

INTRODUÇÃO

As complicações das rinossinusites acontecem quando o processo inflamatório e infeccioso de base se estende além dos seios paranasais. Podem acontecer durante o curso de rinossinusites agudas ou crônicas agudizadas, secundárias às infecções esporádicas, tratadas ou não. Apesar de o amplo uso da antibioticoterapia nas últimas décadas não ter reduzido significativamente os números dos casos de complicações de rinossinusites nos estudos mais recentes, houve melhora nos desfechos clínicos desses casos.[1,2] Quando não tratadas de forma adequada, as complicações das rinossinusites causam importante morbidade e, ocasionalmente, até morte dos pacientes.

A incidência das complicações de rinossinusite aguda bacteriana é rara, girando em torno de aproximadamente 3 por 1.000.000 da população mundial por ano.[1,3,4] As complicações são mais comuns em crianças, sendo 1 para cada 12 mil casos de rinossinusites. Já em adultos ocorre, em média 1 para cada 32 mil casos de rinossinusites.[5] Essa predominância na faixa pediátrica poderia ser explicada por fatores imunológicos, anatômicos e vasculares. As crianças apresentam maior número de IVAS, sistema imunológico ainda em desenvolvimento, além de barreiras ósseas mais frágeis e maior vascularização associada ao processo de pneumatização dos seios, o que facilitaria a disseminação extrassinusal do processo infeccioso por meio de um fluxo retrógrado no sistema venoso avalvular.[6] A internação hospitalar por rinossinusite aguda em crianças diminuiu após a introdução da vacina pneumocócica conjugada, mas não houve redução paralela na incidência de complicações orbitais.[7,8] Na maioria dos estudos os homens são mais acometidos do que as mulheres; ã rinossinusite aguda foi o fator predisponente mais frequente em crianças e a rinossinusite crônica o fator mais importante em adultos.[9,10]

As rinossinusites complicadas habitualmente apresentam uma infecção mista, com patógenos polimicrobianos, destacando-se os *Streptococcus* e *Staphylococcus*, podendo ocorrer associação ao *Staphylococcus aureus* e anaeróbios. *Haemophilus influenzae* e *Moraxella catarrhalis* raramente são encontrados.[11]

Sinais e sintomas de complicações incluem: edema palpebral, proptose, redução da mobilidade ocular, quemose, oftalmoplegia, cefaleia, febre, letargia, convulsões e déficits neurológicos focais. Na presença de qualquer um desses achados em um paciente com rinossinusite aguda ou agudização de uma crônica, deve-se suspeitar, imediatamente, de uma complicação de rinossinusite. O baixo limiar de suspeita é importante para diagnóstico precoce e adequado tratamento.

CLASSIFICAÇÃO

As complicações das rinossinusites geralmente são classificadas em 3 grupos, podendo haver concomitância em um mesmo paciente (Fig. 12-1):[1]

- *Orbitárias:* aproximadamente 60 a 80% dos casos.
- *Intracranianas:* 15-20% dos casos.
- *Ósseas:* mais raras, aproximadamente 5% dos casos.

COMPLICAÇÕES ORBITÁRIAS

Para melhor entendimento das complicações orbitárias, é importante relembrar alguns conceitos anatômicos sobre a órbita e suas relações. A órbita faz limite com todos os seios paranasais, sendo frequentemente envolvida nas complicações de rinossinusites. A disseminação da infecção pode ser por via direta, através da lâmina papirácea, que pode estar ou não deiscente, ou de forma indireta, através das veias avalvulares, por disseminação linfática ou por disseminação perineural. O conceito do septo orbitário é de extrema importância para diferenciarmos as complicações orbitárias. Trata-se de uma deflexão da periórbita, constituindo uma barreira anatômica que separa a órbita da pálpebra superior e inferior, definindo o limite anterior da cavidade orbitária e sendo importante parâmetro para a classificação da extensão orbitária da infecção e de sua gravidade.[12]

As complicações orbitárias são mais frequentemente relacionadas com as rinossinusites agudas, envolvendo, de forma decrescente, os seios etmoidal, maxilar, frontal e, mais raramente, o esfenoide. Essas complicações são mais comuns na infância, desenvolvendo-se, em média, de 5 a 7 dias após o início da rinossinusite. Muitas vezes as crianças expressam menos os seus sintomas, devendo-se ter alto grau de suspeição clínica. Devemos suspeitar de complicação orbitária em qualquer paciente que apresente edema palpebral, proptose, redução da mobilidade ocular, quemose, oftalmoplegia ou alteração da acuidade visual. O diagnóstico é clínico, porém, este deve ser complementado por tomografia computadorizada (TC) de seios paranasais, órbitas e crânio com contraste, para confirmação, classificação e melhor definição de conduta terapêutica.[11,13]

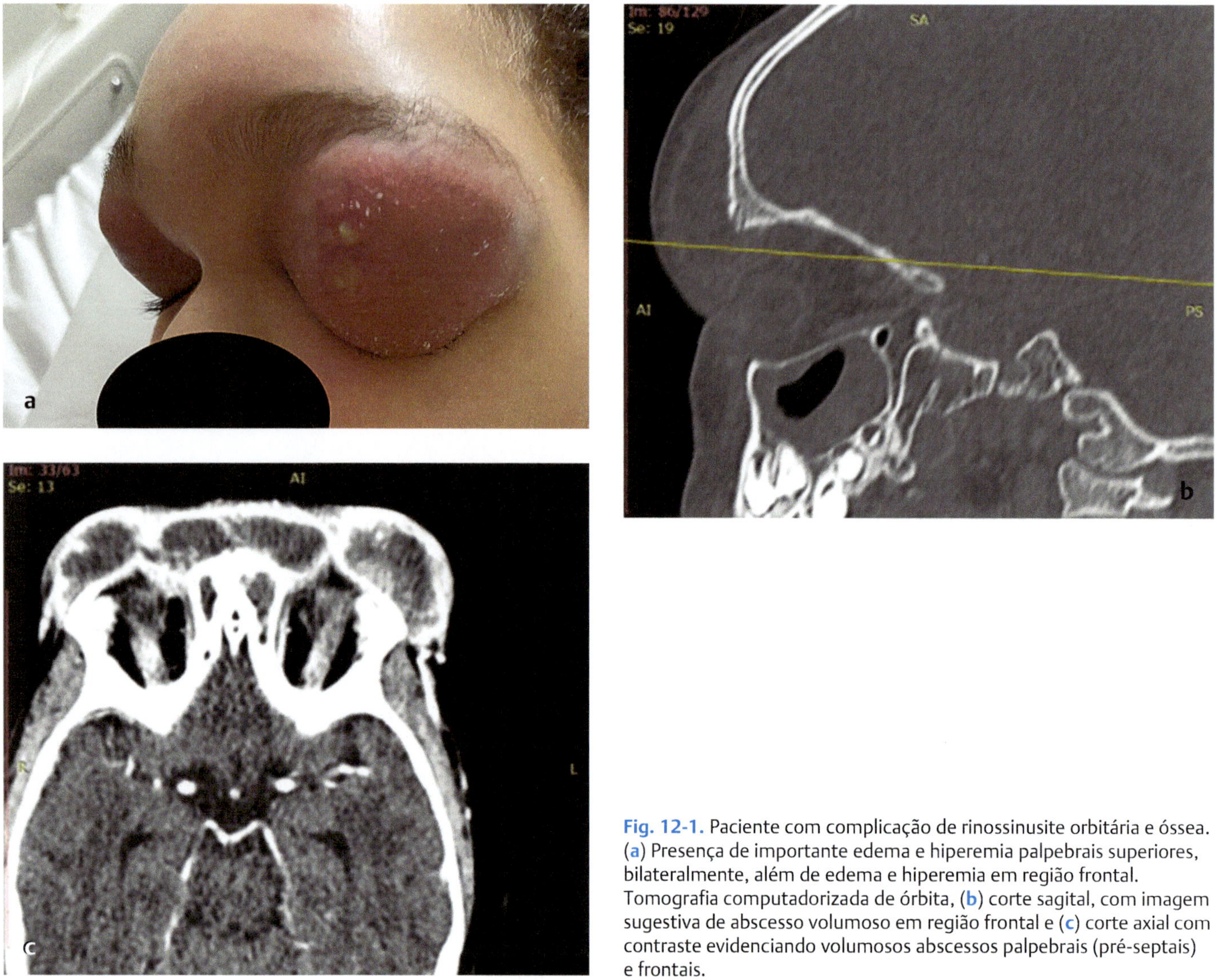

Fig. 12-1. Paciente com complicação de rinossinusite orbitária e óssea. (a) Presença de importante edema e hiperemia palpebrais superiores, bilateralmente, além de edema e hiperemia em região frontal. Tomografia computadorizada de órbita, (b) corte sagital, com imagem sugestiva de abscesso volumoso em região frontal e (c) corte axial com contraste evidenciando volumosos abscessos palpebrais (pré-septais) e frontais.

Com o propósito de sistematizar o diagnóstico e a conduta, foram propostas diferentes classificações para as complicações orbitárias, sendo as mais utilizadas as de Chandler e de Mortimore.[14,15]

CLASSIFICAÇÃO DE CHANDLER

Essa classificação foi proposta por Chandler *et al.* em 1970;[14] é a mais antiga, porém, ainda é muito utilizada. Segundo essa classificação, as complicações orbitárias são divididas em cinco estágios, de I a V, como evidenciado a seguir (Quadro 12-1 e Fig. 12-2).

Existem algumas críticas quanto à classificação de Chandler. Apesar de ser uma classificação baseada em critérios clínicos, não existe, necessariamente, uma ordem de evolução da estratificação no sentido de gravidade. Outra crítica é o fato de incluírem uma complicação intracraniana nas orbitárias, a trombose de seio cavernoso.

Quadro 12-1. Classificação de Chandler

Chandler	Descrição	Sinais e sintomas
I	Celulite pré-septal	▪ Hiperemia e edema palpebral ▪ Ausência de limitação da motricidade ocular ▪ Manutenção da acuidade visual
II	Celulite orbital	▪ Proptose, quemose e hiperemia conjuntival ▪ Pode ocorrer limitação da mobilidade ▪ Pode ocorrer alterações de acuidade visual
III	Abscesso subperiosteal	▪ Proptose e deslocamento inferolateral da órbita ▪ Restrição e dor à movimentação ocular ▪ Sem alterações de acuidade visual, inicialmente
IV	Abscesso orbital	▪ Proptose e oftalmoplegia ▪ Alteração de acuidade visual
V	Trombose de seio cavernoso	▪ Edema periorbital, ptose, proptose, quemose, oftalmoplegia ▪ Redução da acuidade visual, dor ocular e facial ▪ Pode ocorrer neuropatia dos III, IV e V pares cranianos ▪ Pode acontecer acometimento ocular bilateral[16]

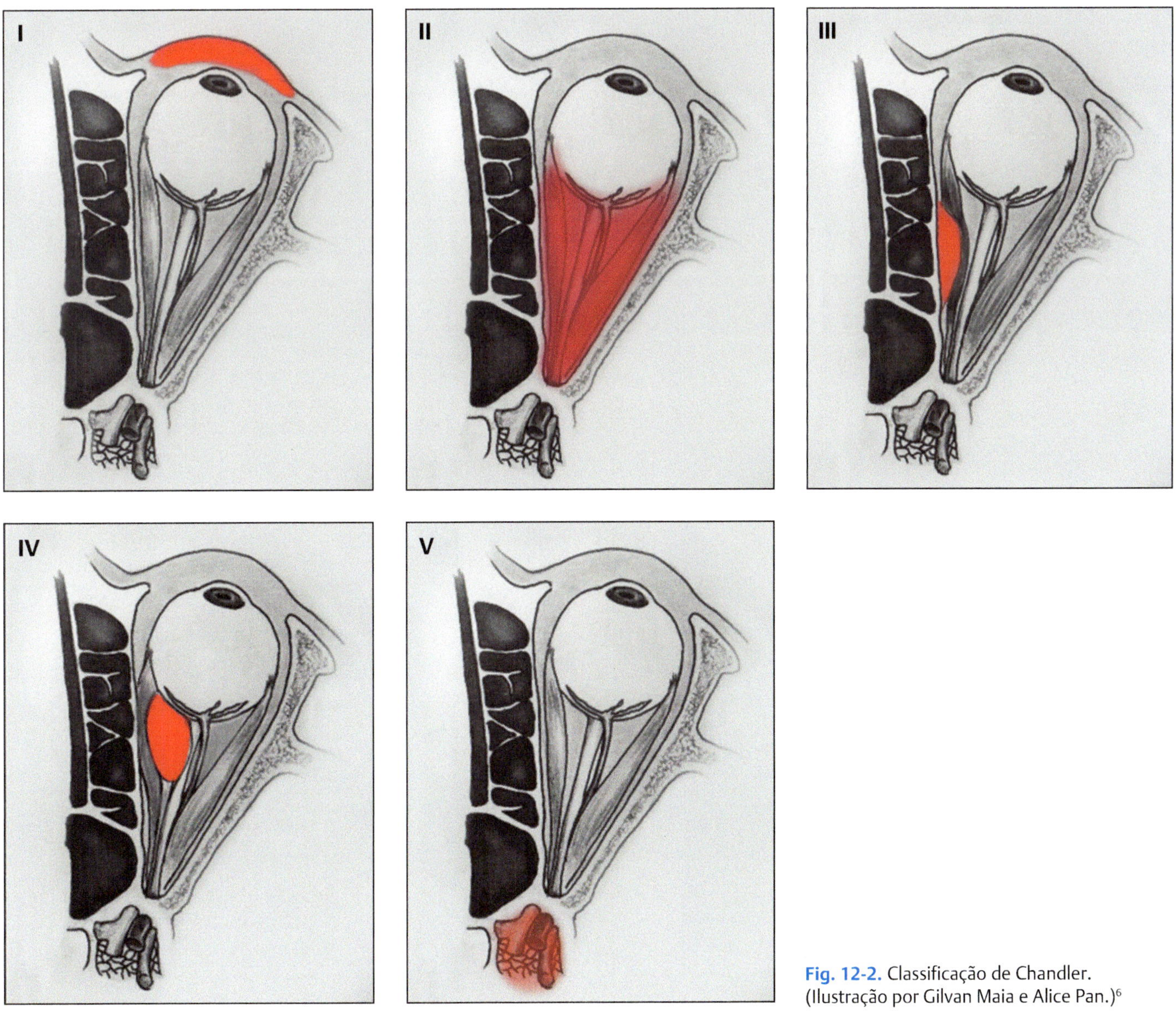

Fig. 12-2. Classificação de Chandler. (Ilustração por Gilvan Maia e Alice Pan.)[6]

CLASSIFICAÇÃO DE MORTIMORE

Publicada em 1997,[15] baseia-se em critérios tomográficos e ordena evolutivamente as complicações orbitárias (Quadro 12-2):

- *Grupo I (infecção pré-septal):* nos casos de celulite, ocorre edema palpebral e dor local, o que ocasiona dificuldade para abertura ocular. Não ocorre proptose significativa nem limitação de movimento ocular ou perda de acuidade visual. Habitualmente desenvolve-se a partir de sinusite etmoidal, acometendo, preferencialmente, crianças, sendo seu principal agente *Haemophilus influenzae* tipo B. A TC pode ser realizada para afastar a possibilidade de abscesso palpebral (Fig. 12-3). Em raros casos pode haver fistulização com drenagem espontânea.
- *Grupo II (infecção pós-septal subperiosteal):* na celulite, a infecção é pós-septal e o conteúdo orbitário está envolvido por um processo inflamatório difuso. Há edema no tecido adiposo orbital, porém, sem formação de abscesso. Clinicamente apresenta-se com os sintomas descritos anteriormente, além de proptose, quemose e hiperemia conjuntival. Pode ocorrer leve limitação da movimentação ocular. A acuidade visual deve ser monitorizada já que o envolvimento do nervo óptico pode causar perda visual. No abscesso subperiostal há uma coleção purulenta na parede medial da órbita entre a periórbita e a lâmina óssea da órbita (Figs. 12-4 e 12-5). Habitualmente é secundário à rinossinusite etmoidal ou frontal. Celulite orbitária geralmente está presente, manifestando-se por limitação de movimentação da musculatura extraocular, que pode ser dolorosa, secundária ao edema ou espasmo da musculatura. Proptose, quemose e deslocamento do globo ocular lateroinferiormente são sinais frequentes (Fig. 12-6). Não há alterações na acuidade visual.
- *Grupo III (infecção pós-septal intraconal):* na celulite difusa ocorre edema da gordura intraconal, promovendo proptose

Quadro 12-2. Classificação de Mortimore

Mortimore	Descrição
I	Pré-septal A) Celulite B) Abscesso
II	Pós-septal (subperiosteal) A) Celulite B) Abscesso
III	Pós-septal (intracoanal) A) Celulite ▪ Localizada (sd. do ápice orbitário) ▪ Difusa B) Abscesso

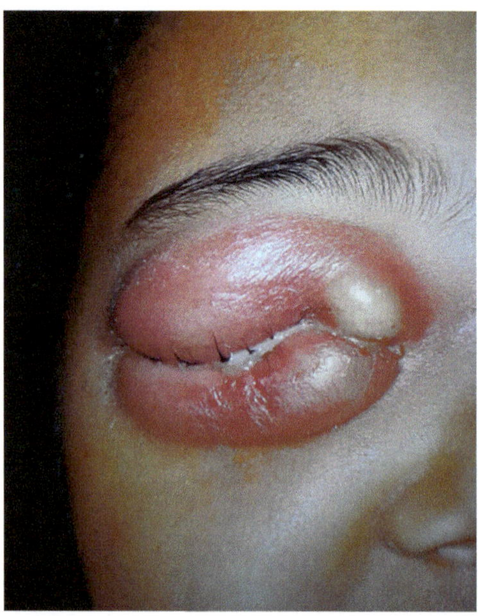

Fig. 12-3. Paciente com hiperemia, edema e presença de abscesso em pálpebras superior e inferior.

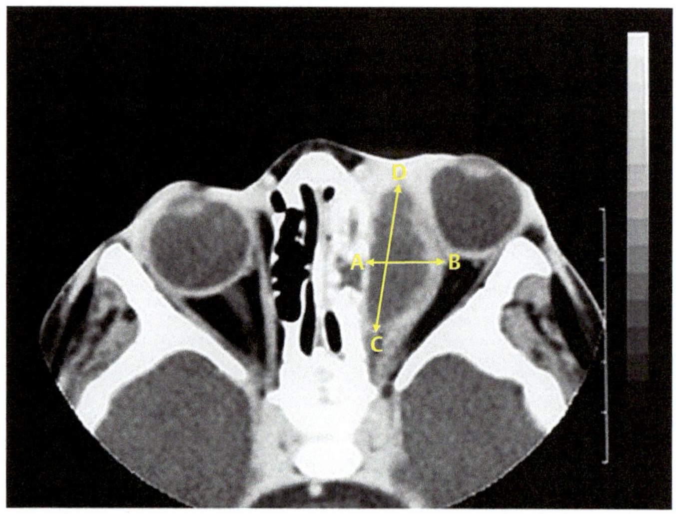

Fig. 12-4. Tomografia computadorizada de órbitas, corte axial com contraste, evidenciando volumoso abscesso subperiosteal medial à esquerda, além de velamento do etmoide ipsilateral.

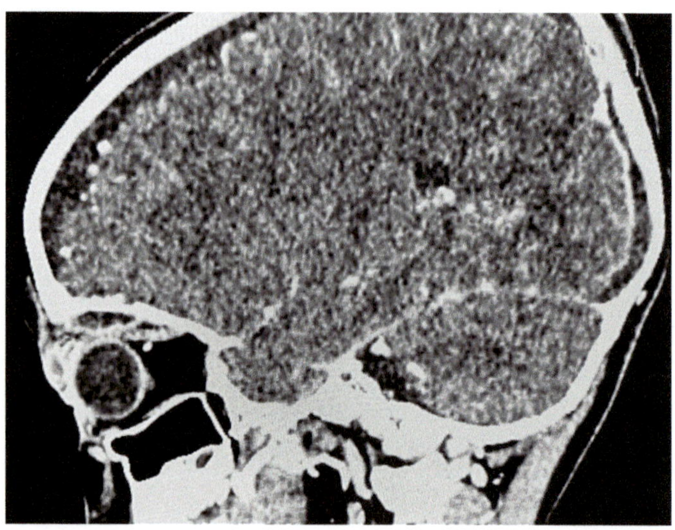

Fig. 12-5. Tomografia computadorizada de crânio, corte sagital com contraste, evidenciando abscesso subperiosteal superior em órbita direita.

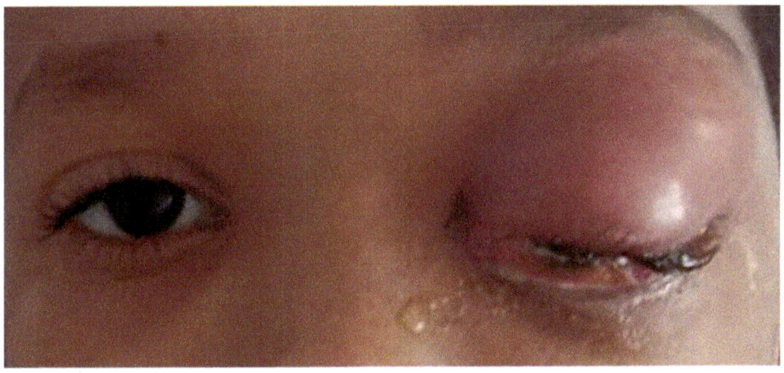

Fig. 12-6. Paciente com complicação orbitária de rinossinusite. Notam-se edema e hiperemia palpebrais, quemose, proptose e deslocamento inferior do globo ocular esquerdo.

acentuada, quemose e oftalmoplegia, redução da acuidade visual que pode evoluir para amaurose irreversível se não for instituído tratamento imediato. Na celulite localizada posterior pode acontecer síndrome da fissura orbitária superior (SFOS) ou síndrome do ápice orbitário (SAO), dependendo do acometimento das estruturas vasculonervosas que passam através da fissura orbital superior e do forame óptico.[16] A fissura orbitária superior é uma fenda que se comunica com a fossa média do crânio e se localiza entre a asa maior e menor do esfenoide, na região posterior da órbita. Nessa fissura passam os seguintes nervos cranianos: III, IV, VI e primeira divisão do V nervo craniano. Os pacientes com SFOS apresentam exoftalmia, oftalmoplegia, dor retro-orbitária, pupilas midriáticas fixas, ptose, anestesia da região periorbitária.[17] Na são, adicionalmente, acontece o envolvimento do forame óptico. Nesta síndrome completa acontece amaurose, oftalmoplegia, dor ocular intensa e distúrbios sensitivos no território do nervo oftálmico, que pode variar de anestesia à nevralgia.[18] Os processos infecciosos dos seios esfenoidal e etmoidal posterior apresentam grande potencial de morbimortalidade em decorrência da proximidade destes com estruturas orbitárias nobres, como o ápex orbitáro, seio cavernoso e encéfalo. Felizmente, tanto a SFOS quanto a SAO são raras devido ao fato de o osso, na parte posterior da órbita, ser mais espesso, quando comparado à lâmina papirácea. O reconhecimento precoce destas síndromes é imperativo. O atraso do tratamento adequado pode levar à amaurose.

Críticas à classificação de Mortimore consistem na falta de especificação do espaço extraconal, que não se restringiria apenas à região subperiosteal. De forma similar às outras classificações, inclui a região pré-septal como sítio de complicação orbitária das rinossinusites sem considerar que a região, na verdade, é externa à órbita.[17]

CLASSIFICAÇÃO DE VELASCO E CRUZ

Em 2007, o grupo de Otorrinolaringologia da Faculdade de Medicina de Ribeirão Preto da Universidade de São Paulo propôs uma nova classificação de modo a simplificar e livrar de incertezas o diagnóstico e o manejo das complicações orbitárias.[19] As complicações são classificadas, seguindo critérios tomográficos, em: celulite orbitária, abscesso subperiosteal e abscesso orbitário (Quadro 12-3).

Quadro 12-3. Classificação de Velasco e Cruz

Classificação	Descrição
Celulite orbitária	Há infiltração difusa da gordura caracterizada por aumento da densidade da gordura extra ou intraconal. Os limites de transição entre a gordura normal e com densidade aumentada geralmente são graduais e não bem definidos
Abscesso subperiosteal	Abscesso subperiosteal é diagnosticado quando a periórbita está elevada, no mínimo, de uma parede óssea orbitária adjacente ao seio paranasal. O periósteo destacado é bem demarcado, definindo a borda da coleção de fluido
Abscesso orbitário	Abscesso orbitário é definido sempre que uma densidade heterogênea for encontrada (com ou seu aspecto de círculo) dentro da gordura orbitária

DIAGNÓSTICO

O diagnóstico das complicações orbitárias de rinossinusites é clínico e associado à confirmação por exame de imagem na maioria dos casos. Deve-se suspeitar de complicações orbitárias em pacientes em curso de uma rinossinisute aguda ou agudização de uma crônica que apresentem sintomas orbitários como edema palpebral, proptose, redução da mobilidade ocular, quemose, oftalmoplegia ou alteração da acuidade visual. O exame de imagem de escolha é a tomografia computadorizada de seios paranasais e órbitas com contraste, para confirmação, classificação e melhor definição de conduta terapêutica. A TC é importante para a diferenciação entre abscesso e celulite. Em teoria, pacientes com suspeita de complicação orbitária pré-septal sem suspeita de abscesso não precisariam de TC, porém, muitas vezes, a exclusão de um abscesso palpebral ou diagnóstico diferencial com outras complicações só podem ser feitos através do exame. Ressonância magnética de crânio deve ser solicitada nas suspeitas de complicações intracranianas ou nos casos de incerteza mesmo após a realização da TC.[20]

TRATAMENTO

O tratamento das complicações depende da gravidade e da extensão do processo infeccioso. De forma geral, todos os casos de complicações de rinossinusites devem ser internados para antibioticoterapia endovenosa e avaliação de necessidade de cirurgia, além de acompanhados quanto à evolução clínica, oftalmológica e laboratorial com exames como leucograma e proteína C reativa (PCR), por exemplo.[1,21,22] Os casos de celulite pré-septal podem ser manejados, inicialmente, de forma ambulatorial, visto que a maioria dos casos de celulite pré-septal responde à antibioticoterapia oral, devendo manter um acompanhamento cauteloso.[23,24]

A escolha da antibioticoterapia deve ser feita pensando no perfil polimicrobiano das complicações, devendo-se cobrir principalmente os gram-positivos, anaeróbios e, eventualmente, gram-negativos. Inicialmente a escolha dos antibióticos é empírica, devendo ser guiada por resultados de culturas nos casos que são submetidos à intervenção cirúrgica. Um esquema empírico muito utilizado é o de clindamicina com ceftriaxona endovenosas. A antibioticoterapia endovenosa deve ser mantida, inicialmente, por no mínimo 48 horas após a melhora clínica, podendo ser modificada para via oral na alta e mantida por cerca de 14 dias no total, a depender da evolução clínica. O uso de corticoide sistêmico é controverso na literatura, porém, amplamente utilizado na prática clínica. Quando não há contraindicações, deve ser empregado ajudando a reduzir o processo inflamatório associado.[1]

A abordagem cirúrgica deve ser indicada para os casos sem melhora após 24 a 48 horas de antibioticoterapia venosa, presença de redução da acuidade visual ou presença de abscesso. O volume, a localização, a idade e acondição clínica do paciente devem ser levados em consideração antes da decisão pela cirurgia. O tratamento conservador pode ser a escolha inicial no manejo de pacientes pediátricos, com abscessos subperiosteais mediais e de pequeno volume (< 0,5-1 mL), sem repercussões oculares ou sistêmicas significativas.[1,25]

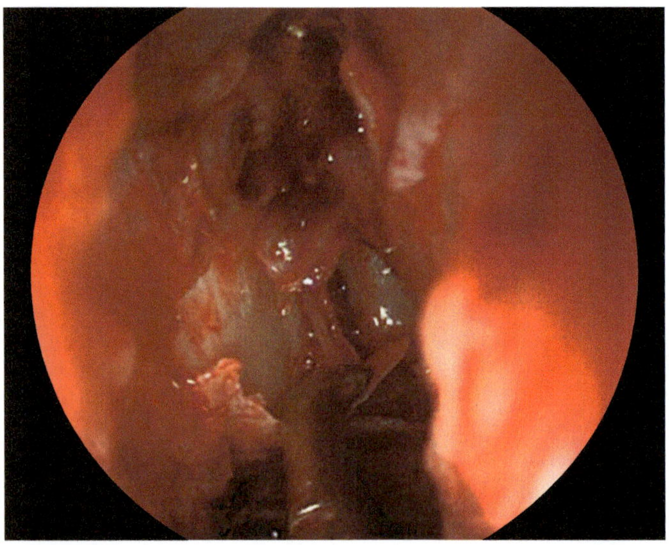

Fig. 12-7. Retirada de lâmina papirácea para exposição de periórbita direita.

Atualmente a cirurgia endoscópica endonasal com sinusotomia etmoidal ampla e dos demais seios acometidos é a técnica de escolha, estando a descompressão orbitária da lâmina papirácea, na maioria dos casos, associada. Nos casos de abscessos orbitários não subperiosteais pode ser necessária a incisão na periórbita para drenagem e exposição de gordura (Figs. 12-7 a 12-9). Abscessos palpebrais ou subperiosteais não mediais podem ser mais bem acessados por via externa, sendo realizados, na maioria dos casos, em conjunto com a equipe da oftalmologia.

COMPLICAÇÕES INTRACRANIANAS

As complicações intracranianas são raras, porém, com alta morbidade (23%) e mortalidade de aproximadamente 6%. As complicações podem ser divididas em:[1,6]

- Empiema subdural (33%).
- Abscesso cerebral (27%).
- Meningite (24%).
- Abscesso extradural (20%).
- Tromboses venosas de seio cavernoso e seio sagital superior (15%).

As complicações intracranianas costumam estar associadas à rinossinusite frontoetmoidal ou esfenoidal. A trombose do seio cavernoso pode ser complicação de sinusite etmoidal, esfenoidal e, menos comumente, do seio frontal. A via de disseminação mais relevante nesses casos é a hematogênica, por meio de drenagem por vasos venosos, embora também possa ocorrer por contiguidade.[1]

O diagnóstico exige alta suspeição clínica. Deve-se suspeitar de complicações intracranianas em pacientes com rinossinusite que evolua com cefaleia intensa e/ou persistente, alteração de nível de consciência, alterações comportamentais, sinais neurológicos focais ou febre persistente. Uma tomografia computadorizada de seios paranasais e crânio com contraste é muito importante, ajudando, principalmente, na avaliação

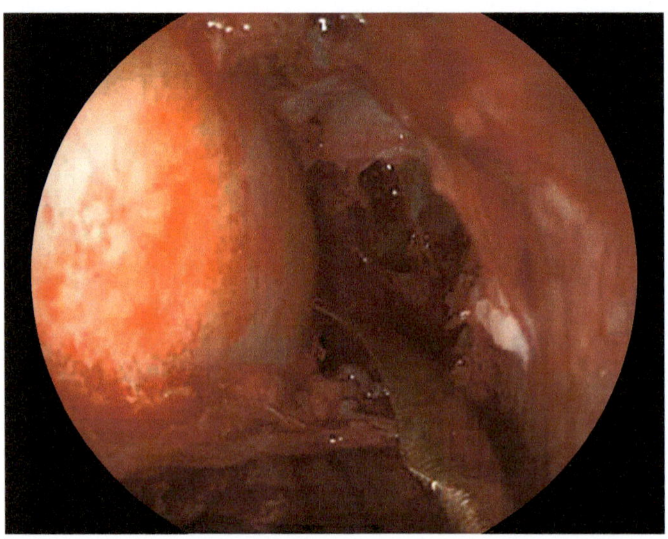

Fig. 12-8. Periórbita direita com ampla exposição, após etmoidectomia ampla e descompressão de lâmina papirácea.

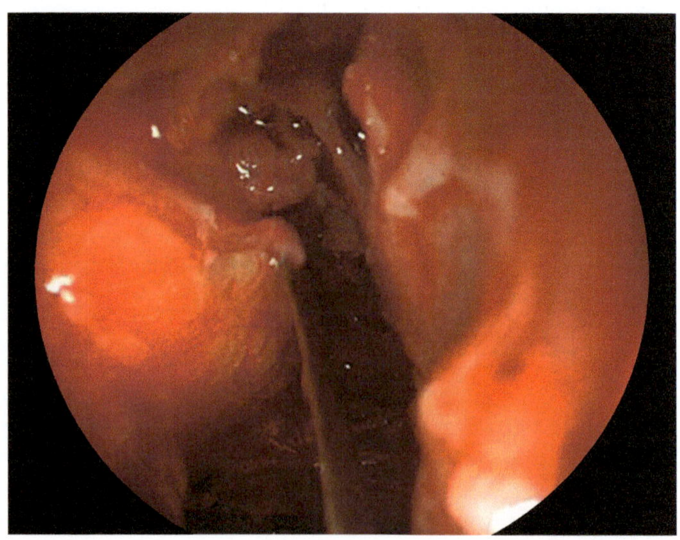

Fig. 12-9. Exposição da gordura orbitária após incisão horizontal da periórbita.

óssea e na localização e extensão da doença sinusal. A RM de crânio com contraste é considerada padrão-ouro por ser mais sensível que a TC e deve ser solicitada sempre que disponível. Diferenciar abscesso epidural do empiema subdural pode ser difícil. A diferenciação se faz pelo fato de o abscesso extradural apresentar borda convexa e extensão além da linha média (Fig. 12-10). Já o abscesso subdural apresenta forma crescente ou lentiforme, não ultrapassando a linha média, mas podendo estender-se até a fissura inter-hemisférica. Nos casos de suspeita de trombose de seio cavernoso, a ressonância magnética é fundamental para a confirmação diagnóstica.[26] Geralmente o paciente com trombose do seio cavernoso apresenta-se como "síndrome do ápex orbitário", já descrita anteriormente. Os sinais e sintomas são exoftalmia, quemose, edema ocular, papiledema, ingurgitamento das veias retinianas e paralisia dos músculos extraoculares e diminuição da acuidade visual. Nos casos suspeitos de meningite, exames de imagem devem excluir a possibilidade de abscessos antes de realizar a punção lombar para análise do liquor.

O tratamento desses pacientes deve ser feito sempre em ambiente hospitalar com antibioticoterapia venosa de amplo espectro, com cobertura para sistema nervoso central, corticoterapia venosa, manejo multidisciplinar com abordagem cirúrgica dos seios paranasais envolvidos e drenagem neurocirúrgica, se houver abscesso e indicação pela equipe da neurocirurgia.[27,28] A antibioticoterapia endovenosa nos casos de abscesso deve ser mantida por 4 a 8 semanas. Existe alta incidência de anaeróbios e infecções mistas de aeróbios e anaeróbios nos casos de complicações intracranianas. Um esquema empírico inicial é a cefalosporina de terceira geração (p. ex., ceftriaxone) com metronidazol e vancomicina (cobertura para gram-positivos, principalmente *S. aureus*). A antibioticorepia empírica inicial deve ser ajustada posteriormente, a depender do resultado das culturas. O uso do corticoide adjuvante é utilizado em todos os casos que não apresentem contraindicações, pois reduzem o edema cerebral e o processo inflamatório adjacente.[1,6]

Nos casos de tromboses de seio venoso, principalmente na trombose do seio cavernoso (Fig. 12-11), o tratamento deve ser semelhante às outras complicações intracranianas, englobando sempre cobertura para *S. aureus* e incluindo a anticoagulação, pois apesar de as evidências na literatura serem controversas, parecem trazer benefícios se não houver contraindicação.[29,30]

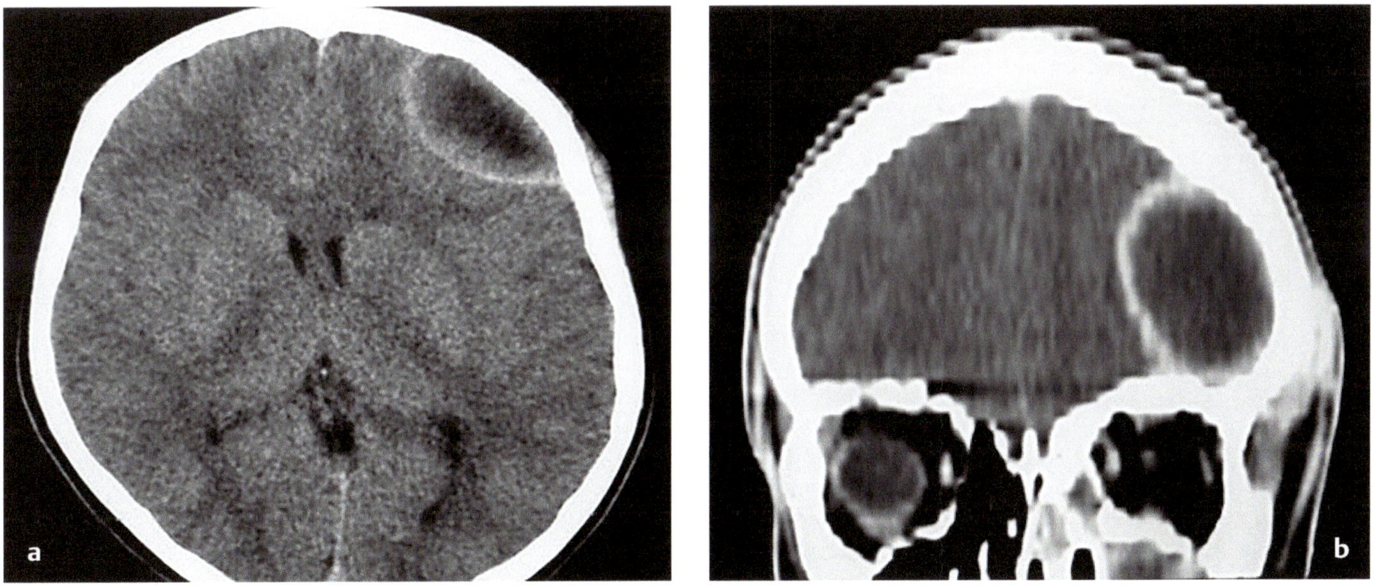

Fig. 12-10. Abscesso extradural em região frontal esquerda. Tomografia computadorizada, corte axial (a) e coronal (b) evidenciando lesão hipoatenuante com realce periférico ao contraste em região frontal extradural esquerda, compatível com empiema extradural.

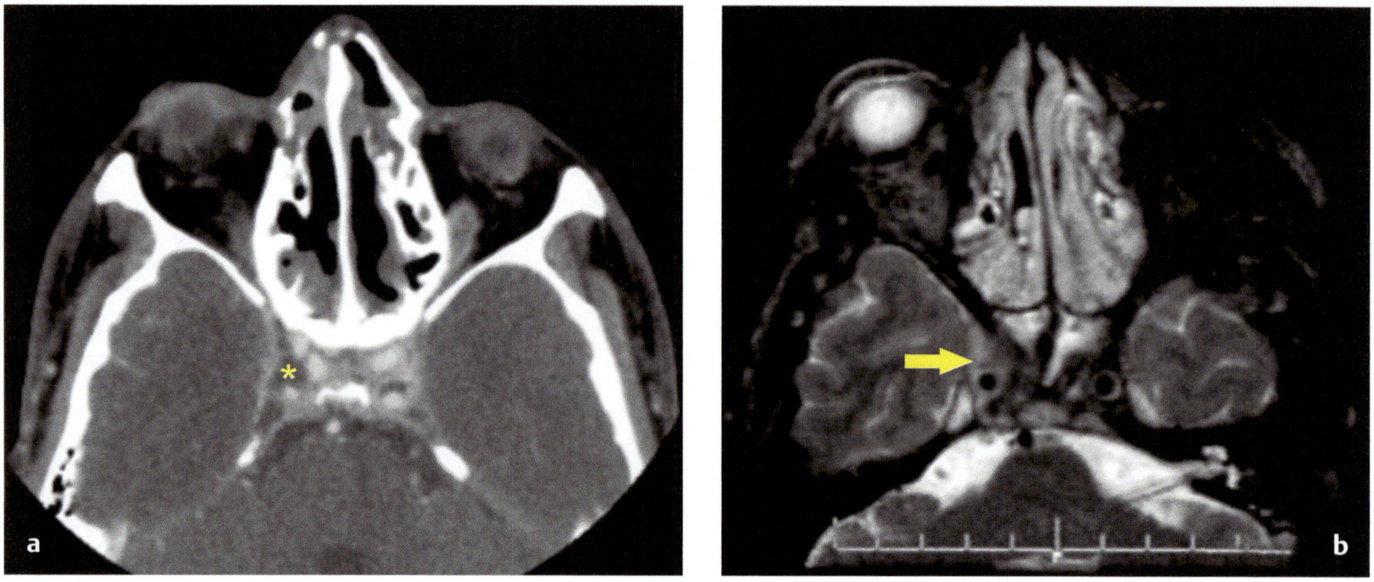

Fig. 12-11. (a) Tomografia computadorizada de seios paranasais em corte axial, janela de partes moles, com contraste, evidenciando falha de enchimento e dilatação do seio cavernoso de forma mais evidente à direita (*). (b) Ressonância magnética em T2, corte axial, mostrando sinal heterogêneo e pouco mais intenso em seio cavernoso direito (seta), corroborando diagnóstico de trombose séptica de seio cavernoso.

COMPLICAÇÕES ÓSSEAS

As complicações ósseas são as mais raras, ocorrendo em 3 a 10% dos casos complicados de rinossinusites.[31,32] As osteomielites podem acometer o frontal, o maxilar e o esfenoide, sendo a osteomielite do frontal a mais comum e a do esfenoide a mais rara. A forma principal de disseminação é a hematogênica, através de veias diploicas, mas também pode ocorrer por contiguidade. O frontal é o mais acometido, pois o osso frontal é formado por 2 tábuas ósseas, interna e externa, separadas pela díploe. Esta camada é composta por osso esponjoso e se estende até bem próximo à mucosa sinusal. Os vasos da díploe são amplos, cruzam as suturas ósseas comunicando-se com o sistema de seios venosos intracranianos. Esta disposição permite comunicação entre os vasos da mucosa sinusal e do crânio, facilitando o acesso de agentes infecciosos ao espaço medular do osso frontal tanto por extensão direta quanto por via venosa. Acomete, mais frequentemente, crianças e jovens adultos, que apresentam a díploe mais extensa e vascularizada. O agente etiológico predominante é o *S. aureus*, embora outros agentes como o *Staphylococcus hemolyticus, Staphylococcus epidermidis*, estreptococos aeróbios e anaeróbios possam estar envolvidos.[1,33]

A osteomielite do frontal pode ter curso clínico agudo ou crônico. O surgimento de um edema mole depressível e indolor do osso frontal, o tumor de Pott (*Pott's puffy tumor*), é patognomônico de osteomielite. O tumor de Pott decorre do envolvimento por osteomielite da tábua externa do osso frontal que, associado ao abscesso subperiosteal, resulta em edema flutuante na região frontal, sem comunicação com a cavidade sinusal (Figs. 12-12 e 12-13). O envolvimento da tábua interna do osso frontal está associado a complicações intracranianas. O paciente também pode apresentar fístulas sinocutâneas, com exacerbação cíclica (Fig. 12-14).[33,34]

A osteomielite maxilar é extremamente incomum, sendo habitualmente secundária a uma infecção odontológica (Fig. 12-15). Condições clínicas como diabetes descompensada e imunossupressão predispõem à osteomielite. Os sinais e sintomas são de sinusite, com edema de tecido, podendo ter formação de fístula oroantral. Celulite orbitária com exoftalmo e limitação à movimentação orbitária podem estar presentes. A osteomielite aguda do maxilar superior no lactente é rara e pode aparecer nos primeiros meses de idade ou na primeira dentição. O quadro clínico é de febre, inape-

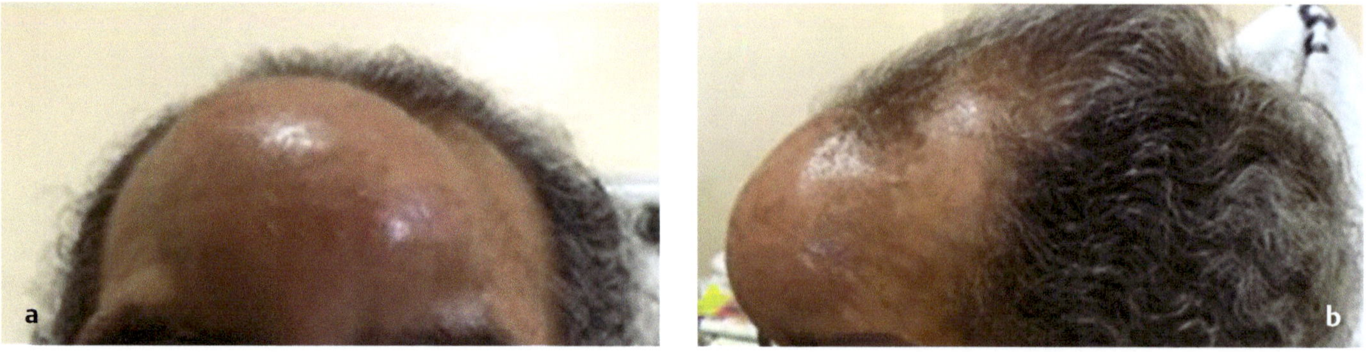

Fig. 12-12. (a, b) Paciente apresentando abaulamento frontal amolecido, flutuante, sem flogismo evidente, compatível com abscesso frontal subperiosteal ou tumor de Pott.

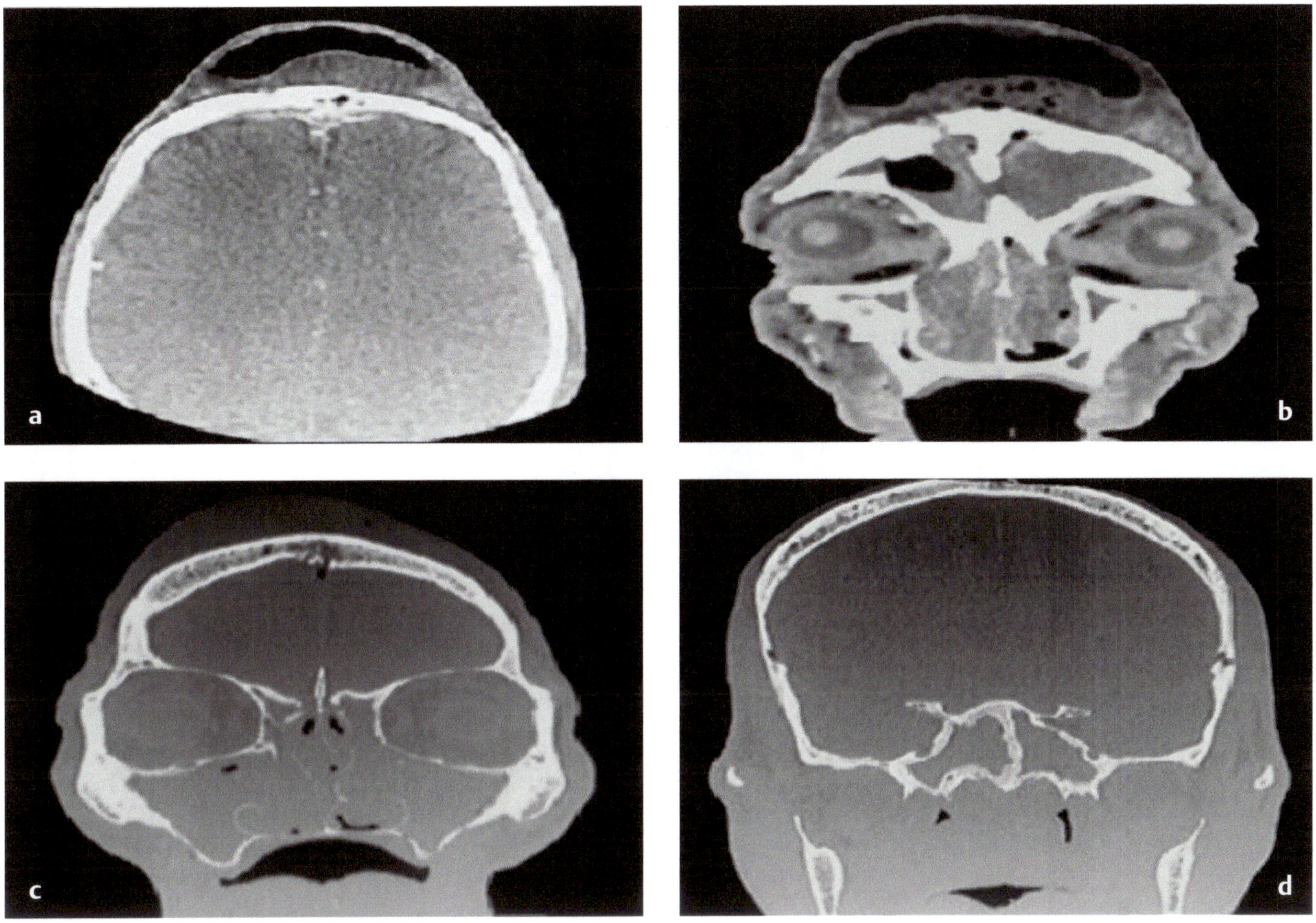

Fig. 12-13. Tomografia computadorizada de seios paranasais evidenciando tumor de Pott em cortes axial (a) e coronal (b). Presença de velamento difuso em maxilares, etmoides e esfenoides bilateralmente (c, d).

tência e obstrução nasal com rinorreia purulenta unilateral. Ao exame físico pode-se observar abaulamento maxilar superior, edema palpebral, palatal e gengival, podendo ocorrer até fistulização nesta região. Pode evoluir com necrose alveolar, expulsão de germes dentários, eliminação do maxilar e sequela como atrofia maxilar e fístula nasal e palatal.[35,36]

A osteomielite esfenoidal é muito rara. Geralmente associada à infecção de porção petrosa do temporal ou osteomielite da base do crânio. Os sintomas incluem rinorreia posterior e cefaleia retro-orbitária, no vértex craniano ou occipital. A infecção pode expandir lateralmente e envolver a região retro-orbitária, produzindo a síndrome do ápex orbitário ou da fissura orbitária superior. Pode evoluir com complicações intracranianas como meningite, trombose de seio cavernoso e abscesso cerebral.[37]

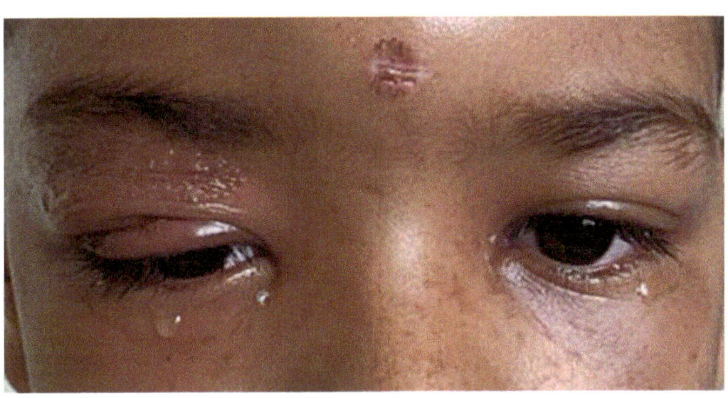

Fig. 12-14. Paciente com complicação de rinossinusite orbitária e óssea, com abaulamento e fistulização cutânea em região frontal.

A tomografia com contraste é o exame de escolha para o diagnóstico de osteomielite. Permite visualizar áreas descalcificadas, áreas de sequestro ósseo e abscessos, além de permitir avaliar comprometimento intracraniano. A cintilografia pode ser útil para o diagnóstico de certeza de osteomielite. O exame positivo realizado com tecnécio permite firmar o diagnóstico de osteomielite. Por outro lado, o uso do gálio é indicado para acompanhamento e determinação de resolução do processo infeccioso.[38]

O tratamento consiste em internação para antibioticoterapia de amplo espectro endovenosa, inicialmente empírica, cobrindo *S. aureus*, por 6 a 12 semanas, e cirurgia para drenagem do seio acometido com desbridamento do osso infectado. Evidências na literatura indicam que os casos de tumor de Pott não complicados podem ser tratados com abordagem endoscópica e drenagem externa mínima, associada à antibioticoterapia prolongada.[31,32]

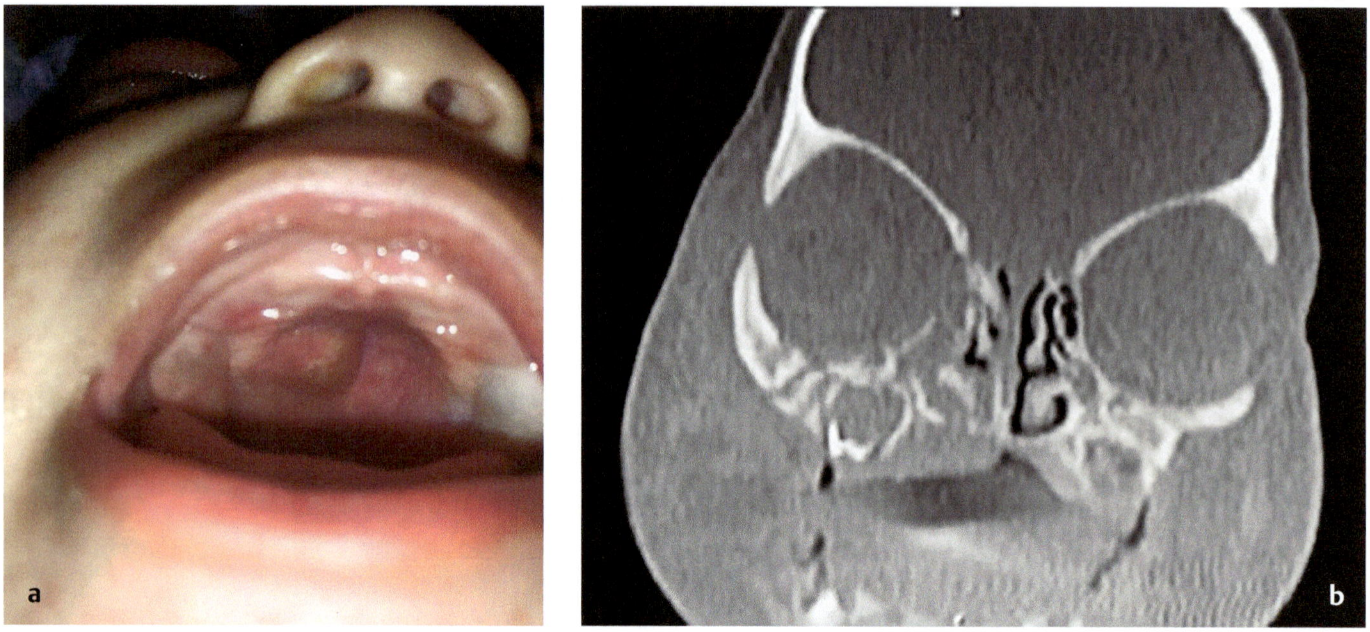

Fig. 12-15. Paciente com osteomielite maxilar aguda do lactente. (a) Abaulamento em palato duro à direita. (b) Tomografia computadorizada de seios paranasais, corte coronal, com opacificação completa do maxilar à direita com irregularidade e erosões ósseas do referido seio.

REFERÊNCIAS BIBLIOGRÁFICAS

1. Fokkens WJ, Lund VJ, Hopkins C, Hellings PW, Kern R, Reitsma S, et al. European Position Paper on Rhinosinusitis and Nasal Polyps 2020. Rhinology. 2020 Feb 20;58(Suppl S29):1-464.
2. Babar-Craig H, Gupta Y, Lund VJ. British Rhinological Society audit of the role of antibiotics in complications of acute rhinosinusitis: a national prospective audit. Rhinology. 2010 Sep;48(3):344-7.
3. Capra G, Liming B, Boseley ME, Brigger MT. Trends in orbital complications of pediatric rhinosinusitis in the United States. JAMA Otolaryngol Head Neck Surg. 2015;141:12-7.
4. Torretta S, Guastella C, Marchisio P, Marom T, Bosis S, Ibba T, et al. Sinonasal-related orbital infections in children: a clinical and therapeutic overview. J Clin Med. 2019 Jan 16;8(1):101.
5. Hansen FS, Hoffmans R, Georgalas C, Fokkens WJ. Complications of acute rhinosinusitis in The Netherlands. Fam Pract. 2012 Apr;29(2):147-53.
6. Maia GVA, Pinna FR, Lessa MM. Complicações das rinossinusites. In: Balsalobre L, Tepedino MS. Rinologia 360°: aspectos clínicos e cirúrgicos. Rio de Janeiro: Thieme Revinter; 2022.
7. Dennison SH, Ask LS, Eriksson M, Granath A, Hertting O, Bennet R, et al. Serious complications due to acute rhinosinusitis in children up to five years old in Stockholm, Sweden - Still a challenge in the pneumococcal conjugate vaccine era. Int J Pediatr Otorhinolaryngol. 2019;121:50-4.
8. Pena MT, Preciado D, Orestes M, Choi S. Orbital complications of acute sinusitis: changes in the post-pneumococcal vaccine era. JAMA Otolaryngol Head Neck Surg. 2013;139:223-7.
9. El Mograbi A, Ritter A, Najjar E, Soudry E. Orbital Complications of Rhinosinusitis in the Adult Population: Analysis of Cases Presenting to a Tertiary Medical Center Over a 13-Year Period. Ann Otol Rhinol Laryngol. 2019;128:563-8.
10. Schollin Ask L, Hultman Dennison S, Stjärne P, Granath A, Srivastava S, Eriksson M, et al. Most preschool children hospitalised for acute rhinosinusitis had orbital complications, more common in the youngest and among boys. Acta Paediatr. 2017;106:268-73.
11. Mulvey CL, Kiell EP, Rizzi MD, Buzi A. The microbiology of complicated acute sinusitis among pediatric patients: a case series. Otolaryngol Head Neck Surg. 2019 Apr;160(4):712-9.
12. Wyler B, Mallon WK. Sinusitis update. Emerg Med Clin North Am. 2019;37:41-54.
13. Wan Y, Shi G, Wang H. Treatment of orbital complications following acute rhinosinusitis in children. Balkan Med J. 2016;33:401-6.
14. Chandler JR, Langenbrunner DJ, Stevens ER. The pathogenesis of orbital complications in acute sinusitis. Laryngoscope. 1970;80:1414-28.
15. Mortimore S, Wormald PJ. The Groote Schuur hospital classification of the orbital complications of sinusitis. J Laryngol Otol. 1997 Aug;111(8):719-23.
16. Bikhazi NB, Sloan SH. Superior fissure syndrome caused by indolent Aspergillus sphenoid sinusitis. Otolaryngol Head Neck Surg. 1998;118(1):102-4.
17. Pinna FR, Dutra DL, Neves MC, Ricci Romano F, Voegels RL, Botugan O. Superior orbital fissure syndrome due to sinusitis: report of two cases. Am J Rhinol. 2005 Jul-Aug;19(4):417-20.
18. Butugan O, Balbani APS, Voegels RL. Classificação das complicações orbitais das rinossinusites. Rev Bras Otorrinolaringologia. 2001;67(4):551-5.
19. Velasco e Cruz AA, Demarco RC, Valera FC, dos Santos AC, Anselmo-Lima WT, Marquezini RM. Complicações orbitárias da rinossinusite aguda: uma nova classificação. Braz J Otorhinolaryngol. 2007 Sep-Oct;73(5):684-8.
20. Voegels RL, Pinna FR. Classificação de complicações orbitárias de rinosinusites: respostas simples e práticas. Braz J Otorhinolaryngol. 2007 Sep-Oct;73(5):578.
21. Anselmo-Lima WT, Sakano E. Rinossinusites: evidências e experiências. Braz J Otorhinolaryngol. 2015;81(1 Suppl 1):1-49.
22. Pignatari SSN, Anselmo-Lima WT. Tratado de Otorrinolaringologia da Associação Brasileira de Otorrinolaringologia e Cirurgia Cervico-Facial. 3. ed. Rio de Janeiro: Elsevier; 2017.
23. Chang YS, Chen PL, Hung JH, Chen HY, Lai CC, Ou CY, et al. Orbital complications of paranasal sinusitis in Taiwan, 1988

through 2015: acute ophthalmological manifestations, diagnosis, and management. PLoS One. 2017;12:e0184477.
24. Radovani P, Vasili D, Xhelili M, Dervishi J. Orbital complications of sinusitis. Balkan Med J. 2013;30:151-4.
25. Najarian C, Brown AM. What is the best treatment for a subperiosteal abscess? A case report in a pediatric patient. J Pediatr Health Care. 2019 Jul-Aug;33(4):489-93.
26. Dankbaar JW, van Bemmel AJ, Pameijer FA. Imaging findings of the orbital and intrac- ranial complications of acute bacterial rhinosinusitis. Insights Imaging. 2015;6:509-18.
27. Kastner J, Taudy M, Lisy J, Grabec P, Betka J. Review on orbital and intracranial complications after acute rhinosinusitis. Rhinology. 2010 Dec;48(4):457-61.
28. Bayonne E, Kania R, Tran P, Huy B, Herman P. Intracranial complications of rhinosinusitis. A review, typical imaging data and algorithm of management. Rhinology. 2009 Mar;47(1):59-65.
29. Coutinho J, de Bruijn SF, Deveber G, Stam J. Anticoagulation for cerebral venous sinus thrombosis. Cochrane Database Syst Rev. 2011 Aug 10;2011(8):CD002005.
30. Plewa MC, Tadi P, Gupta M. Cavernous sinus thrombosis. [Updated 2021 Feb 3]. In: StatPearls [Internet]. Treasure Island (FL): StatPearls Publishing; 2021 Jan.
31. Ball SL, Carrie S. Complications of rhinosinusitis. BMJ. 2016;352:i795.
32. Leong SC. Minimally invasive surgery for Pott's Puffy Tumor: is it time for a paradigm shift in managing a 250-year-old problem? Ann Otol Rhinol Laryngol. 2017;126:433-7.
33. Goldberg AN, Oroszlan G, Anderson TD. Complications of frontal sinusitis and their management. Otolaryngol Clin North Am. 2001;34(1):211-25.
34. Verde RCL, Souza LA, Lessa BF, Lima CMF, Lessa MM, Lessa HA. Evolução clínica e tomográfica da osteomielite frontal: relato de caso. Arquivos Int Otorrinolaringol. 2012;16(1):130-4.
35. Lata J, Pansotra N. Osteomyelitis of maxilla: a rare presentation yet not so rare. J Maxillofac Oral Surg. 2022 Sep;21(3):1023-31.
36. Mandrekar PN, Gavhane S, Fernandes TB, Dhupar V, Dhupar A. A diagnostic dilemma in pediatric osteomyelitis: a case report. J Korean Assoc Oral Maxillofac Surg. 2022 Apr 30;48(2):117-21.
37. Urbančič J, Vozel D, Battelino S, Bošnjak R, Kokošar Ulčar B, Matos T, et al. Atypical skull-base osteomyelitis: comprehensive review and multidisciplinary management viewpoints. Trop Med Infect Dis. 2023 Apr 28;8(5):254.
38. Neves MC, Butugan O. Complicações das Sinusites. In: Voegels RL, Lessa MM. (Org.). Rinologia e cirurgia endoscópica dos seios paranasais. Rio de Janeiro: Revinter; 2006. v. 1. p. 243-55.

RINOSSINUSITES CRÔNICAS SECUNDÁRIAS

CAPÍTULO 13

SEÇÃO 13-1

GRANULOMATOSE COM POLIANGEÍTE (GPA) E GRANULOMATOSE EOSINOFÍLICA COM POLIANGEÍTE (GEPA)

Maria Fernanda Chaves Danieluk ▪ Tatiana Abdo

O conteúdo desta seção (págs. 129 a 135), encontra-se disponível on-line.

Para acessá-lo, aponte a câmera do seu smartphone ou tablet para a imagem acima.

SEÇÃO 13-2

FIBROSE CÍSTICA E DISCINESIA CILIAR PRIMÁRIA

Daniel Lorena Dutra ■ Diogo Plantier
Flávia Gonçalves de Oliveira Maestrali ■ Alkis James Psaltis

O conteúdo desta seção (págs. 136 a 142), encontra-se disponível on-line.

Para acessá-lo, aponte a câmera do seu smartphone ou tablet para a imagem acima.

CAPÍTULO 14

RINOSSINUSITES CRÔNICAS PRIMÁRIAS: DEFINIÇÃO, CLASSIFICAÇÃO, DIAGNÓSTICO E TRATAMENTO

SEÇÃO 14-1

DREA – DOENÇA RESPIRATÓRIA EXACERBADA POR ANTI-INFLAMATÓRIOS NÃO ESTEROIDAIS

Edwin Tamashiro ▪ Wilma Terezinha Anselmo Lima
Fabiana Cardoso Pereira Valera

O conteúdo desta seção (págs. 143 a 148), encontra-se disponível on-line.

Para acessá-lo, aponte a câmera do seu smartphone ou tablet para a imagem acima.

SEÇÃO 14-2

DOENÇA ATÓPICA DO COMPARTIMENTO CENTRAL

Marcus Miranda Lessa ▪ Renato Roithmann ▪ Thiago Freire Pinto Bezerra

O conteúdo desta seção (págs. 149 a 153), encontra-se disponível on-line.

Para acessá-lo, aponte a câmera do seu smartphone ou tablet para a imagem acima.

SEÇÃO 14-3

RINOSSINUSITE FÚNGICA ALÉRGICA

Márcio Nakanishi ▪ Thiago Freire Pinto Bezerra

O conteúdo desta seção (págs. 154 a 158), encontra-se disponível on-line.

Para acessá-lo, aponte a câmera do seu smartphone ou tablet para a imagem acima.

SEÇÃO 14-4

RINOSSINUSITE CRÔNICA EOSINOFÍLICA

Richard Louis Voegels ▪ Thiago Freire Pinto Bezerra

O conteúdo desta seção (págs. 159 a 170), encontra-se disponível on-line.

Para acessá-lo, aponte a câmera do seu smartphone ou tablet para a imagem acima.

CAPÍTULO 15

TRATAMENTO CIRÚRGICO DAS RINOSSINUSITES CRÔNICAS

SEÇÃO 15-1

CIRURGIA ENDOSCÓPICA ENDONASAL FUNCIONAL (FESS)

José Yago Dias de Souza ▪ Deusdedit Brandão Neto
Renato Roithmann

O conteúdo desta seção (págs. 171 a 179), encontra-se disponível on-line.

Para acessá-lo, aponte a câmera do seu smartphone ou tablet para a imagem acima.

SEÇÃO 15-2

MEGA-ANTROSTOMIA

Milena Lopes da Costa ▪ Renata Ribeiro de Mendonça Pilan
Peter Hwang ▪ Fabio de Rezende Pinna

O conteúdo desta seção (págs. 180 a 184), encontra-se disponível on-line.

Para acessá-lo, aponte a câmera do seu smartphone ou tablet para a imagem acima.

SEÇÃO 15-3

CIRURGIA REBOOT

Sara Costa Gomes ■ Claus Bachert

O conteúdo desta seção (págs. 185 a 194), encontra-se disponível on-line.

Para acessá-lo, aponte a câmera do seu smartphone ou tablet para a imagem acima.

CAPÍTULO 16

ACESSO INTRANASAL AO SEIO FRONTAL

Marcus Miranda Lessa ▪ Marco Cesar Jorge dos Santos ▪ Ricardo Landini Lutaif Dolci

INTRODUÇÃO

O primeiro procedimento endonasal para abordagem do seio frontal foi realizado por HALLE e descrito em 1926 (Fig. 16-1).[1,2] Como se tratava de uma abordagem cirúrgica a uma região de difícil acesso, com pouca visibilidade, a alta taxa de mortalidade por meningite impactou negativamente na disseminação da técnica. A partir da década de 1970 houve grande desenvolvimento nas técnicas de abordagem endonasal ao seio frontal. Isso foi possível graças ao uso do microscópio e, posteriormente, dos endoscópios, além do aperfeiçoamento do instrumental cirúrgico aliado ao melhor entendimento da fisiologia nasossinusal e ao conhecimento anatômico fornecido por métodos de imagem, principalmente, a tomografia computadorizada.[3]

Messerklinger observou que a eliminação da doença primária do etmoide, através de procedimentos endoscópicos circunscritos e limitados,[4] resultava em resolução até de afecções maciças dos seios paranasais adjacentes. A cirurgia endoscópica do seio frontal, que permite a abordagem seletiva do recesso frontal, apresenta resultados semelhantes às técnicas por vias externas.[5] Contudo, a abordagem do seio frontal e recesso frontal continua sendo considerada um dos maiores desafios da cirurgia endoscópica nasossinusal. A dificuldade de acesso e a necessidade de visão angulada a depender da técnica utilizada, as variações anatômicas e sua íntima proximidade com estruturas importantes (globo ocular e a fossa craniana anterior) podem resultar em intervenções incompletas e em complicações maiores.

O sucesso da cirurgia endoscópica do seio frontal, assim como em outras cirurgias nasossinusais, depende principalmente dos seguintes fatores: conhecimento anatômico, tomografia computadorizada de alta resolução, material cirúrgico adequado e treinamento cirúrgico.

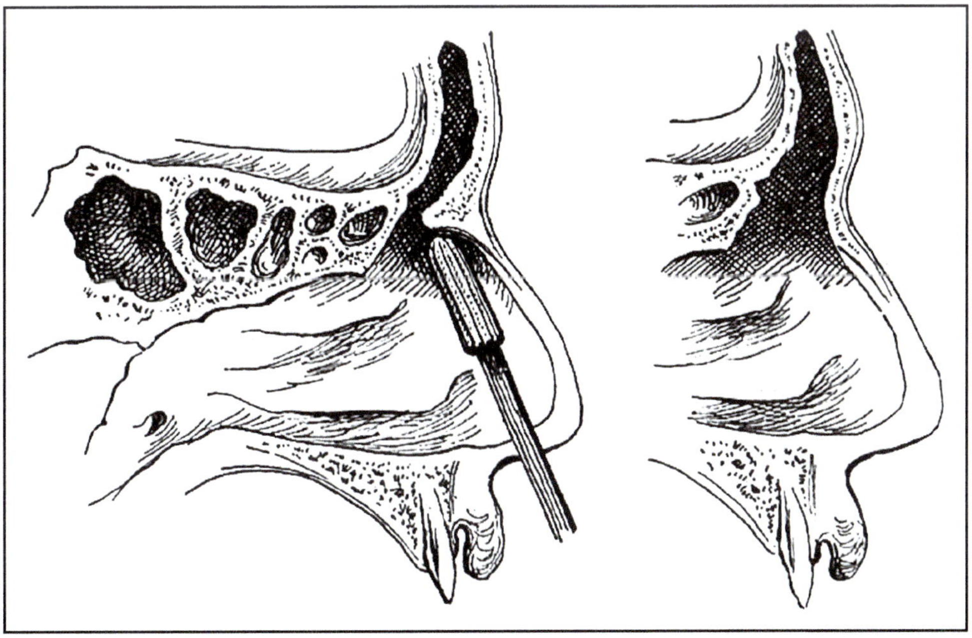

Fig. 16-1. Imagem do artigo de Halle (1906) utilizando broca na espinha nasal do osso frontal. (Adaptada de Halle M, 1906.[2] Domínio público.)

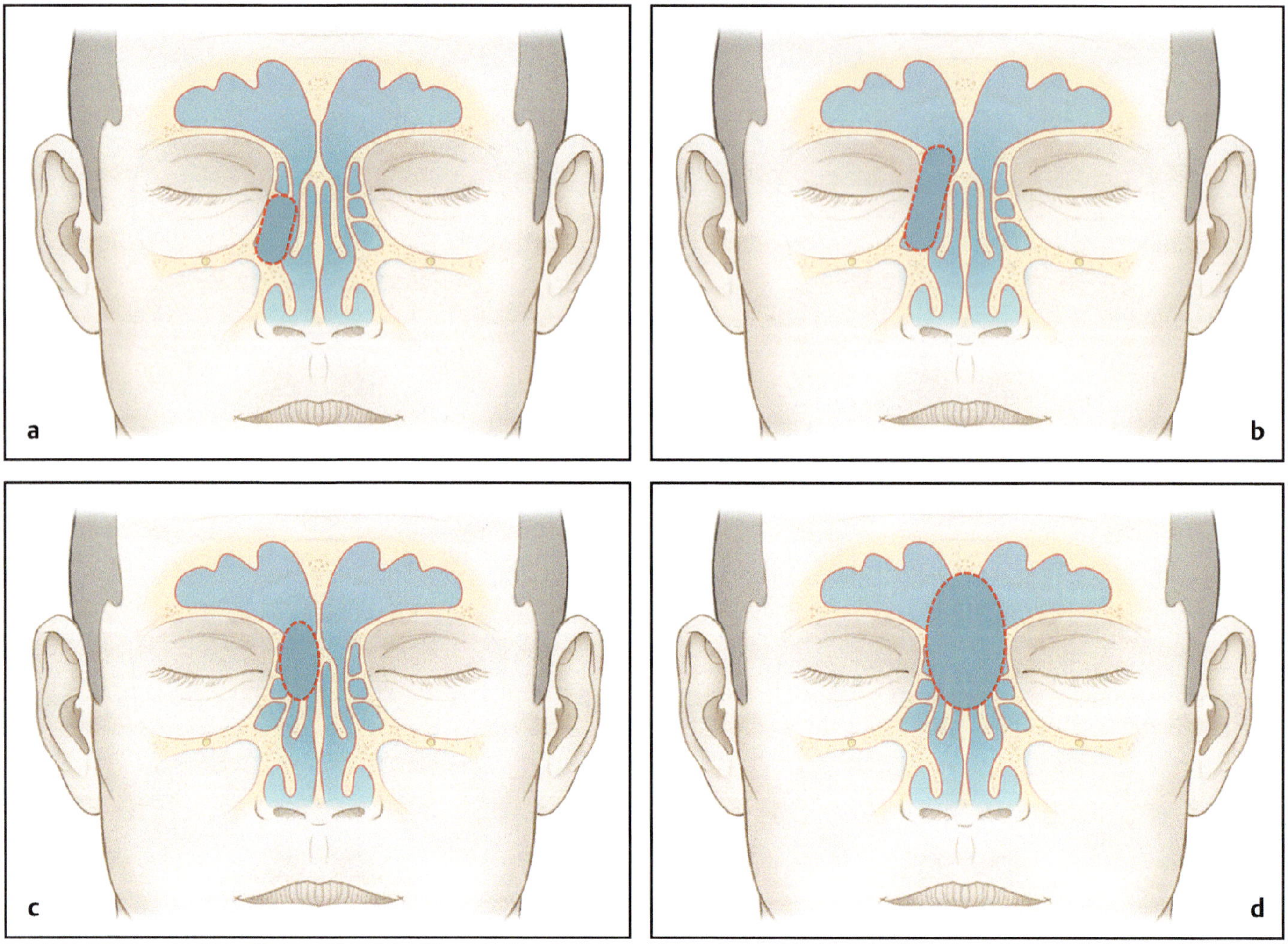

Fig. 16-2. Desenho esquemático das técnicas descritas por Draf em 1991 para abordagem ao seio frontal. (a) Draf I; (b) Draf IIA; (b) Draf IIB; (b) Draf III.[6] (Adaptado com permissão de Eloy JA, Vázquez A, Liu JK, Baredes S, 2016.)[5]

Em 1991, Wolfgang Draf descreveu três tipos de abordagens endonasais para drenagem do seio frontal (Fig. 16-2):[6,7]

- *Tipo I:* drenagem simples com exposição do recesso do frontal.
- *Tipo IIA:* drenagem do frontal da lâmina papirácea até a concha média.
- *Tipo IIB:* drenagem do frontal da lâmina papirácea até a septo nasal.
- *Tipo III:* drenagem do frontal da lâmina papirácea de um lado até a lâmina papirácea contralateral com remoção da porção inferior do septo do seio frontal e da parte superior do septo nasal.

As principais indicações para essas abordagens estão descritas no Quadro 16-1.[8] Neste capítulo abordaremos, especificamente, as técnicas IIA e IIB descritas por Draf.

Quadro 16-1. Principais Indicações das Abordagens Endonasais do Seio Frontal Segundo Draf I a III[8]

Tipo I
▪ Rinossinusite aguda: falha no tratamento conservador e complicações orbitárias e/ou intracranianas ▪ Rinossinusite crônica: primeira cirurgia, sem fatores de risco para recidiva (p. ex.: intolerância à aspirina, asma), cirurgia revisional para etmoidectomia incompleta
Tipo IIA
▪ Casos severos de complicações de rinossinusite aguda ▪ Mucopiocele medial ▪ Ressecção de tumores benignos
Tipo IIB
▪ Todas as indicações do tipo IIA, se o resultado pela técnica IIA for inferior a 5 x 7 mm
Tipo III
▪ Cirurgia revisional difícil ▪ Fibrose cística ▪ Síndrome de Kartagener ▪ Discinesia ciliar ▪ Tumores benignos e malignos ▪ Fístula liquórica (ou meningoencefaloce ou meningocele) ▪ Tumores na base anterior do crânio, necessitando de um acesso transcribriforme ▪ Realização do retalho de pericrânio ▪ Mucocele do frontal

CONSIDERAÇÕES ANATÔMICAS

Os seios frontais geralmente são pares, assimétricos, separados por um septo intersinusal central e com diferentes graus de pneumatização.[9] A via de drenagem do seio frontal é composta por três diferentes regiões e geralmente apresenta uma configuração em ampulheta. A parte mais superior da ampulheta é representada pelo seio frontal propriamente dito, enquanto a parte mais estreita corresponde ao óstio desse seio. A parte mais inferior da ampulheta é formada pelo recesso frontal, estrutura complexa contendo diversas células e lamelas, tendo alto grau de variação individual (Fig. 16-3).[10,11]

O grau de patência do recesso frontal é determinado por suas estruturas adjacentes: a região do *agger nasi*, a bolha etmoidal, a concha média, a lâmina papirácea, o processo uncinado, o osso frontal e o etmoide.[10,11] Os limites do recesso frontal dependem de possíveis variações anatômicas presentes. O processo uncinado, por exemplo, pode representar o limite medial do recesso frontal caso tenha a sua inserção superior na concha média ou na base do crânio (Fig. 16-4B,C), contudo, também pode representar o limite lateral caso tenha a sua inserção superior na lâmina papirácea (Fig. 16-4A). A mesma situação ocorre com a bolha etmoidal, que apesar de, na maioria dos casos, representar o limite posterior, também pode constituir o limite anterior do recesso frontal, situação em que o recesso frontal comunica-se diretamente com o recesso retrobolhar.[10,11]

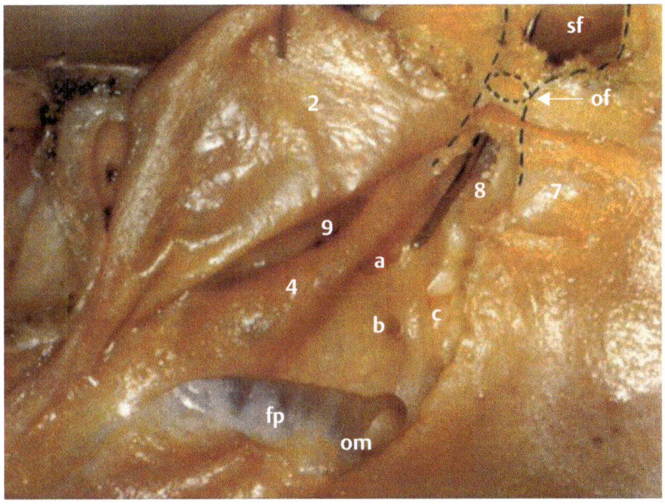

Fig. 16-3. Desenho esquemático mostrando a configuração em ampulheta que geralmente apresenta a via de drenagem do seio frontal. sf: Seio frontal; of: óstio do seio frontal; 8: recesso frontal; 2: concha média rebatida superiormente; 9: recesso retrobular; 4: bolha etmoidal; om: óstio do seio maxilar; fp: fontanela posterior). (Este artigo foi publicado em Stammberger H. Functional Endoscopic Sinus Surgery. 1991, p. 79. Copyright Elsevier.)[10]

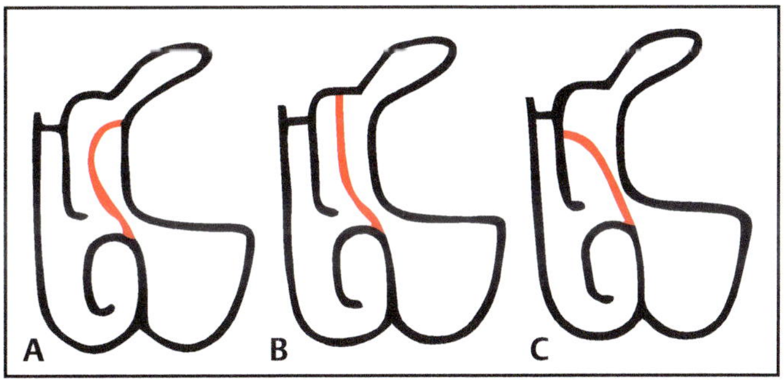

Fig. 16-4. Desenho esquemático demonstrando as diversas inserções do processo uncinado. (Fonte: © KARL STORZ SE & Co. KG, Alemanha.)[11]

AVALIAÇÃO PRÉ-OPERATÓRIA

Os cuidados pré-operatórios são semelhantes às outras cirurgias endoscópicas nasossinusais, incluindo: adequada avaliação das possíveis comorbidades, suspensão de medicações que interfiram na coagulação (antiagregantes plaquerários, anticoagulantes, anti-inflamatórios e fitoterápicos como a Gingko-biloba) e minuciosa avaliação da tomografia computadorizada no pré e intraoperatório. Os cortes coronais em janela óssea são os mais indicados por possibilitarem melhor avaliação da anatomia nasossinusal em um plano semelhante ao do acesso cirúrgico (Fig. 16-5). O corte sagital também é bastante útil por possibilitar uma complementação no estudo da região do recesso frontal, possibilitando avaliar a distância entre o *beak* do seio frontal e a tábua posterior do seio frontal (Fig. 16-6). Um bom *check-list* da tomografia deve incluir informações como o local de inserção superior do processo uncinado, o tamanho da bolha etmoidal, a região do *agger nasi*, a presença de células supraorbitárias e de células frontais, assim como a anatomia do teto do etmoide (artéria etmoidal anterior e lamela lateral da lâmina crivosa).

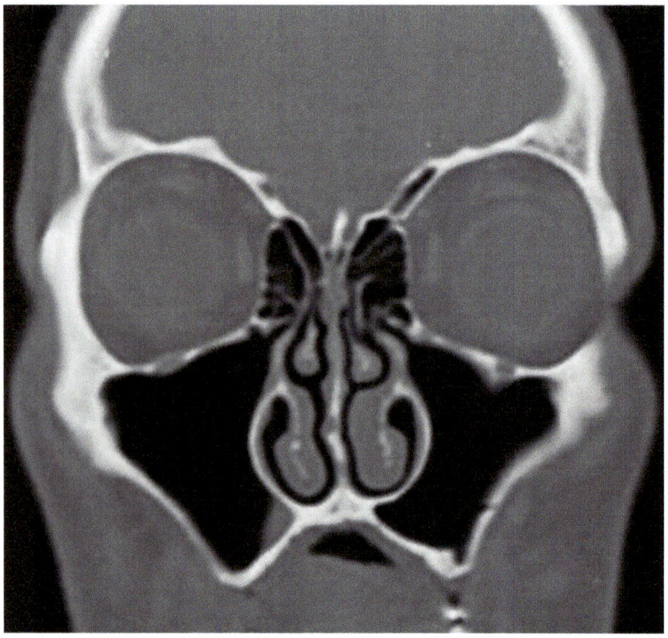

Fig. 16-5. Corte coronal de uma tomografia computadorizada de seios paranasais, janela para osso evidenciando a inserção do processo uncinado na lâmina papirácea à direita (recesso terminal).

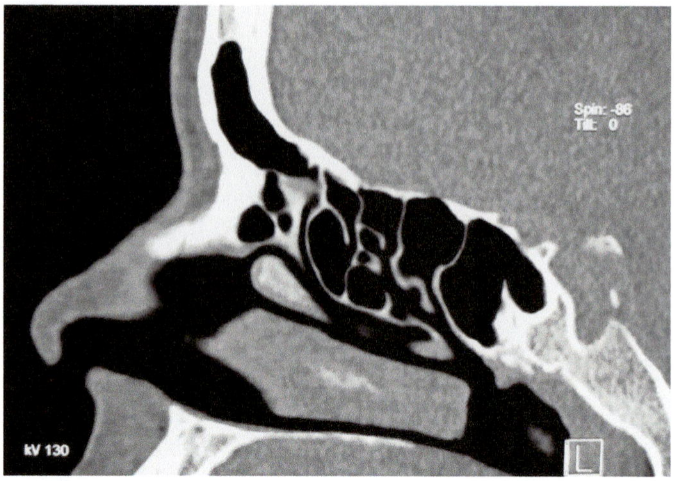

Fig. 16-6. Corte coronal de uma tomografia computadorizada de seios paranasais, janela para osso, corte sagital, detalhando a anatomia nasossinusal na região do recesso frontal.

TÉCNICA CIRÚRGICA

Considerações Gerais

- *Instrumental cirúrgico:* o material utilizado na abordagem do recesso frontal deve ser apropriado. Existem pinças delicadas com diferentes dispositivos e angulações que facilitam o acesso ao frontal (Fig. 16-7). Consideramos que as óticas anguladas adicionais são fundamentais, sendo que a de 45 graus, em nossa experiência, representa a melhor opção para a cirurgia endoscópica do seio frontal por possibilitar uma boa angulação associada à fácil manipulação.
- *Anestesia:* habitualmente os acessos ao frontal são realizados com anestesia geral, porém, a local assistida pode ser utilizada dependendo da experiência da equipe cirúrgica.
- *Posição do paciente:* o paciente deve estar em decúbito dorsal, com a cabeceira elevada e a cabeça ligeiramente virada para o lado do cirurgião principal.
- *Vasoconstricção:* a vasoconstricção tópica inicial pode ser feita com diferentes métodos de diluição e concentração da adrenalina tópica, sendo a mais utilizada a diluição da adrenalina para a concentração de 1:2.000, alcançada com a mistura da mesma quantidade de adrenalina com soro fisiológico ou lidocaína, por exemplo. Utilizam-se cotonoides embebidos com a solução para aplicação na mucosa no início da cirurgia.

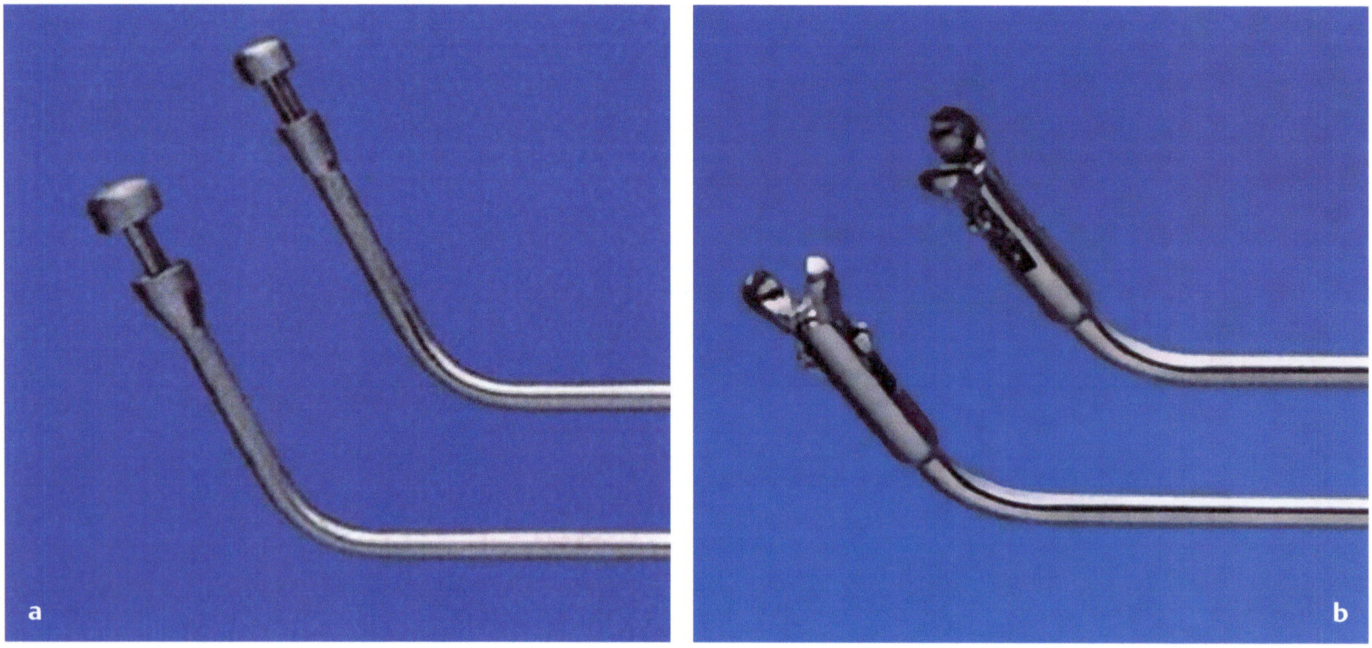

Fig. 16-7. Pinças anguladas: (a) cogumelo, (b) girafa; específicas para a cirurgia endoscópica do seio frontal.

ABORDAGEM INICIAL

O acesso ao recesso do frontal é, habitualmente, precedido pela etmoidectomia anterior. É importante remover o *agger nasi* e visualizar a inserção da concha média medialmente, a lâmina papirácea lateralmente, e a base de crânio anterior com a artéria etmoidal anterior superiormente, para que os procedimentos de drenagem ampliada sejam adequadamente realizados.

O conhecimento da inserção superior do processo uncinado é importante para a dissecção precisa e a adequada exposição do seio frontal.[12,13] Quando o processo uncinado se insere na lâmina papirácea, *agger nasi* ou, simultaneamente, na lâmina papirácea e na concha média, o acesso ao frontal será alcançado a partir de uma dissecção medial ou posteromedial ao processo uncinado (Fig. 16-8). A presença do *agger nasi* não altera a abordagem, uma vez que o processo uncinado e o *agger nasi* compartilham a mesma parede medial e posterior. A remoção do *agger nasi* é semelhante à remoção do recesso terminal, apenas mais anterior e superior.[12,13] Segundo a técnica descrita por WORMALD,[14] a realização de um retalho de mucosa acima da inserção da concha média na parede lateral (*axillary flap*), para expor a parede anterior do *agger nasi*, permite a dissecção com maior precisão do *agger nasi*, facilitando o acesso ao recesso do frontal e utilizando apenas a ótica de 0 grau.

Quando o processo uncinado se insere na junção da lâmina crivosa com a concha média, base do crânio ou concha média, o recesso frontal é abordado através da dissecção lateral ao processo uncinado (Fig. 16-9).[12,13]

Utilizando preferencialmente endoscópio de 45 graus, de acordo com a técnica *uncapping the egg* descrita pelo Prof. Stammberger,[11] o cirurgião deve, cuidadosamente, procurar o recesso do seio frontal entre o remanescente superior de processo uncinado e a bolha etmoidal.[12,13] Se o processo uncinado estiver inserido na lâmina papirácea, então a visão que se tem é de uma cobertura, semelhante a uma célula em fundo cego (Fig. 16-8a).[12,13] Observando atentamente, uma linha de separação entre o processo uncinado e a concha média será reconhecida. Delicadamente, com uma cureta angulada, esta célula deve ser removida com movimentos de trás para frente e de lateral para medial, denominado por Stammberger de *uncapping the egg* (Fig. 16-10).[11] Pinças girafas circulares ou com abertura laterolateral ou anteroposterior são utilizadas para remover fragmentos ósseos expostos (Fig. 16-7). No intraoperatório, algumas vezes, é difícil a diferenciação do *agger nasi* e um recesso terminal alto, uma vez que aparecem como um domo único.[12,13] Após a remoção precisa do processo uncinado, *agger nasi* e células frontais, uma abertura elíptica e ampla para o seio frontal geralmente é exposta (Fig. 16-11).

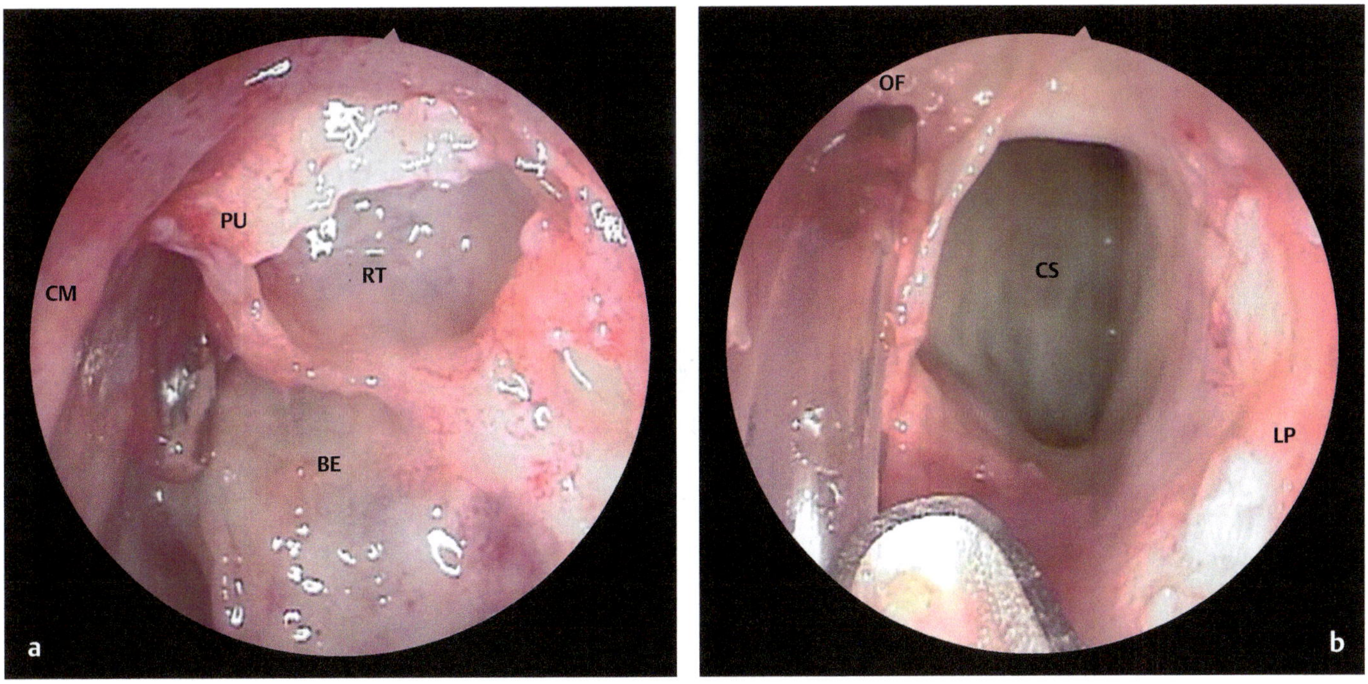

Fig. 16-8. (**a**) Endoscopia de fossa nasal esquerda de cadáver evidenciando a presença de recesso terminal dificultando a visibilização direta do óstio do seio frontal cateterizado por uma sonda nasogástrica após a remoção apenas da porção inferior do processo uncinado; (**b**) visibilização do óstio do seio frontal cateterizado pela sonda nasogástrica e localizado medialmente a uma célula supraorbitária (endoscópio rígido 4 mm de 45°). BE: Bolha etmoidal; CM: concha média; CS: célula supraorbitária; LP: lâmina papirácea; OF: óstio do seio frontal; PU: processo uncinado; RT: recesso terminal.

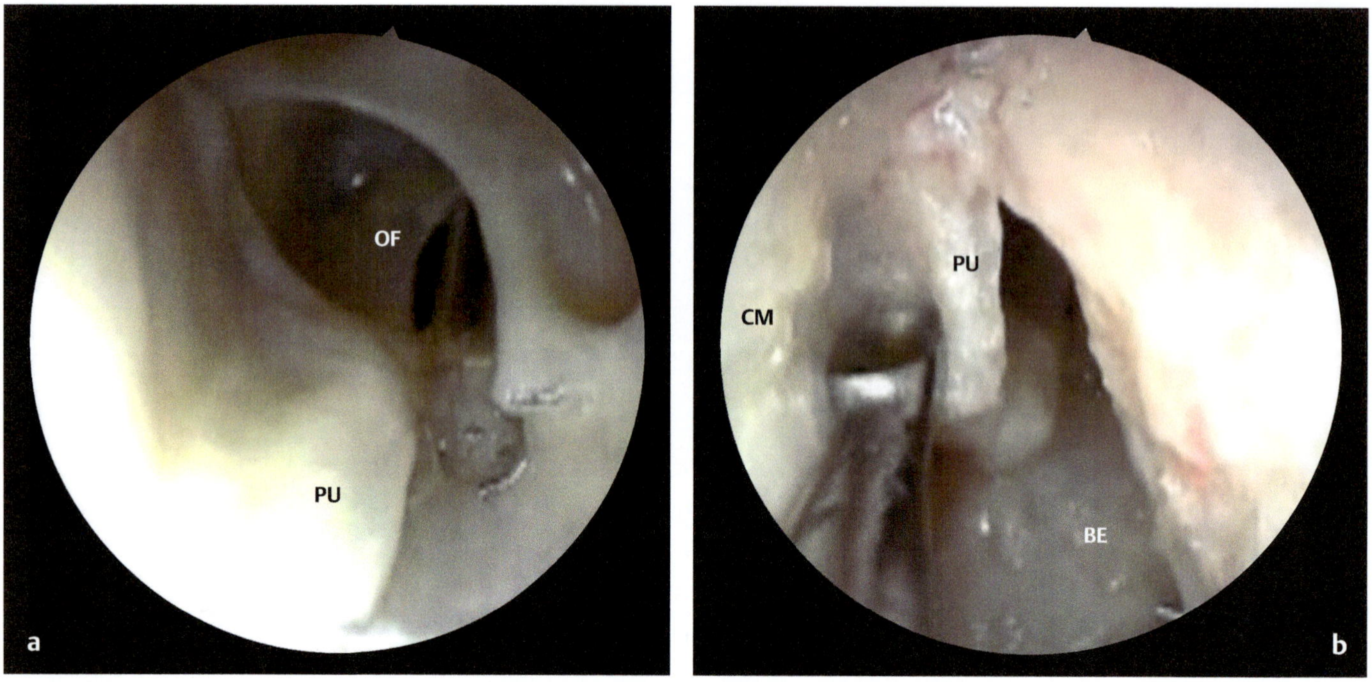

Fig. 16-9. (a) Endoscopia de fossa nasal esquerda de cadáver evidenciando a visibilização direta do óstio do seio frontal cateterizado por uma sonda nasogástrica após a remoção apenas da porção inferior do processo uncinado; (b) cureta angulada palpando a inserção superior do processo uncinado que se encontra na concha média (endoscópio rígido 4 mm de 45°).

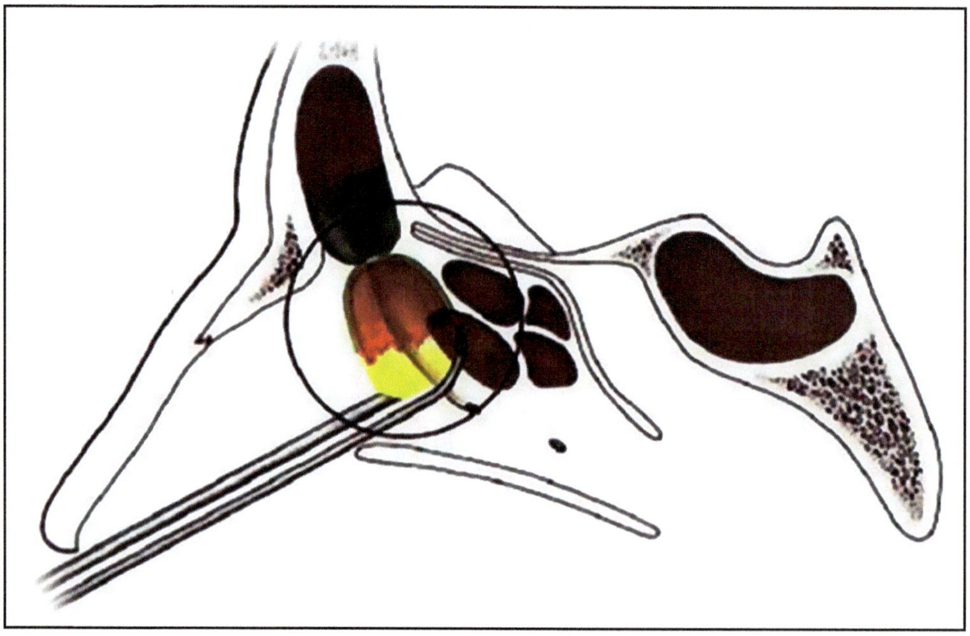

Fig. 16-10. Desenho esquemático demonstrando o movimento de posterior para anterior durante a dissecção do recesso frontal pela técnica *uncapping the egg*. (© KARL STORZ SE & Co. KG, Germany.)[11]

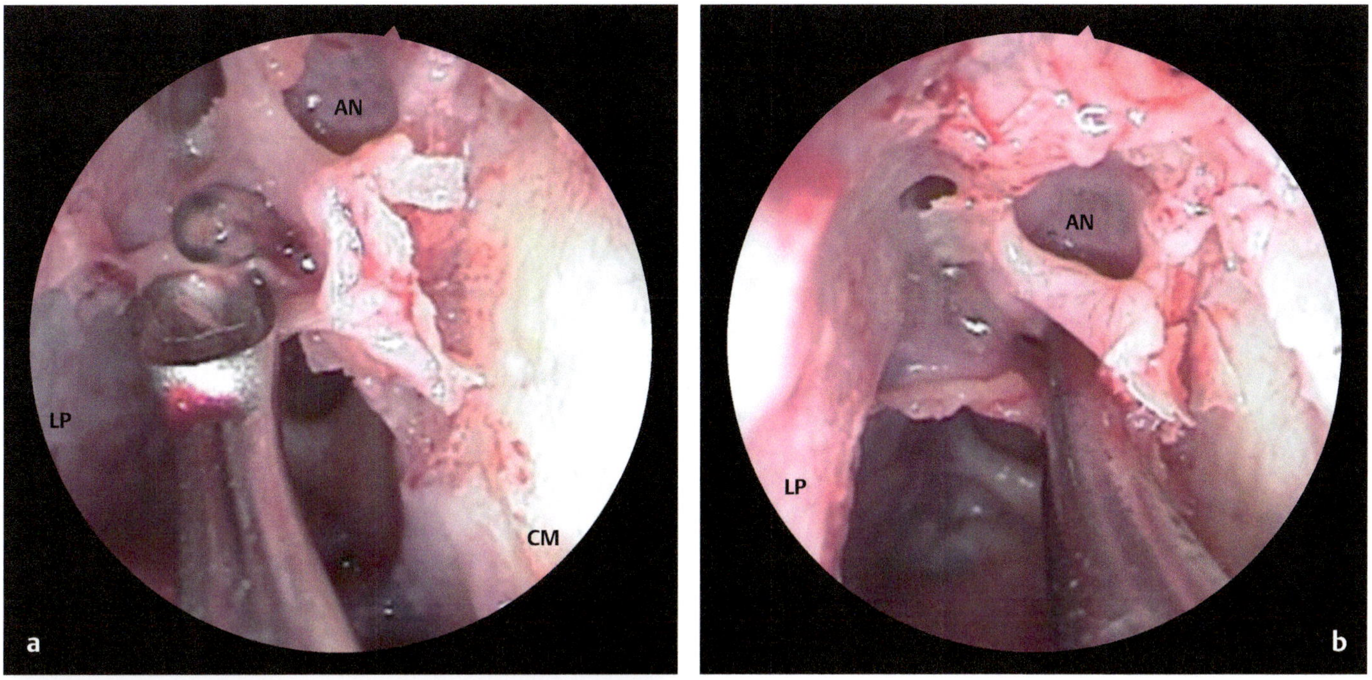

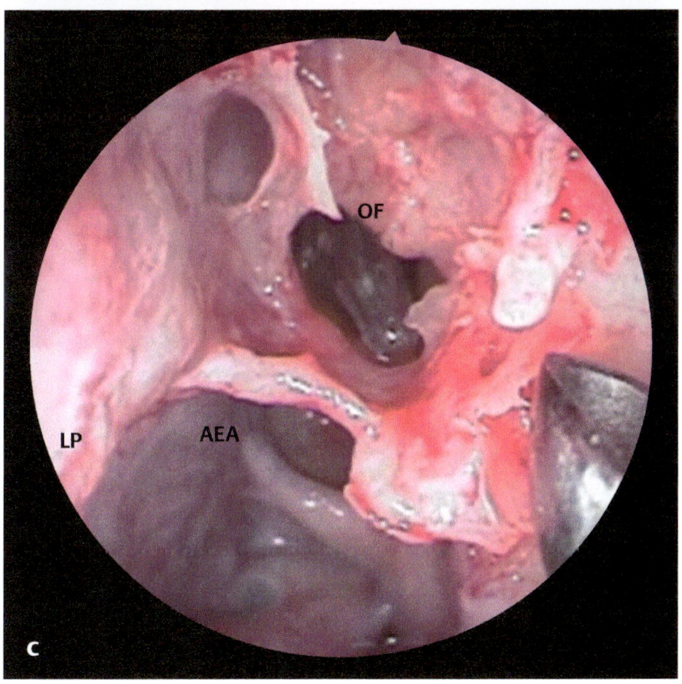

Fig. 16-11. (a) Endoscopia de fossa nasal direita evidenciando a presença de uma célula *agger nasi* dificultando a visibilização direta do óstio do seio frontal cateterizado por uma sonda nasogástrica após a remoção apenas da porção inferior do processo uncinado; (b, c) exérese da célula *agger nasi* e consequente visualização do óstio do seio frontal cateterizado pela sonda nasogástrica (endoscópio rígido 4 mm de 45°). AEA: Artéria etmoidal anterior; AN: célula *agger nasi*; CM: concha média; LP: lâmina papirácea; OF: óstio do seio frontal.

TÉCNICA MCSANTOS

Um dos autores do presente capítulo, o Prof. Marco Cesar Jorge dos Santos, descreveu uma técnica cirúrgica para acesso endonasal ao seio frontal, a técnica MCSantos. A identificação do seio frontal através da técnica MCSantos pode ser considerada como uma etapa preliminar à ampliação da abertura do seio frontal independente da técnica a ser utilizada posteriormente para sua ampliação. Utiliza-se o *frontal beak*, a base do crânio e a periórbita como pontos de reparo anatômico seguro e que sempre estão presentes no paciente, sendo que a identificação destas estruturas torna mais segura a identificação do seio frontal.

O objetivo de usar está técnica é a remoção do *frontal beak* precocemente no acesso ao seio frontal pela via anterógrada endonasal usando endoscópio de 0 ou 30 graus. Após a remoção do *frontal beak*, as células etmoidais anteriores são removidas (longe da periórbita e da base do crânio). Para a remoção do *frontal beak* utiliza-se um osteótomo, um Kerrison e os endoscópios de 0 ou 30 graus. Esta técnica é pioneira pelo fato de utilizar de maneira inédita um osteótomo angulado de 42 graus, de cabo retangular e com 2 mm na sua extremidade mais distal (Fig. 16-12).

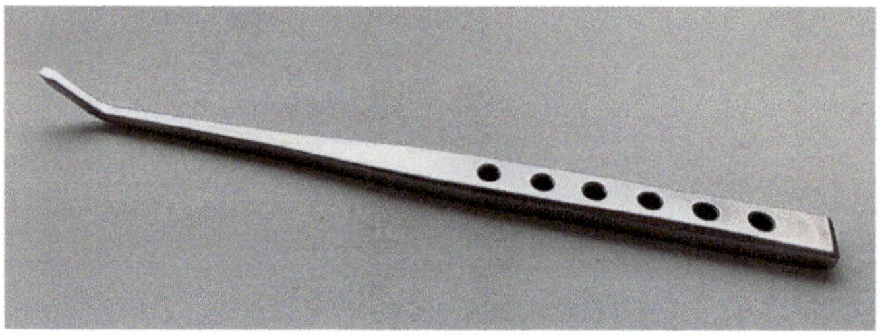

Fig. 16-12. Osteótomo Marco Cesar utilizado para remoção da espinha nasal do osso frontal.

O paciente fica em decúbito dorsal com 30 graus de elevação do dorso e com a cabeça ligeiramente estendida. Após a anestesia e vasoconstrição na mucosa, realiza-se a incisão do processo unciforme, imediatamente após o processo frontal da maxila. Após esta incisão o uncinado fica preso superior e inferiormente, como se fosse uma "alça de balde". Corta-se primeiro, inferiormente, o uncinado e, posteriormente, a porção superior; não se deve cortar antes em cima por causa do sangramento superior, que pode esconder o corte inferior. Após remover o uncinado, remove-se o processo frontal ascendente da maxila com a pinça de Kerrison, localizando assim, lateralmente, a periórbita, que contém a via lacrimal, sendo confeccionado uma trincheira lateral que termina na porção lateral do frontal beak. A trincheira medial é realizada também com a pinça de Kerrison, esqueletizando a inserção da concha média na base do crânio. Nunca se deve avançar o Kerrison medial até a inserção da concha média. Desta maneira, o bloco ósseo que fica entre a trincheira lateral e a medial é o *frontal beak*. Para a remoção do *frontal beak*, utiliza-se o osteótomo angulado de 42 graus. Com uma cureta angulada apenas na ponta, células frontoetmoidais anteriores são removidas utilizando a técnica *uncapping the egg* do Prof. *Stammberger*.[11] Com uma cureta mais angulada de 45 graus se removem células mais altas até a identificação do ducto nasofrontal e do infundíbulo do frontal. Estes passos cirúrgicos são universais para qualquer procedimento de ampliação da abertura do seio frontal, que pode ser realizado na sequência destes passos.

O princípio técnico da técnica de MCSantos fica evidente na Figura 16-13.[14] Na primeira imagem tem um *frontal beak* bem aumentado em suas dimensões e uma pneumatização pequena da célula do *agger nasi*. Na segunda imagem, tem um *frontal beak* pequeno e uma pneumatização grande da célula do *agger nasi*.

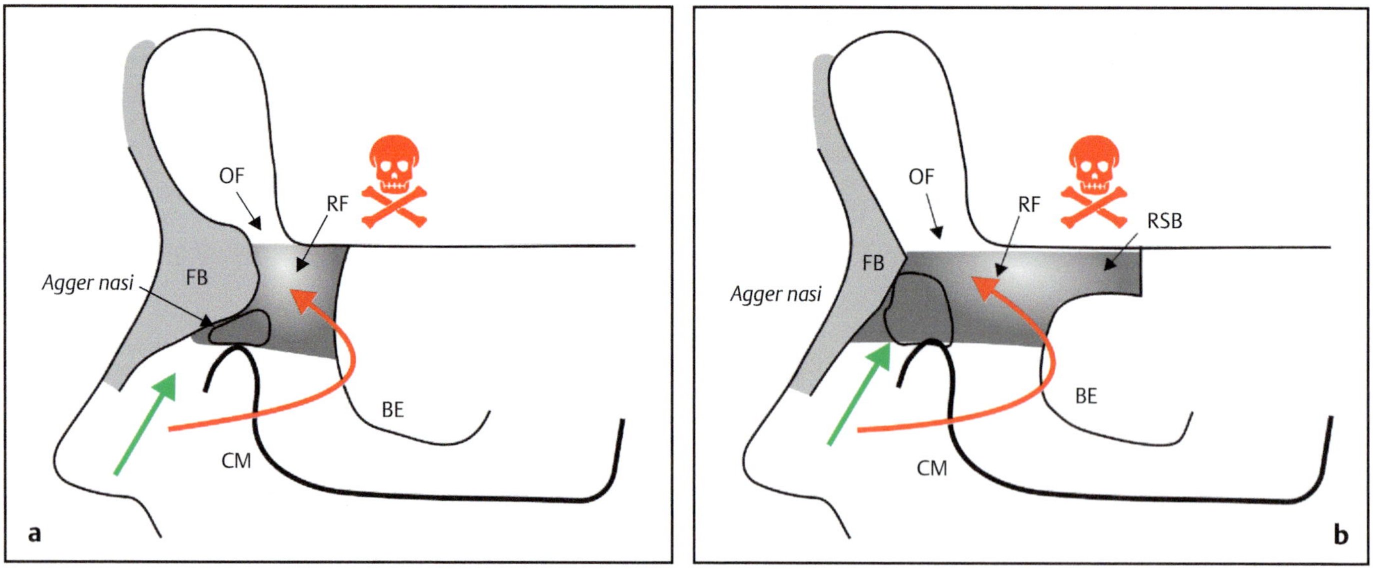

Fig. 16-13. (a, b) Técnica de MCSantos. CM: concha média; BE: bula etmoidal; OF: ósteo do seio frontal; RF: recesso do seio frontal; RSB: recesso suprabular. (Adaptada de Wormald PJ. Cirurgia endoscópica nasossinusal. 4 ed. Rio de Janeiro: Thieme Revinter; 2018.)

DRAF TIPO IIA/IIB: DRENAGEM ESTENDIDA

A drenagem estendida é alcançada através da ressecção do assoalho do seio frontal entre a lâmina papirácea e a concha média (IIA) ou entre a lâmina papirácea e o septo nasal (IIB), anteriormente à margem ventral da fossa olfatória.[5] Na classificação de May e Schaitkin,[15] a abordagem tipo IIA, corresponde a NFAII (abordagem nasofrontal) e a tipo IIB corresponde a NFAIII. Em estudo anterior, Hosemann *et al.*, observaram que[16-18] o diâmetro médio do óstio do frontal após abordagem tipo IIA foi de 5,6 mm, sendo o máximo observado de 11 mm, utilizando curetas. Quando uma abertura maior é necessária, a técnica IIB deve ser realizada utilizando um *drill* com broca diamantada para abordar o osso mais espesso em direção ao septo nasal. O uso do *drill* requer limpeza frequente da ótica, sendo a utilização de um sistema de irrigação interessante, ou o uso de cirurgia a quatro mãos, com um assistente segurando o endoscópio.

Em cirurgias revisionais com etmoidectomia incompleta, uma abordagem ampliada ao etmoide pode ser necessária. Essa abordagem ampliada é feita através da exposição do osso lacrimal, abertura do *agger nasi* e parte do processo frontal da maxila, até que a lâmina papirácea seja claramente identificada. Isso facilita a melhor visualização do recesso frontal e acesso ao assoalho do seio, facilitando o pós-operatório. Assim que o recesso frontal é identificado usando os parâmetros anatômicos da concha média, a artéria etmoidal anterior e o infundíbulo frontal são expostos e as células etmoidais anteriores são removidas. A presença de células frontais como variações anatômicas faz necessária a realização da técnica idealizada por Stammberger[11] e descrita anteriormente como *uncapping the egg* usando uma ótica de 45°, resultando em uma drenagem tipo IIA.

Se, após a drenagem do tipo IIA, for necessário um alargamento adicional para produzir um tipo IIB, a broca diamantada é introduzida no espaço claramente visível no infundíbulo e puxada através do osso em direção medial. Deve-se tomar cuidado para que a abertura do seio frontal seja margeada por osso em todos os lados e que a mucosa seja preservada em pelo menos uma parte da circunferência. Para também criar medialmente com segurança a abertura mais ampla possível do assoalho do seio frontal, deve-se identificar a primeira fibra olfativa ipsilateral. Se o cirurgião sentir que a drenagem tipo IIA é muito pequena em relação à doença de base, pode ser realizado o procedimento de drenagem tipo IIB ou tipo III.

CONSIDERAÇÕES ADICIONAIS

A mucosa de revestimento deve ser preservada sempre que possível, evitando-se ao máximo a presença de áreas ósseas desnudas. O cirurgião deve estar atento para não causar uma lesão circunferencial no óstio do seio frontal, com a finalidade de minimizar as chances de uma estenose pós-operatória. Nos acessos que preservam a concha média (até o IIA), a fratura da concha média deve ser evitada para prevenir a lateralização da concha, formação de sinéquias e estenose na região do recesso frontal. Em caso de instabilidade da concha média, sugerimos que seja realizado um ponto fixando a respectiva concha média no septo nasal com fio absorvível (p. ex., Monocryl 4-0).

RESULTADOS

Estudos mostram que, mesmo em longo prazo, com acompanhamento chegando até 12 anos, os resultados das técnicas de Draf tipo II apresentam boas taxas de sucesso, variando de 53 a 91,5%.[19-21]

PÓS-OPERATÓRIO

Os cuidados pós-operatórios são semelhantes aos utilizados nas demais cirurgias endoscópicas nasossinusais. Eles se iniciam ainda no final da cirurgia. Uma adequada hemostasia é importante não só para evitar uma epistaxe no pós-operatório como também para evitar o acúmulo de coágulos que, consequentemente, interferem no processo de cicatrização da mucosa. Caso necessário, recomenda-se o uso de cautério bipolar para controle de áreas sangrantes, sempre evitando grandes cauterizações, que favorecem a formação de crostas.[20-22] Existem vários tipos de materiais hemostáticos que podem ser utilizados nos tamponamentos, sendo absorvíveis ou não absorvíveis como o Gelfoam®, o Sinu-Knit® e o Merocel®. Esses materiais são utilizados para melhor hemostasia e também para diminuir a formação das sinéquias. A decisão quanto ao tipo do material utilizado depende da experiência da equipe cirúrgica. Temos como conduta evitar sempre que possível a colocação de tamponamento no meato médio e recesso frontal, sendo que quando necessário utilizando o Sinu-Knit®.

O paciente deve ser orientado a evitar assuar o nariz e evitar esforços físicos. Informar sobre a possível ocorrência de sangramentos pequenos e piora da obstrução nasal devido ao processo inflamatório, ajuda a adequar as expectativas do paciente, reduzindo a ansiedade do mesmo. A lavagem com solução salina regular é fundamental. O tipo de dispositivo escolhido para lavagem e o tipo de solução salina, hipertônica ou isotônica, pode ser individualizado.[23] O uso de corticosteroides tópicos e/ou orais em pacientes com patologia inflamatória de base melhora o resultado no pós-operatório, reduzindo também a taxa de recorrência, principalmente, na RSC com pólipos nasais.[24] Em relação ao uso de antibioticoterapia no pós-operatório, apesar de amplamente utilizado na prática clínica, faltam evidências científicas robustas embasando seu uso.[25] Normalmente o paciente retorna ambulatorialmente a cada 7 dias no primeiro mês, adequando o acompanhamento, dependendo do caso. Na primeira semana evita-se a manipulação excessiva da cavidade. Durante as revisões, aspirações, desbridamentos, remoção de sinéquias e remoção de crostas são realizados de acordo com a necessidade.

FALHA CIRÚRGICA

Alguns pacientes podem desenvolver rinossinusite recorrente no frontal após a cirurgia. Isso pode ocorrer, principalmente, por um bloqueio de drenagem do frontal, seja pela presença de remanescentes de células etmoidais ou pela cicatrização excessiva e formação de sinéquias após a manipulação da mucosa. Para reduzir esse risco, uma ampla etmoidectomia anterior e a manipulação menos traumática da mucosa do recesso do frontal devem ser instituídas. Nos casos de rinossinusite recorrente, deve-se ampliar o procedimento anteriormente realizado: se o paciente foi submetido a uma abordagem tipo IIA, deverá ser submetido a uma abordagem do tipo IIB ou tipo III.[8]

COMPLICAÇÕES

As taxas de complicações das abordagens endoscópicas ao frontal são baixas e sua frequência semelhante a outras cirurgias nasossinusais. As técnicas são muito seguras, quando se segue a técnica cirúrgica adequada. Possíveis complicações são lesão da periórbita. A complicação mais frequente descrita por Draf foi lesão da periórbita, observada em 14% dos pacientes, sem repercussão significativa na maioria dos pacientes.[8] Outras possíveis complicações na abordagem ao frontal são a fístula liquórica, em decorrência da lesão da lamela lateral da placa cribriforme (Figs. 16-14 e 16-15) ou da fóvea etmoidal, e o sangramento severo devido à lesão da artéria etmoidal anterior.[13]

A prevenção de fístula liquórica inicia-se com o estudo anatômico da base do crânio através da tomografia computadorizada. Devemos estar atentos aos seguintes parâmetros quando analisamos a tomografia: classificação de Keros (Keros I tem menor risco de complicação intracraniana), áreas de deiscência óssea na base do crânio e a presença de tecidos moles que podem corresponder a encefaloceles. Mesmo com o estudo tomográfico, uso de navegadores e técnica cirúrgica adequada, fístulas podem ocorrer durante o ato cirúrgico.[13]

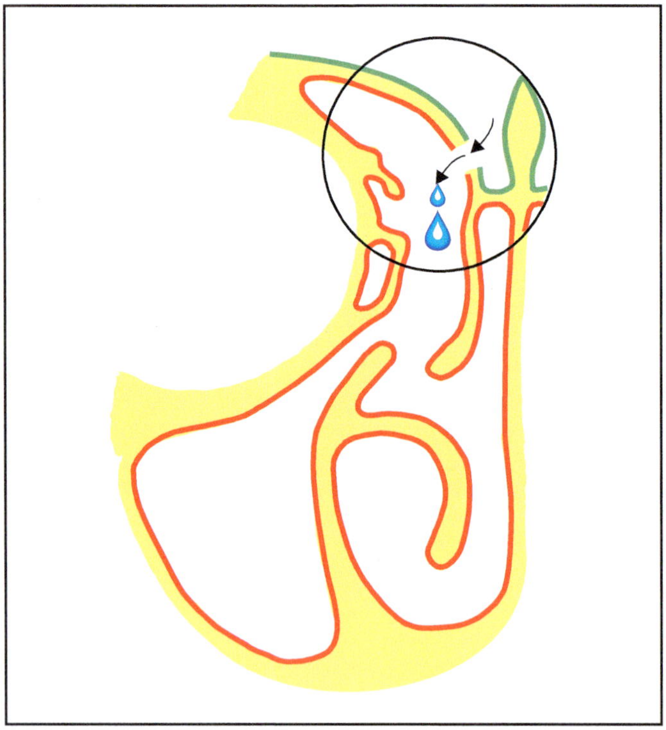

Fig. 16-14. Desenho esquemático mostrando uma fístula liquórica causada por uma lesão na lamela lateral da lâmina crivosa.

A artéria etmoidal anterior pode ser lesada durante a dissecção superior na região do recesso frontal (Fig. 16-16). Normalmente ocorre sangramento discreto a moderado que pode ser controlado com vasoconstrição, cauterização bipolar e raramente ligadura arterial. É recomendada a utilização de pinças cortantes para a remoção da parte superior da bula com o objetivo de evitar a ruptura e a retração da artéria para dentro da órbita e, assim, o hematoma orbitário.[7,13]

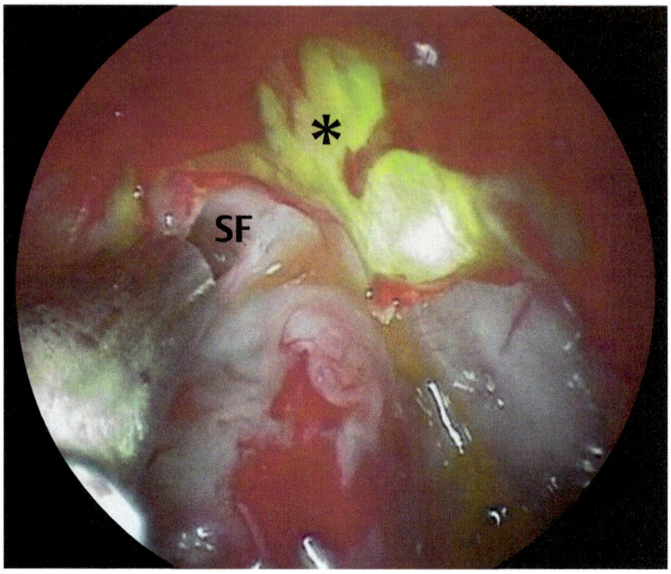

Fig. 16-15. Visão com endoscópio de 45 graus, 4 mm, recesso frontal direito, evidenciando presença de fístula liquórica em lamela lateral da lâmina crivosa identificada pela coloração da fluoresceína sódica (*).

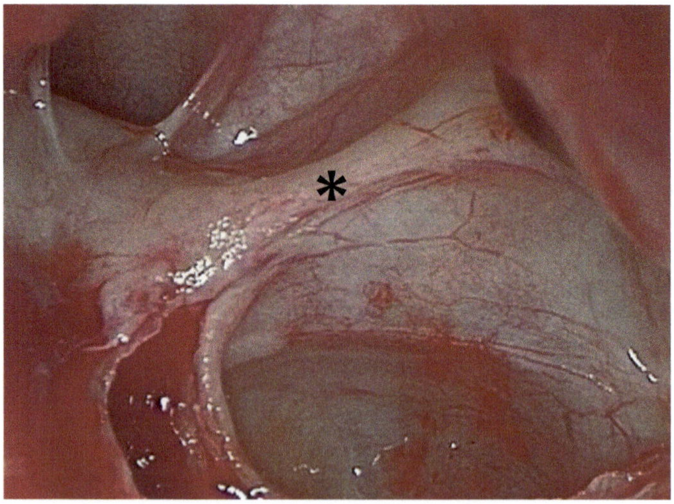

Fig. 16-16. Visão com endoscópio de 45 graus, 4 mm, fossa nasal direita, evidenciando a artéria etmoidal anterior (*).

LOTHROP MODIFICADO POR VIA ENDOSCÓPICA (DRAF III)

A cirurgia endoscópica dos seios paranasais e da base do crânio emergiu como um componente efetivo no tratamento de rinossinusite crônica (RSC) e de tumores dos seios paranasais e da base anterior do crânio. O progresso nessa área deve-se, substancialmente, aos avanços tecnológicos, incluindo a introdução de óticas e sistemas de vídeo avançados, assim como inovações em materiais cirúrgicos. A cirurgia assistida por navegação e o desenvolvimento de hemostáticos mais eficientes também têm contribuído significativamente para a melhoria do campo operatório e dos resultados pós-operatórios.

A grande maioria das doenças inflamatórias do seio frontal pode ser tratada por meio de uma abordagem Draf I ou Draf IIa/IIb, quando adequadamente indicadas e realizadas. No entanto, em algumas circunstâncias, como na persistência da doença ou na presença de tumores, pode ser necessária uma cirurgia mais extensa da região frontal. Essa cirurgia, conhecida como Lothrop modificado via endoscópica ou Draf III, oferece uma abordagem mais abrangente para esses casos complexos.[26]

O procedimento Lothrop modificado por via endoscópica baseia-se na técnica originalmente descrita por Lothrop, em 1914.[27] Esta técnica envolvia a remoção da parte superior do septo nasal, o assoalho do seio frontal e o septo intersinusal. A remoção do assoalho do seio era auxiliada por uma pequena incisão externa, similar à incisão de Lynch, criando uma janela que facilitava o procedimento cirúrgico. Apesar de a técnica ter sido bem-sucedida em 29 de 30 pacientes, foi considerada tecnicamente desafiadora. No entanto, modificações significativas foram publicadas por Draf em 1991 e por Gross em 1995. Eles adaptaram a técnica original, eliminando a necessidade de incisão externa e permitindo que todo o procedimento fosse realizado por via endoscópica.[6,28]

Indicações

Nos últimos anos, cada vez mais está sendo realizada a técnica de Lothrop modificado por via endoscópica (DRAF III), e as indicações são:[29,31]

- Rinossinusite crônica com pólipos nasais, alguns autores realizam esse procedimento como primeira escolha em doenças mais agressivas, como: doença respiratória exacerbada por aspirina e/ou anti-inflamatório não hormonal (DREA), rinossinusite fúngica alérgica ou discinesia ciliar primária, porém, a grande maioria dos autores reserva essa técnica cirúrgica para casos recidivados em que a medicação tópica não está chegando adequadamente ao seio frontal.
- Falha de procedimentos menos agressivos na manutenção do seio frontal pérvio.
- Nova formação óssea (neo-osteogênese) nas regiões do recesso do frontal após cirurgia endoscópica funcional indicando provável osteíte. A neo-osteogênese resulta em estreitamento do seio frontal.
- Fístula liquórica (ou encefalocele ou meningoencefalocele) na região do seio frontal, pois facilita o acesso ao defeito, assim como a utilização de retalhos para fechamento desse defeito na base do crânio sem ocasionar uma obliteração do frontal.
- Mucocele em região do seio frontal.
- Tumores (benignos ou malignos) na região do seio frontal.
- Tumores na base anterior do crânio, necessitando de um acesso transcribriforme.
- Realização do retalho de pericrânio.
- Discinesia ciliar primária.

Técnica Cirúrgica

Diferentes variações da técnica cirúrgica para o Lothrop modificado por via endoscópica (DRAF III) têm sido descritas, destacando-se o método tradicional *inside-out* e o mais recente *outside-in*. Cada cirurgião possui suas preferências e pontos que considera benéficos, mas em situações onde há distorção anatômica, como a ausência de reparos anatômicos em consequência de cirurgias anteriores, a técnica *outside-in* pode ser a mais indicada. Mesmo os cirurgiões que não a empregam habitualmente devem considerar sua aplicação, dada a maior consistência que oferece na identificação do primeiro filamento olfatório.[6,28,31,32]

Após a conclusão do procedimento, a cavidade recém-criada do seio frontal apresenta um formato de ferradura. As dimensões médias esperadas são de 18 mm no eixo anteroposterior e 20 mm no eixo laterolateral. No entanto, o tamanho final da abertura é condicionado pela anatomia específica do paciente, devendo ser maximizado conforme permitido.

Posicionamento do Paciente

A utilização de óticas anguladas é importante, porém, varia conforme a experiência do cirurgião. Alguns preferem realizar todo o procedimento com uma ótica de 30 graus, enquanto outros utilizam óticas de 0 e 45 graus. No entanto, é crucial um correto posicionamento do paciente em decúbito dorsal e discreta lateralização de 10 a 15 graus para a direita e, principalmente, a cabeça do paciente deve estar adequadamente estendida para facilitar o acesso ao seio frontal sem que as mãos e os instrumentos do cirurgião colidam com o tórax do paciente, além de facilitar a exposição ao seio frontal.

Limites Anatômicos (Figs. 16-17 e 16-18)[29-31]

Independente da técnica cirúrgica, os limites anatômicos são:

- *Posterior:* primeiro filamento olfatório que demarca a projeção anterior do bulbo olfatório.
- *Lateral:* periósteo da pele sobre o processo frontal da maxila em ambos os lados.
- *Anterior:* glabela, representada pelo osso próprio do frontal que pode ser drilado até a exposição do periósteo da pele.

Inside-Out (Vídeo 16-1; Figs. 16-18 e 16-19)

Etapa 1: Identificação e Abertura do Recesso do Frontal

O procedimento consiste na união dos dois seios frontais através da ressecção de células etmoidais anteriores e tem como primeira etapa e fundamental a identificação e ampliação do recesso frontal.

Etapa 2: Confecção do Retalho e Filamento Olfatório

Essa etapa é crucial para a confecção do retalho acima da axila do corneto médio, o que ajuda, ao final da cirurgia, a evitar a exposição do osso e diminuir as chances de estreitamento do seio frontal.[33] Nessa fase, o primeiro filamento olfatório é identificado.

Antes de iniciar a remoção do assoalho do seio frontal, toda a área deve estar adequadamente exposta. Deve-se estabelecer o limite posterior da abertura para o Lothrop modificado, tendo como ponto de referência anatômico o primeiro filamento olfatório.

O descolamento mucoperiosteal começa com um descolador sem sucção na junção do ângulo septal anterior, na interseção da porção dorsal e caudal do septo nasal, direcionando-se para a placa cribriforme. Geralmente é identificada primeiro uma veia emissária ou a artéria etmoidal anterior correndo lateralmente. A elevação continua até a identificação

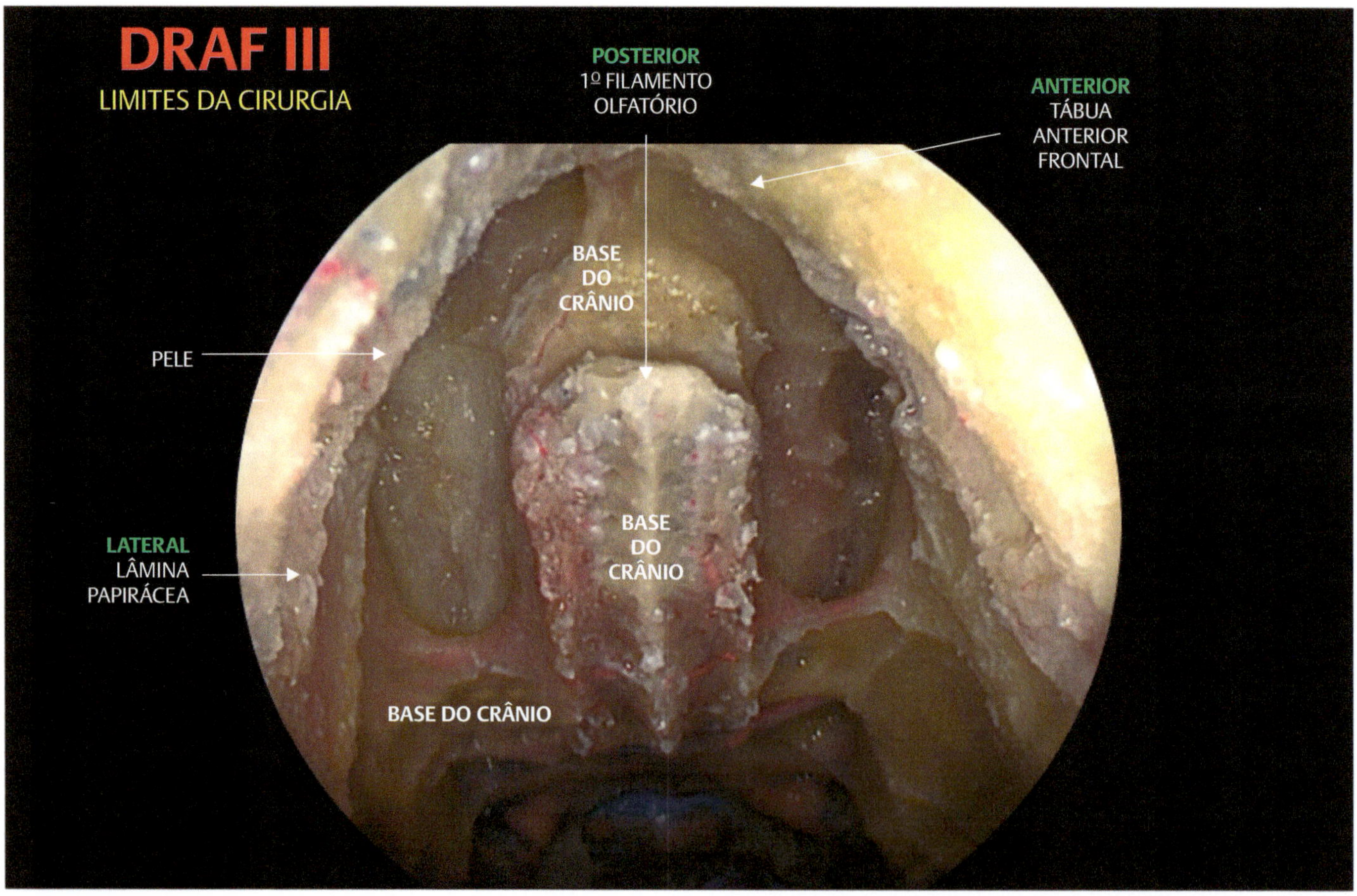

Fig. 16-17. A imagem ilustra uma dissecção de um Lothrop modificado por via endoscópica (Draf III), delineando os limites anatômicos. **Posteriormente**, localiza-se o primeiro filamento olfatório, que demarca a projeção anterior do bulbo olfatório. **Lateralmente**, o periósteo da pele sobre o processo frontal da maxila é identificado em ambos os lados. **Anteriormente**, a glabela é representada pelo osso frontal.

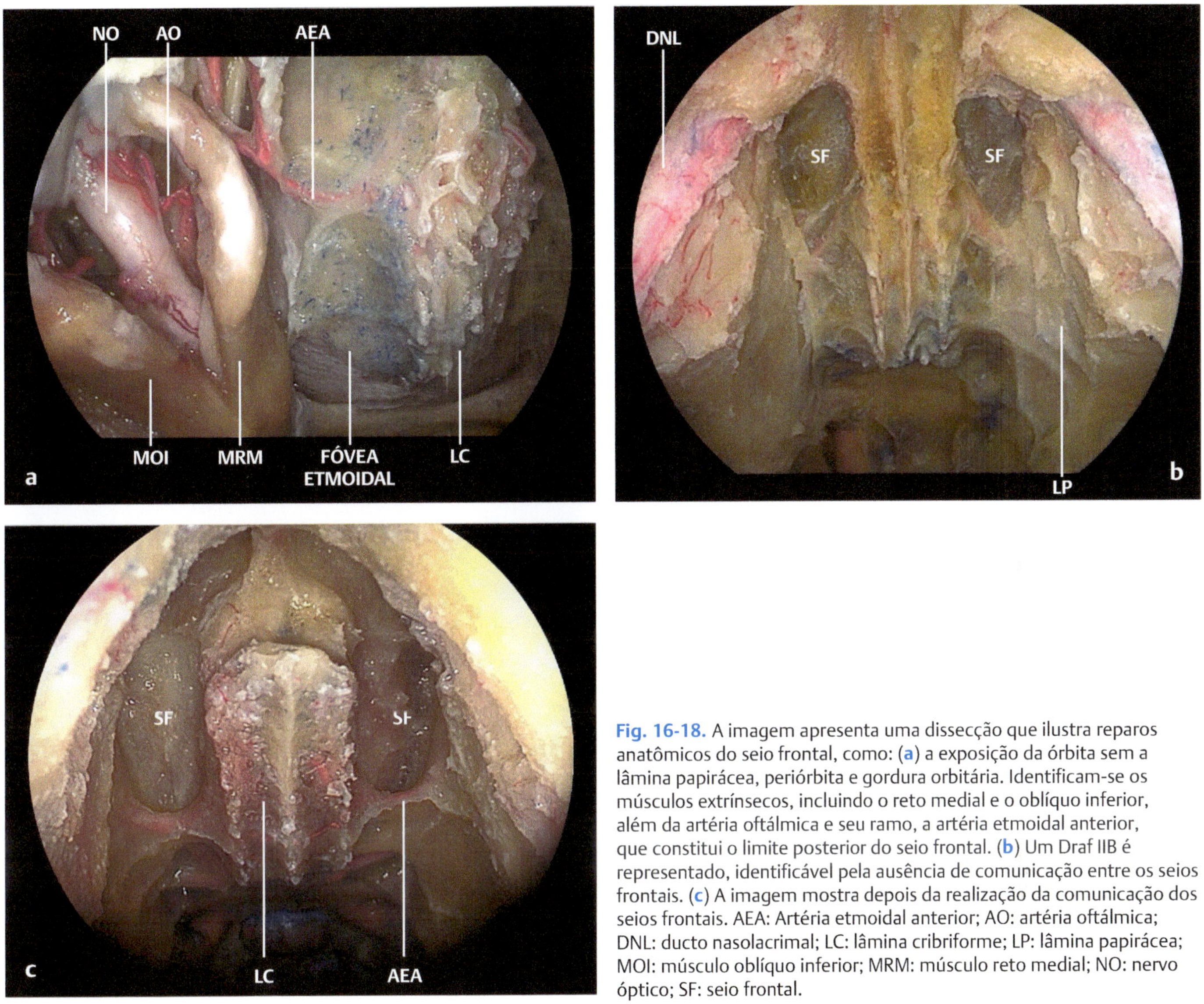

Fig. 16-18. A imagem apresenta uma dissecção que ilustra reparos anatômicos do seio frontal, como: (**a**) a exposição da órbita sem a lâmina papirácea, periórbita e gordura orbitária. Identificam-se os músculos extrínsecos, incluindo o reto medial e o oblíquo inferior, além da artéria oftálmica e seu ramo, a artéria etmoidal anterior, que constitui o limite posterior do seio frontal. (**b**) Um Draf IIB é representado, identificável pela ausência de comunicação entre os seios frontais. (**c**) A imagem mostra depois da realização da comunicação dos seios frontais. AEA: Artéria etmoidal anterior; AO: artéria oftálmica; DNL: ducto nasolacrimal; LC: lâmina cribriforme; LP: lâmina papirácea; MOI: músculo oblíquo inferior; MRM: músculo reto medial; NO: nervo óptico; SF: seio frontal.

do primeiro filamento olfatório. Esta estrutura neural segue medialmente e é fortemente aderente, via uma bainha periosteal, ao penetrar na placa cribriforme, estabelecendo assim o limite posterior da dissecção.[31,32]

Etapa 3: Janela Septal

Após a abertura adequada do recesso do frontal ser obtida bilateralmente, cria-se uma janela septal logo abaixo do assoalho do seio frontal. O limite posterior desta janela é a concha média, estendendo-se 1,5 a 2 cm anteriormente. Realiza-se, então, uma incisão vertical para inferior, utilizando como reparo anatômico a metade do comprimento da concha média como referência para delimitar até onde a incisão deve ser feita.

A janela se estende superiormente até onde o septo se conecta com o seio frontal, permitindo ao cirurgião conectar os dois seios frontais, avançando em direção ao processo frontal da maxila. A janela septal não deve se estender para além do osso nasal anteriormente, a fim de evitar a possibilidade de uma deformidade nasal em sela devido à perda de suporte do septo dorsal.[31,32]

Etapa 4: Abertura Máxima do Seio Frontal

O seio frontal é aberto até seus limites máximos, conforme definido pela técnica "de dentro para fora", iniciando-se pelo recesso do frontal e expandindo-se em direção anteromedial até o seio frontal contralateral. Todo o *frontal beak*, assoalho do seio frontal e septo intersinusal devem ser removidos, garantindo uma transição suave do osso nasal para a parede anterior do frontal, sendo o limite posterior o primeiro filamento olfatório ou ramos da artéria etmoidal anterior. O processo frontal da maxila também deve ser removido até a exposição do periósteo, resultando na formação de uma cavidade única no seio frontal em forma de ferradura.[31,32]

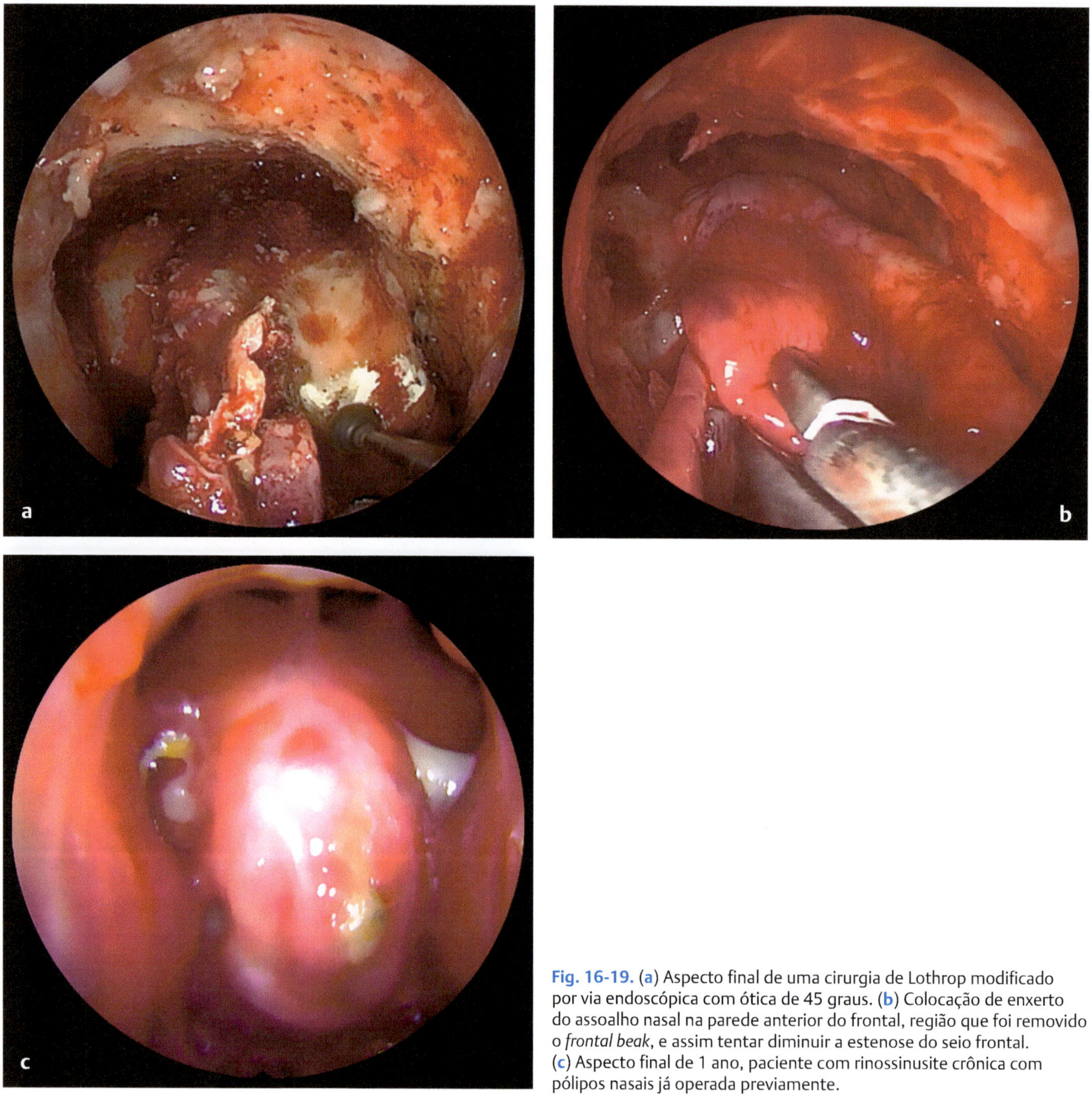

Fig. 16-19. (a) Aspecto final de uma cirurgia de Lothrop modificado por via endoscópica com ótica de 45 graus. (b) Colocação de enxerto do assoalho nasal na parede anterior do frontal, região que foi removido o *frontal beak*, e assim tentar diminuir a estenose do seio frontal. (c) Aspecto final de 1 ano, paciente com rinossinusite crônica com pólipos nasais já operada previamente.

Outise-in

A indicação principal do procedimento "de fora para dentro" inclui reoperações, a ausência de marcos anatômicos e, em certos casos, quando o recesso do frontal é muito estreito para acomodar instrumentos ou brocas no seio frontal com facilidade e segurança.[32]

Etapa 1: Identificação do Primeiro Filamento Olfatório

Uma incisão é realizada com eletrocautério de 1,5 a 2 cm anterior à concha média, estendendo-se desde o septo nasal até o processo frontal da maxila. Utilizando um descolador, como um *cottle*, é levantado um retalho mucoperiosteal de anterior para posterior em direção à fenda olfatória. A identificação do primeiro filamento olfatório é crucial nesta etapa, pois é o limite posterior da dissecção; anterior a este ponto, pode-se remover osso sem risco de causar uma fístula liquórica.[32]

Etapa 2: *Frontal Beak*

Diferentemente da técnica "de dentro para fora", a abertura não começa no recesso do frontal, mas no *frontal beak*. O seio frontal e o septo intersinusal são broqueados até se atingir o limite posterior definido pela primeira fibra olfatória. Após a abertura, o neo-óstio é expandido lateralmente para englobar os recessos frontais.[32]

Etapa 3: Janela Septal

A janela septal é criada usando os mesmos marcos anatômicos da técnica *inside-out*. Contudo, a elevação do retalho mucoperiosteal para a identificação do primeiro filamento olfatório requer apenas a remoção da cartilagem septal, uma vez que o retalho já foi confeccionado e a cartilagem está exposta.[32]

Etapa 4: Abertura Máxima do Frontal

Com a mucosa removida bilateralmente, utiliza-se uma broca ou um osteótomo para remover a crista da linha média do osso septal abaixo do seio frontal. A identificação dos limites laterais, particularmente o periósteo da pele, facilita a ampliação do seio frontal. O osso é removido medialmente entre estes limites e anterior ao primeiro filamento olfatório, até que a mucosa do assoalho do seio frontal seja identificada.

Deve-se ter cautela para não entrar prematuramente no seio, o que pode causar sangramento precoce devido à lesão dessa mucosa. Os limites completos da sinusotomia são agora estabelecidos: o periósteo, lateralmente, e o primeiro filamento olfatório, posteriormente. A ampliação do seio frontal continua a partir do periósteo, estendendo-se até o periósteo contralateral, removendo no percurso o *frontal beak* e criando uma abertura extensa. Uma vez que o osso remanescente é muito fino, pode-se utilizar um Kerrison para conectar o recesso do frontal à abertura cirúrgica criada pela remoção óssea. Eventuais septações restantes do recesso do frontal, septo intersinusal e do septo nasal são removidas, resultando numa cavidade única em forma de ferradura.[32]

PREVENÇÃO DE ESTENOSE DA NEOCAVIDADE

Durante a execução dessa técnica cirúrgica, várias regiões acabam com o osso exposto, especialmente na face anterior e lateral da nova cavidade criada. Nestas áreas, ocorre uma reepitelização natural sem auxílios externos, que pode induzir a osteoneogênese e a formação de tecido cicatricial, resultando, potencialmente, no estreitamento do seio frontal.

Diversos estudos têm sido publicados com o objetivo de prevenir e reduzir o risco de oclusão do seio frontal.[29,32,34,35] Uma das abordagens é o uso de gazes embebidas em mupirocina aplicadas em todo o seio frontal, o que cria um ambiente úmido, minimizando o processo de granulação e cicatrização, ao mesmo tempo em que promove hemostasia.[29]

A inserção de silastic na região da abertura frontal por um período de 3 a 4 semanas também é benéfica, pois evita que o osso exposto entre em contato direto com o ar e o sangue, prevenindo a formação de granulação e a possível redução da abertura realizada.[32]

Outra estratégia é o uso de enxertos nos locais onde a mucosa foi removida, particularmente na superfície exposta após a remoção do *frontal beak*. Os sítios doadores recomendados incluem o septo nasal, os cornetos médio ou inferior e o assoalho da fossa nasal. A mucosa septal quando apresenta um tamanho adequado é utilizada, pois já foi removida, porém nos casos que é necessário procurar por um sítio doador, o assoalho nasal, é frequentemente preferido devido à facilidade de remoção e à rápida reepitelização, o que resulta em mínima morbidade no pós-operatório (Fig. 16-19).[34,35]

CONSIDERAÇÕES FINAIS

Os procedimentos de acesso endonasal ao seio frontal tipo Draf IIA e IIB são opções de abordagem cirúrgica para as doenças do seio frontal, com bons resultados. O treinamento cirúrgico, principalmente através de dissecções em cadáver, deve objetivar o aprimoramento de uma técnica cirúrgica com menor trauma possível, pré-requisito essencial para o sucesso da cirurgia endoscópica funcional do seio frontal.

O cirurgião deve estar atento para evitar, saber reconhecer prontamente e tratar eficientemente as complicações maiores intraoperatórias relacionadas com a abordagem inadequada da região do recesso frontal, como a fístula liquórica, em decorrência da lesão da lamela lateral da placa cribriforme ou da fóvea etmoidal, e o sangramento severo devido à lesão da artéria etmoidal anterior.

O Lothrop modificado por via endoscópica (Draf III) tem sido cada vez mais utilizado desde sua introdução, em 1991, não apenas para tratar a rinossinusite crônica recalcitrante, mas também para uma variedade de tumores e outras patologias do seio frontal. O desenvolvimento das técnicas *outside-in* e *inside-out* desde o artigo original do Draf ampliou ainda mais o uso do procedimento para várias indicações, independentemente do diâmetro do recesso do frontal.

Conforme o tratamento endoscópico das doenças rinológicas continua a progredir, é esperado que as indicações e técnicas para o Lothrop modificado por via endoscópica (Draf III) também se expandam. Além disso, novas ideias e inovações estão surgindo para prevenir o estreitamento do seio frontal, que é um desafio significativo na cirurgia dessa região.

Com o avanço da tecnologia e o aprimoramento das técnicas cirúrgicas, é provável que o Lothrop modificado por via endoscópica continue a desempenhar papel importante no tratamento das doenças do seio frontal, oferecendo aos pacientes opções de tratamento mais eficazes e menos invasivas.

REFERÊNCIAS BIBLIOGRÁFICAS

1. Hajeck, M. Pathology and treatment of the inflammatory diseases of the nasal-accessory sinuses. 5th ed. St. Louis, MO, C.V. Mosby Co. 1926.
2. Halle M. Externe oder interne Operation der Nebenhöhleneiterungen. Berl Klin Wocherschr 1906;43:1369-72, 1404-07.
3. Santos MCJ. Cirurgia Endoscópica do Seio Frontal. Thieme Revinter; 2021.
4. Messerklinger W. Endoscopy of the nose. Baltimore: Urban & Schwartzenberg; 1978. p. 6-18.
5. Schaefer SD, Close LG. Endoscopic management of frontal sinus disease. Laryngoscope. 1990;100:155-60.
6. Draf W. Endonasal micro-endoscopic frontal sinus surgery: the Fulda concept. Operative Tech Otorhinol Head Neck Surg. 1991;2(4):234-40.
7. Eloy JA, Vázquez A, Liu JK, Baredes S. Endoscopic approaches to the frontal sinus: modifications of the existing techniques and proposed classification. Otolaryngol Clin North Am. 2016 Aug;49(4):1007-18.
8. Draf W. Endonasal frontal sinus drainage type i–iii according to draf. In: Kountakis SE, Senior BA, Draf W. (eds). The frontal sinus. Berlin, Heidelberg: Springer; 2005.
9. Yuge A, Takio M, Masami T. Growth of frontal sinus with age - an X-ray tomographic study. In: New dimensions in otorhinolaryngology-head & neck surgery. New York: Excerpta Medica; 1985. v. 2.

10. Stammberger H, Kopp W. Functional endoscopic sinus surgery – the messerklinger technique. Philadelphia: BC Decker; 1991.
11. Stammberger H. Uncapping the EGG - The endoscopic approach to frontal recess and sinuses. Tuttlingen: Endo-Press; 1999; 7-30.
12. Pádua F, Voegels RL, Lessa MM. Técnica cirúrgica. In: Rinologia e cirurgia endoscópica dos seios paranasais. Rio de Janeiro: Revinter; 2006;35-47.
13. Voegels RL, Lessa MM. Cirurgia endoscópica do seio frontal. In: Rinologia e cirurgia endoscópica dos seios paranasais. Rio de Janeiro: Revinter; 2006;49-58.
14. Wormald PJ. Cirurgia endoscoópica nasossinusal: anatomia, reconstrução tridimensional e técnica cirúrgica. Tradução de Rivo Fiscer; Soraya Omin de Oliveira; Silvia Spada & Vilma Ribeiro de Souza Varga. 4 ed. Rio de Janeiro: Thieme Revinter; 2018.
15. May M, Schaitkin B. Frontal sinus surgery: endonasal drainage instead of an external osteoplastic approach. Op Tech Otolaryngol Head Neck Surg. 1995;6:184-92.
16. Hosemann W, Gross R, Goede U, Kuehnel T. Clinical anatomy of the nasal process of the frontal bone (spina nasalis interna). Otolaryngol Head Neck Surg. 2001;125:605.
17. Hosemann W, Kuehnel T, Held P, Wagner W, Felderhoff A. Endonasal frontal sinusotomy in surgical management of chronic sinusitis: a critical evaluation. Am J Rhin. 1997;11:1-9.
18. Hosemann WG, Weber RK, Keerl RE, Lund VJ. Minimally invasive endonasal sinus surgery. Stuttgart: Thieme; 2000. p. 54-59.
19. Mertens J, Eggers S, Maune S. Langzeitergebnisse nach Stirnhoehlenoperationen: Vergleich extranasaler und endonasaler Operationstechniken. Laryngorhinootol. 2000;79:396-9.
20. Weber R, Draf W, Keerl R, Schick B, Saha A. Microendoscopic pansinusoperation in chronic sinusitis. Results and complications. Am J Otolaryngol. 1997;18:247-53.
21. Weber R, Keerl R, Huppmann A, Draf W, Saha A. Wound healing after endonasal sinus surgery in time- lapse video: a new way of continuous in vivo observation and documentation in rhinology. In: Stamm A, Draf W (ed) Microendoscopic surgery of the paranasal sinuses and skull base. Berlin: Springer; 2000. Chapter 26. pp 329-345
22. Angelico Junior FV. Cuidados pré e pós-operatórios em cirurgia endoscópica nasossinunal. In: Programa de Atualização em Otorrinolaringologia (Pró-ORL). Porto Alegre: Artmed/ Panamericana Editora; 2006 (Ciclo 2/Módulo 4).
23. Kanjanawasee D, Seresirikachorn K, Chitsuthipakorn W, Snidvongs K. Hypertonic saline versus isotonic saline nasal irrigation: systematic review and meta-analysis. Am J Rhinol Allergy. 2018 Jul;32(4):269-79.
24. Pundir V, Pundir J, Lancaster G, Baer S, Kirkland P, Cornet M, et al. Role of corticosteroids in Functional Endoscopic Sinus Surgery--a systematic review and meta-analysis. Rhinology. 2016 Mar;54(1):3-19.
25. Patel PN, Jayawardena ADL, Walden RL, Penn EB, Francis DO. Evidence-based use of perioperative antibiotics in otolaryngology. Otolaryngol Head Neck Surg. 2018 May;158(5):783-800.
26. Wormald PJ. Salvage frontal sinus surgery: the endoscopic modified Lothrop procedure. Laryngoscope. 2003;113:276-83.
27. Lothrop HA. Frontal sinus suppuration. Ann Surg. 1914;50:937-57.
28. Gross WE, Gross CW, Becker D, et al. Modified transnasal endoscopic Lothrop procedure as an alternative to frontal sinus obliteration. Otolaryngol Head Neck Surg. 1995;113:427-34.
29. Dassi CS, Demarco FR, Mangussi-Gomes J, Weber R, Balsalobre L, Stamm AC. The frontal sinus and frontal recess: anatomical, radiological and surgical concepts. Int Arch Otorhinolaryngol. 2020 Jul;24(3):e364-e375.
30. Wormald PJ. Salvage frontal sinus surgery: the endoscopic modified Lothrop procedure. Laryngoscope. 2003 Feb;113(2):276-83.
31. Carney AS. Draf III frontal sinus surgery: "How I do it". Am J Rhinol Allergy. 2017;31(5):338-40.
32. Knisely A, Barham HP, Harvey RJ, Sacks R. Outside-in frontal drill-out: How I do it. Am J Rhinol Allergy. 2015;29:397-400.
33. Wormald PJ. The axillary flap approach to the frontal recess. Laryngoscope. 2002;112:494-9.
34. Hildenbrand T, Wormald PJ, Weber RK. Endoscopic frontal sinus drainage Draf type III with mucosal transplants. Am J Rhinol Allergy. 2012 Mar-Apr;26(2):148-51.
35. Conger BT Jr, Riley K, Woodworth BA. The Draf III mucosal grafting technique: a prospective study. Otolaryngol Head Neck Surg. 2012 Apr;146(4):664-8.

TÉCNICA CENTRÍPETA E ACESSO AO SEIO FRONTAL

CAPÍTULO 17

André Wady Debes Felippu ▪ Alexandre Wady Debes Felippu ▪ Alexandre Felippu Neto

CIRURGIA ENDOSCÓPICA NASOSSINUSAL

Espaços estreitos com extensa vascularização e limitados por estruturas nobres, como órbita, fossas cranianas, fossas pterigomaxilar e infratemporal tornam a cirurgia endoscópica dos seios paranasais complexa e alongam sua curva de aprendizado. O treinamento precisa ser intenso e adequado, pois os riscos e os resultados insatisfatórios estão sempre presentes. O treinamento por meio de dissecções cadavéricas orientadas nos parece essencial, assim como diagnóstico preciso e planejamento prévio.

Na mesma medida, as estruturas anatômicas envolvidas precisam ser estudadas individualmente e em conjunto, e a compreensão tridimensional da face, tendo o nariz e as cavidades paranasais como um sistema interdependente, é muito necessária. O seio etmoidal é a estrutura anatomofuncional mais importante dos seios paranasais e qualquer ato cirúrgico a este nível interfere de alguma maneira no funcionamento dos outros seios, o que faz da etmoidectomia o ato mais relevante no tratamento cirúrgico da rinossinusite crônica (RSC).

Embora a estrutura etmoidal funcione em conjunto, cada célula ou compartimento osteomucoso etmoidal tem sua independência funcional, possuindo uma drenagem individual. Este fato anatomofisiológico é a razão do aparecimento de mucoceles isoladas mesmo em estruturas etmoidais aparentemente normais.

A etmoidectomia parcial ou a permanência de células etmoidais residuais é um procedimento de resultado imprevisível já que as cavidades etmoidais que permanecem intactas ainda dependem individualmente de seus orifícios de drenagem e agora devem funcionar em conjunto sob condições aerodinâmicas completamente modificadas pela cirurgia parcial realizada. Além disso, a persistência de enfermidades inflamatórias crônicas, como alergia ou polipose, pode manter o quadro inicial, fato comum na indicação de reoperações.

Eventualmente pode-se ter um resultado satisfatório mesmo com células residuais, mas sem dúvida é mais razoável obter-se um bom resultado a partir da ressecção completa das células etmoidais. Atualmente o conceito de etmoidectomia parcial já parece estar abandonado e independentemente da técnica que irá ser utilizada, a cirurgia de escolha para rinossinusite crônica é a abertura de todas as cavidades paranasais e isso já é um senso comum dentro da rinologia mundial.

O cirurgião não tem influência sobre o processo inflamatório, apenas modifica a arquitetura para transformar o seio etmoidal em uma cavidade única e permite assim a entrada de medicação. A cirurgia dos seios paranasais pode ser considerada funcional nos seios maxilares, frontais e esfenoidais porque suas estruturas anatômicas originais são quase inteiramente preservadas no fim da intervenção, que objetiva o restabelecimento de suas características aerodinâmicas normais, obtido mediante modificações arquitetônicas nos próprios óstios e/ou nas áreas adjacentes. O seio etmoidal, por sua vez, tem sua estrutura obrigatoriamente destruída pelo ato cirúrgico, perdendo de forma definitiva suas particularidades anatômicas originais.

A etmoidectomia, mesmo destrutiva, é o procedimento mais relevante nos seios paranasais na patologia inflamatória rinossinusal, não importando a técnica ou os acessos utilizados, e, atualmente, é realizada através da fossa nasal, com auxílio de endoscópios rígidos, utilizando a cavidade nasal como via de acesso natural à alterações anatômicas ou lesões a este nível, possibilitando o uso desta mesma via para regiões relacionadas, reduzindo a morbidade operatória, diversificando as indicações e melhorando os resultados.

A FESS tradicional é uma etmoidectomia parcial realizada de forma centrífuga (Fig. 17-1), ou seja, do centro para a periferia, e costuma associar-se a uma meatotomia maxilar média, seguida, se necessário, de abertura da parede anterior do seio esfenoidal e do recesso frontal. Com a impossibilidade cirúrgica de preservação da unidade funcional do etmoide, o termo funcional foi suprimido por alguns autores e FESS passou a ser chamada somente de ESS, e vem sofrendo modificações em sua técnica original, passando a ser realizada de forma cada vez mais radical e extensa, recebendo denominações como "Nasalização", *Full House* ou ainda *Reboot*.

Tanto na execução original da FESS como nas etmoidectomias radicais preconizadas atualmente, o cirurgião trabalha sempre inferior e medial, ressecando do meio para a periferia, célula após célula (anatomia preservada), ou fragmento após fragmento (anatomia não preservada), como nos casos de polipose, tumores ou reoperações. É a ressecção em pedaços ou *piece meal resection*, frequentemente realizada com o auxílio de microdebridadores, que são aparelhos destinados exatamente para otimizar a ressecção (Fig. 17-2).

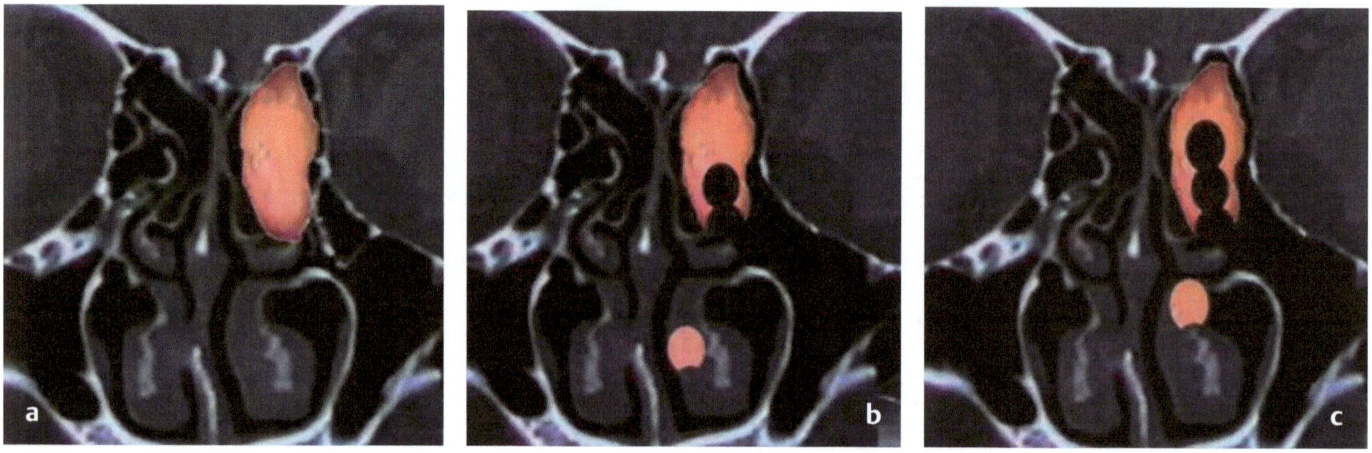

Fig. 17-1. (a-c) Representação da FESS com ressecção de fragmento por fragmento, do centro para periferia, de forma centrífuga.

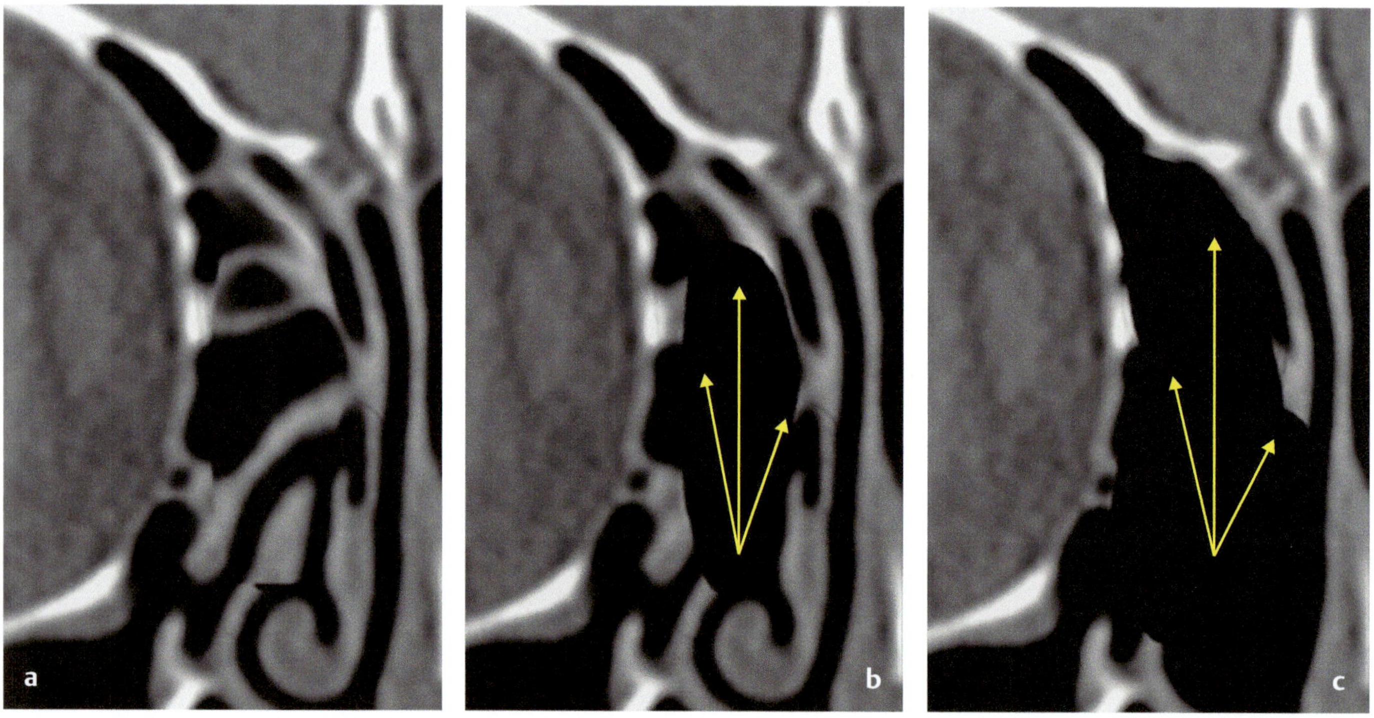

Fig. 17-2. (a-c) Representação da FESS de forma parcial (b) e radical (c) sempre do centro para periferia.

Nos casos em que a anatomia sofre modificações importantes provocadas pela própria patologia ou por cirurgias anteriores (Fig. 17-3), as lamelas etmoidais e outras referências estão parciais ou totalmente ausentes e as ressecções centrífugas tornam-se confusas e dependentes da experiência e habilidade do cirurgião, fator que aumenta o risco e pode comprometer o resultado.

O sucesso de qualquer técnica cirúrgica depende sempre de fatores como morbidade, complicações e resultados. A FESS reduziu a morbidade ao evitar incisões externas, mas não diminuiu as complicações, e os resultados obtidos, segundo a literatura, foram aquém do esperado. Este quadro é mais evidente quando percebemos que complicações e resultados ruins são fatores sabidamente subnotificados.

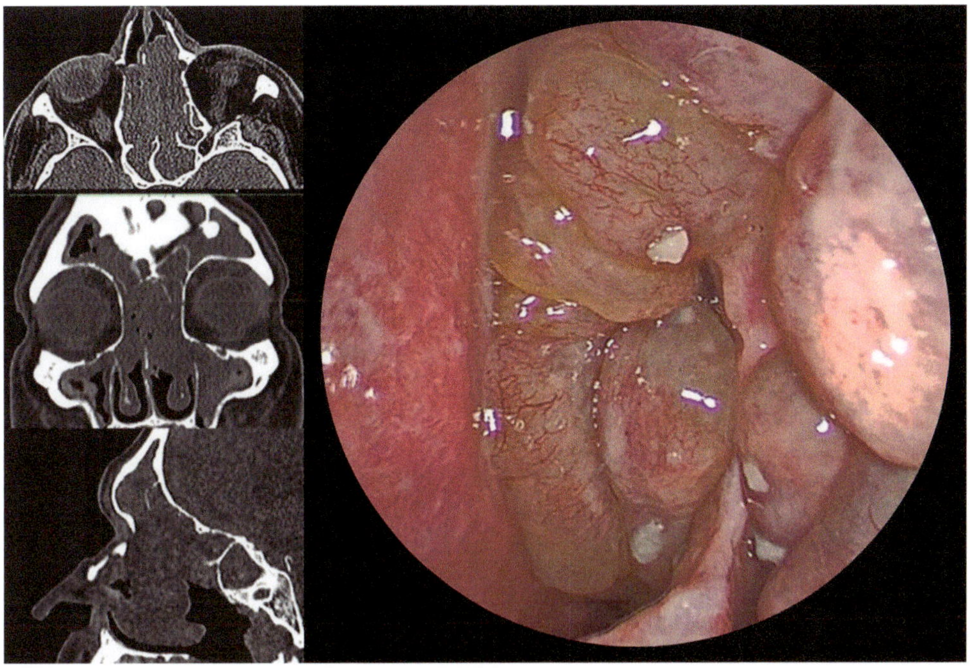

Fig. 17-3. Caso de anatomia distorcida pela patologia.

FALHAS CIRÚRGICAS

Nas publicações dos casos de recorrência de RSC em pacientes operados, percebe-se claramente que a causa mais comum do insucesso está na presença de células etmoidais residuais situadas no etmoide anterior e mais precisamente no recesso frontal (Fig. 17-4).

Gustav Killian (1860-1921) chamou de "recesso frontal" a fissura mais alta e mais anterior do meato médio. É um infundíbulo formado anteriormente pela lâmina ascendente do maxilar, posteriormente pela face anterior da bulha etmoidal, medialmente pela placa do *agger nasi*, lateralmente pelo osso lacrimal e lâmina papirácea e superiormente relacionando-se

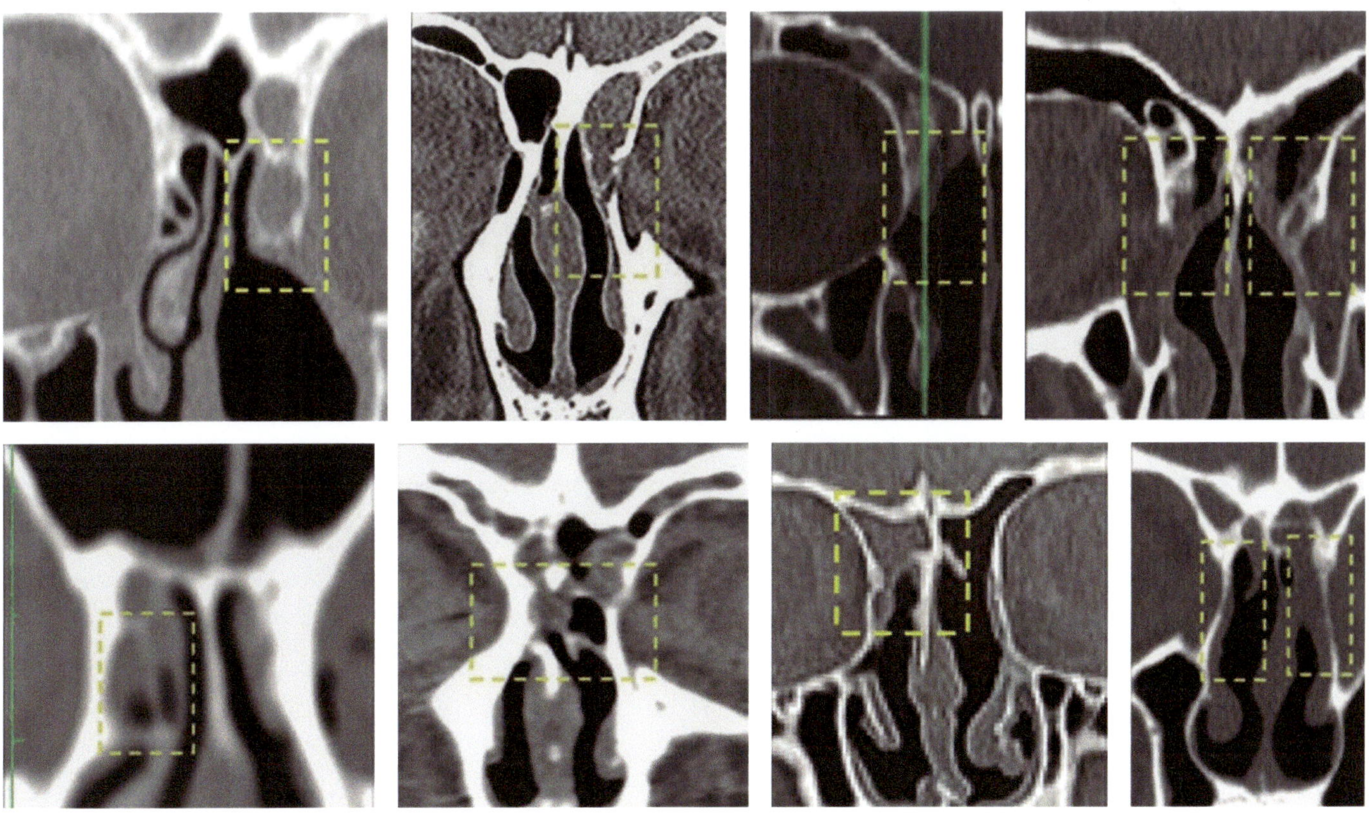

Fig. 17-4. TC em corte coronal em casos de reoperação. A causa da falha cirúrgica está no etmoide anterior (recesso frontal).

com o seio frontal. Na parte central desta região anatômica está a porção superior do processo uncinado.

Mosher, em 1913, percebeu a importância do *agger nasi* e da porção superior da unciforme, e chama atenção para esta região anatômica em 1929.

Localizado à frente do processo uncinado, o *agger nasi* é um espaço angular, fechado anterior e inferiormente pela união entre a parte mais anterior da concha média (placa do *agger nasi*) e o processo frontal do maxilar e aberto superiormente, onde se relaciona com o seio frontal, e posteriormente, continuando-se como etmoide anterior. Consiste em uma câmara semifechada anterior ao meato médio.

O ângulo entre a placa do *agger nasi* e a parede medial da órbita determina a forma e o tamanho do *agger nasi*, condição essa fundamental na execução da etmoidectomia. Nota-se ainda que a placa do *agger nasi* é a projeção anterior da placa das conchas que, por sua vez, é a parede medial do recesso frontal. Se o objetivo da cirurgia é realizar uma comunicação ampla entre a cavidade etmoidal e a fossa nasal, o *agger nasi*, após a cirurgia, não deveria continuar existindo como cavidade.

Bom resultado cirúrgico na rinologia não significa cura, mas apenas cavidade etmoidal completamente aberta. Na RSC (com ou sem pólipos), o cirurgião modifica somente a arquitetura etmoidal (e sua relação anatômica com os outros seios), não interferindo no comportamento biológico da mucosa. Entendemos que o melhor resultado depende da abertura de todas as cavidades e não deve ficar subjugado por condições anatômicas, incluindo-se, obrigatoriamente, as variações do ângulo entre a placa do *agger nasi* e o processo frontal do maxilar, ou seja, a forma do *agger nasi*.

Um ângulo agudo entre estas estruturas significa um *agger nasi* pouco pneumatizado tornando o recesso frontal estreito, que, mesmo aberto inferiormente, pode não se comunicar de maneira adequada com a cavidade nasal ou fechar-se por edema mucoso, fibrose ou aderência com a própria concha média, impedindo a drenagem do etmoide anterior e, por consequência, do seio frontal, e sendo fator determinante para um resultado insatisfatório.

Apesar de a cirurgia endoscópica nasossinusal ser relativamente segura, enfatizamos que o uso de endoscópios não mudou para melhor as taxas de complicações das cirurgias dos seios paranasais, e as complicações severas são mais comuns com cirurgiões experientes.

A literatura atual mostra que falhas cirúrgicas ocorrem em 20 a 60% dos casos. O recesso frontal é a área mais comum de recorrência da doença sinusal em 65 a 80% dos casos, e sempre relacionada com a presença de células etmoidais residuais situadas na região do *agger nasi*, além da persistência da porção superior do processo uncinado (Figs. 17-5 e 17-6).

Dessa forma, há necessidade de uma abordagem cirúrgica que não dependa da compreensão minuciosa das variantes anatômicas da estrutura etmoidal, mas de referências anatômicas constantes e presentes, mesmo nas poliposes ou reoperações. Esse raciocínio é a base da técnica centrípeta e sua aplicação já mostrou redução significativa do número de reintervenções e complicações (Figs. 17-7 e 17-8).

O conceito de dissecção das margens está ligado diretamente ao resultado e à segurança. Margens limpas significam ausência de células residuais (melhor resultado) e margens íntegras significam que não penetramos na órbita ou no endocrânio (melhor segurança). As margens são a maior preocupação e devem ser dissecadas inicialmente, como na mastoidectomia. O controle inicial das margens cirúrgicas permite a remoção segura da patologia e/ou células etmoidais em um único bloco. A ressecção em bloco é o que buscamos obter, embora não seja sempre possível e nem mesmo um fator determinante, mas que, sem dúvida, auxilia no diagnóstico e na compreensão da enfermidade.

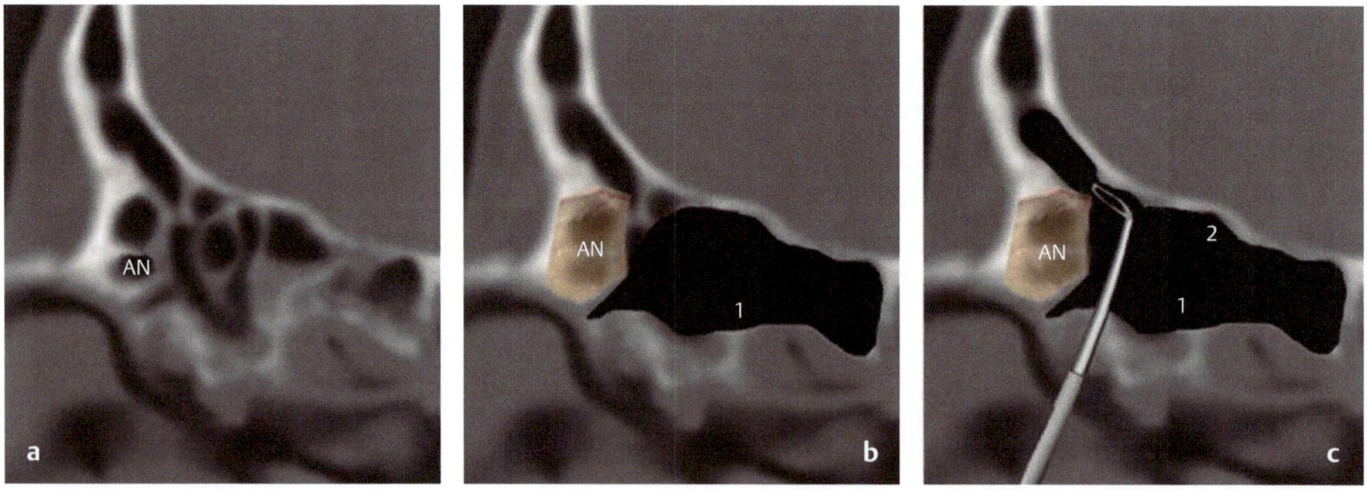

Fig. 17-5. (**a-c**) Técnica original FESS realizada sempre em *double-pass*, (*1*) anteroposterior, (*2*) posteroanterior, terminando na instrumentalização parcial do recesso frontal. Observa-se o *agger nasi* (AN) íntegro e coberto por sua placa que está transparente mostrando células do etmoide anterior ainda presentes neste local.

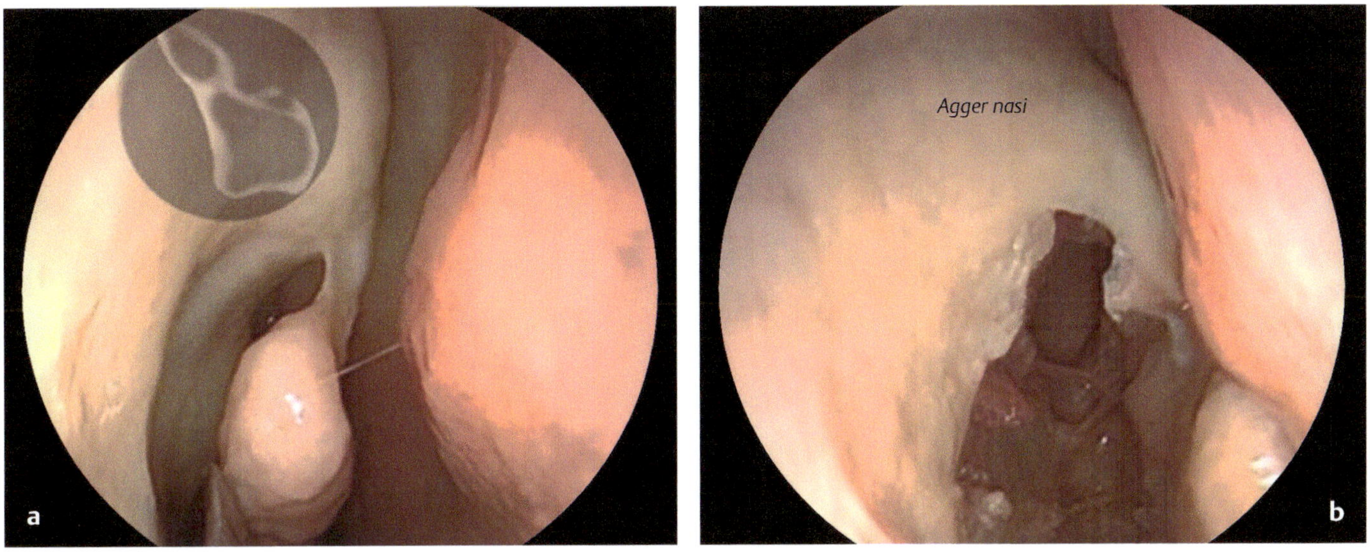

Fig. 17-6. Observa-se o aspecto antes (**a**) e depois (**b**) da dissecção realizada com o cirurgião utilizando a técnica clássica descrita como FESS. O *agger nasi* continua íntegro, assim como a porção superior do processo uncinado (U).

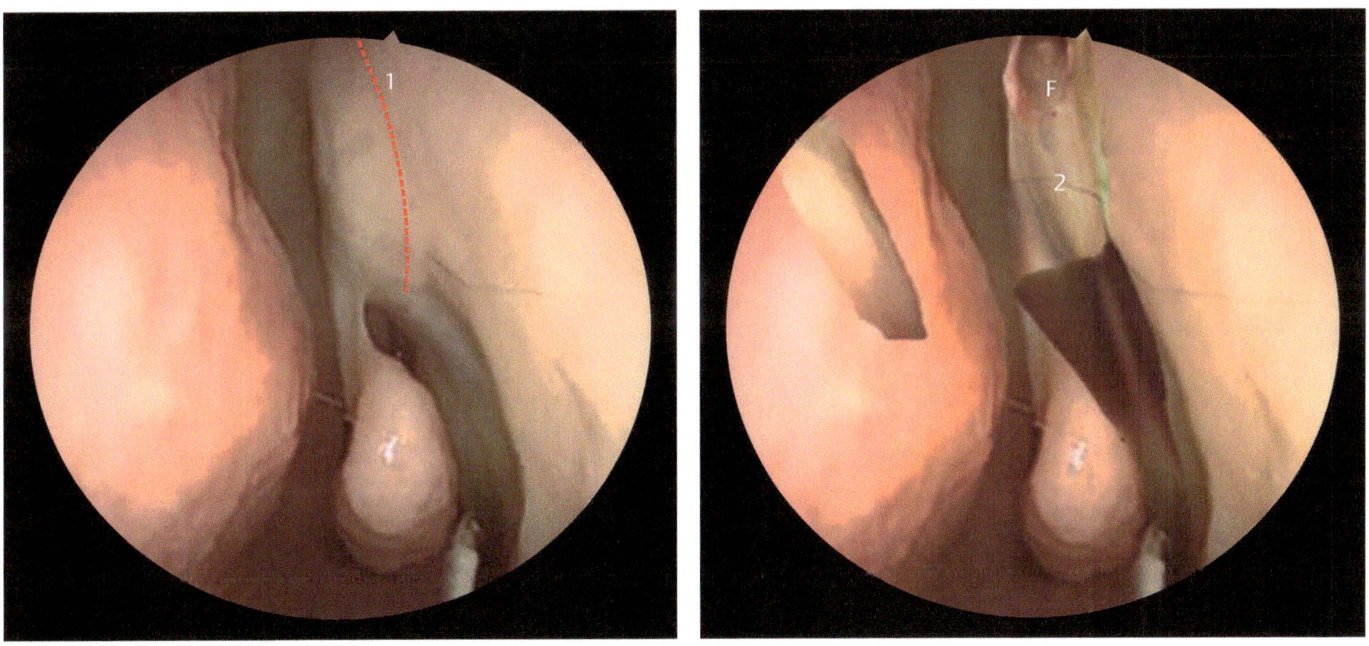

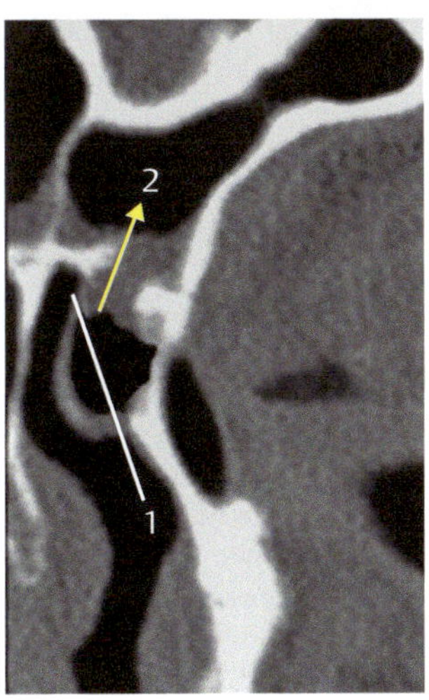

Fig. 17-7. Demonstração simplificada da remoção da placa do *agger nasi* (*1*) e abertura completa do etmoide anterior e acesso direto ao seio frontal (*2*).

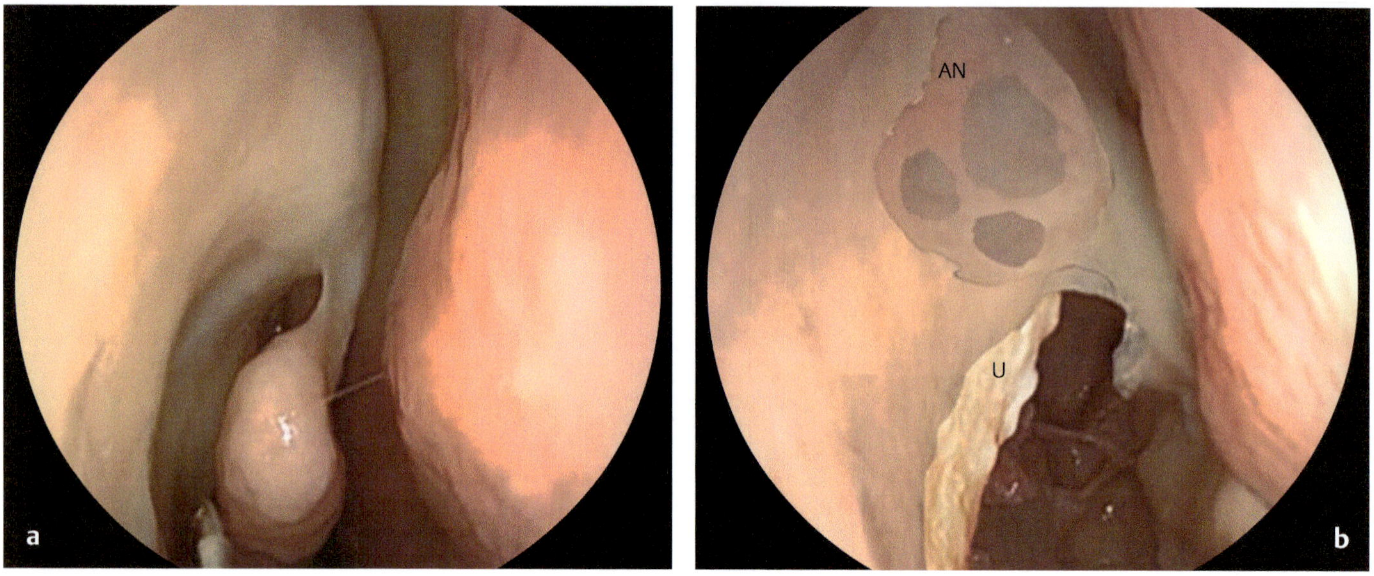

Fig. 17-8. (a) Cavidade nasal direita. (b) Aspecto da cavidade etmoidal, após realização da FESS clássica, mostrando a persistência do *agger nasi* e da parte superior da unciforme.

COMPREENDENDO AS MARGENS CIRÚRGICAS

Anatomia do Limite Lateral

A parede medial da órbita é o limite lateral da etmoidectomia e precisa ser estudada cuidadosamente. Muitas vezes, as patologias ou o próprio cirurgião rompem este fino limite, penetrando na cavidade orbitária, podendo causar eventos potencialmente desastrosos (Fig. 17-9).

É fundamental estudar anatomicamente o que está por trás de uma estrutura que, quando lesada, pode provocar danos muito importantes. A anatomia das paredes orbitárias deve ser compreendida assim como o seu conteúdo. As órbitas são duas cavidades situadas de cada lado do nariz, constituídas por ossos que se fundem para formar quatro paredes:

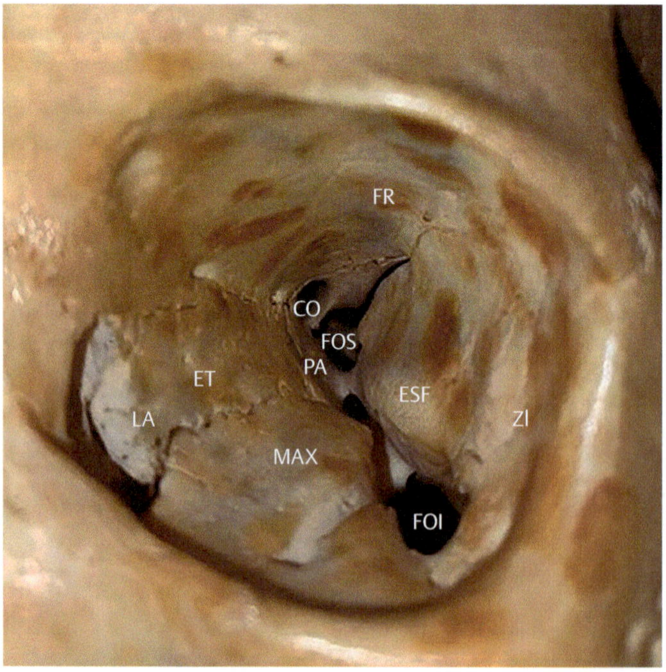

Fig. 17-9. Peça anatômica óssea da órbita esquerda. FR: osso frontal; ET: osso etmoidal; LA: osso lacrimal; PA: osso palatino; MAX: osso maxilar; ESF: osso esfenoidal; ZI: osso zigomático; CO: canal óptico; FOS: fissura orbitária superior; FOI: fissura orbitária inferior.

1. Lateral (zigomático, esfenoide e frontal).
2. Medial (maxilar, lacrimal, etmoide, palatino e esfenoide).
3. Superior ou teto (frontal e esfenoide).
4. Inferior ou assoalho (zigomático, maxilar e palatino).

Os ossos da órbita são inteiramente cobertos pelo periósteo, que recebe o nome de periórbita. Na parede medial da órbita o osso etmoide é fino e frágil, recebendo o nome de lâmina papirácea. A parede medial da órbita é o limite lateral da etmoidectomia.

A cavidade orbital tem uma forma piriforme com base anterior, limitada pelos rebordos e ápice posterior. O canal óptico situa-se na parte superior do ápice, circundado pela clinoide anterior e dando passagem ao nervo óptico e à artéria oftálmica.

Na região inferior e lateral do ápice, separada pelo rebordo inferior do canal óptico, também chamado *optic strut*, encontra-se a fissura orbital superior que comunica órbita e fossa craniana média, dando passagem à maioria dos elementos vasculonervosos orbitais (nervos cranianos: III, IV, V (nervo oftálmico), VI, além da raiz simpática do gânglio ciliar e as veias oftálmicas que vão formar o seio cavernoso).

A parede lateral e o assoalho da órbita são separados entre si, posteriormente, pela fissura orbitária inferior, região anatômica ocupada pelo nervo maxilar e seu ramo zigomático, além dos ramos ascendentes do gânglio esfenopalatino. A fissura orbitária inferior comunica órbita, fossa pteriogomaxilar e espaço mastigatório. O conteúdo orbital é topograficamente delimitado pela musculatura extraocular. À exceção do oblíquo inferior, que se origina no assoalho inferomedial, todos os músculos extraoculares, incluindo o elevador palpebral, originam-se no anel fibroso, denominado ânulo de Zinn, no ápice orbitário.

Os quatro músculos retos (superior, inferior, lateral e medial) delimitam o cone orbitário, separando a órbita em dois compartimentos bem definidos: os espaços intra e extraconal.

O músculo reto medial tem uma relação íntima com a parede medial da órbita (limite lateral da etmoidectomia), principalmente em sua porção posterior. Anatomicamente a órbita é separada das pálpebras superior e inferior pelo septo orbitário que se constitui no limite anterior da cavidade orbitária. O septo orbitário é a continuidade do periósteo que recobre as paredes orbitárias (também denominado de periórbita), que, no rebordo orbitário, muda de direção, funde-se com os elementos retratores palpebrais, funcionando assim como um diafragma que impede o prolapso anterior de seu conteúdo.

Além dos músculos extraoculares e suas fáscias, os principais elementos do conteúdo orbital são o tecido gorduroso, que preenche os espaços livres, a glândula lacrimal maior, o gânglio ciliar, os vasos e os nervos. O conteúdo gorduroso apresenta sua disposição não uniforme no interior da órbita, sendo mais volumoso na região anterior, além de apresentar um componente ao redor da musculatura (extraconal) e outro confinado no interior do cone orbitário (intraconal).

Durante a etmoidectomia, a disposição de gordura (mais abundante na região anterior que posterior) associada à forma piriforme da cavidade orbital faz com que a cirurgia, em relação à órbita, seja mais segura na região anterior, onde uma lesão inadvertida da periórbita apresenta um risco mínimo de lesão muscular, principalmente do reto medial. O risco aumenta no sentido posterior onde este músculo aproxima-se cada vez mais da parede orbitária e o nervo óptico também pode estar projetado no seio etmoidal posterior e separado desta cavidade apenas por fina camada óssea.

Nota-se que o aumento do nível de pneumatização de cada seio paranasal torna as paredes ósseas cada vez mais delgadas e faz com que as estruturas nobres possam ser lesionadas com mais facilidade, além de potencializar as complicações provocadas por patologias infecciosas, inflamatórias ou tumorais.

A vascularização arterial da órbita é praticamente toda dependente da artéria oftálmica, ramo da carótida interna. Na órbita, a artéria oftálmica dá origem a ramos anexiais (lacrimal, palpebrais superior e inferior, etmoidais anterior e posterior), musculares e sensoriais (central da retina, ramos piais, ciliares longas e curtas posteriores) (Fig. 17-10).

O sistema venoso não possui válvulas, drenando diretamente para o plexo pterigóideo e seio cavernoso, potencializando assim a disseminação das infecções nasossinusais para as regiões orbitária e intracraniana, fator importante e responsável por complicações severas.

A artéria etmoidal anterior em seu trajeto junto à base do crânio está envolta por periósteo orbitário e acompanha-se de filetes nervosos e pequenas veias até penetrar medialmente na camada delgada de dura-máter que recobre a junção da placa cribriforme com a lamela vertical da fossa olfatória, sendo a região anatômica mais frágil de todo o seio etmoidal e local frequente de fístulas liquóricas iatrogênicas.

A artéria etmoidal anterior pode localizar-se dentro de um canal ósseo junto ao piso da fossa anterior (canal etmoidal anterior), e pode também estar parcial ou totalmente deiscente. Além disso, mas não menos importante, a artéria etmoidal anterior pode cursar um trajeto inteiramente intracraniano.

A artéria etmoidal anterior é responsável pela irrigação de células etmoidais anteriores, do seio frontal, além de seguir inferiormente para a fossa nasal, onde irriga o terço anterior do septo e parede lateral do nariz adjacente. Sua lesão inadvertida durante um procedimento endonasal pode ocasionar complicações, como sangramento profuso, rinoliquorreia, retração da artéria para região intraorbitária e consequente hematoma intraorbitário (Fig. 17-11).

A artéria etmoidal posterior não é menos importante, estando mais posteriormente (aproximadamente 1 cm) junto à base do crânio, tendo o mesmo comportamento anatômico, embora topograficamente esteja em uma posição de risco pela sua proximidade ao nervo óptico. O uso de eletrocautérios ou aparelhos semelhantes deve ser evitado na porção posterior da parede lateral do seio etmoidal.

O limite mais anterior da etmoidectomia é o processo frontal do maxilar. Esse processo angulado se projeta superiormente para ser recoberto pelos ossos próprios do nariz, e, posteriormente, para receber medialmente a parte mais

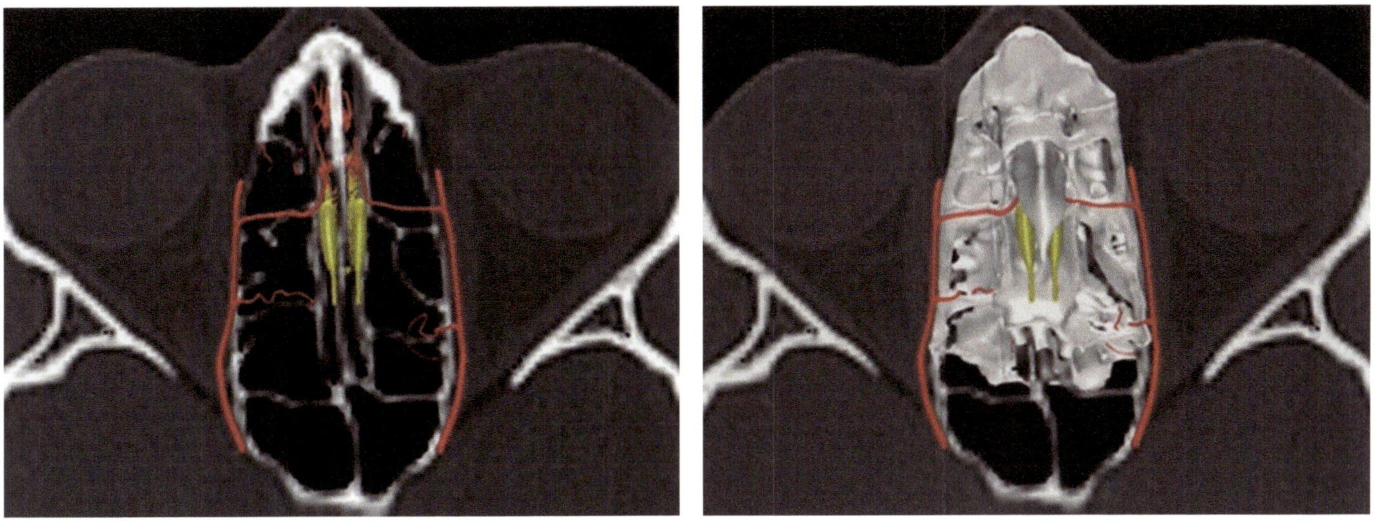

Fig. 17-10. TC dos seios da face em corte axial com representação da artéria oftálmica e seus ramos, etmoidal anterior e posterior.

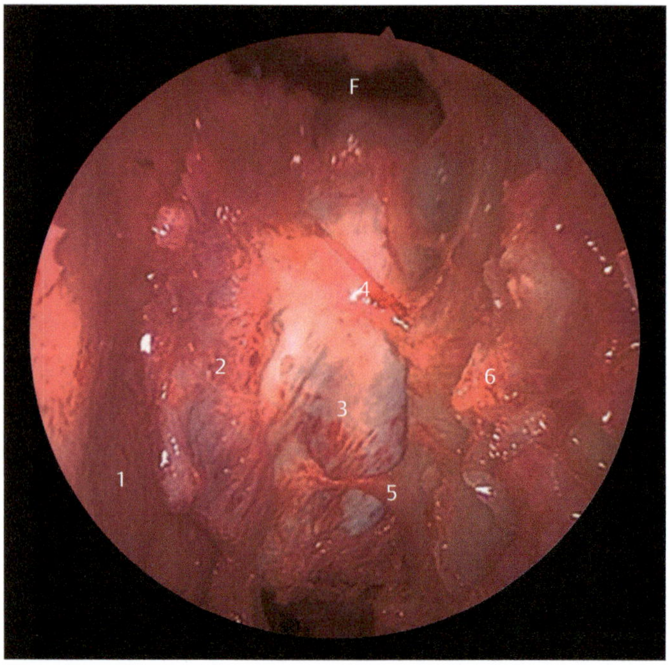

Fig. 17-11. Visão endoscópica da fossa nasal esquerda com visualização da artéria etmoidal anterior e posterior envoltas pela continuação da periórbita até penetrar na dura-máter da fossa anterior. (*1*) Septo nasal; (*2*) placa das conchas; (*3*) dura-máter da fossa anterior; (*4*) artéria etmoidal anterior; (*5*) artéria etmoidal posterior; (*6*) parede medial da orbita; F: seio frontal.

anterior da concha média ou placa do *agger nasi* (limite anterior do seio etmoidal) e lateralmente juntar-se ao osso lacrimal, formando a fossa lacrimal.

O ducto nasolacrimal projeta-se verticalmente a partir do saco lacrimal em sentido inferior, abrindo-se no meato inferior, protegido pela apófise lacrimal da concha inferior (Fig. 17-12).

Anatomia do Limite Superior

O seio etmoidal é uma estrutura anatômica que apenas faz parte do osso etmoide, e precisa ser compreendido dessa maneira. O osso etmoide, no centro da base anterior do crânio, é quase totalmente recoberto pelo osso frontal, e apenas a goteira olfatória etmoidal tem relação com o endocrânio. Já o seio etmoidal é uma estrutura anatômica pneumatizada que se junta à *crista galli* pela lâmina horizontal da cribriforme, mas é separado da cavidade intracraniana pelo osso frontal. O osso frontal é o verdadeiro teto do seio etmoidal.

O ângulo anatômico formado pela continuidade da parede posterior do seio frontal com o piso da fossa anterior (lâmina orbital do osso frontal) é o limite posteroinferior do seio frontal, correspondendo também ao limite anterossuperior do seio etmoidal. A compreensão anatômica desse ângulo é fundamental na cirurgia dos seios etmoidal e frontal.

Posteriormente, o limite superior do seio etmoidal é a junção do osso frontal com o plano esfenoidal, existindo muitas vezes células do seio etmoidal posterior cobertas pelo plano esfenoidal. Sendo assim, o teto do seio etmoidal é constituído pela união de dois ossos: frontal e esfenoide.

A *crista galli* está entre o plano esfenoidal posteriormente e o ângulo frontal anteriormente em posições variadas, pertencendo ao osso etmoidal e não aos seios etmoidais. Na parte central do osso etmoide, a apófise *crista galli* (intracraniana) continua inferiormente com a lâmina perpendicular do etmoide (extracraniana) que faz parte do septo nasal.

Na união da *crista galli* com a lâmina perpendicular, coloca-se horizontalmente uma placa que possui múltiplos orifícios para a passagem dos filetes olfatórios (placa cribriforme horizontal) separando parcialmente a cavidade nasal do endocrânio. Esta placa horizontal vai terminar externa e bilateralmente em duas pequenas estruturas verticais (placas verticais da cribriforme) que se juntam inferiormente com a concha média e superiormente com o osso frontal.

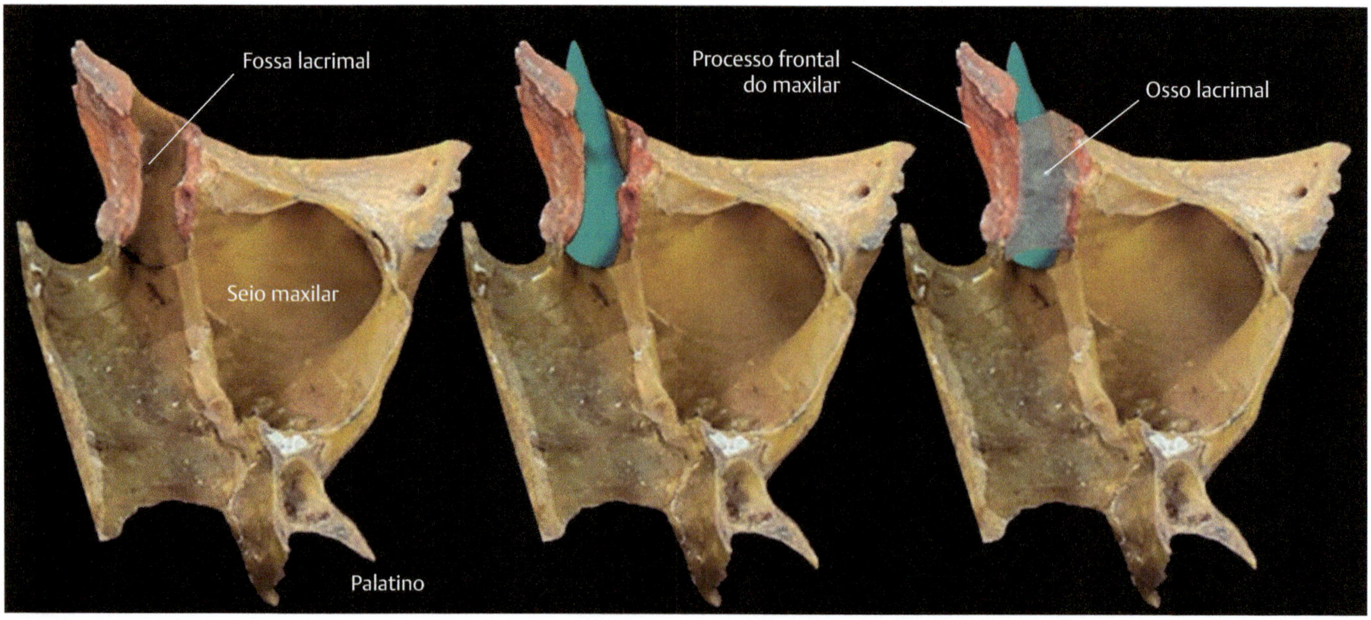

Fig. 17-12. Anatomia óssea do complexo maxiloetmoidal em posição axial com vista superior demonstrando a posição da via lacrimal. Observar como o saco lacrimal está em uma posição lateral e protegido pelo processo frontal do osso maxilar.

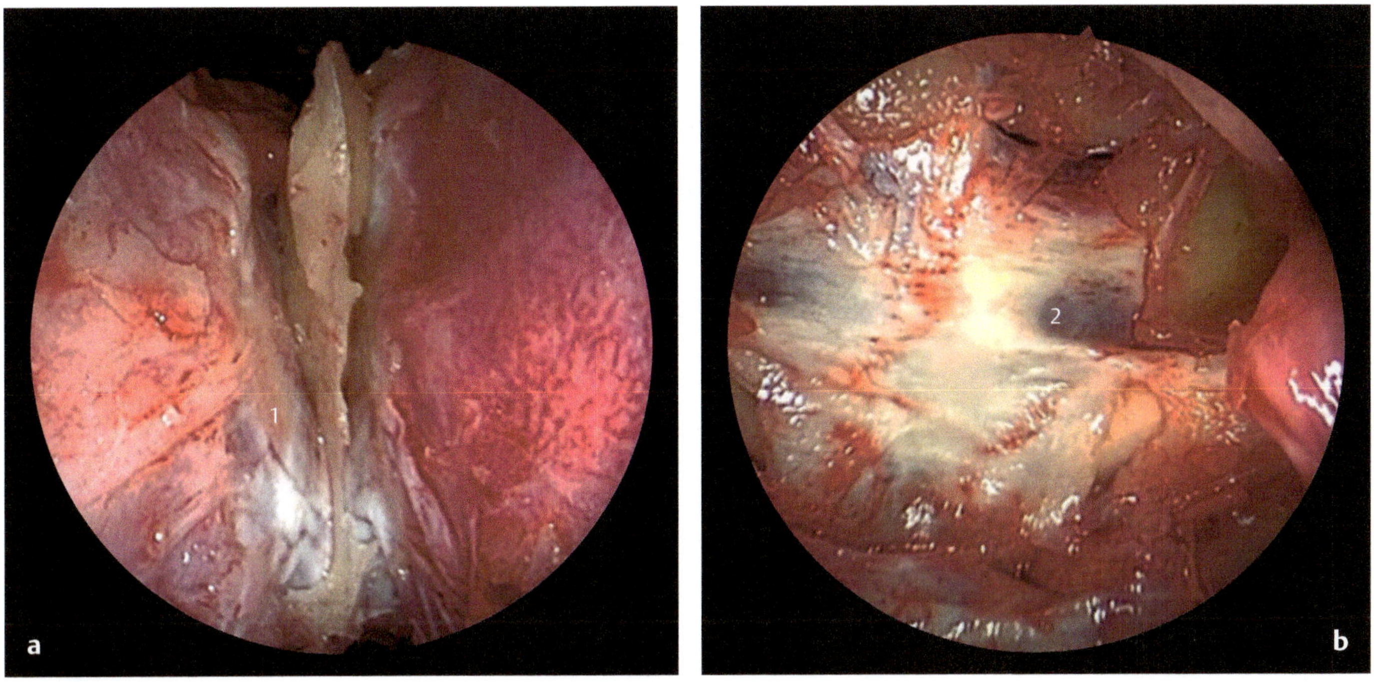

Fig. 17-13. Visão endoscópica da dura-máter: (**a**) região da *crista galli* – fina e projetada para o interior do nariz (*1*); (**b**) região do plano esfenoidal – horizontal espessa, formando uma cinta (*2*).

A *crista galli* juntamente com as placas cribriformes formam a fossa olfatória e recebem o bulbo com os filetes do nervo olfatório. Cada filete é envolto por fina porção de dura-máter que o acompanha por alguns milímetros dentro da própria cavidade nasal, significando que uma fístula liquórica iatrogênica cranionasal pode ser ocasionada sem que o cirurgião tenha penetrado na fossa anterior.

Na placa horizontal, a dura-máter é notavelmente mais delgada e está num plano bem inferior ao teto do seio etmoidal (osso frontal) onde é plana e espessa.

O comportamento anatômico da dura-máter da fossa anterior é muito particular e sua compreensão é de extrema importância. Anteriormente, as duas partes de dura-máter da foice cerebral acompanham as faces laterais da *crista galli* e penetram na fissura olfatória para envolver os filetes nervosos em seu trajeto até a mucosa olfatória e sua espessura diminui progressivamente nesse processo descendente.

Posteriormente, no plano esfenoidal, a dura-máter é uma camada uniforme e encontra-se aderida à parte plana do osso esfenoidal (Fig. 17-13).

Sendo assim, a *crista galli* determina três comportamentos anatômicos distintos no seio etmoidal:

1. *Anterior a* crista galli*:* o seio etmoidal é limitado lateralmente pelo processo frontal do maxilar, únguis e lâmina papirácea, medialmente pela placa do *agger nasi* e superiormente pelo seio frontal. A dura-máter está adjacente à parede posterior do seio frontal, oferecendo muito pouco risco.
2. *Ao nível da* crista galli*:* lateralmente pela lâmina papirácea, medialmente pela placa das conchas e lâmina vertical da cribriforme e superiormente pelo osso frontal. A dura-máter entra na fossa nasal, oferecendo muito risco.
3. *Posterior a* crista galli*:* limita-se lateralmente pela parede medial do ápice orbitário, medialmente pela porção posterior da placa das conchas e superiormente pelo plano esfenoidal. A dura-máter está imediatamente posterior ao plano esfenoidal, oferecendo médio risco.

O teto do seio etmoidal (não do osso etmoidal) é a lâmina orbitária do osso frontal que está coberta pela dura-máter, sendo importante notar a relação intracraniana da artéria fronto-orbitária, ramo da artéria cerebral anterior que corre paralela ao teto do seio etmoidal em trajeto ascendente, desde o plano esfenoidal.

Quanto mais posterior, mais próxima está essa artéria da dura-máter ou do limite superior da cirurgia. Este trajeto arterial ascendente posteroanterior é muito variável e, eventualmente, pode transformar uma pequena fístula liquórica em um evento hemorrágico intracraniano importante. A artéria fronto-orbitária tem um volume aproximado de 150 mm^3/segundo, sendo sempre um risco a ser considerado. A lesão da artéria fronto-orbitária é o grande motivo de acidentes fatais em cirurgias etmoidais.

TÉCNICA CENTRÍPETA (*CENTRIPETAL ENDOSCOPIC SINUS SURGERY* – CESS)

A etmoidectomia centrípeta inicia-se nas margens e progride para o centro. Os limites anatômicos do seio etmoidal são identificados no início da cirurgia e controlados desde então. A teoria desta técnica surgiu na década de 1980 a partir do raciocínio similar ao da mastoidectomia e da cirurgia de cabeça e pescoço, por exemplo, situações em que a dissecção das bordas é sempre mandatória.

Anatomia distorcida pela patologia ou cirurgias anteriores aumentam o risco de complicações. Em contraste, nota-se

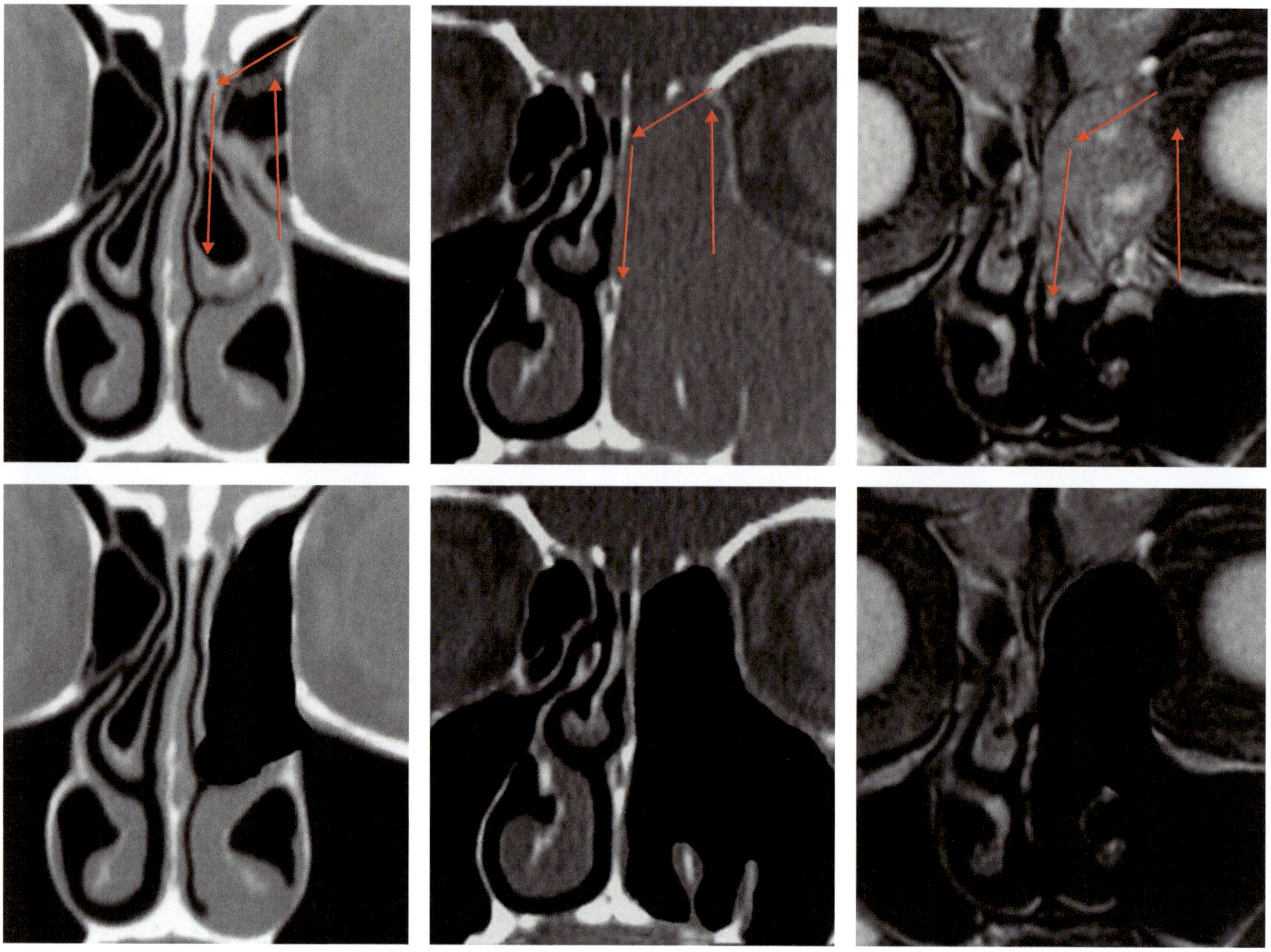

Fig. 17-14. Sistematização da CESS com dissecção das margens: parede medial da órbita e base anterior do crânio, independentemente do tipo de patologia.

que a dissecção centrípeta permite controle seguro do campo operatório, diminuindo os riscos de complicações intra e pós-operatórias. A dissecção centrípeta transcorre ao longo do piso da fossa craniana anterior e da parede medial da órbita, tornando inútil o conhecimento da posição, número e grau de variações das lamelas que compõem o seio etmoidal (Fig. 17-14).

Apesar disso, como veremos a seguir, o conhecimento anatômico das bordas torna-se ainda mais importante já que são regiões que serão dissecadas com frequência e merecem atenção também por serem estruturas nobres (dura-máter e órbitas).

A dissecção centrípeta permite ao cirurgião estar topograficamente situado do princípio ao fim da cirurgia, mantendo estruturas fixas como reparo anatômico (órbita e base do crânio) e dependendo pouco de variações pneumáticas craniofaciais. Nota-se que esta teoria se aplica não somente para a cirurgia dos seios paranasais como também para ressecção de tumores malignos, tumores benignos, osteomielites, dentre outras patologias.

ENDOSCÓPIO

A cirurgia videoendoscópica atualmente disponibiliza apenas duas dimensões, horizontal e vertical. A noção de profundidade depende do cérebro do cirurgião, que vai construir então uma imagem tridimensional a partir do seu conhecimento e da tomografia do indivíduo o que é o verdadeiro campo cirúrgico, ou seja, a operação está sendo realizada pela cabeça do executor, daí a importância do profundo conhecimento da anatomia geral macroscópica e tomográfica além da anatomia endoscópica (Fig. 17-15).

A compreensão tridimensional da estrutura craniofacial é parte importante de todo processo de aprendizado da cirurgia endoscópica transnasal. Este conhecimento permite uma terceira dimensão confiável e uma cirurgia segura.

A escolha do endoscópio depende de alguns fatores, como preferência do cirurgião e técnica utilizada. O endoscópio sem angulação (zero grau) segue o instrumento cirúrgico e está posicionado na mesma direção, sendo com frequência retirado simultaneamente e percorrendo a fossa nasal apontando para

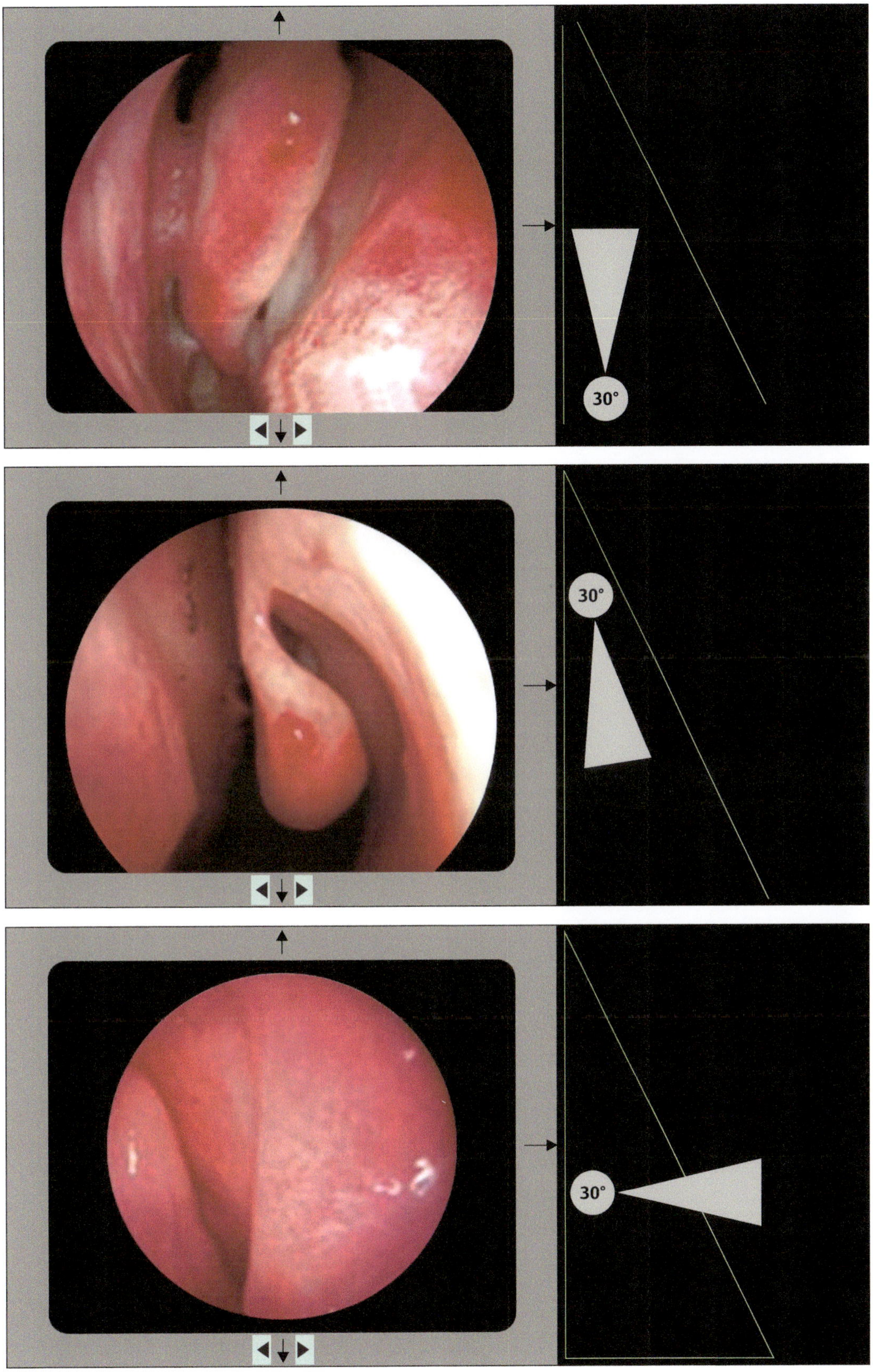

Fig. 17-15. Aspecto endoscópico de 30 graus olhando superiormente (apoiado no piso), inferiormente (apoiado na válvula) e lateralmente (apoiado no septo).

a região a ser operada. Os grandes seios não estão na direção do deslocamento linear da ótica e não podem ser vistos de maneira apropriada.

Para execução da técnica centrípeta tradicionalmente utilizamos o endoscópio de 30 graus. Este proporciona uma mudança na direção da luz e, portanto, da imagem, provocando uma dissociação entre a posição do endoscópio e o aspecto do campo cirúrgico, o que permite ao cirurgião posicioná-lo fora do campo operatório (o endoscópio e o instrumento estão em posições distintas), garantindo uma área maior para o manuseio dos instrumentos cirúrgicos, e mais que isso, possibilitando entrada e saída contínua dos instrumentos sem a necessidade de retirada frequente do endoscópio. Este fato é altamente vantajoso na presença de sangramentos importantes. O endoscópio está afastado do campo cirúrgico e sempre apoiado, o que significa imagem estável e menor esforço manual. Eventualmente lançamos mão dos endoscópios de 45 ou 70 graus, quando uma angulação maior é necessária (Figs. 17-16 e 17-17).

Os endoscópios angulados proporcionam aspectos mais completos e precisos dos seios da face que estão situados lateralmente (maxilar), superiormente (frontal) e posteroinferiormente (esfenoide). Dito isso, diversos rinologistas executam a técnica centrípeta (CESS) juntamente com a técnica tradicional (FESS) com o endoscópio de zero grau com excelentes resultados, tornando parte desta discussão circunstancial e relativa. Tendo isso em vista, vemos que a técnica centrípeta pode tornar-se ferramenta útil no arsenal do cirurgião que já opera de forma tradicional e deseja agregar novos conceitos a sua prática atual sem mudar totalmente sua forma de trabalhar.

Destaca-se a necessidade de análise cuidadosa da tomografia em *software* DICOM em conjunto com os três cortes simultaneamente (axial, coronal e sagital), principalmente dos cortes sagitais, que estudam a linha da base do crânio anterior. Tal estudo nos permite antecipar o tipo de angulação dos endoscópios e instrumentos necessários para manipulação. Enfatizamos de maneira incansável a necessidade do estudo

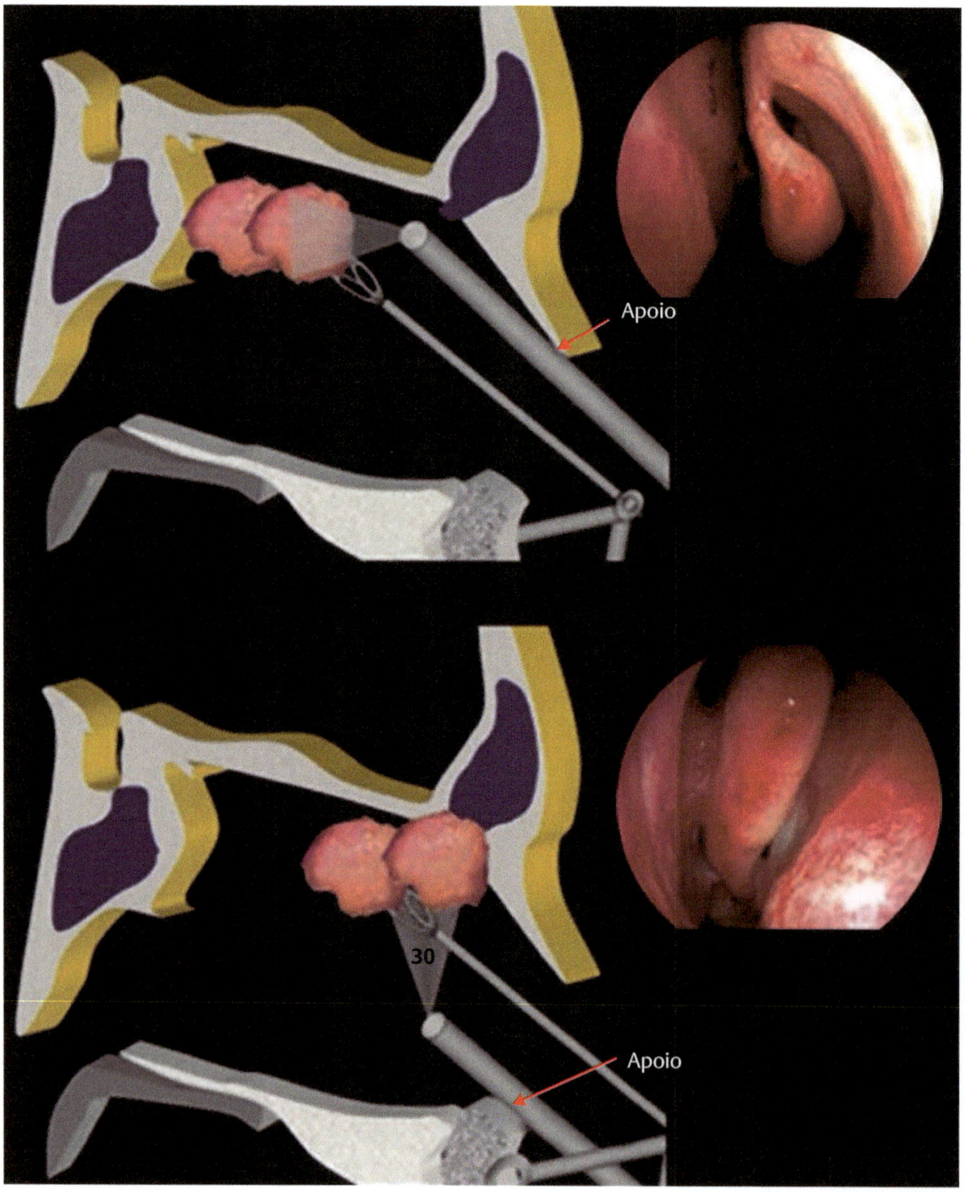

Fig. 17-16. Demonstração do uso de endoscópio de 30 graus: apoiado na válvula quando se deseja uma visão de cima para baixo e apoiado no assoalho quando se deseja uma visão de baixo para cima.

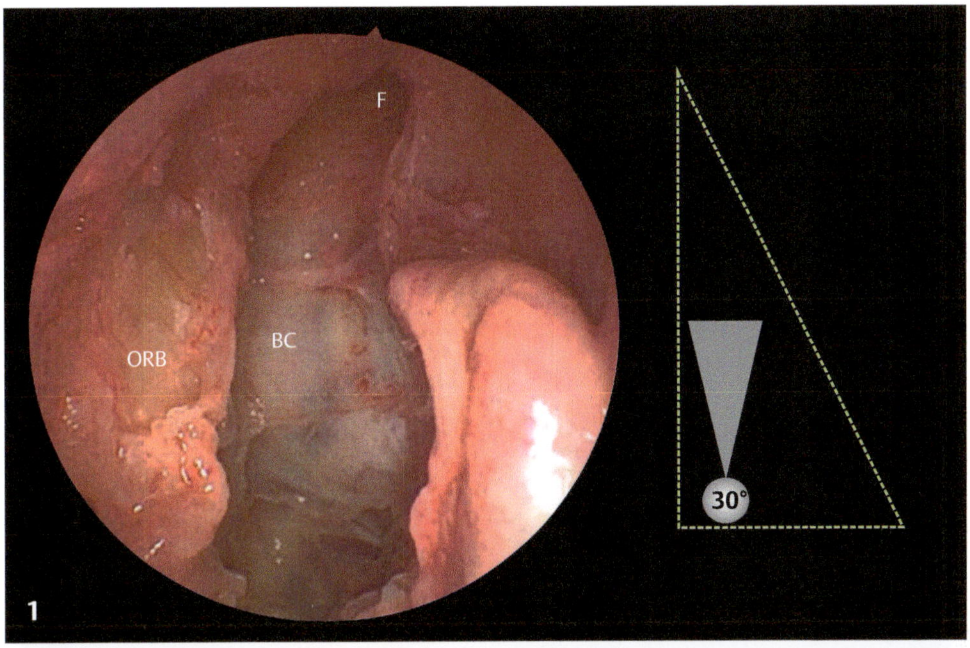

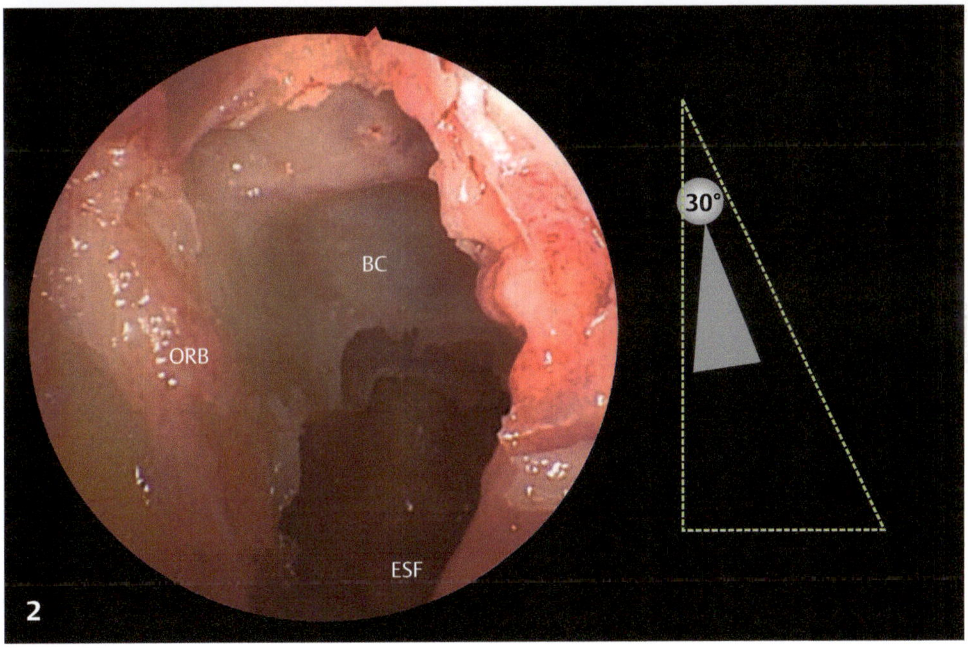

Fig. 17-17. O uso de 30 graus, devido à alteração da direção da luz (imagem), permite trabalhar com a base do crânio paralela aos instrumentos, como na (*2*), com 30 graus olhando para baixo.

tomográfico de qualidade para a realização de uma cirurgia segura e abertura correta de todas as cavidades.

Ao empregar-se uma pinça de ressecção e manipulação, provocamos o descolamento das mucosas adjacentes. Quando cortamos uma lamela, cortamos também sua mucosa, provocando menos trauma, oferecendo um desenho mais preciso da cavidade e melhor pós-operatório, principalmente nos casos de rinossinusite crônica sem polipose, em que a mudança da arquitetura é o objetivo final da cirurgia.

Nas poliposes empregamos dissectores-aspiradores para dissecar a parede medial da órbita e a base do crânio como tempo inicial, muitas vezes com o auxílio de cotonoides, pois removemos a massa polipoide em bloco e apenas no final da intervenção. A utilização dos cotonoides durante este tipo de operação torna-se ferramenta indispensável, contribuindo consideravelmente para "limpeza" do campo cirúrgico e facilitando a localização da parede orbitária, permitindo assim uma dissecção segura.

PASSO A PASSO

A fossa nasal é preenchida delicadamente com algodões embebidos com adrenalina e aguardamos 10-15 minutos enquanto realizamos a tricotomia nasal. A solução tópica de imersão dos cotonoides está em constante evolução e foi alterada ao longo dos anos e com a troca de experiência entre colegas. Atualmente utilizamos 10 mL de adrenalina misturadas em 40 mL de xilocaína a 2% sem vasoconstritor.

A infiltração (1:100.000) subperiosteal ou subpericondral é o passo inicial, pois além de auxiliar na hemostasia, promove hidrodissecção na área de incisão, facilitando assim a identificação do plano cirúrgico adequado. Os pontos de infiltração habituais são:

1. *Agger nasi.*
2. 1 cm anterior à cauda do corneto médio (região do forame esfenopalatino).
3. Processo frontal da maxila (lâmina ascendente do maxilar).

Salientamos a necessidade prévia da visualização bilateral da área olfatória e da região do *agger nasi*, por isso recomenda-se a remoção de qualquer deformidade septal que impeça uma visão adequada do campo cirúrgico antes do início da etmoidectomia.

RESSECÇÃO PARCIAL DA CONCHA MÉDIA

A concha média já foi considerada intocável durante a etmoidectomia. Este conceito não é válido pois a porção meatal da concha média perde sua função uma vez que a unciforme e a bulha são removidas, já que essas três estruturas funcionam aerodinamicamente em conjunto e são fisiologicamente interdependentes. Além disso, a ressecção da porção meatal da concha média não altera a função olfatória, uma vez que os filetes olfatórios estão mais concentrados na porção posterossuperior da placa das conchas (Fig. 17-18).

A ressecção parcial da concha média costuma ser o primeiro passo da etmoidectomia centrípeta, pois amplia o campo cirúrgico e facilita a realização da incisão. Vale a pena ressaltar que a lateralização pós-operatória da concha média é uma causa importante de reoperações em rinossinusite crônica, por isso também sua ressecção é indicada e deve ser realizada com atenção.

O corte horizontal é feito com tesoura de microcirurgia endonasal e inicia-se na axila da concha média, terminando na concha superior. Para realização do corte, que deve ser paralelo ao piso da fossa anterior, colocamos o endoscópio de 30 graus com visualização superoinferior (de cima para baixo), permitindo ao cirurgião noção tridimensional do local.

A ressecção parcial da concha média termina com um corte vertical, sempre anterior à sua cauda, evitando-se os ramos principais da artéria esfenopalatina. A visão completa da tesoura e suas pontas deve ser mantida em todos os momentos da ressecção, evitando traumas indevidos.

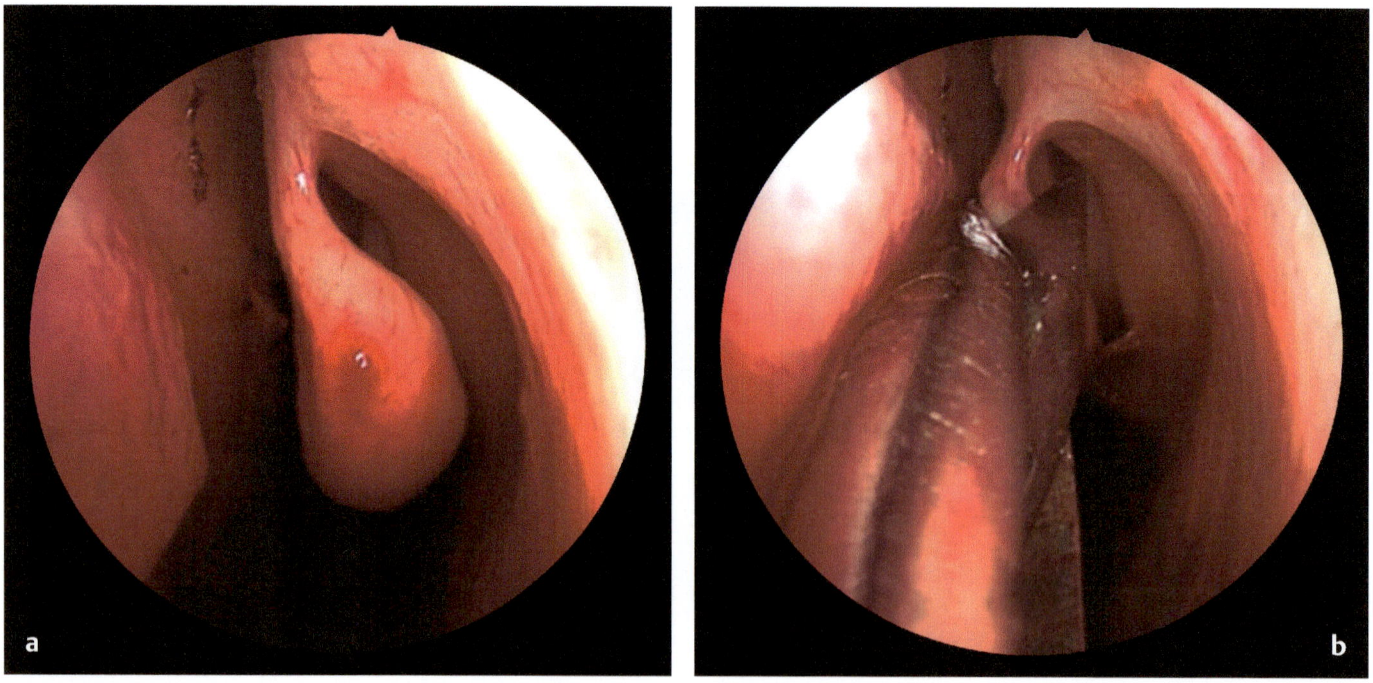

Fig. 17-18. Ressecção da placa meatal com preservação da placa das conchas. (**a**) Visão endoscópica da concha média com 30 graus para baixo; (**b**) posicionamento inicial da tesoura; *(Continua)*

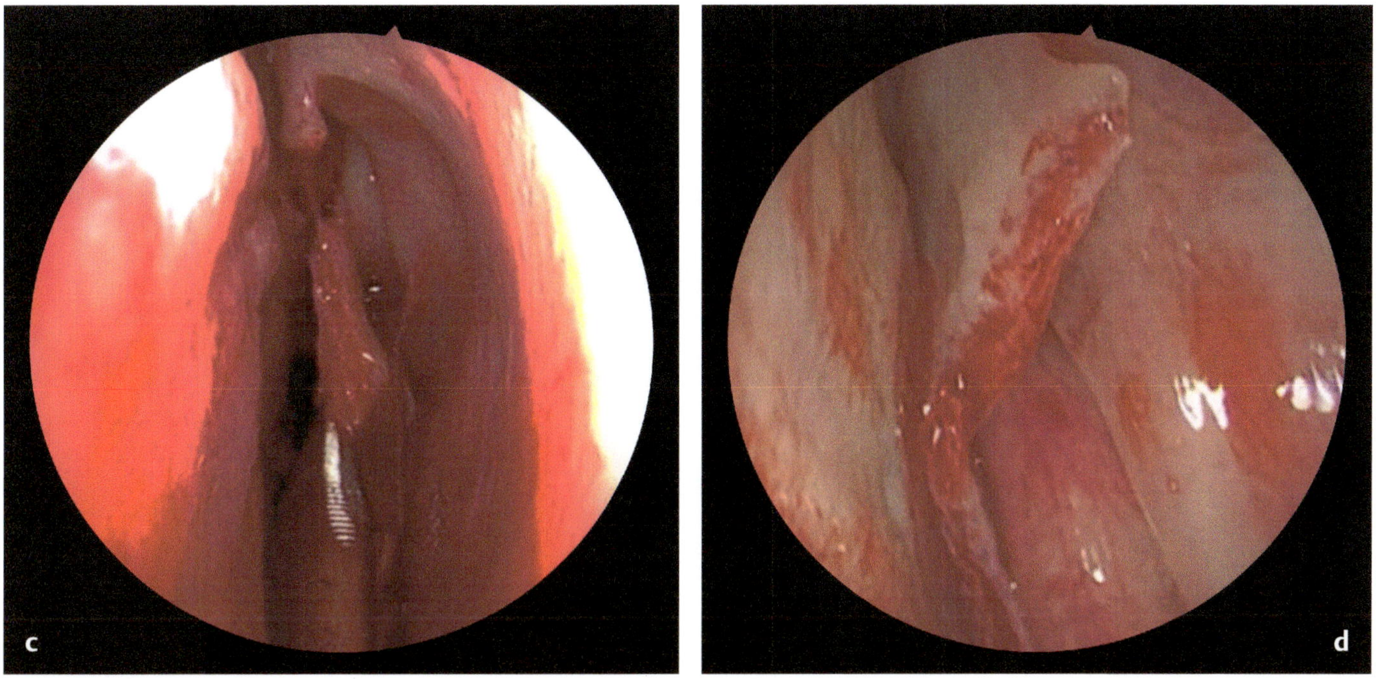

Fig. 17-18. *(Cont.)* (c) progressão do corte preservando a placa das conchas; (d) término da ressecção com preservação da cauda da concha média e placa das conchas.

ETMOIDECTOMIA

A compreensão das estruturas ósseas do seio etmoidal determina o planejamento da cirurgia. A variação interminável desta região torna o estudo tomográfico prévio ferramenta indispensável.

Realiza-se incisão subperiosteal vertical, levemente convexa no bordo posterior da lâmina ascendente do maxilar desde a inserção do corneto médio, superiormente (*agger nasi*), estendendo-se até o dorso do corneto inferior, onde muda sua direção para horizontal, prosseguindo posteriormente até encontrar o ângulo entre as porções vertical e horizontal do processo uncinado. A incisão pode ser realizada com bisturi frio, faca de cirurgia endoscópica (método mais tradicional) ou eletrocautério monopolar em patologias inflamatórias ou tumores (Fig. 17-19).

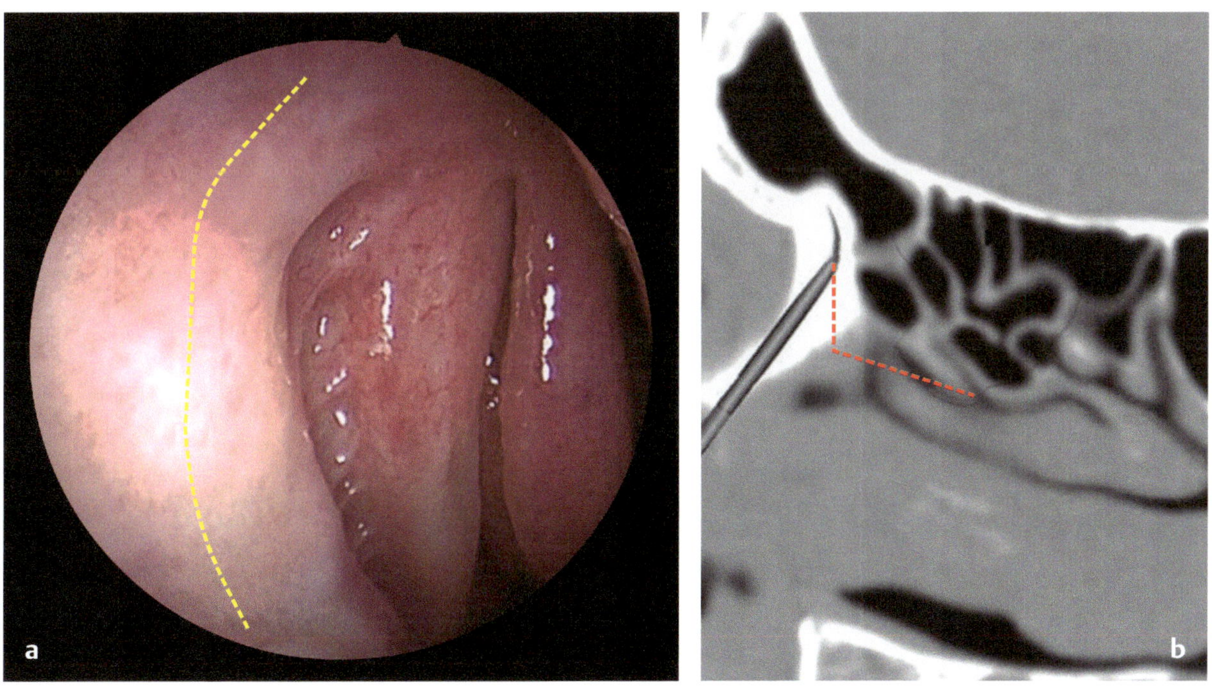

Fig. 17-19. (a, b) Demonstração do local da incisão na lâmina ascendente do maxilar.

Não realizamos incisões diretamente no processo uncinado. Com a incisão vertical na lâmina ascendente do maxilar, antes do processo uncinado, temos o controle de todo o etmoide anterior, não deixando restos de uncinado ou células residuais (Figs. 17-20 e 17-21). A partir dessa incisão disseca-se o mucoperiósteo no sentido posterossuperior, incluindo a placa *agger* e a porção vertical do processo uncinado. Importante a localização do osso lacrimal que serve como ponto de referência (Figs. 17-22 e 17-23).

A placa do *agger nasi* e a porção vertical do processo uncinado são separadas do processo frontal do maxilar com uma incisão feita com faca endoscópica ou fratura feita com micro-osteótomo (Figs. 17-24 e 17-25).

O bordo posterior do processo frontal da maxila é exposto, assim como o osso lacrimal e a parede medial da órbita (lâmina papirácea). Após a identificação dessas estruturas, encontra-se, superiormente, a abertura do seio frontal e a base do crânio, e, inferolateralmente, o óstio do seio maxilar (Fig. 17-26).

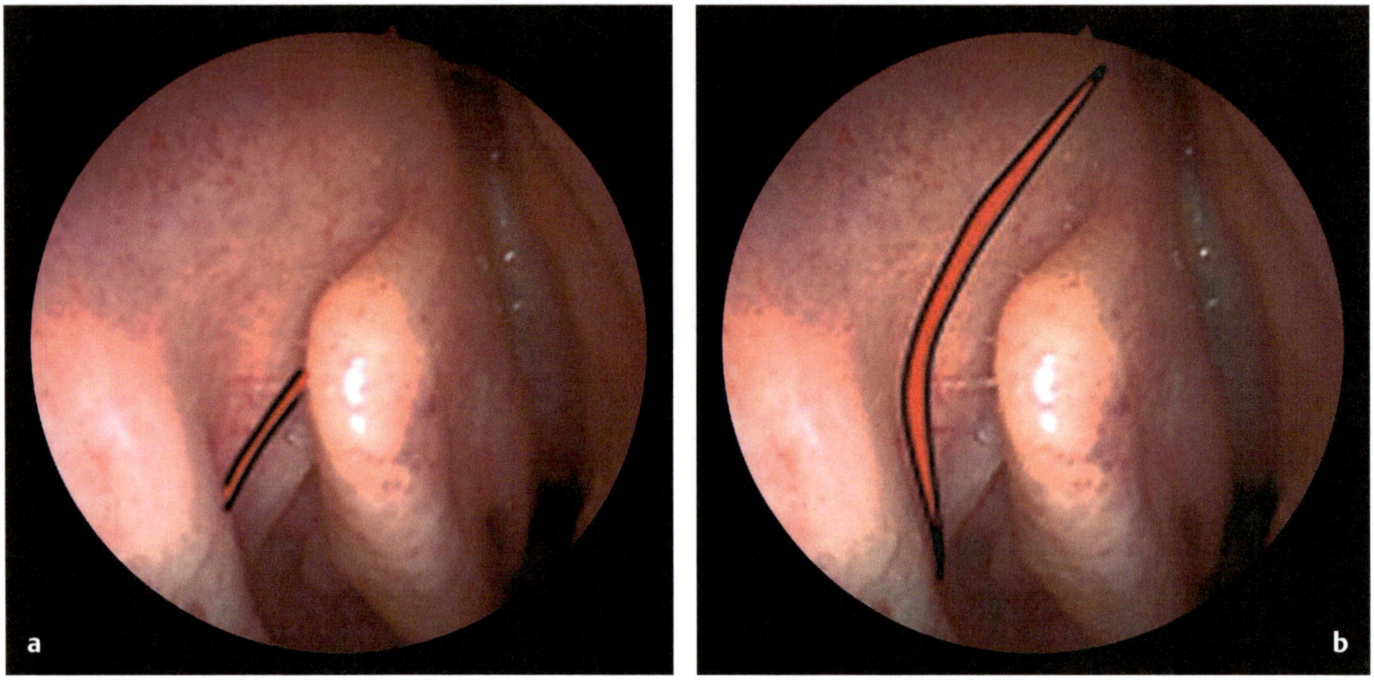

Fig. 17-20. (a) Incisão da FESS no processo uncinado. (b) Incisão da CESS na lâmina ascendente do maxilar.

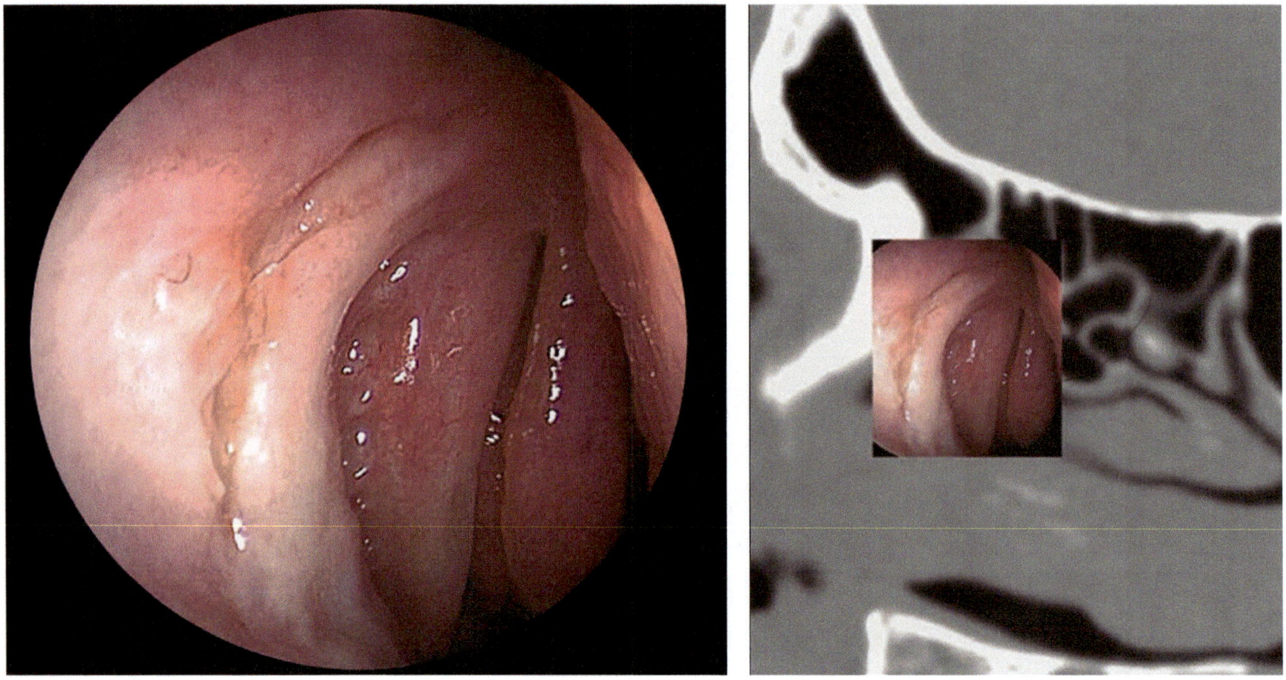

Fig. 17-21. Incisão sempre anterior ao processo uncinado, na linha maxilar.

O seio maxilar é encontrado naturalmente em sentido anteroposterior durante esta dissecção, sendo fundamental sua adequada exposição para controle da lâmina papirácea. Caso seja visualizado um óstio acessório, este deve ser comunicado com o óstio principal, evitando que o fenômeno de recirculação ocorra.

Quando a incisão é realizada de forma adequada, o óstio principal do seio maxilar costuma ser exposto e ampliado com o uso da faca de cirurgia endoscópica. Seguindo esta técnica, a pinça *back-bite* não costuma ser necessária, já que o óstio principal é dissecado desde o início. O tamanho da antrostomia do seio maxilar é discutível, mas geralmente não precisa ser ampliada excessivamente, embora cada caso deva ser avaliado individualmente.

Uma vez que o seio frontal e seio maxilar estejam bem localizados a cirurgia progride inferoposteriormente em direção ao seio esfenoidal.

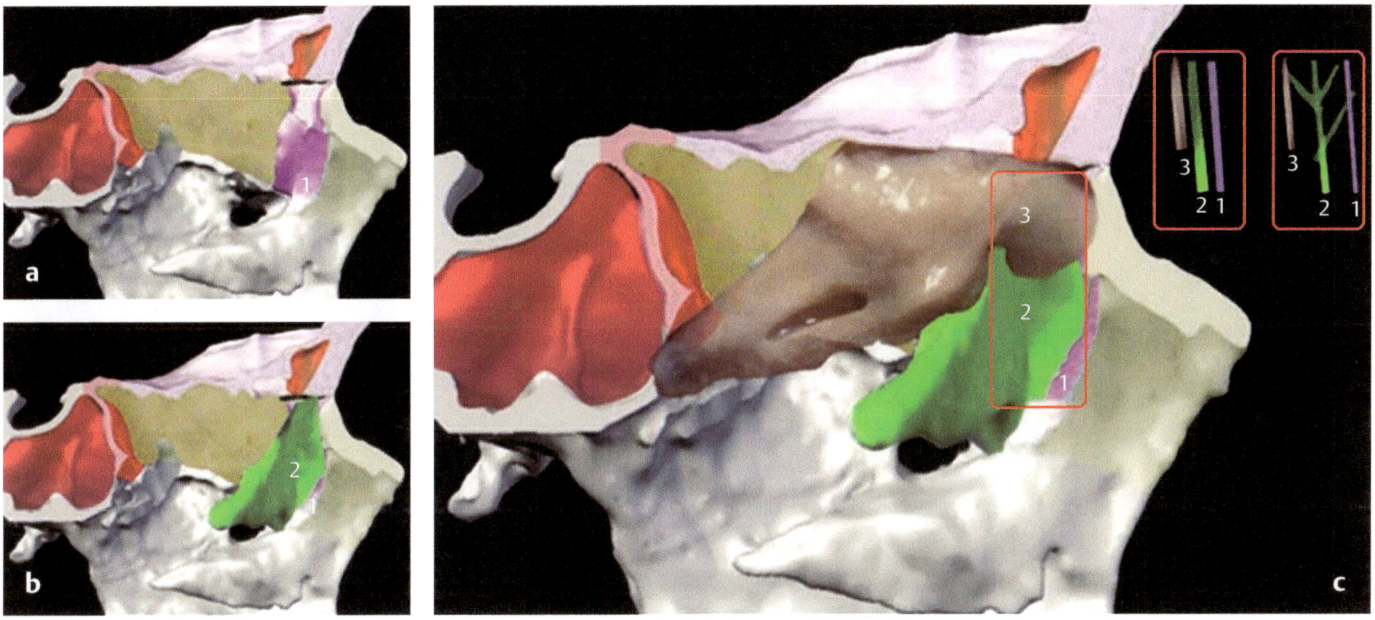

Fig. 17-22. (**a**) Imagem destacando osso lacrimal (*1*) como ponto de referência; (**b**) posicionamento do processo uncinado (*2*); (**c**) concha média (*3*) com inserção na lâmina ascendente do maxilar. Observar que sempre temos as três estruturas na sequência, com variação das diversas inserções do processo uncinado.

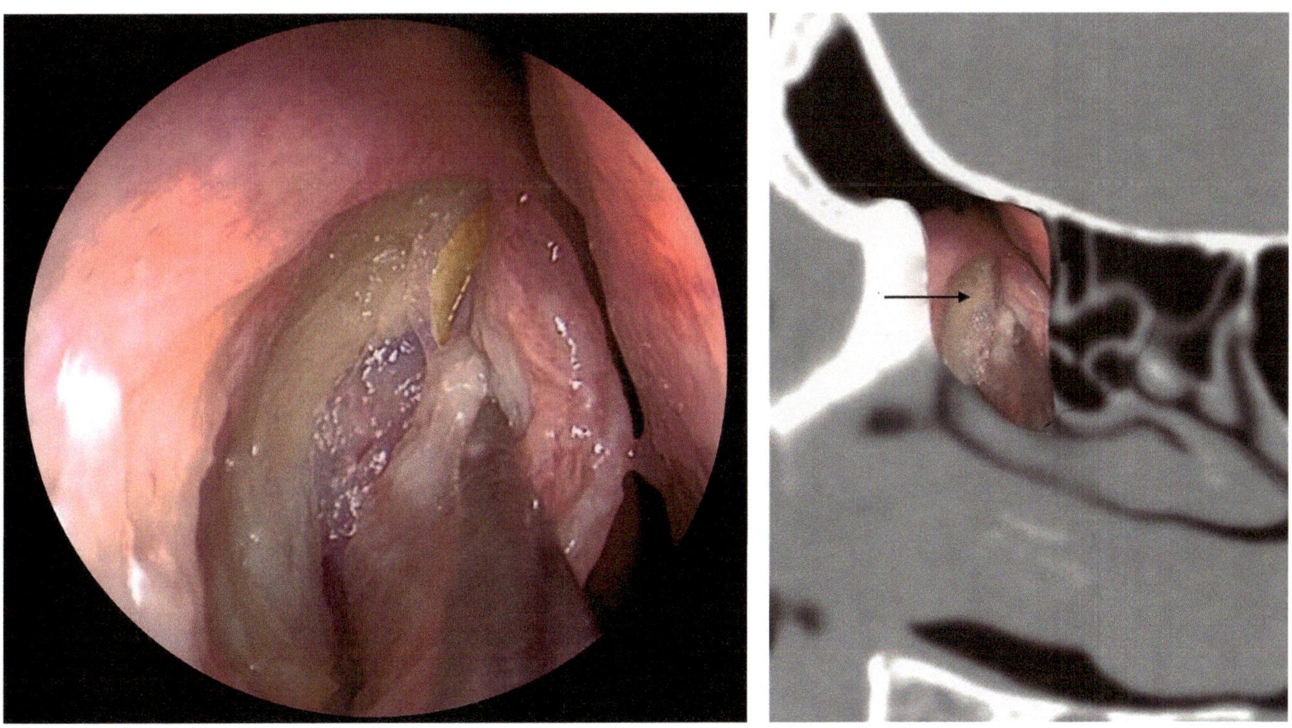

Fig. 17-23. Descolamento posterior da mucosa e visão da inserção da unciforme e placa do *agger nasi* na lâmina ascendente do maxilar.

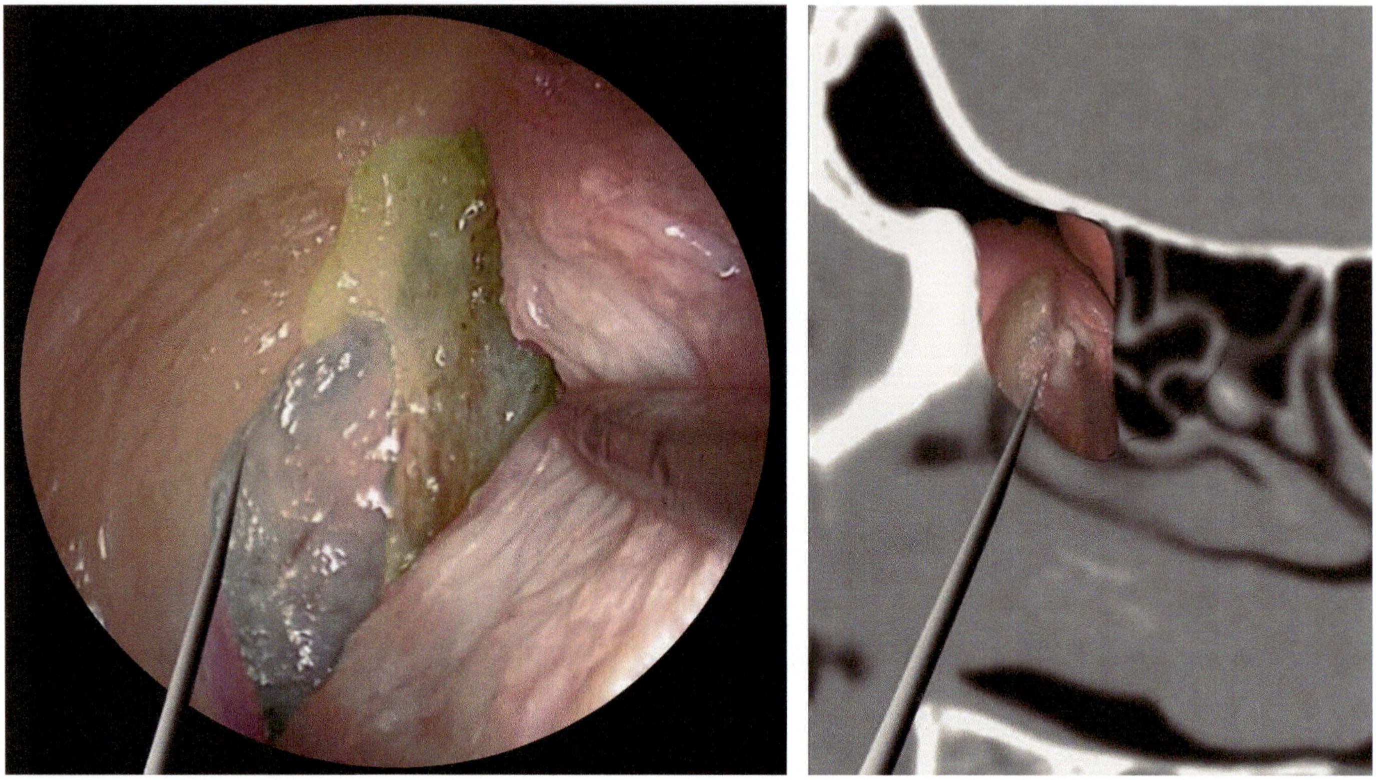

Fig. 17-24. Exposição da unciforme e da placa do *agger nasi*.

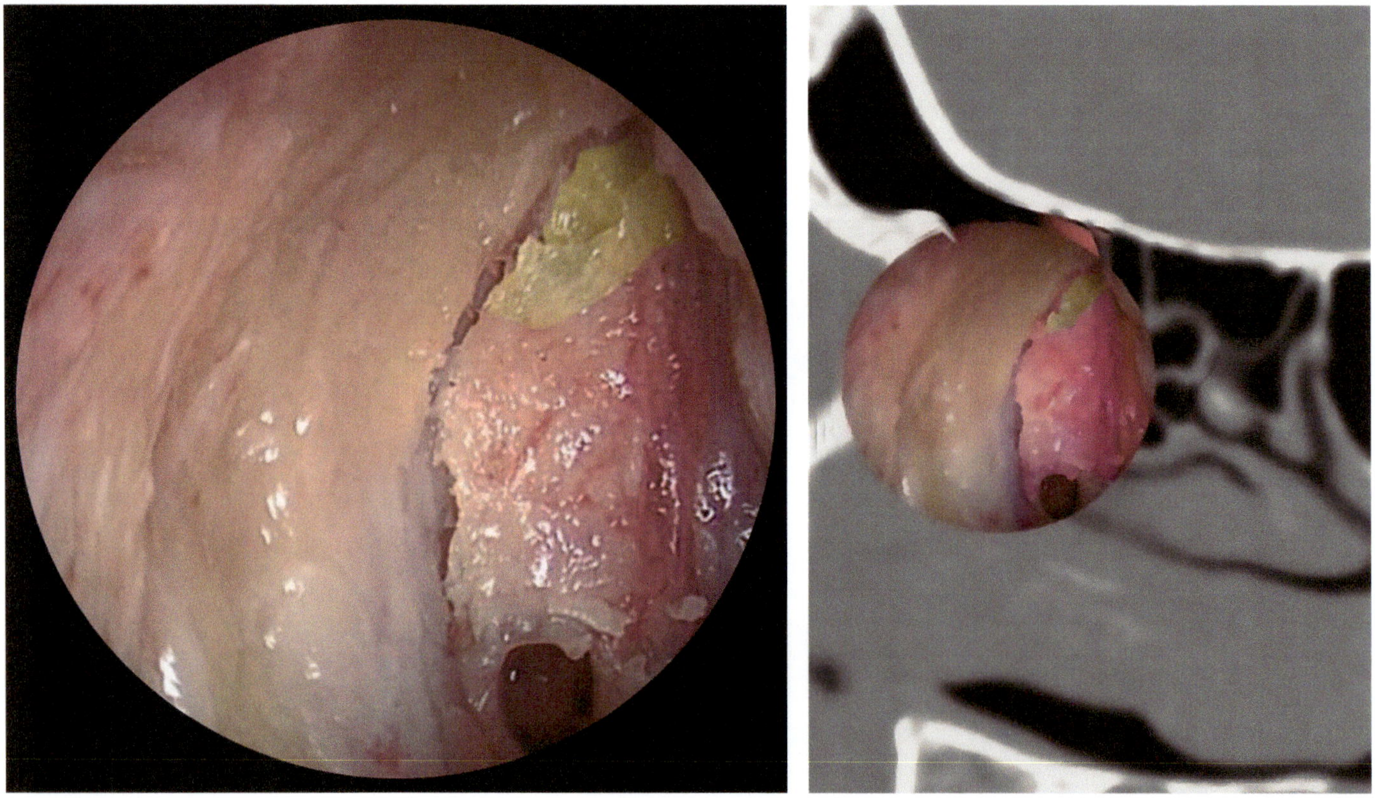

Fig. 17-25. Incisão ou fratura na junção do osso maxilar com a unciforme e a placa do *agger nasi*.

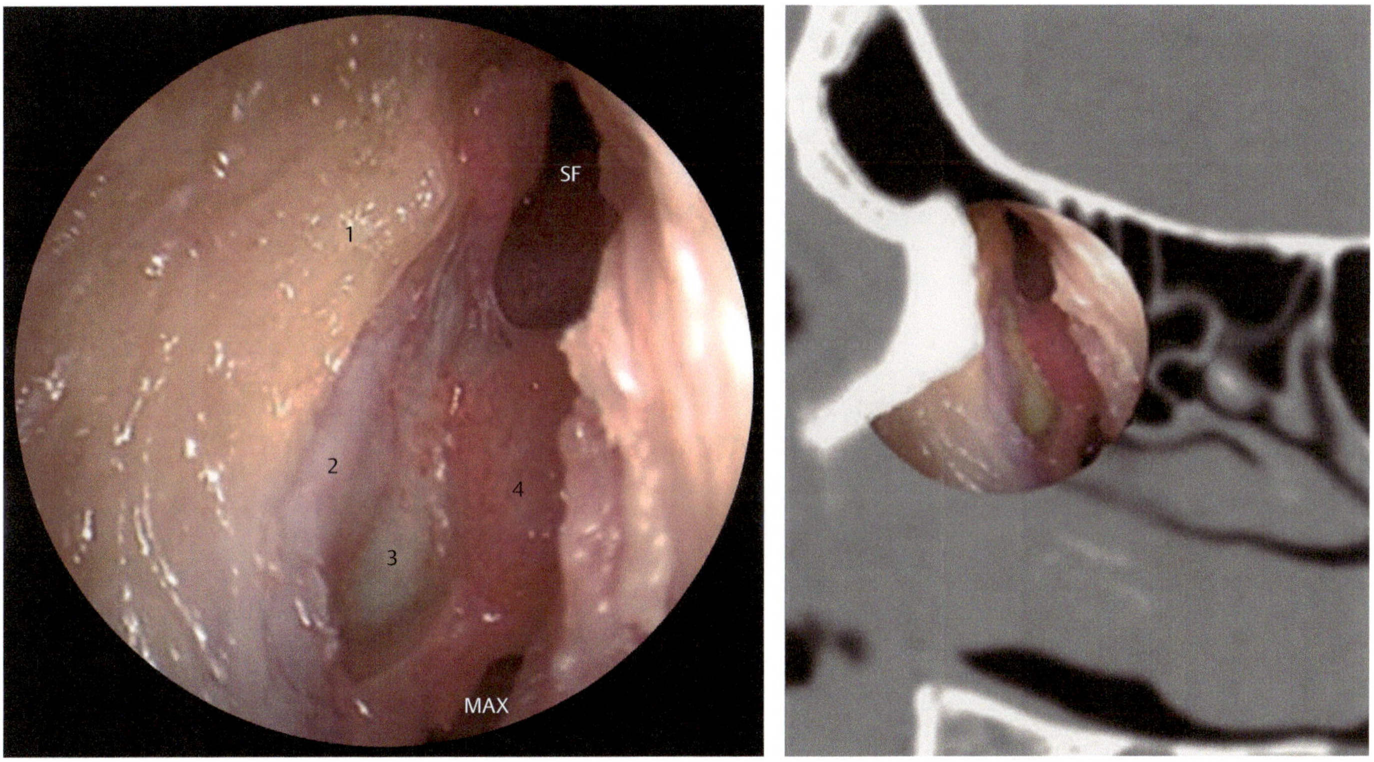

Fig. 17-26. Identificação do seio frontal e óstio do seio maxilar após progressão da dissecção: (*1*) lâmina ascendente da maxila; (*2*) via lacrimal; (*3*) lâmina papirácea; (*4*) bulha etmoidal; SF: seio frontal; MAX: seio maxilar.

ACESSO AO SEIO FRONTAL

O bordo posterior do processo frontal da maxila é exposto, assim como o osso lacrimal e a parede medial da órbita (lâmina papirácea). Após a identificação dessas estruturas, encontra-se, superiormente, a abertura do seio frontal e a base do crânio, e, inferolateralmente, o óstio do seio maxilar.

Salientamos que o acesso direto ao seio frontal é obtido por meio da dissecção adequada do processo frontal da maxila, osso lacrimal e parede medial da órbita, referências anatômicas fundamentais para topografia do seio frontal. Este acesso pode ser feito sem ressecção completa do processo uncinado e sem prejudicar a bulha etmoidal.

Em situações que a porção superomedial do processo frontal da maxila projeta-se medialmente e impede a visualização e acesso ao seio frontal, deve-se ressecá-la utilizando osteótomo ou mesmo uma broca. Esta ressecção permite o controle da parede medial da órbita e sua relação com a abertura do seio frontal, e foi descrita por Gustav Killian em 1867 (Figs. 17-27 e 17-28).

É importante a identificação do ângulo formado entre a parede posterior do seio frontal e o piso da fossa anterior, ângulo esse variável de agudo a obtuso e que se constitui um fator extremamente importante no prosseguimento da operação.

Uma vez identificado o ângulo pela junção da parede medial da órbita com a base do crânio (ângulo duro), a cirurgia prossegue posteriormente, dissecando-se simultaneamente essas estruturas, em que identificamos, com frequência, a projeção das artérias etmoidais anterior e posterior junto ao piso da fossa anterior.

Quando existe anatomia normal, essa dissecção no sentido posterior é obtida cortando-se as inserções das lamelas etmoidais na parede medial da órbita e na base do crânio. A dissecção é realizada com segurança a partir da identificação do ângulo formado pela junção da parede medial da órbita com piso da fossa anterior, local onde a base do crânio é mais resistente (ângulo duro) – (Figs. 17-29 e 17-30).

A quantidade de lamelas e sua classificação passa a ser desnecessária se o objetivo da cirurgia é a dissecção completa da parede medial da órbita e do piso da fossa anterior sem que nenhuma célula etmoidal permaneça. O limite posterior da etmoidectomia é a parede anterior do seio esfenoidal (Fig. 17-31).

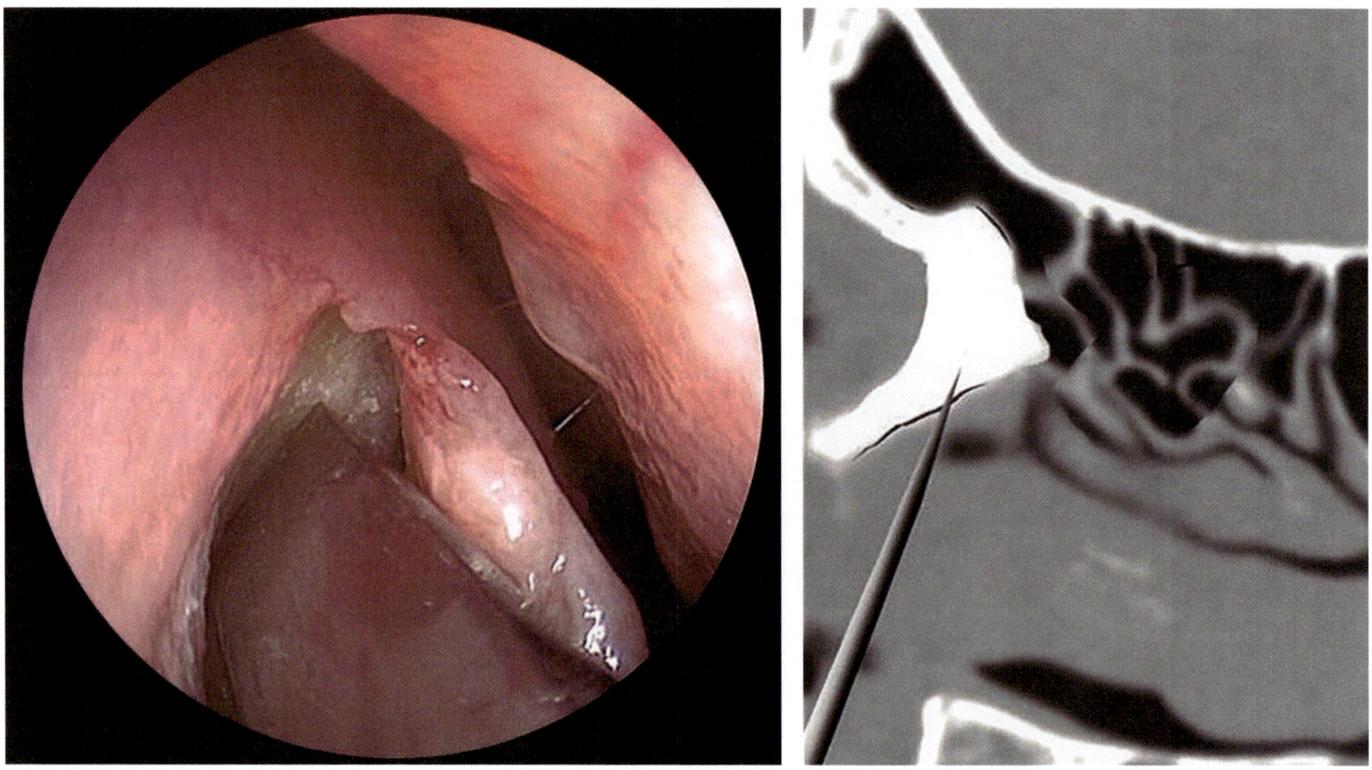

Fig. 17-27. Ressecção da porção superomedial do processo frontal da maxila para controlar o plano da parede medial da órbita.

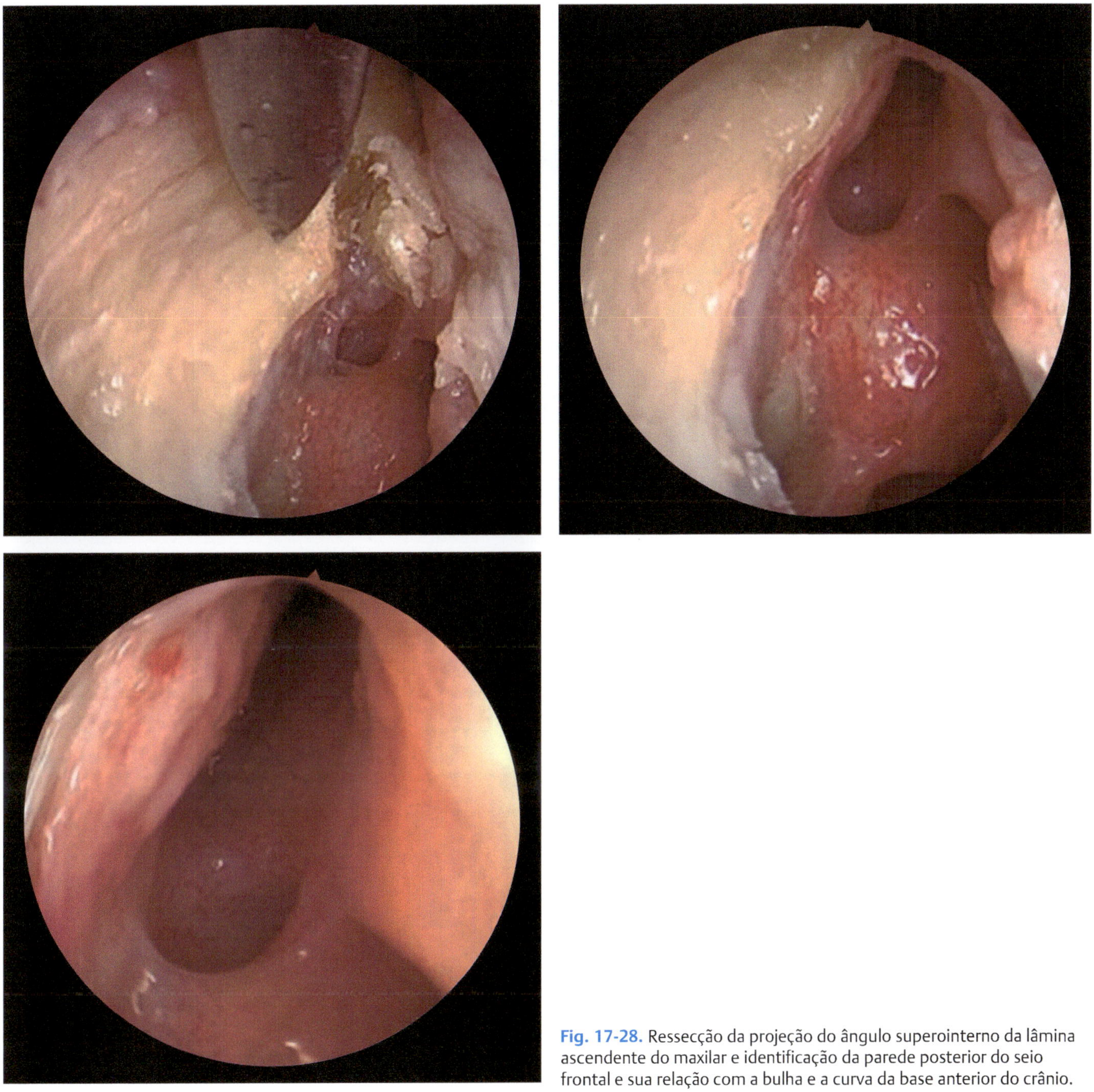

Fig. 17-28. Ressecção da projeção do ângulo superointerno da lâmina ascendente do maxilar e identificação da parede posterior do seio frontal e sua relação com a bulha e a curva da base anterior do crânio.

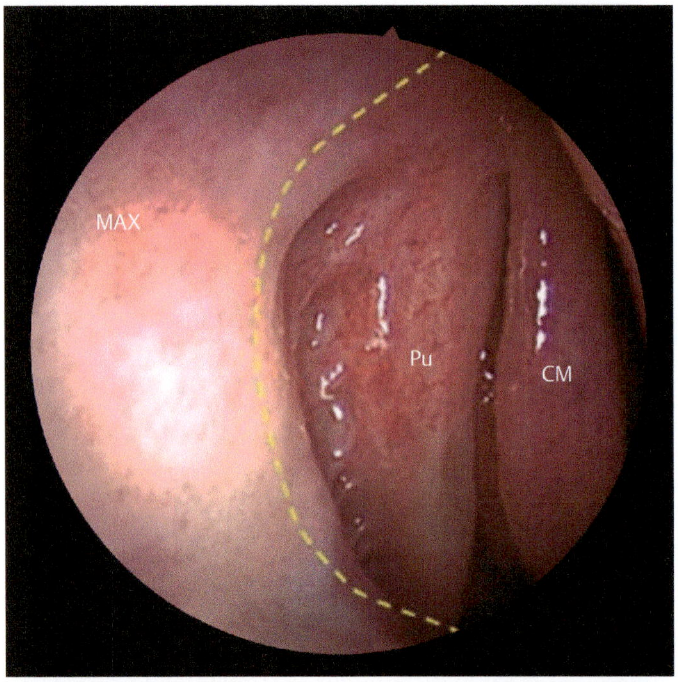

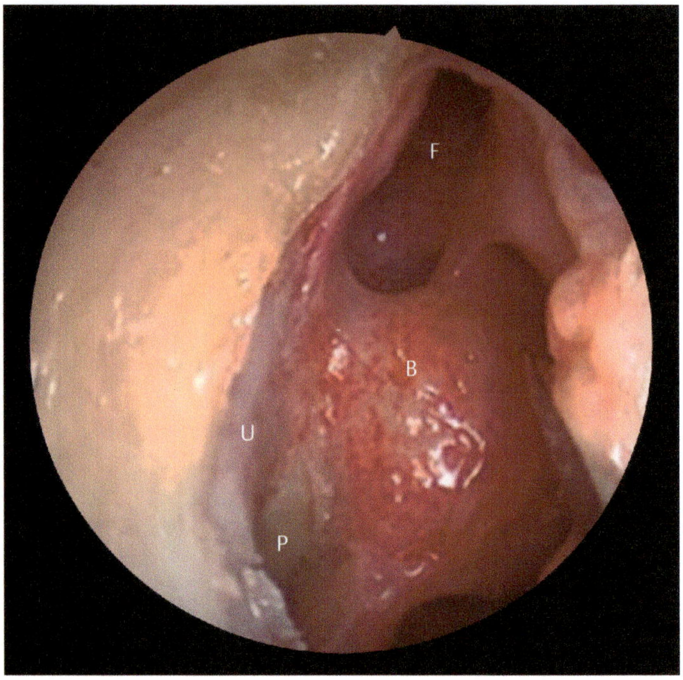

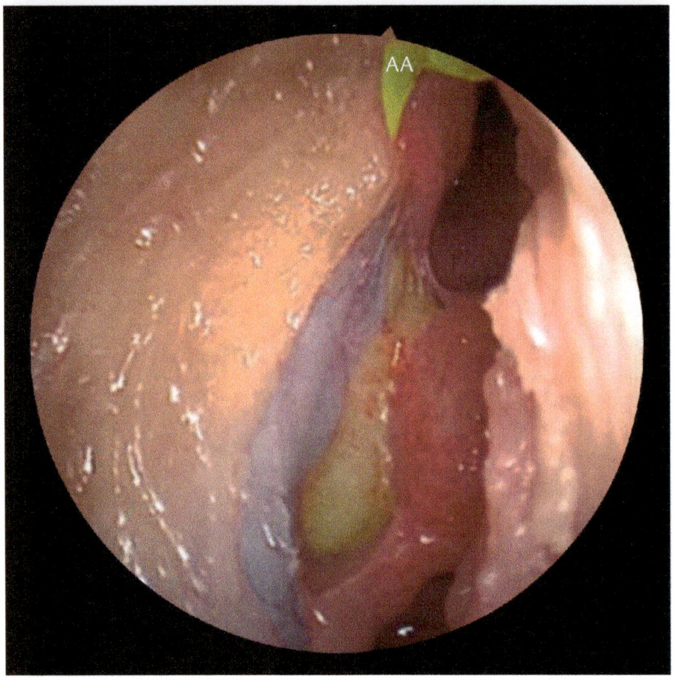

Fig. 17-29. Parede lateral da fossa nasal direita e incisão para início da técnica centrípeta com aspecto posterior à ressecção da projeção do maxilar, e medialização da unciforme (PU), observando a bulha etmoidal (B) intacta, a entrada do seio frontal (F), o únguis (S), papirácea (P) e apófise angular do frontal (AA).

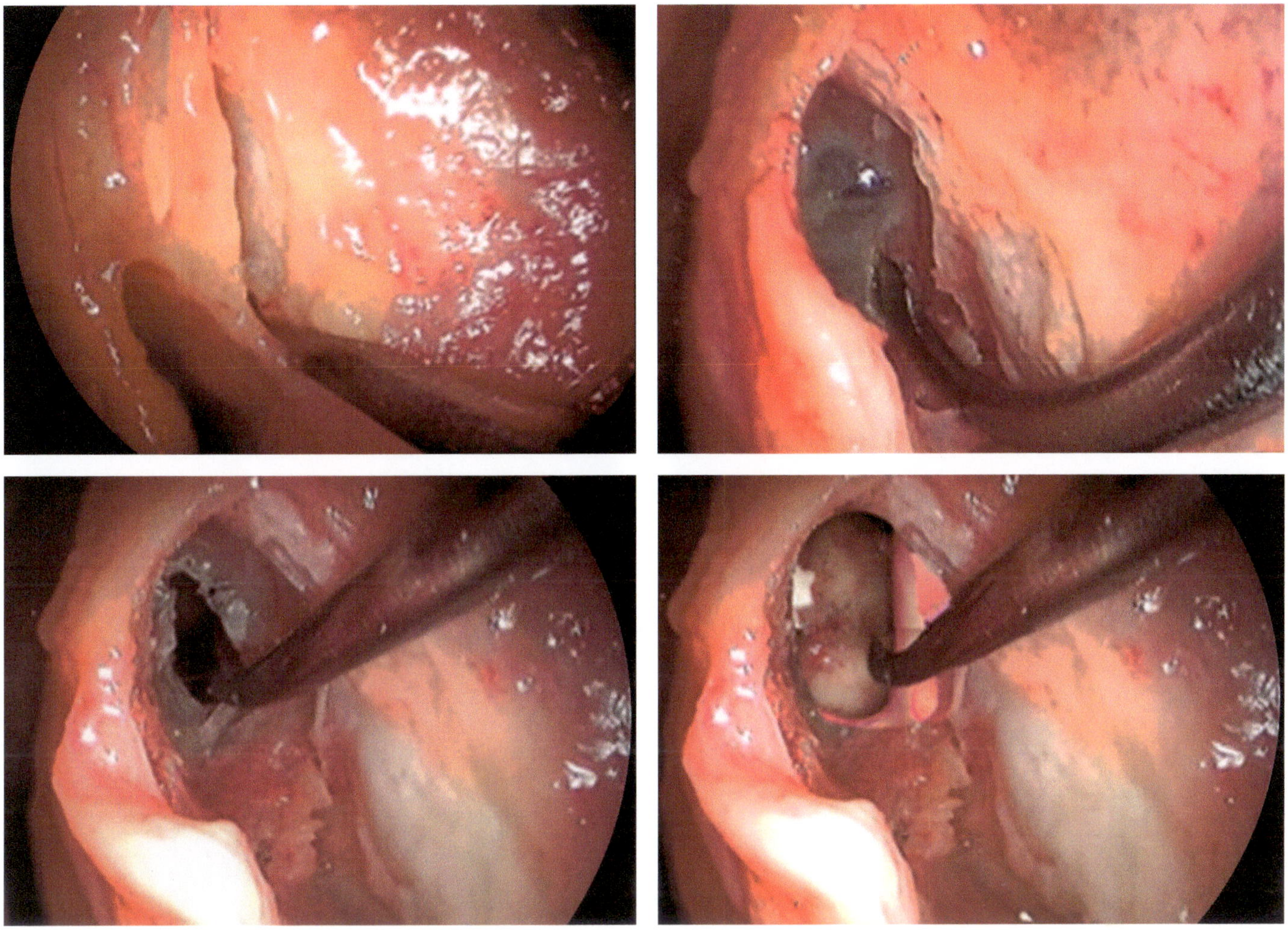

Fig. 17-30. Em alguns casos, a porção superior do processo uncinado insere-se na parede medial da órbita, formando o recesso terminal, que é aberto após incisão sempre paralela à orbita para abertura do seio frontal. Desenhamos um bisturi com curva apropriada para cortar a trabécula e a mucosa adjacente e prevenir seu desgarramento, fato comum aos instrumentos de apreensão habitualmente utilizados.

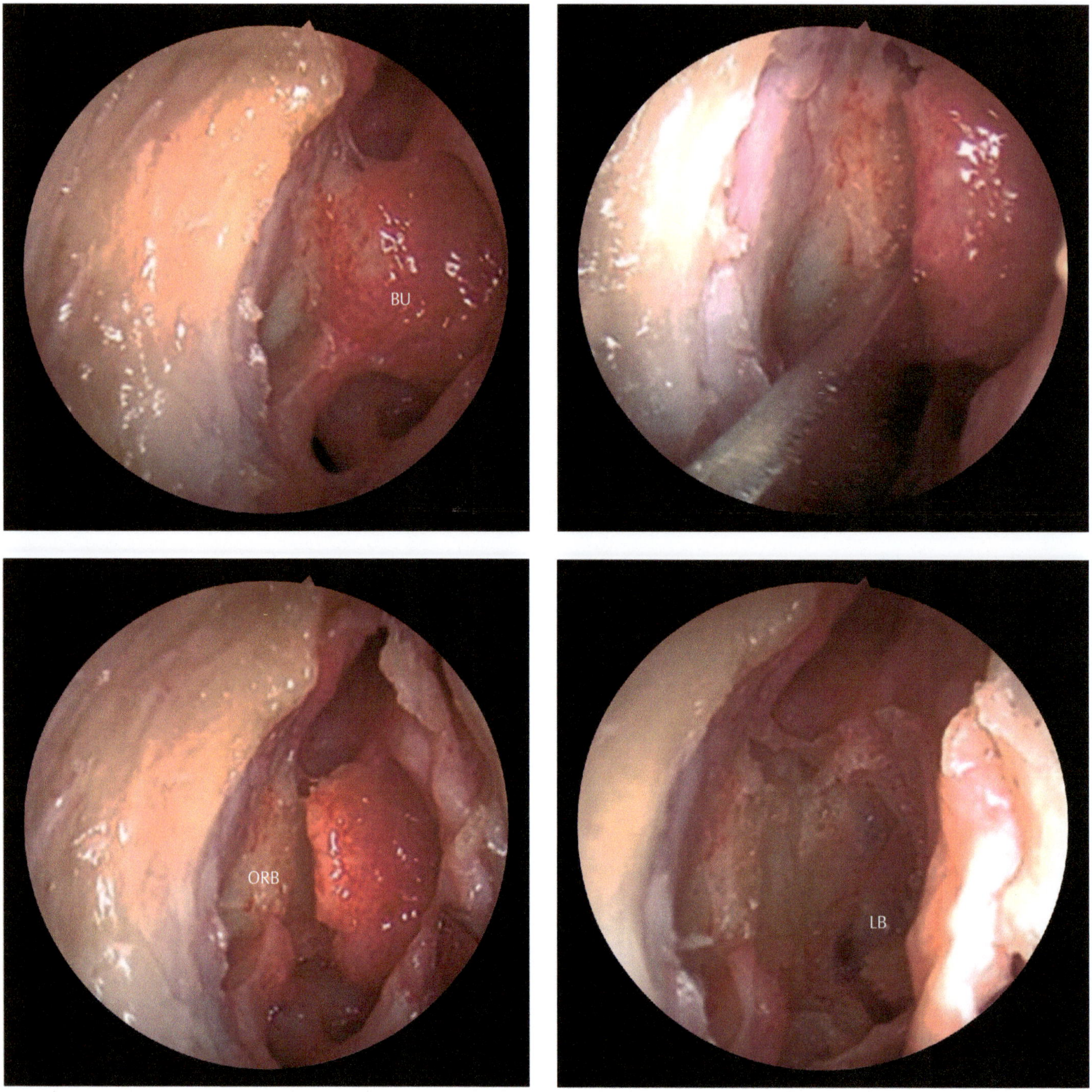

Fig. 17-31. Após a identificação da curva da base anterior do crânio e parede posterior do seio frontal, prossegue-se a dissecção da base anterior do crânio e da parede medial da órbita, cortando a inserção da bulha e das lamelas junto às margens, fazendo a dissecção até a exposição da parede anterior do seio esfenoidal. *(Continua)*

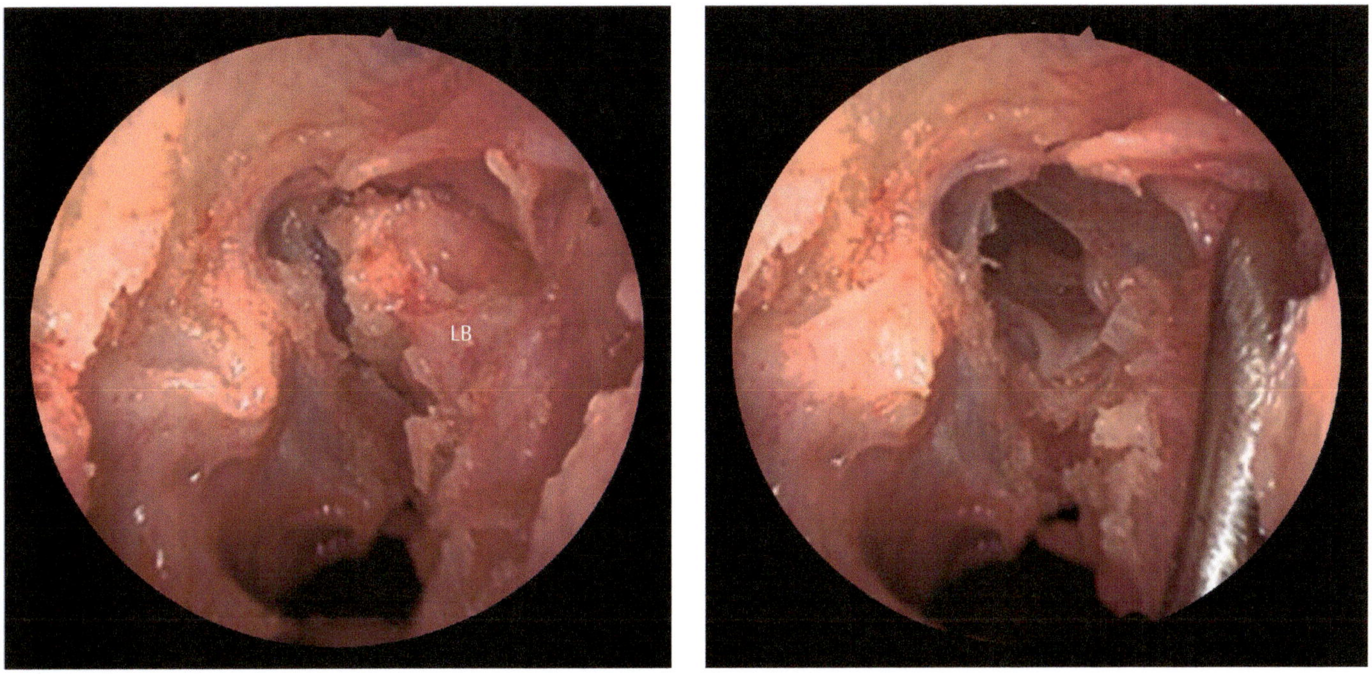

Fig. 17-31. *(Cont.)*

ACESSO TRANSETMOIDAL AO SEIO ESFENOIDAL

Na eventual necessidade de abertura do seio esfenoidal por via etmoidal, esta deve ser feita somente após análise cuidadosa da tomografia computadorizada e posterior identificação precisa dos seus limites (órbita e base do crânio). Evitamos instrumentos que exercem força contínua sobre a parede anterior do esfenoide, como aspirador ou pinça; preferimos o uso de osteótomos, que exercem força autocessante, evitando traumas indevidos no interior do seio esfenoidal (Fig. 17-32).

Com o auxílio do osteótomo são realizadas fraturas de maneira cuidadosa a realizar um desenho na parede anterior do esfenoide, promovendo abertura do seio esfenoidal paralelamente à órbita com segurança (Figs. 17-33 e 17-34).

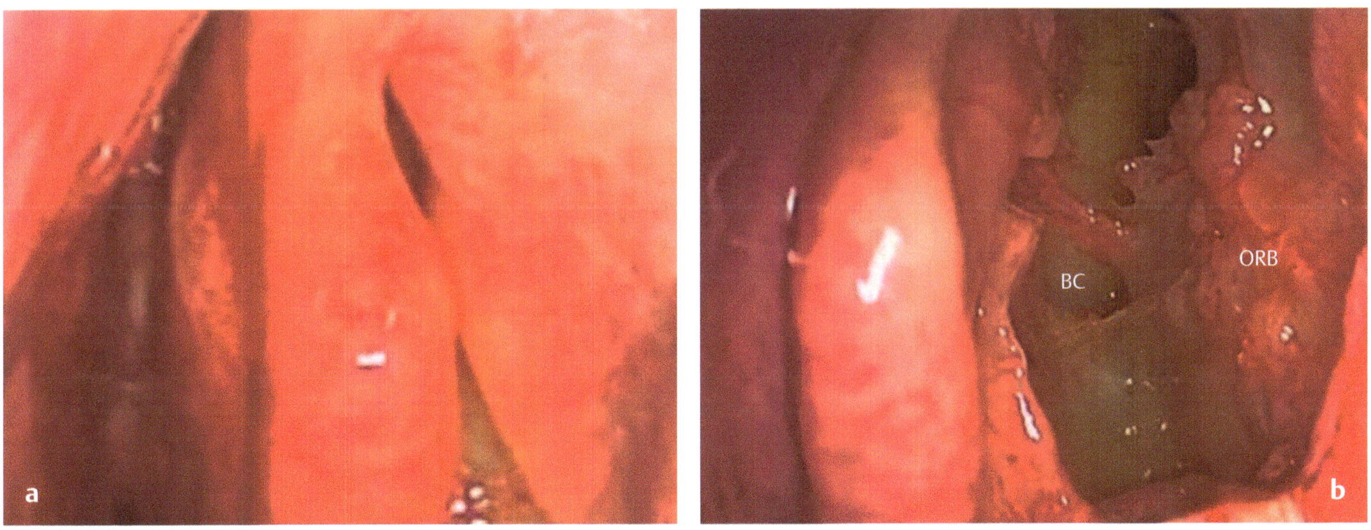

Fig. 17-32. (a) Demonstração do local da incisão centrípeta; (b) dissecção da órbita em direção à base do crânio; *(Continua)*

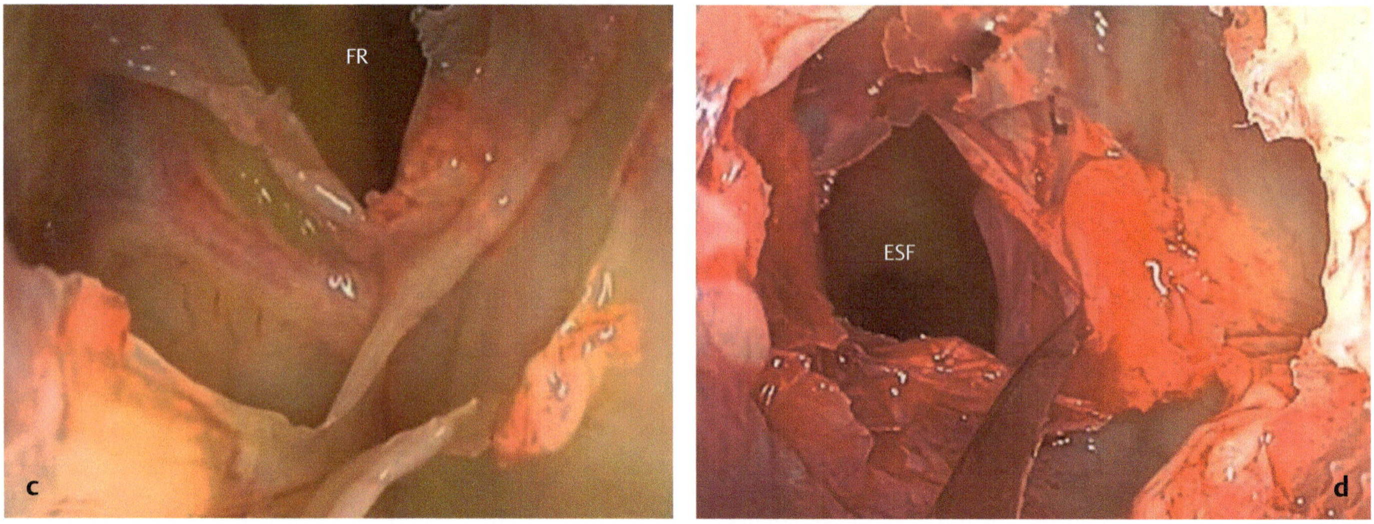

Fig. 17-32. *(Cont.)* (**c**) exposição do seio frontal (FR) no sentido anterior; (**d**) seio esfenoidal (ESF) no sentido posterior.

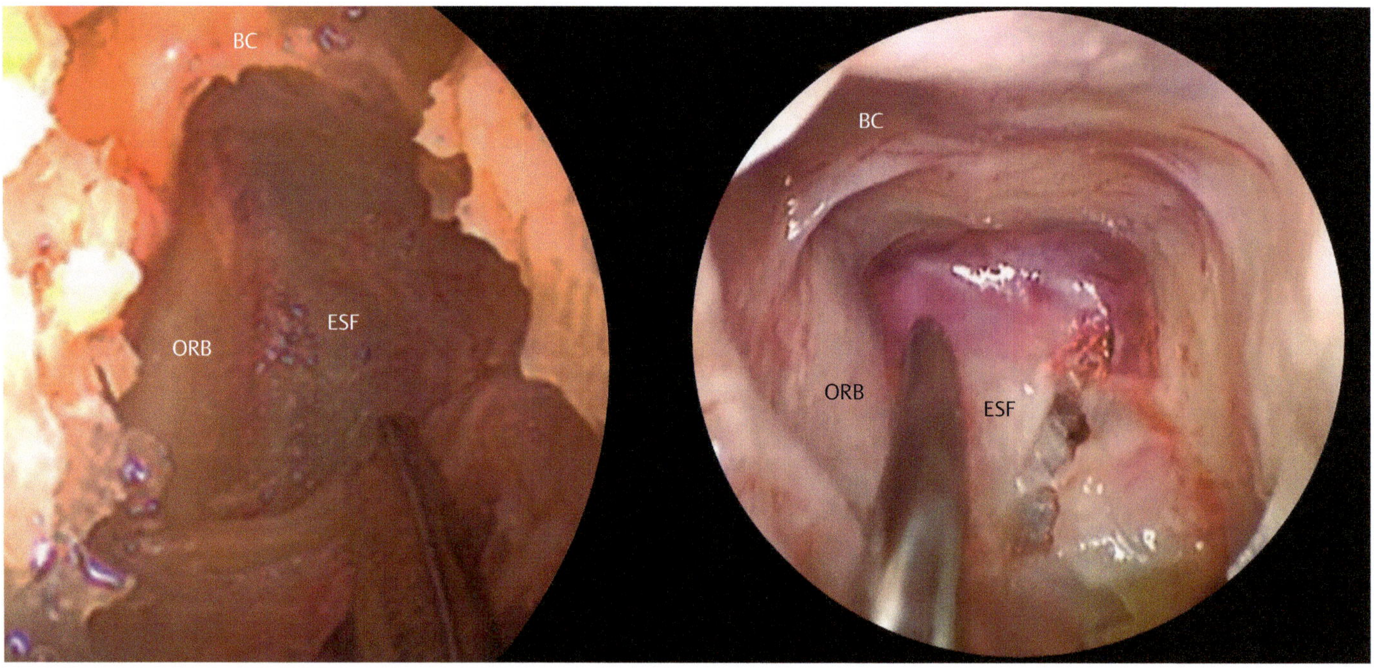

Fig. 17-33. Identificação da parede anterior do seio esfenoidal direito. ORB: Órbita; ESF: parede anterior do seio esfenoidal; BC: base do crânio.

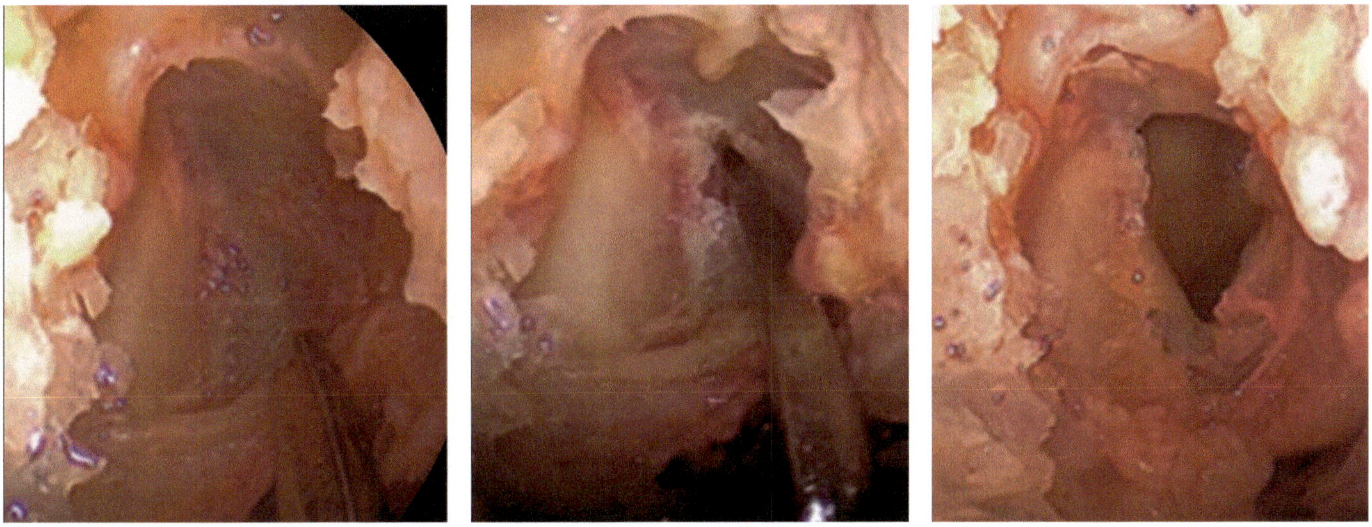

Fig. 17-34. Abertura do seio esfenoidal com osteótomo paralelo à parede medial da órbita.

CONCLUSÃO DA ETMOIDECTOMIA

Completa-se a etmoidectomia cortando-se verticalmente à junção da placa das conchas com as lamelas etmoidais, permitindo remover a estrutura etmoidal em bloco e conservando a placa. Nos casos com anatomia preservada, o importante é a dissecção dos limites da etmoidectomia e a ressecção em bloco pode ser feita, embora não seja obrigatória.

Resseca-se o seio etmoidal por completo conservando-se a placa das conchas e a cauda da concha média que é baseada na dissecção prévia da parede medial da órbita e do piso da fossa anterior.

O procedimento é concluído com a remoção da placa do *agger nasi* e cuidadosa revisão da cavidade (Fig. 17-35). Consideramos a cirurgia bem-sucedida quando se pode visualizar toda a base do crânio desde o plano esfenoidal até o piso da fossa anterior dentro do seio frontal. A revisão da cavidade é importantíssima para que nenhuma célula etmoidal seja ignorada, assim como visualização total do seio maxilar com o endoscópio angulado para evitar-se o fenômeno de recirculação pós-operatória.

Aconselha-se como rotina cirúrgica filmagem endoscópica cuidadosa de todas as cavidades ao final da operação, servindo não só como inspeção do resultado imediato, mas também como documentação pós-operatória.

Em poliposes ou tumores, preferimos, quando possível, a ressecção em bloco acompanhada da ligadura dos vasos esfenopalatinos com o objetivo de fazer uma parassimpatectomia seletiva e hemostasia. Em tumores, por exemplo, a entrega da peça completa ao patologista pode contribuir significativamente com a análise anatomopatológica (Fig. 17-36).

Não realizamos tamponamento nasal após o procedimento.

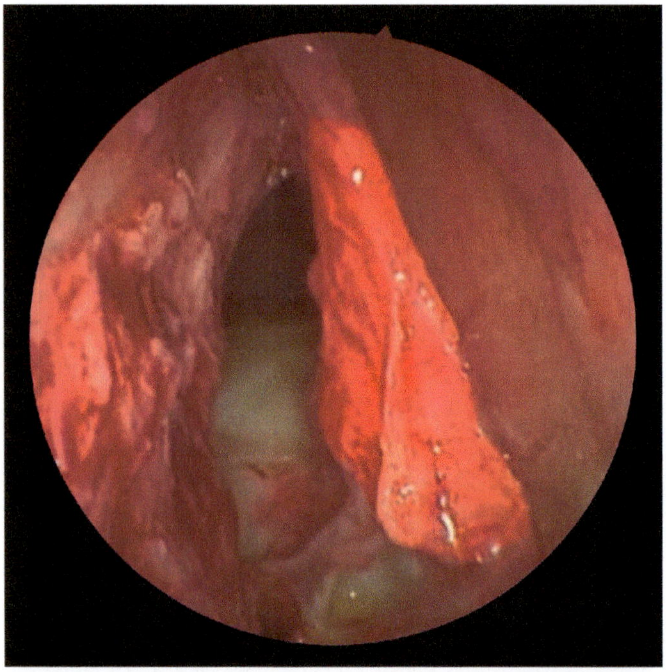

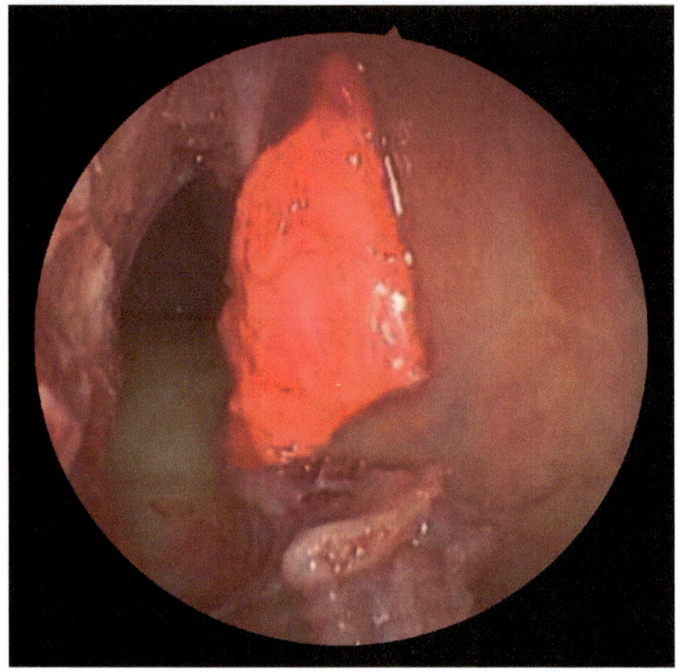

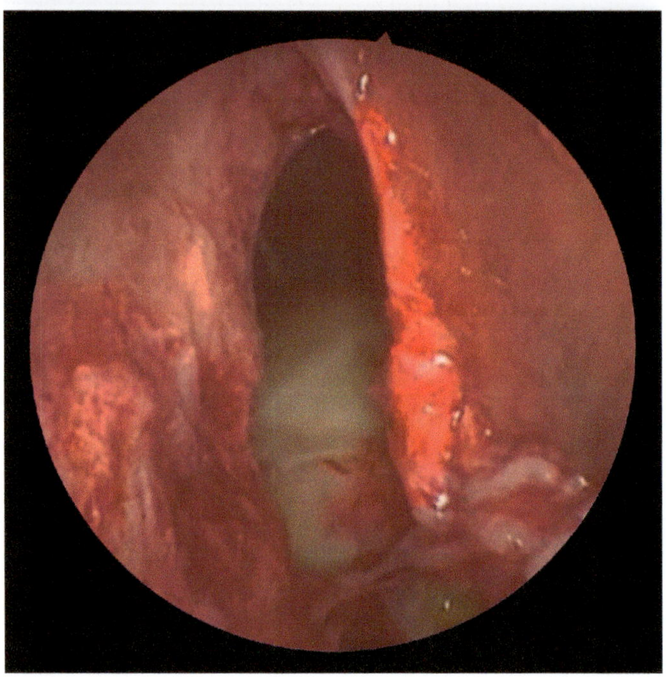

Fig. 17-35. Imagem endoscópica com demonstração da ressecção da placa do *agger nasi* e completa exposição da abertura do seio frontal.

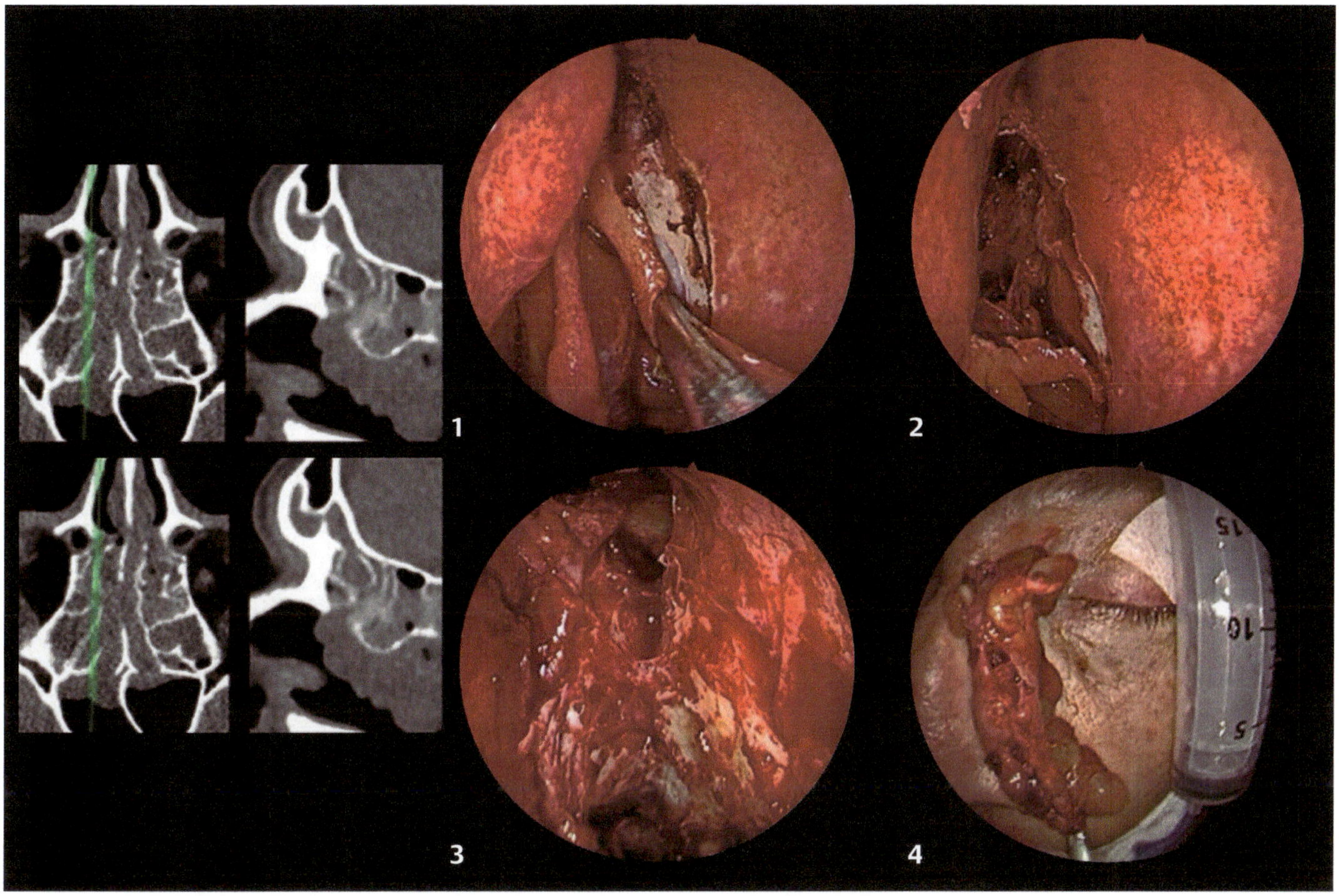

Fig. 17-36. Demonstração da técnica centrípeta em polipose com remoção da patologia em bloco.

ACESSO EXPANDIDO AO SEIO FRONTAL (LOTHROP/DRAF III)

Em patologias mais extensas, inflamatórias ou reoperações, pode ser necessária abertura mais ampla do seio frontal assim como a união de ambos em uma única cavidade (Fig. 17-37). Tal prática foi inicialmente descrita por Lothrop em 1914 e depois em 1917 para patologias supurativas do seio frontal. A técnica, inicialmente externa, foi aperfeiçoada por via endoscópica e publicada por outros autores a partir de 1994. Dito isso, foi Draf, no final da década de 1990, quem estandardizou e validou o conceito dos acessos endonasais ao seio frontal para traumas, tumores e doenças inflamatórias, além de definir o papel dos acessos externos nestas situações. Podemos concluir assim que o Lothrop endoscópico também pode ser chamado de Draf III.

Roy Casiano, em 1998, descreveu a então larga experiência da Universidade de Miami realizando o Lothrop endoscópico e, junto com outros grandes centros, contribuiu significativamente para a consolidação desta técnica à nível mundial, incluindo a formação dos autores deste capítulo.

O Lothrop endoscópico ou Draf III pode ser realizado de formas diferentes, e esta decisão deve ser tomada após estudo cuidadoso da tomografia computadorizada e da anatomia de cada caso. Torna-se fundamental, nestas situações, a utilização do corte sagital simultaneamente com o coronal para tridimensionalizar o seio frontal o máximo possível, programando assim o procedimento cirúrgico. Pacientes submetidos a cirurgias endonasais prévias com anatomia modificada podem precisar de acessos planejados de acordo com suas particularidades.

O acesso ao seio frontal pode ser feito por via transeptal. Por serem seios de linha média, por meio da septoplastia pode-se realizar o descolamento subpericondral e subperiosteal até a localização dos filetes do nervo olfatório e ramo septal da artéria etmoidal anterior, importante referência para ter acesso a ambos os seios frontais e prosseguir então para remoção do septo interfrontal e posterior comunicação de ambas as cavidades. Eloy, em 2012, descreveu o hemi-Lothrop, utilizando a fossa nasal contralateral para acessar patologias supraorbitárias, por exemplo.

Existem casos em que a decisão de comunicar ambos os seios frontais pode ser tomada no próprio intraoperatório. Ao final da abertura de todos os seios parasanasais, caso a amplitude da sinusotomia frontal não seja satisfatória aos olhos do cirurgião, pode-se então lançar mão do Lothrop.

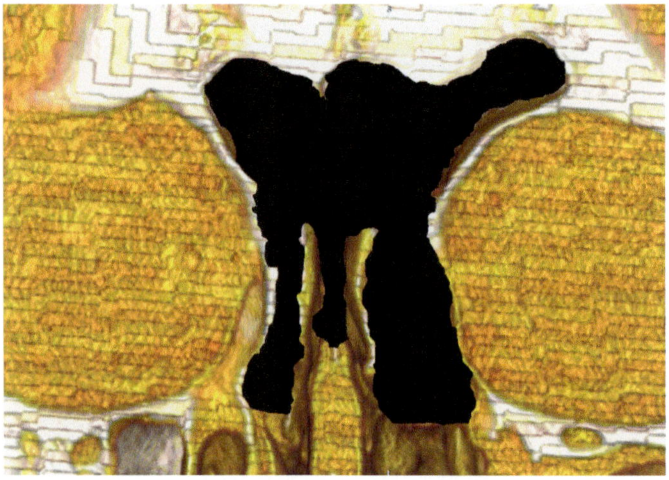

Fig. 17-37. Reconstrução tridimensional esquematizando o Lothrop clássico com etmoidectomia bilateral, sinusotomia frontal bilateral, septectomia anterossuperior e remoção do septo interfrontal.

Nota-se cada vez mais a importância do domínio desta técnica na rotina do rinologista atual, tornando-se ferramenta fundamental no arsenal de técnicas do cirurgião que se propõe a operar o seio frontal.

A realização do Lothrop endoscópico/Draf III depende de quatro passos importantes (Figs. 17-38 e 17-39):

1. Sinusectomia frontal bilateral (Draf IIb).
2. Septectomia anterossuperior com preservação da porção olfatória.
3. Remoção do septo interfrontal.
4. Aumento ósseo amplo do limite AP (anteroposterior).

A realização desta abordagem tem suas particularidades e atenção especial deve ser dada ao pós-operatório, período em que eventuais recidivas podem ser evitadas em consultório, como será discutido a seguir.

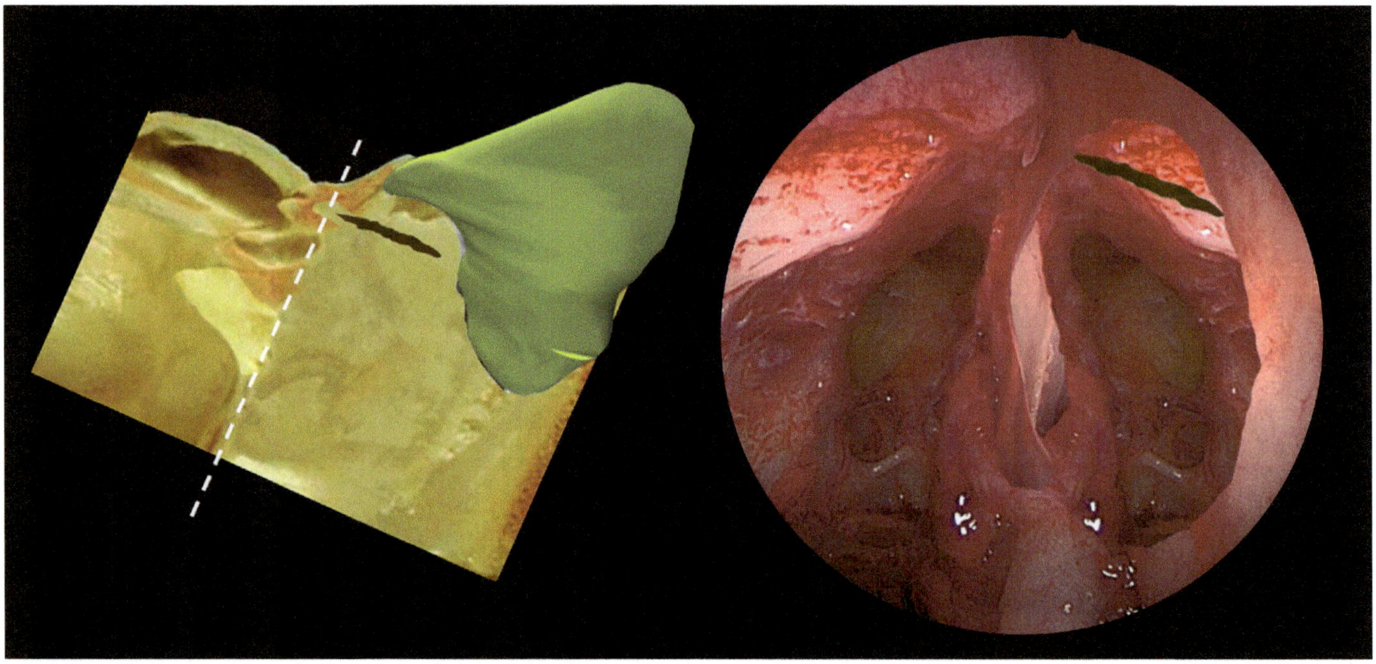

Fig. 17-38. Demonstração do Lothrop endoscópico e como a linha da base do crânio nos proporciona referência importante de limitação posterior do seio frontal.

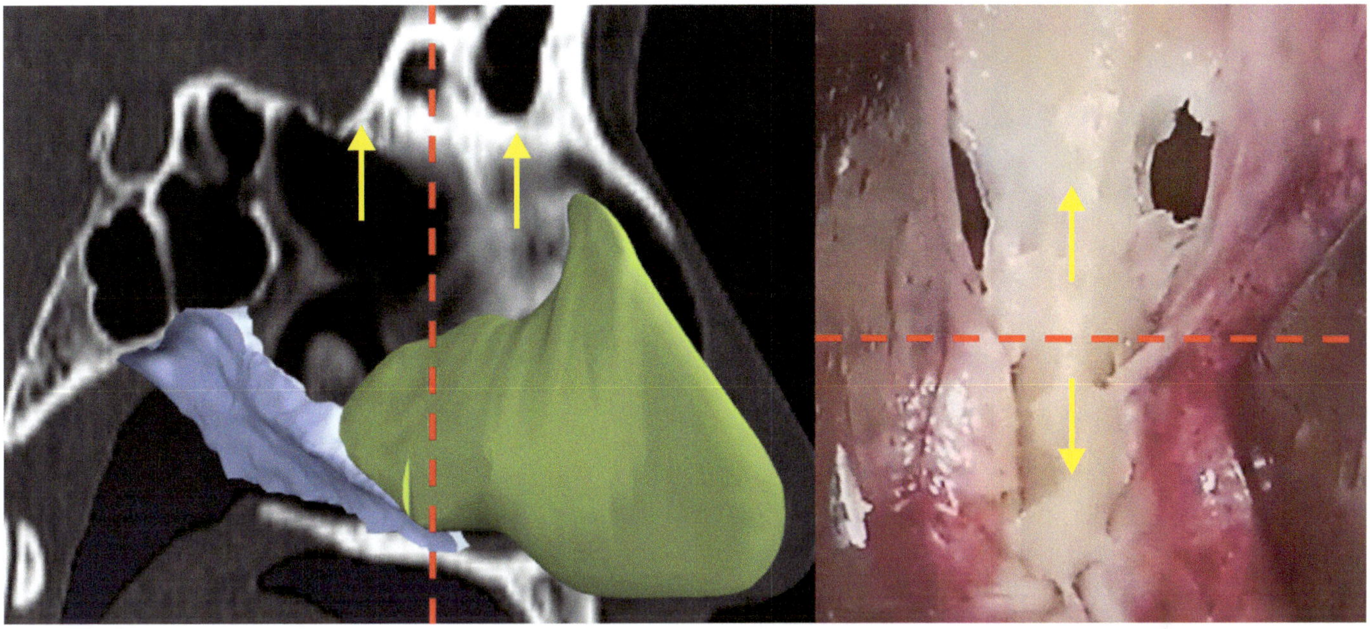

Fig. 17-39. Demonstração do acesso transeptal para realização do Lothrop endoscópico. Linha da base do crânio representada com o pontilhado vermelho. Note a relação do corte sagital com a visão endoscópica.

CUIDADOS PÓS-OPERATÓRIOS

Ao contrário de outras cirurgias, a cirurgia endoscópica dos seios paranasais depende diretamente de cuidados pós-operatórios bem realizados. Reforçamos a necessidade do retorno semanal em consultório para remoção das crostas, prevenção de sinequias e aspiração de conteúdo sero-hemático, promovendo melhor cicatrização e entrada de solução salina. É fundamental o investimento em equipamentos de imagem adequados em consultório, assim como material cirúrgico básico para controle pós-operatório por via endoscópica. Não obstante, salientamos também o papel fundamental que o próprio paciente tem durante este processo. A realização de lavagem nasal com soro fisiológico a cada duas horas utilizando seringa de 20 mL é mandatória durante os primeiros 30 dias, exercendo papel determinante na cicatrização da mucosa nasossinusal.

Em cidades com clima mais seco e umidade relativa do ar baixa, esses cuidados são ainda mais preconizados. Em contrapartida, sabe-se que em cidades de praia com baixa poluição e alta umidade relativa do ar a cicatrização da mucosa nasossinusal parece ser bastante favorecida.

Diante desses fatos, nota-se que a cirurgia endonasal depende de um esforço conjunto entre cirurgião, paciente e ambiente, sendo fundamental boa relação médico-paciente para que os objetivos sejam atingidos por ambas as partes (Figs. 17-40 a 17-42).

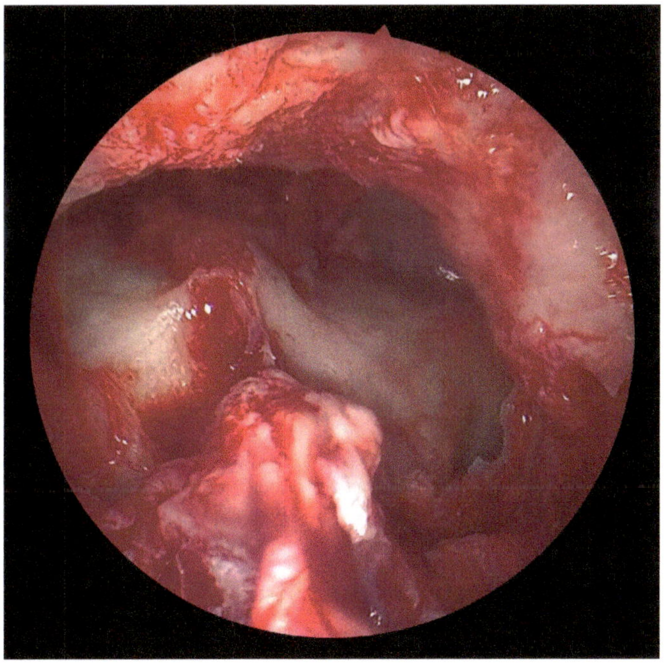

Fig. 17-40. Demonstração do Lothrop endoscópico em sua imagem endoscópica pós-operatória imediata.

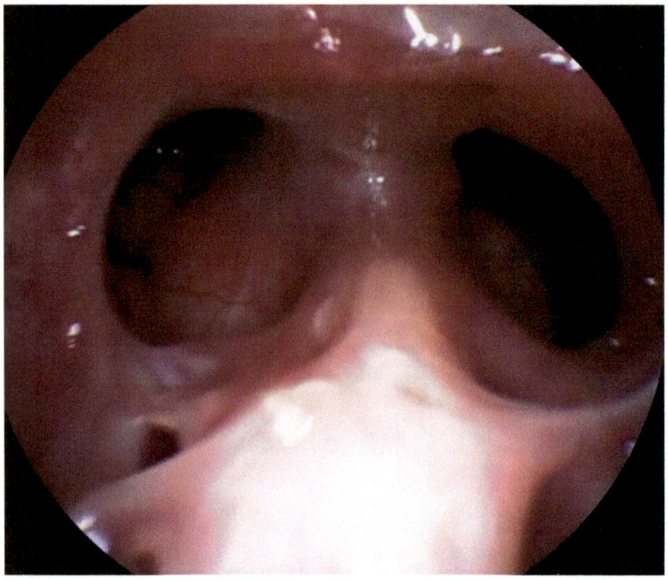

Fig. 17-41. Demonstração do mesmo paciente, após 3 meses de cirurgia, sob visão endoscópica em consultório. Note a redução da ampliação cirúrgica, porém mantendo drenagem satisfatória de ambas as cavidades.

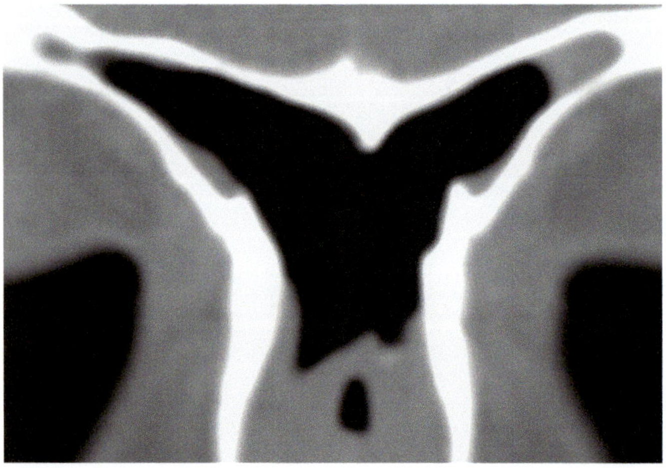

Fig. 17-42. Corte de tomografia computadorizada dos seios da face coronal mostrando o mesmo paciente após 3 meses.

BIBLIOGRAFIA

Al-Abri R, Bhargava D, Al-Bassam W, Al-Badaai Y, Sawhney S. Clinically significant anatomical variants of the paranasal sinuses. Oman Med J. 2014;29:110-13.

Becker SS. Surgical management of polyps in the treatment of nasal airway obstruction. Otolaryngol Clin North Am. 2009;42:377-85.

Biedlingmaier JF. Endoscopic sinus surgery with middle turbinate resection: results and complications. Ear Nose Throat J. 1993.

Bisdas S, Verink M, Burmeister HP, Stieve M. Becker H. Three-dimensional visualization of the nasal cavity and paranasal sinuses. Clinical results of a standardized approach using multislice helical computed tomography. J Comput Assist Tomogr. 2004;28:661-9.

Cassano M, Felippu A. Endoscopic treatment of cerebrospinal fluid leaks with the use of lower turbinate grafts: a retrospective review of 125 cases. Rhinology. 2009;47:362-8.

Castelnuovo P, Battaglia P, Turri-Zanoni M, Tomei G, Locatelli D, Bignami M, et al. Endoscopic endonasal surgery for malignancies of the anterior cranial base. World Neurosurgery. 2014 Dec;82(6 Suppl):S22-31.

Caversaccio M, Heimgartner S, Aebi C. Orbital complications of acute pediatric rhinosinusitis: medical treatment versus surgery and analysis of the computer tomogram. Laryngorhinootologic. 2005;84:817-21.

Chandler JR, Langenbrunner DJ, Stevens ER. The pathogenesis of orbital complications in acute sinusitis. Laryngoscope. 1970;80:1414-28.

Chu ST. Endoscopic sinus surgery under navigation system - analysis report of 79 cases. J Chin Med Assoc. 2006;69:529-33.

Comer BT, Kincaid NW, Kountakis SE. The association between supraorbital ethmoid air cells and orbital proptosis in patients with chronic rhinosinusitis. Int Forum Allergy Rhinol. 2013 Feb;3(2):147-9.

Cruz AAVe, Guimarães FC. Órbita: 1 - Anatomia orbital. Arq Bras Oftalmol 1999;62(1).

Cumberworth VL, Sudderick RM, Mackay IS. Major complications of functional endoscopic sinus surgery. Clin Otolaryngol Allied Sci. 1994;19:248-53.

Dutton JM, Hinton MJ. Middle turbinate suture conchopexy during endoscopic sinus surgery does not impair olfaction. AmJ Rhinol Allergy. 2011;25(02):125-7.

Ecevit MC. Sutay S, Erdag TK. The microdebrider and its complications in endoscopic surgery for nasal polyposis. J Otolaryngol Head Neck Surg. 2008;37:160-4.

Emmez H, Durdag E, Uslu S, Pasaoglu A, Ceviker N. Intracerebral tension pneumocephalus complicating endoscopic sinus surgery: case report. Acta Neurochir (Wien). 2009;151:1001-2.

Huang BY, Lloyd KM, DelGaudio JM, Jablonowski E, Hudgins PA. Failed endoscopic sinus surgery: spectrum of CT findings in the frontal recess. Radiographics. 2009;29(1):177-95.

Felippu A, Mora R, Guastini L, Peretti G. Transnasal approach to the orbital apex and cavernous sinus. Annals of Otology, Rhinology & Laryngology. 2013;122(4):254-62.

Felippu A. Nasal centripetal endoscopic sinus surgery. Ann Otol Rhinol Laryngol. 2011 Sep;120(9):581-5.

Filho BCA, Weber R, Pinheiro Neto CD, Lessa MM, Voegels RL, Butugan O. Anatomia endoscópica da artéria etmoidal anterior: estudo de dissecção em cadáveres. Brazilian Journal of Otorhinolaryngology [Internet]. 2006;72(3):303-8.

Fokkens WJ, Lund VJ, Mullol J, Bachert C, Alobid I, Baroody F, et al. European position paper on rhinosinusitis and nasal polyps 2012. Rhinol Suppl. 2012;(23):1-298.

Friedman M, Caldarelli DD, Venkatesan TK, Pandit R, Lee Y. Endoscopic sinus surgery with partial middle turbinate resection: effects on olfaction. Laryngoscope. 1996 Aug;106(8):977-81.

Gomes SC, Cavaliere C, Masieri S, Van Zele T, Gevaert P, Holtappels G, et al. Reboot surgery for chronic rhinosinusitis with nasal polyposis: recurrence and smell kinetics. Eur Arch Otorhinolaryngol. 2022 Jun 6.

Gulati SP, Wadhera R, Kumar A, Gupta A, Garg A, Ghai A. Comparative evaluation of middle meatus antrostomy with or without partial middle turbinectomy. Indian J Otolaryngol Head Neck Surg. 2010;62(4):400-2.

Han JK, Higgins TS. Management of orbital complications in endoscopic sinus surgery. Curr Opin Otolaryngol Head Neck Surg 2010;18:32-6.

Heermann H. Endonasal surgery with utilization of the binocular microscope [in German]. Arch Ohren Nasen Kehlkopfheilkd 1958;171:295-7.

Huang BY, Lloyd KM, DelGaudio JM, Jablonowski E, Hudgins PA. Failed endoscopic sinus surgery: spectrum of CT findings in the frontal recess. RadioGraphics. 2009;29(1):177-95.

Hudon MA, Wright ED, Fortin-Pellerin E, Bussieres M. Resection versus preservation of the middle turbinate in surgery for chronic rhinosinusitis with nasal polyposis: a randomized controlled trial. J Otolaryngol Head Neck Surg. 2018;47(1):67.

Humphreys IM, Hwang PH. Avoiding complications in endoscopic sinus surgery. Otolaryngol Clin North Am. 2015;48(5):871-81.

Ilieva K, Evens PA, Tassignon MJ, Salu P. Ophthalmic complications after functional endoscopic sinus surgery (FESS). Bull Soc Belge Ophtalmol. 2008;308:9-13.

Junior FVA, Rapoport PB. Analysis of the Agger nasi cell and frontal sinus ostium sizes using computed tomography of the paranasal sinuses. Brazilian Journal of Otorhinolaryngology. 2013;79(3):285-92.

Kasemsiri P, Prevedello DM, Otto BA, Old M, Ditzel Filho L, Kassam AB, Carrau RL. Endoscopic endonasal technique: treatment of paranasal and anterior skull base malignancies. Brazilian Journal of Otorhinolaryngology. 2013;79(6):760-79.

Kasiz, J, Stammberger H. The roof of the anterior ethmoid: a place of least resistence in the skull base. Am J Rhinol. 1980;4:191-9.

Keerl R, Stankiewicz J, Weber R, Hosemann W, Draf W. Surgical experience and complications during endonasal sinus surgery. Laryngoscope. 1999;109:546-50.

Kennedy DW. Functional endoscopic sinus surgery. Technique. Arch Otolaryngol. 1985 Oct;111(10):643-9.

Lanza DC. Complications of ethmoidectomy: a survey of fellows of the American Academy of Otolaryngology-Head and Neck Surgery. Otolaryngol Head Neck Surg. 1994;111:589-99.

Kim KS, Choi YS, Kim HJ, Yoon JH. The risk of olfactory disturbance from conchal plate injury during ethmoidectomy. Am J Rhinol. 2003 Sep-Oct;17(5):307-10.

Mariano FC, Hamerschmidt R, Soares CMC, Moreira AT. The middle turbinate resection and its repercussion in olfaction with the University of Pennsylvania Smell Identification Test (UPSIT). Int Arch Otorhinolaryngol. 2018 July;22(3):280-3.

Mendiratta V, Baisakhiya N, Singh D, Datta G, Mittal A, Mendiratta P. Sinonasal anatomical variants: CT and endoscopy study and its correlation with extent of disease. Indian J Otolaryngol Head Neck Surg. 2016;68:352-8.

Morgenstein KM, Krieger MK. Experiences in middle turbinectomy. Laryngoscope. 1980 Oct;90(10 Pt 1):1596-603.

Mosher HP. The surgical anatomy of the ethmoidal labyrinth. Ann Otol Rhinol Laryngol. 1929;38:869-901.

Nadas S, Duvoisin B, Landry M, Schnyder P. Concha bullosa: frequency and appearances on CT and correlations with sinus disease in 308 patients with chronic sinusitis. Neuroradiology. 1995;37:234-7.

Nakashima T, Kimmelman CP, Snow JB Jr. Structure of human fetal and adult olfactory neuroepithelium. Arch Otolaryngol. 1984;110:641-6.

Neskey D, Eloy JA, Casiano RR. Nasal, septal, and turbinate anatomy and embryology. Otolaryngol Clin N Am. 2009;42:193-205.

Patel ZM, Govindaraj S. The prevention and management of complications in ethmoid sinus surgery. Otolaryngol Clin North Am. 2010;43:855-64.

Patricio HC, Felippu A, Pinheiro-Neto CD, Sennes LU. Study of the relation between medial orbitofrontal artery and anterior skull base performed by computed tomography angiography. Rhinology. 2018;56(2):172-7.

Ramakrishnan VR, Kingdom TT, Nayak JV, Hwang PH, Orlandi RR. Nationwide incidence of major complications in endoscopic sinus surgery. Int Forum Allergy Rhinol. 2012;2(1):34-9.

Rudmik L, Soler ZM, Mace JC, Schlosser RJ, Smith TL. Economic evaluation of endoscopic sinus surgery versus continued medical therapy for refractory chronic rhinosinusitis. Laryngoscope. 2015 Jan;125(1):25-32.

Sanjuan de Moreta G, Cardoso-López I, Poletti-Serafini D. Centripetal endoscopic sinus surgery in chronic rhinosinusitis: a 6-year experience. Am J Rhinol Allergy. 2014;28(4):349-52.

Schipper J, Ridder GJ, Aschendorff A, Klenzner T, Arapakis I, Maier W. Does computer-aided navigation of endonasal sinus surgery improve process quality and outcome quality? Laryngorhinootologie 2004;83:298-307.

Seredyka-Burduk M, Burduk PK, Wierzchowska M, Kaluzny B, Malukiewicz G. Ophthalmic complications of endoscopic sinus surgery. Braz J Otorhinolaryngol. 2017 May-June;83(3):318-23.

Shen PH, Weitzel EK, Lai JT, Wormald PJ, Lin CH. Retrospective study of full-house functional endoscopic sinus surgery for revision endoscopic sinus surgery. Int Forum Allergy Rhinol 2011 Nov-Dec;1(6):498-503.

Socher JA, Cassano M, Filheiro CA, Cassano P, Felippu A. Diagnosis and treatment of isolated sphenoid sinus disease: a review of 109 cases. Acta Otolaryngol. 2008;128:1004-10.

Stammberger H. Endoscopic surgical treatment of mycoses of the paranasal sinuses. Laryngol Rhinol Otol (Stuttg). 1984;63:48-55.

Stammberger H. Functional endoscopic surgery of the nose and its sinuses: the Messerklinger technique (in press). Toronto: Decker; 1989.

Stankiewicz JA, Chow JM. The low skull base: an invitation to disaster. Am J Rhinol. 2004;18:35-40.

Stokken JK, Halderman A, Recinos PF, Woodard TD, Sindwani R. Strategies for improving visualization during endoscopic skull base surgery. Otolaryngologic Clinics of North America. 2016;49(1):131-40.

Tan NCW, Goggin R, Psaltis AJ, Wormald PJ. Partial resection of the middle turbinate during endoscopic sinus surgery for chronic rhinosinusitis does not lead to an increased risk of empty nose syndrome: a cohort study of a tertiary practice. Int Forum Allergy Rhinol. 2018;00:1-5.

Tan SH, Brand Y, Prepageran N, Waran V. Endoscopic transnasal approach to anterior and middle cranial base lesions. Neurol India. 2015;63(5):673-80.

Toffel PH, Aroesty DJ, Weinmann RH 4th. Secure endoscopic sinus surgery as an adjunct to functional nasal surgery. Arch Otolaryngol Head Neck Surg. 1989 July;115(7):822-5.

Ulualp SO. Complications of endoscopic sinus surgery: appropriate management of complications. Curr Opin Otolaryngol Head Neck Surg. 2008;16:252-9.

Voegels RL, Thomé DC, Iturralde PPV, Butugan O. Endoscopic ligature of the sphenopalatine artery for severe posterior epistaxis. Otolaryngology Head and Neck Surgery. 2001;124(4):464-7.

Weber RK, Hosemann W. Comprehensive review on endonasal endoscopic sinus surgery. GMS Curr Top Otorhinolaryngol Head Neck Surg. 2015 Dec 22;14:Doc08.

Wigand ME, Steiner W, Jaumann MP. Endonasal sinus surgery with endoscopical control: from radical operation to rehabilitation of the mucosa. Endoscopy. 1978 Nov;10(4):255-60.

Zoli M, Guaraldi F, Pasquini E, Frank G, Mazzatenta D. The endoscopic endonasal management of anterior skull base meningiomas. J Neurol Surg B Skull Base. 2018;79(Suppl 4):S300-S310.

PAPILOMAS NASOSSINUSAIS

Alyne Rodrigues Guerra ■ Gabriela Carolina Nazareth Pinto ■ Fabio de Rezende Pinna

O conteúdo deste capítulo (págs. 245 a 248), encontra-se disponível on-line.

Para acessá-lo, aponte a câmera do seu smartphone ou tablet para a imagem acima.

PÓLIPOS COANAIS

Stefany de Melo Prata ▪ Tatiana Abdo ▪ Richard Louis Voegels

O conteúdo deste capítulo (págs. 249 a 252), encontra-se disponível on-line.

Para acessá-lo, aponte a câmera do seu smartphone ou tablet para a imagem acima.

TRATAMENTO CIRÚRGICO DAS CONCHAS NASAIS

José Ronaldo de Souza Filho ▪ Renata Lopes Mori ▪ Renata Ribeiro de Mendonça Pilan

INTRODUÇÃO

Os cornetos nasais inferiores, também conhecidos como conchas nasais inferiores, desempenham papel importante na anatomia e fisiologia do sistema respiratório humano. Responsáveis por diversas funções relacionadas à respiração, aquecimento, umidificação e filtragem do ar que respiramos. São estruturas localizadas nas paredes laterais nasais em seu terço inferior, alongadas, compostas por uma estrutura óssea central e revestidas por mucosa respiratória bilateralmente. Sua origem embriológica difere dos cornetos médios e superiores, sendo estruturas com vascularização mais rica que podem responder a reflexos autonômicos, mediadores químicos, como a histamina, condições ambientais e alterações hormonais, como vivenciado pelas mulheres nos ciclos menstruais, por exemplo, aumentando ou reduzindo a resistência nasal.[1,2]

A interação desses mecanismos fisiológicos contribui nas funções dessa estrutura, como a filtragem de partículas indesejadas, como poeira, pólen e bactérias, umidificação e aquecimento do ar.[3]

Algumas alterações anatômicas da concha inferior ajudam a explicar seu efeito na obstrução nasal. Os cornetos inferiores compõem, junto com o septo nasal e as cartilagens alares, a válvula nasal interna, local de maior impacto na respiração nasal. Pequenos aumentos na congestão da concha inferior podem aumentar significativamente a resistência. Esse aumento pode ser do componente ósseo dos cornetos, do componente mucoso, comum nos quadros inflamatórios agudos e crônicos, ou podem ser mistos, como na rinite crônica (Fig. 20-1).[4]

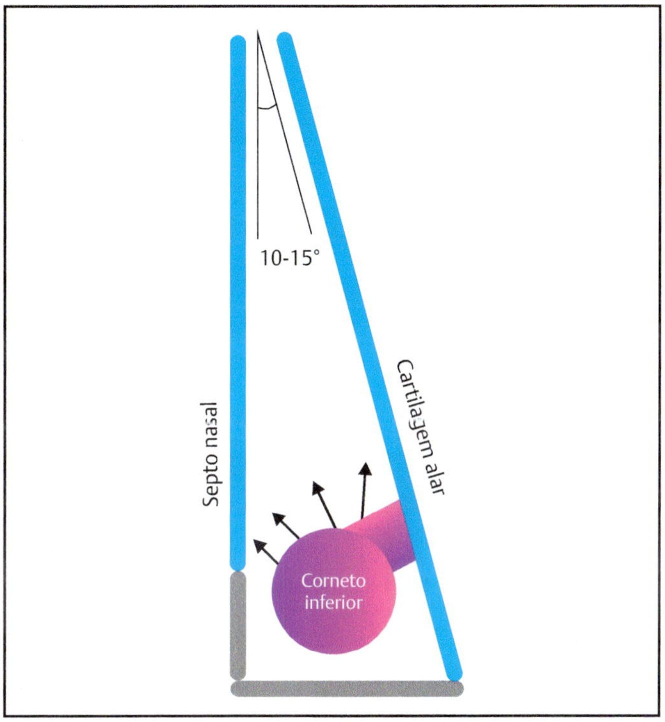

Fig. 20-1. Ilustração da válvula nasal interna e os efeitos no aumento volumétrico do corneto nasal inferior. (Arquivo pessoal dos autores.)

AVALIAÇÃO DOS CORNETOS NASAIS INFERIORES

Existem muitas classificações de hipertrofia dos cornetos nasais inferiores, todas visando a um melhor entendimento no acompanhamento do paciente antes e após a instituição da terapêutica. Friedman *et al.* utilizaram um sistema com três graduações, sendo o grau 1 um aumento leve dos cornetos inferiores sem obstrução evidente, já no grau 2 temos uma obstrução parcial, e no grau 3, uma obstrução total da cavidade nasal.[5] Camacho *et al.* utilizaram um sistema de graduação composto por quatro grupos, divididos pela porcentagem de espaço ocupado pelo corneto na cavidade nasal. De 0% a 25%, grau 1; 26% a 50%, grau 2; 51%-75%, grau 3 e de 76%-100%, o grau 4.[6] Ambos se utilizam da rinoscopia anterior e da endoscopia nasal para suas classificações, no entanto, existem classificações baseadas em exames de imagem. Uzun *et al.* avaliaram através de tomografia computadorizada a parte óssea dos cornetos nasais, dividindo-os em quatro grupos: grupo 1 (lamelar); grupo 2 (osso compacto); grupo 3 (combinado); grupo 4 (bolhoso) (Fig. 20-2).[7]

Atualmente não há um consenso sobre os sistemas de classificação, o que dificulta a avaliação e comparação de diferentes tratamentos. Para tentar superar esse impasse, é muito comum, em ambientes acadêmicos majoritariamente, lançarmos mão de um exame complementar capaz de avaliar o fluxo respiratório nasal, a rinomanometria.

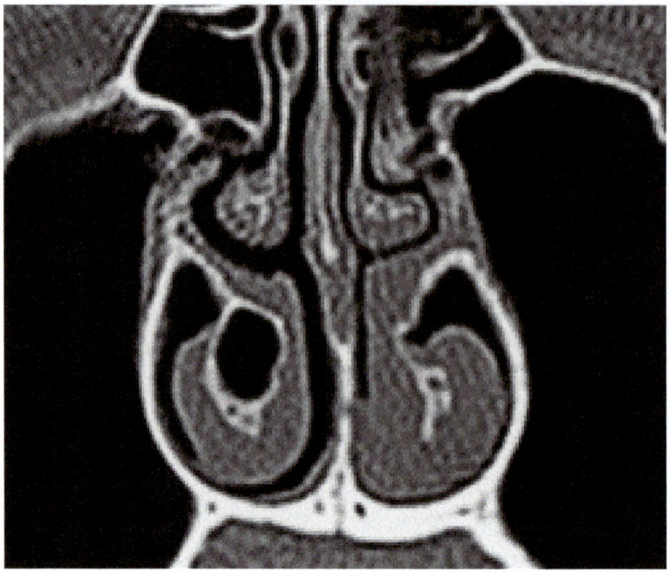

Fig. 20-2. Concha inferior bolhosa direita. (Arquivo pessoal dos autores.)

INDICAÇÕES

A cirurgia dos cornetos nasais é reservada para o grupo de pacientes que não obtiveram sucesso com tratamento clínico otimizado por período mínimo, com persistência de obstrução nasal. É importante salientar que o diagnóstico preciso é importante antes de qualquer indicação cirúrgica, excluindo outras possibilidades, como tumores nasais, rinites medicamentosas, rinossinusites crônicas, atresia de coanas ou outras malformações nasais.

TÉCNICAS CIRÚRGICAS

Didaticamente podemos dividir os procedimentos nos cornetos nasais em dois grupos: sem preservação de mucosa e com preservação de mucosa. A principal diferença entre elas é a preservação da mucosa medial dos cornetos inferiores.

Sem Preservação de Mucosa

Turbinectomia Inferior

A turbinectomia inferior é um procedimento em que uma porção do tecido do corneto nasal inferior é removida parcialmente (turbinectomia inferior parcial) ou em sua totalidade (turbinectomia inferior total), para aliviar a obstrução nasal e melhorar a passagem de ar. A remoção total é reservada para casos específicos, como para acessos cirúrgicos a tumores de parede lateral nasal e seio maxilar, apresentando maiores complicações no pós-operatório quando comparada à turbinectomia inferior parcial.[8] Está habitualmente feita com auxílio de óticas rígidas e equipamento de vídeo. Após vasoconstrição adequada, opcionalmente pode ser feita uma marcação no corneto nasal com pinça de preensão angulada e em seguida realizar o corte de parte da porção medial do corneto nasal inferior com uma tesoura de Heymann (Fig. 20-3). Após esse passo, é importante inspecionar o leito da turbinectomia para que nenhum componente ósseo do corneto fique exposto, diminuindo riscos de crostas e osteíte.

Assim como em outras técnicas, essa cirurgia é eficaz na melhora de queixas, como obstrução nasal e hiposmia, com alterações temporárias do *clearance* mucociliar apenas. No entanto, a turbinectomia inferior parcial, quando comparada a técnicas que preservam a mucosa do corneto, mostrou um índice de complicações mais elevado e mais duradouro. A principal delas é o sangramento nasal, mas também observamos uma taxa maior de crostas, dor e desconforto nasal, sensação de ressecamento nasal, sinéquias e infecção.[9]

É necessário um cuidado especial durante o procedimento com o objetivo de máxima preservação da estrutura dos cornetos, evitando ressecções muito agressivas que podem comprometer funções básicas, como o aquecimento do ar e turbilhonamento do ar para áreas importantes, como a região olfatória. Apesar de não haver uma correlação direta comprovada, a preocupação com rinites atróficas e com a síndrome do nariz vazio sempre deve estar presente nos pacientes submetidos a turbinectomias mais radicais.[10] A diminuição da resistência nasal, o acréscimo de velocidade do fluxo de ar e a baixa temperatura, fisiologicamente, podem favorecer o aparecimento de crostas abundantes, sensação de nariz seco e repercussões em via respiratória baixa.[11]

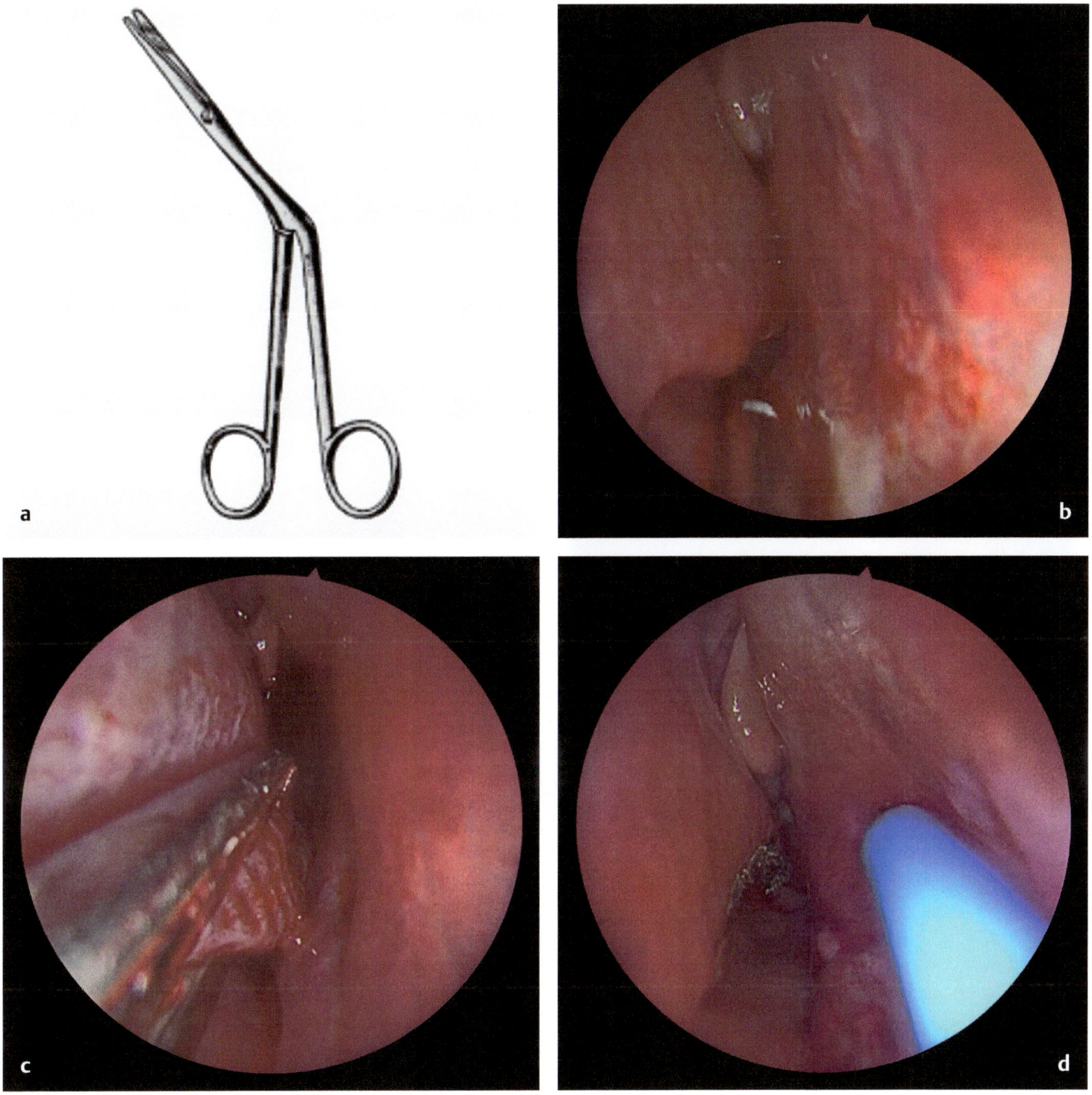

Fig. 20-3. (a) Tesoura Heymann. (b) Aspecto hipertrófico de concha nasal inferior com visão de endoscópio zero grau. (c) Início de turbinectomia inferior. (d) Aspecto após cauterização de leito de turbinectomia. (Arquivo pessoal dos autores.)

Laser

A utilização dos *lasers* em cirurgias otorrinolaringológicas visa utilizar de seu potencial de corte, coagulação e evaporação tecidual em procedimentos minimamente invasivos. Os tipos mais comuns de *lasers* usados na subespecialidade da rinologia incluem titanil fosfato de potássio (KTP), diodo e o mais popular dióxido de carbono (CO_2). Sua aplicação pode ser realizada sob anestesia local e com reduzido tempo cirúrgico, podendo durar de seis a doze minutos. Podem ser aplicados diretamente na superfície medial dos cornetos nasais ou na submucosa, esta forma com menor dano tecidual e melhores resultados referente à principal complicação do procedimento, à presença de crostas no pós-operatório. A maioria dos estudos possui um *follow-up* curto dos pacientes, uma média de 3 meses após, mostrando redução significativa em escalas visuais de sintomas, como obstrução nasal e em questionários específicas (NOSE). O *clearance* mucociliar é modificado principalmente nos primeiros 30 dias, retornando a parâmetros normais em até 3 meses.[12]

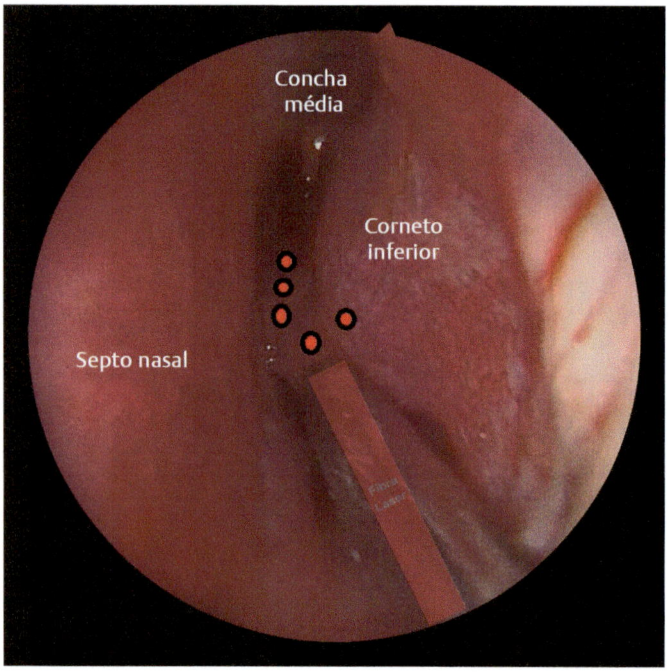

Fig. 20-4. Visão endoscópica demonstrando possíveis pontos de aplicação do *laser*. (Arquivo pessoal dos autores.)

A aplicação é realizada por uma fibra óptica específica para cada tipo de *laser*, guiada por visualização endoscópica, com quatro a cinco pontos de ação na extensão anteroposterior dos cornetos nasais inferiores (Fig. 20-4). O uso do *laser* de Diodo se mostrou eficaz na redução da obstrução nasal e menor sangramento intra e pós-operatório, mostrando que essa técnica pode ter seu espaço quando estivermos diante de pacientes com riscos de sangramento maiores, ou com condições clínicas contraindique procedimentos convencionais com anestesia geral e, em última análise, quando procuramos reduzir custos inerentes à assistência médica.[13]

Com Preservação de Mucosa

Turbinoplastias

Nesse grupo de procedimentos temos como objetivo remover o tecido em excesso dos cornetos nasais, seja ósseo seja tecido submucoso, preservando a parte funcional da mucosa medial, preservando desta forma sua função de umidificação e aquecimento do ar na fossa nasal. Existem várias formas de realizar esse procedimento, com ou sem auxílio de tecnologias avançadas que utilizam de radiofrequência, ablação ou de microdebridadores específicos.

A ressecção submucosa também pode ser feita com instrumentos frios. O primeiro passo é a realização de incisão na cabeça da concha inferior, confeccionando dois túneis subperiosteais, um medial e outro lateral. Todo os tecidos submucoso e mucoso da porção lateral e o tecido ósseo em excesso são removidos. Nesses passos é possível que o cirurgião se depare com vasos mais calibrosos, podendo ser necessária a utilização de cautérios bipolares para hemostasia. Após, o *flap* medial é locado cobrindo toda a superfície óssea e as bordas laterais. Essa técnica mostrou-se eficaz em melhorar sintomas de obstrução nasal, roncos, dor facial, prurido e espirros, em pacientes com rinite alérgica.[14] Quando comparada a técnicas que não preservam a mucosa medial dos cornetos, a ressecção submucosa se mostrou superior tanto na redução dos sintomas e na incidência de complicações, mas também com retorno mais precoce de índices normais do *clearance* mucociliar, superioridade mantida mesmo após seis anos de acompanhamento dos pacientes.[15] Com o tempo, novas tecnologias surgiram e foram introduzidas na nossa prática, sendo utilizadas com sucesso nas turbinoplastias.

Os microdebridadores também são uma opção nesse tipo de procedimento principalmente pela sua versatilidade, podendo ser usados em cirurgias que geralmente podem ser combinadas, como sinusectomias. Sua capacidade de remoção tecidual, associada a uma contínua aspiração, faz deles uma excelente ferramenta para cirurgias nasais em que é preciso ter boa visualização do sítio cirúrgico em um espaço de dimensões reduzidas. Eles podem ser usados para remoção da porção lateral da mucosa e submucosa do corneto, assim como de partes ósseas em excesso, deixando a porção medial intacta, que servirá como um *flap*, cobrindo áreas expostas da parede lateral. Outra forma de utilização é realizar túneis no interior dos cornetos, Anteroposteriormente, realizando as remoções submucosa e óssea em excesso, deixando tanto a face medial da mucosa, quanto a lateral intacta (Fig. 20-5). As duas técnicas mostraram-se semelhantes quando avaliamos pacientes com rinite alérgica, com redução do grau de obstrução nasal, prurido, espirros e rinorreia posterior, num acompanhamento de até 1 ano.[16] Quando comparamos à técnica de ressecção submucosa, o uso do microdebridador mostrou menor perda sanguínea no intraoperatório e menor tempo cirúrgico. Quando comparado à radiofrequência, temos melhores resultados nas escalas visuais de obstrução nasal e parâmetros de rinomanometria, no entanto, com maiores índices de sangramento pós-operatório.[17]

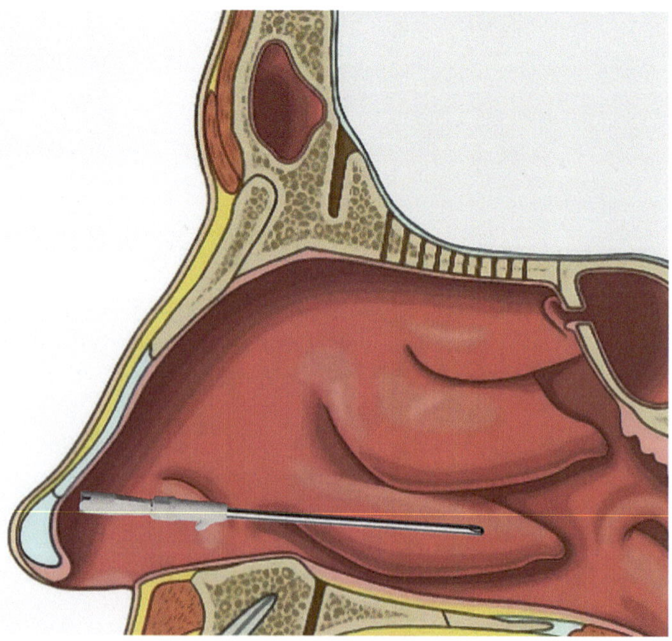

Fig. 20-5. Turbinoplastia com auxílio de microdebridador. (Arquivo pessoal dos autores.)

O uso da radiofrequência nos cornetos nasais já é amplamente difundido na prática otorrinolaringológica. Ela é capaz de reduzir o volume do tecido submucoso dos cornetos com mínima lesão dos tecidos adjacentes. Outra vantagem dessa técnica é a possibilidade de realizar sob anestesia local apenas. Geralmente é aplicada por eletrodo específico, podendo ser aplicada em diferentes porções das conchas em túneis submucosos, aplicando em cada túnel uma média de 300-400 joules (Fig. 20-6). Estima-se que sua aplicação pode gerar um calor local que varia de 60 graus Celsius a 90 graus Celsius. Valores estes quase 10 vezes abaixo de quando são utilizados cautérios monopolare, por exemplo, com a temperatura transmitida a tecidos adjacentes, podendo chegar a quatrocentos graus Celsius.[18] Como já comentado nesse capítulo, a radiofrequência se mostrou eficiente em reduzir a obstrução nasal de pacientes com hipertrofia de cornetos nasais inferiores com uma baixa taxa de complicações. Comparada à turbinectomia parcial, mostrou similaridade em exames de rinomanometria após procedimento, mas com o benefício de afetar menos a função normal da mucosa nasal, traduzida no *clearance* mucociliar.[19] Uma limitação importante dessa técnica é a impossibilidade de reduzir eventuais tecidos ósseos em excesso das conchas.

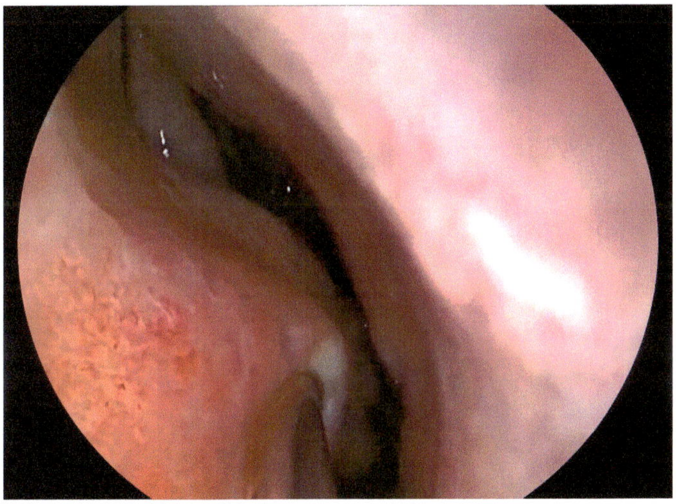

Fig. 20-6. Aplicação de radiofrequência em corneto nasal inferior direito. (Arquivo pessoal dos autores.)

Dentre as modalidades de radiofrequências, temos uma intitulada Coblation, capaz de criar um campo estável de energia, composto por plasma, que leva à ablação tecidual controlada e com mínima transferência de calor local.

A aplicação é semelhante à radiofrequência comum somada à aplicação prévia de soro fisiológico na região desejada, contribuindo para maximizar a ação do campo de plasma. Após a infiltração do soro nos cornetos, com o eletrodo podemos realizar de 1 a 3 túneis, aplicando por uma média de 10 segundos a cada marcação no eletrodo (Fig. 20-7). Diferente de outras tecnologias, essa permite inclusive a remoção de tecido ósseo, utilizando eletrodos específicos para tal tarefa.[20] Algumas séries de casos demonstraram importante melhora da condutância nasal, com diminuição da resistência nasal e de escalas visuais de sintomas, como obstrução nasal e rinorreia posterior. Tais estudos avaliaram tanto a população pediátrica, quanto a adulta, em acompanhamentos de 3 a 6 meses.[21,22] Frente a benefícios como redução de crostas e sangramentos pós-operatórios, o que se discute é a durabilidade dos resultados conseguidos por tal tecnologia. Leong CS *et al.* mostraram em sua série de casos, em 2010, resultados animadores após 32 meses do procedimento cirúrgico. Houve um aumento significativo na condutância nasal de 248,6 cm^3/s na avaliação inicial para 342,1 cm^3/s aos 32 meses somados a uma redução de mais de 70% na gravidade dos sintomas relatados.[23] Cukurova I *et al.* publicaram, em 2011, uma série se casos com 180 pacientes. Nela, mostrou-se uma significativa melhora da capacidade nasal medida por rinometria acústica e redução importante dos sintomas nas escalas visuais, num acompanhamento de 5 anos. Vale ressaltar que cerca de 18% dos pacientes incluídos nesse estudo realizaram cirurgia revisional em até 1 ano após o primeiro procedimento.[24]

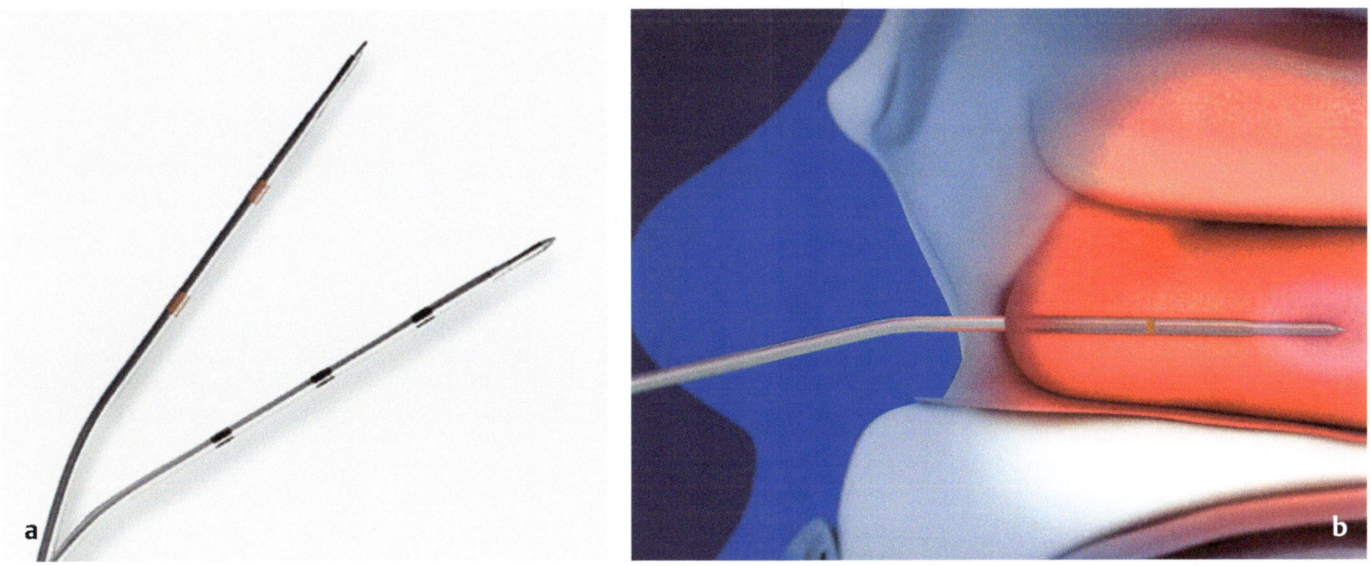

Fig. 20-7. (a) Eletrodos utilizados na tecnologia COBLATION e suas marcações. (b) Ilustração de aplicação nos cornetos. (Arquivo pessoal dos autores.)

PECULIARIDADES NA POPULAÇÃO PEDIÁTRICA

Historicamente, as cirurgias nasais na população pediátrica são evitadas a todo custo, frente ao potencial risco de comprometimento do desenvolvimento craniofacial da criança. No entanto, é importante destacar os malefícios associados à respiração oral e à apneia obstrutiva do sono nessa população, levando a alterações craniofaciais definitivas, alterações no desenvolvimento neuropsicomotor e à má qualidade de vida. Diante da possibilidade de outras alterações associadas nessa faixa etária, é difícil quantificar o impacto real da hipertrofia dos cornetos nasais na obstrução nasal e respiração oral do paciente, já que a hipertrofia adenoideana também tem parcela importante de responsabilidade nesses casos. Os procedimentos cirúrgicos nas conchas nasais inferiores nessa população são, em geral, realizados em conjunto com outros procedimentos, como a remoção da adenoide por exemplo. Além de descartar a possibilidade de uma hipertrofia adenoideana e outras alterações nasais, o tratamento clínico na maioria das vezes é tentado por um período de até 3 meses, antes da decisão de intervenção cirúrgica.[25]

As técnicas com preservação de mucosa são as mais utilizadas nesse contexto, com bons resultados, com melhora dos sintomas de obstrução nasal e respiração oral. Em crianças submetidas à adenoidectomia associada à cirurgia de redução de cornetos por apneia obstrutiva do sono, foi observado redução significativa do índice de apneia-hipopneia e do escore de roncos, quando comparadas a crianças submetidas à apenas adenoidectomia.[26,27]

Em casos de falha das técnicas com preservação de mucosa, pode ser avaliada a possibilidade de uma turbinectomia inferior parcial, principalmente em casos de hipertrofia do componente ósseo dos cornetos nasais inferiores.

REFERÊNCIAS BIBLIOGRÁFICAS

1. Willatt D. The evidence for reducing inferior turbinates. Rhinology. 2009;47(3):227-36.
2. Bhandarkar ND, Smith TL. Outcomes of surgery for inferior turbinate hypertrophy. CurrOpin Otolaryngol Head Neck Surg. 2010;18(1):49-53.
3. Hsu DW, Suh JD. Anatomy and Physiology of Nasal Obstruction. Otolaryngol Clin North Am. 2018 Oct;51(5):853-65.
4. Farmer SE, Eccles R. Chronic inferior turbinate enlargement and the implications for surgical intervention. Rhinology. 2006 Dec;44(4):234-8.
5. Friedman M, Tanyeri H, Lim J, Landsberg R, Caldarelli D. A safe, alternative technique for inferior turbinate reduction. Laryngoscope. 1999;109(11):1834-7.
6. Camacho M, Zaghi S, Certal V, Abdullatif J, Means C, Acevedo J, et al. Inferior turbinate classification system, grades 1 to 4: Development and validation study. Laryngoscope. 2015 Feb;125(2):296-302.
7. Uzun L, Ugur M, Savranlar A, Mahmutyazicioglu K, Ozdemir H, Beder LB. Classification of the inferior turbinate bones: A computed tomography study. Eur J Radiol. 2004 Sep;51(3):241-5.
8. Chhabra N, Houser SM. The diagnosis and management of empty nose syndrome. Otolaryngol Clin North Am. 2009 Apr;42(2):311-30, ix.
9. Abdullah B, Singh S. Surgical Interventions for Inferior Turbinate Hypertrophy: A Comprehensive Review of Current Techniques and Technologies. Int J Environ Res Public Health. 2021 Mar 26;18(7):3441.
10. Siu J, Inthavong K, Shang Y, Vahaji S, Douglas RG. Aerodynamic impact of total inferior turbinectomy versus inferior turbinoplasty - a computational fluid dynamics study. Rhinology. 2020 Aug 1;58(4):349-359.
11. D'Amato M, Molino A, Calabrese G, Cecchi L, Annesi-Maesano I, D'Amato G. The impact of cold on the respiratory tract and its consequences to respiratory health. Clin Transl Allergy. 2018 May 30;8:20.
12. Lau K, Stavrakas M, Ray J. Lasers in Rhinology-An Update. Ear Nose Throat J. 2021 Feb;100(1_suppl):77S-82S.
13. Doreyawar V, Gadag RP, Dandinarasaiah M, Javali SB, Maradi N, Shetty D. Inferior Turbinate Reduction: Diode LASER or Conventional Partial Turbinectomy? Ear Nose Throat J. 2021 Feb;100(2):NP125-NP130.
14. Hamerschmidt R, Hamerschmidt R, Moreira AT, Tenório SB, Timi JR. Comparison of turbinoplasty surgery efficacy in patients with and without allergic rhinitis. Braz J Otorhinolaryngol. 2016 Mar-Apr;82(2):131-9.
15. Passali F, Passali G, Damiani V, Bellussi L. Treatment of inferior turbinate hypertrophy: a randomized clinical trial. Ann Otol Rhinol Laryngol. 2003;112:683-8.
16. Lee JY. Efficacy of intra- and extraturbinal microdebrider turbinoplasty in perennial allergic rhinitis. Laryngoscope. 2013 Dec;123(12):2945-9.
17. Kanesan N, Norhayati MN, Hamid SSA, Abdullah B. Microdebrider-assisted inferior turbinoplasty versus other surgical techniques. Acta Otorhinolaryngol Ital. 2022;42:415-26.
18. Li KK, Powell NB, Riley RW, Troell RJ, Guilleminault C. Radiofrequency volumetric tissue reduction for treatment of turbinate hypertrophy: A pilot study. Otolaryngol Head Neck Surg. 1998;119:569-73.
19. Garzaro M, Landolfo V, Pezzoli M, Defilippi S, Campisi P, Giordano C, et al. Radiofrequency volume turbinate reduction versus partial turbinectomy: Clinical and histological features. Am J Rhinol Allergy. 2012;26:321-25.
20. Khong GC, Lazarova L, Bartolo A, Leong SC. Introducing the new Coblation Turbinator turbinate reduction wand: Our initial experience of twenty-two patients requiring surgery for nasal obstruction. Clin Otolaryngol. 2018;43:382-5.
21. Farmer S, Quine S, Eccles R. Efficacy of inferior turbinate coblation for treatment of nasal obstruction. J Laryngol Otol. 2009;123:309-14.
22. Siméon R, Soufflet B, Delacour IS. Coblation turbinate reduction in childhood allergic rhinitis. Eur Ann Otorhinolaryngol Head Neck Dis. 2010;127:77-82.
23. Leong CS, Farmer SEJ, Eccles R. Coblation® inferior turbinate reduction: a long-term follow-up with subjective and objective assessment. Rhinology. 2010;48:108-11.
24. Cukurova I, Demirhan E, Cetinkaya EA, Yigitbasi OG. Long-term clinical results of radiofrequency tissue volume reduction for inferior turbinate hypertrophy. J Laryngol Otol. 2011;125:1148-51.
25. Komshian SR, Cohen MB, Brook C, Levi JR. Inferior Turbinate Hypertrophy: A Review of the Evolution of Management in Children. Am J Rhinol Allergy. 2019 Mar;33(2):212-19.
26. Cheng P-W, Fang K-M, Su H-W, Huang T-W. Improved objective outcomes and quality of life after adenotonsillectomy with inferior turbinate reduction in pediatric obstructive sleep apnea with inferior turbinate hypertrophy. Laryngoscope. 2012;122(12):2850-4.
27. Sullivan S, Li K, Guilleminault C. Nasal obstruction in children with sleep-disordered breathing. Ann Acad Med Singapore. 2008;37(8):645-8

TUMORES VASCULARES E ANGIOFIBROMA

CAPÍTULO 21

Luiz Ubirajara Sennes ▪ Amanda Ganz Sanchez Sennes ▪ Marcos de Queiroz Teles Gomes

INTRODUÇÃO

Os tumores nasossinusais são afecções pouco comuns na rotina do médico otorrinolaringologista. Apresentam sintomatologia inicial inespecífica, geralmente apresentando-se com quadro de obstrução nasal, sinusopatia com secreção e/ou cefaleia, além de possível deformidade facial. No caso de tumores vascularizados, o sangramento nasal passa a ser um sintoma frequente.

Os tumores vasculares nasossinusais mais frequentes são os hemangiomas e o angiofibroma juvenil, embora possam ocorrer outros tumores raros, como tumor glômico e o hemangiopericitoma. Ainda, podem ocorrer lesões com aspecto tumoral que na verdade são malformações vasculares, que não serão abordadas nesse capítulo.

O diagnóstico dos tumores vasculares é histológico, mas, via de regra, a biópsia é contraindicada, mesmo sob anestesia geral. Existe o risco de não conseguir controlar o sangramento a menos que se retire a lesão por completo, fazendo a hemostasia em um tecido normal. Desse modo, é fundamental discutir os exames de imagem (tomografia, ressonância magnética e até angiografia) com o radiologista para tentar definir as possibilidades diagnósticas e planejar o tratamento cirúrgico e eventual embolização pré-operatória. Também devemos considerar, nos casos de maior risco, a reserva de sangue e hemoderivados, e discutir com o anestesista a necessidade de acesso vascular calibroso e a monitorização invasiva da pressão arterial e pressão venosa central. Na grande maioria dos casos, o primeiro exame histológico acaba sendo por congelação durante a cirurgia, quando já precisamos estar preparados (e ter explicado para o paciente) para possível modificação de acesso cirúrgico e eventual ampliação da ressecção cirúrgica planejada.

HEMANGIOMAS

Houve modificação da classificação das lesões vasculares.[1] Os hemangiomas eram classificados de acordo com o tamanho dos vasos da lesão: hemangiomas capilares ou cavernosos, quando os vasos eram maiores. Recentemente, as lesões vasculares foram classificadas como tumores vasculares e malformações vasculares. O hemangioma cavernoso passou a ser classificado como malformação vascular.

Os tumores vasculares têm características distintas das malformações vasculares. O hemangioma é um tumor vascular verdadeiro, formado pela hiperplasia das células endoteliais,[2] enquanto as malformações vasculares resultam de alterações na formação dos vasos (angiogênese).[3]

Os hemangiomas podem ser subdivididos em hemangioma infantil e hemangioma congênito, além do hemangioma epitelioide e o hemangioma *spindle-cell*. O granuloma piogênico (ou hemangioma capilar lobulado) que era considerado uma hiperplasia reacional passou a ser classificado como tumor vascular (processo neoplásico benigno).[4]

Embora a classificação possa ser complexa, o mais importante é a manifestação clínica. Os hemangiomas podem acometer a mucosa ou osso da região nasossinusal (hemangioma ósseo). Quando acomete a mucosa são tumores amolecidos com tendência a sangramentos nasais espontâneos ou ao assoar o nariz. Podem causar obstrução nasal e secreção nasal sanguinolenta (Fig. 21-1). Quando acomete o osso, o sangramento é menos frequente, geralmente causando deformidade intranasal e/ou facial.

A peculiaridade no tratamento cirúrgico dos hemangiomas é sua vascularização. Dependendo da extensão da lesão e da dificuldade de acessar e ligar os pedículos vasculares que o irrigam, pode-se considerar a necessidade de um estudo angiográfico ou mesmo embolização pré-operatória. A embolização isolada como tratamento do hemangioma é controversa, pois a tendência é ocorrer a revascularização da lesão, que funciona como um *shunt* arteriovenoso, levando à irrigação por outros troncos arteriais que podem dificultar uma cirurgia futura.

A cirurgia do hemangioma da mucosa pode ser realizada por via endoscópica endonasal, especialmente quando a origem é na mucosa septal ou na parede lateral da fossa nasal. Por ser uma lesão friável pode haver sangramento difuso na sua manipulação, dificultando a visualização e ressecção endoscópica. Desse modo, nas lesões mais volumosas deve-se sempre considerar a possibilidade de converter para um acesso mais amplo se for necessário. A hemostasia só é efetiva ao ser realizada em um tecido normal, não acometido pelo hemangioma. Desse modo, no planejamento da cirurgia deve sempre visar à ressecção completa da lesão, alcançando tecido normal.

A ressecção endoscópica do hemangioma ósseo pode ser realizada em casos selecionados, quando é possível acessar todos os limites da lesão. Via de regra é necessária a fragmentação do tumor para removê-lo pela via endonasal, o que pode causar muito sangramento. A ressecção progressiva do tumor com uma broca diamantada pode ser uma opção, fazendo hemostasia simultânea ao seu desgaste. O uso de cera

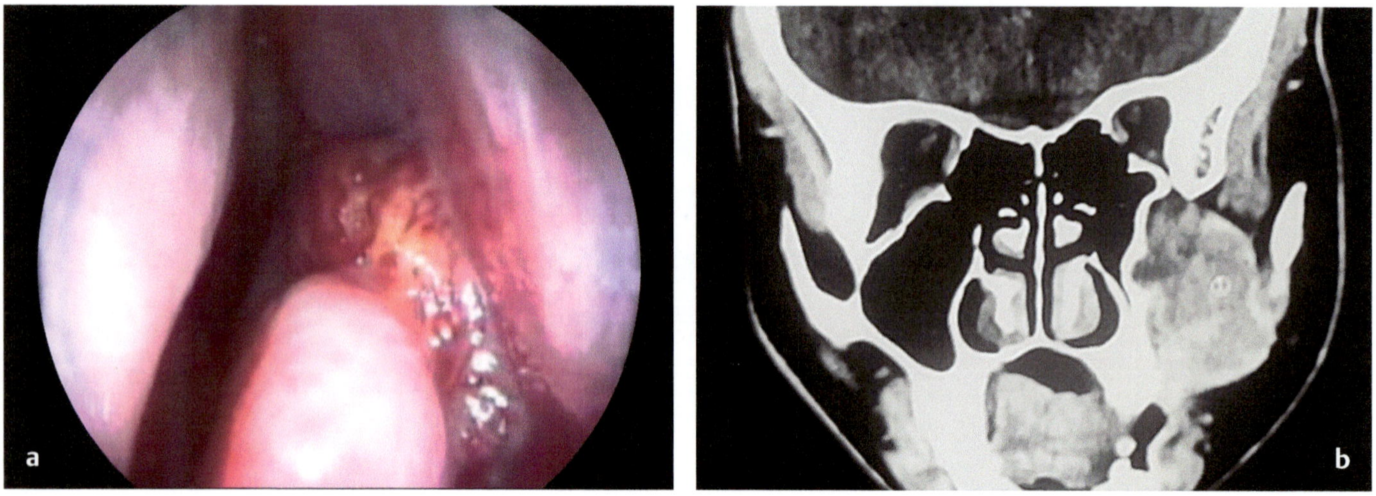

Fig. 21-1. Hemangioma em parede lateral do nariz (a) e hemangioma ósseo causando deformidade facial (b).

de osso para selar a díploe óssea por onde vem a irrigação da lesão também pode ser utilizado. Com o sangramento, a dificuldade de visualização e de mobilização da lesão óssea pode inviabilizar a abordagem endonasal, podendo ser convertida para um acesso transmaxilar ou mesmo externo para uma cirurgia mais efetiva e com menos riscos.

HEMANGIOMA CAPILAR LOBULADO (GRANULOMA PIOGÊNICO)

São as lesões vasculares mais comuns da mucosa nasal, ocorrendo especialmente no septo e nos cornetos nasais.[5] Estão relacionadas a trauma e infecção da mucosa. Causas hormonais também são relatadas, pois a ocorrência em mulheres é duas vezes maior do que em homens,[6] podendo estar relacionado à gravidez e uso de contraceptivos orais.[7]

Histologicamente é uma proliferação das células endoteliais, fazendo com que os capilares formem estruturas lobuladas. Embora o nome seja granuloma piogênico, não representa uma alteração infecciosa ou de doença granulomatosa,[5] mas apresenta um infiltrado inflamatório associado à proliferação vascular.[8] Acreditava-se que era somente uma hiperplasia reativa, mas estudos recentes observaram mutações genéticas (BRAF, RAS e GNA14), sugerindo ser um processo neoplásico benigno.[4]

Clinicamente apresentam-se como lesões polipoides de superfície irregular e sangrante, frequentemente ulcerada e coberta com fibrina e crostas.[9] Pela sua irregularidade, pode ser confundido com lesões papilomatosas, como papiloma escamoso ou papiloma invertido.

Como são lesões localizadas e muitas vezes pediculadas, via de regra seu tratamento pode ser feito por via endoscópica exclusiva, mas a recorrência pode ocorrer em cerca de 15% dos casos.[5]

HEMANGIOPERICITOMA

Também chamado de glomangiopericitoma, é um tumor mesenquimal raro, formado pelos pericitos (células perivasculares), que se desenvolvem em torno de vasos proeminentes. São tumores intermediários que acometem região nasossinusal, podendo ter comportamento agressivo.[9,10] Cerca de 5% dos casos pode ser maligno, com invasão extensa dos tecidos adjacentes e metástases, quando menos diferenciado (alto grau).[11,12]

Cerca de 15% a 25% dos hemangiopericitomas ocorrem na região da cabeça e pescoço, sendo que menos de 5% ocorrem nas cavidades nasossinusais. Ocorrem em qualquer idade, com pico entre 30-50 anos. Desenvolve-se lentamente como uma lesão polipoide única e arroxeada no interior da cavidade nasal, podendo causar obstrução nasal e sinusiopatia. Os tumores mais volumosos podem causar proptose e deformidade facial. Os exames de imagem mostram uma lesão com importante realce ao contraste endovenoso, comprimindo ou invadindo as estruturas adjacentes (Fig. 21-2).

O tratamento é a excisão completa da lesão, com margens cirúrgicas livres. A opção por acesso endoscópico exclusivo ou associado à via transmaxilar ou externa deve ser baseada na possiblidade de controle do sangramento intraoperatório e na segurança em se obter uma ressecção completa da lesão. Em casos selecionados, dependendo do grau de diferenciação da lesão, pode-se optar por tratamento complementar com radioterapia.[13]

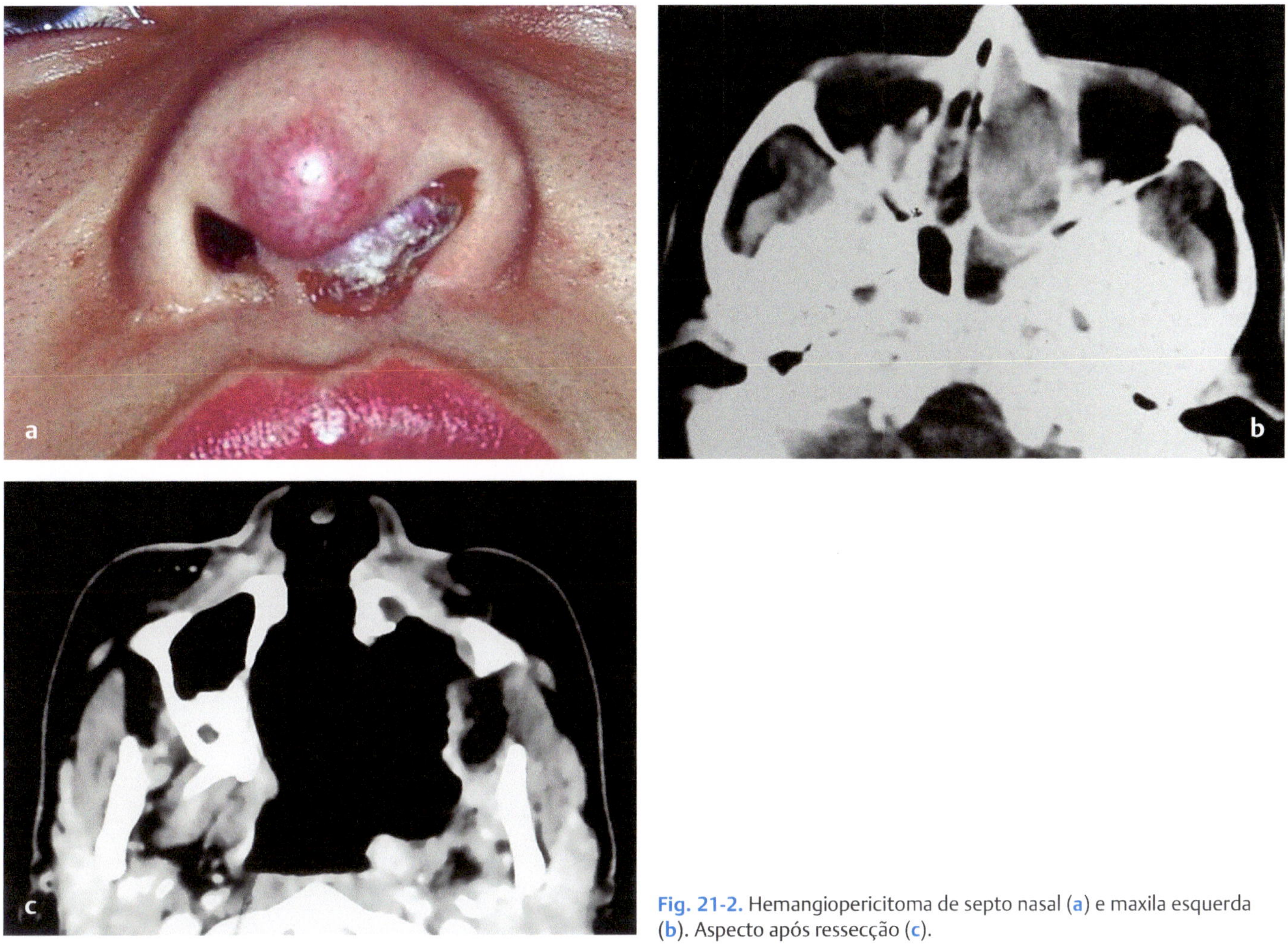

Fig. 21-2. Hemangiopericitoma de septo nasal (**a**) e maxila esquerda (**b**). Aspecto após ressecção (**c**).

TUMOR GLÔMICO

Os tumores glômicos (paragangliomas) são tumores neuroendócrinos originados da crista neural que raramente podem ocorrer nas cavidades nasossinusais (seios etmoidal e maxilar, concha média e septo nasal). É benigno, formado por células pericíticas uniformes, dispostas em camadas ao redor de pequenos capilares.[8] Entretanto, existem relatos de metástases linfonodal, cerebral e óssea.[14] O aspecto histológico não consegue definir um comportamento agressivo,[15] mas análise biológica pode sugerir tumores mais agressivos e recidivantes e a necessidade de tratamento complementar.[16] Podem secretar catecolaminas e corticosteroides, causando hipertensão e/ou síndrome de Cushing.[17]

A manifestação clínica é similar às outras lesões vasculares, causando obstrução nasal, sinusiopatia e secreção sanguinolenta ou hemorragia nasal. Nos exames de imagem observamos uma massa tumoral ricamente vascularizada, similar ao hemangiopericitoma.

O diagnóstico é histológico, mas a biópsia normalmente é contraindicada. A radioterapia pode reduzir a taxa de crescimento do tumor, mas isoladamente não é curativa.[14]

O tratamento é eminentemente cirúrgico,[18] com ressecção completa da lesão e margens cirúrgicas livres de neoplasia. Pode ocorrer sangramento de grande volume, devendo-se considerar embolização pré-operatória. A ressecção por via endonasal exclusiva é uma opção, mas devemos estar sempre preparados para ampliar para um acesso combinado transmaxilar ou externo (ou mesmo craniotomia dependendo da localização do tumor) (Fig. 21-3).

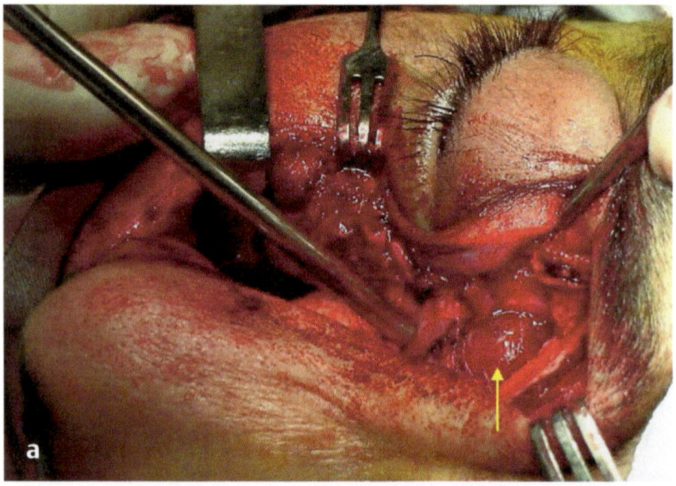

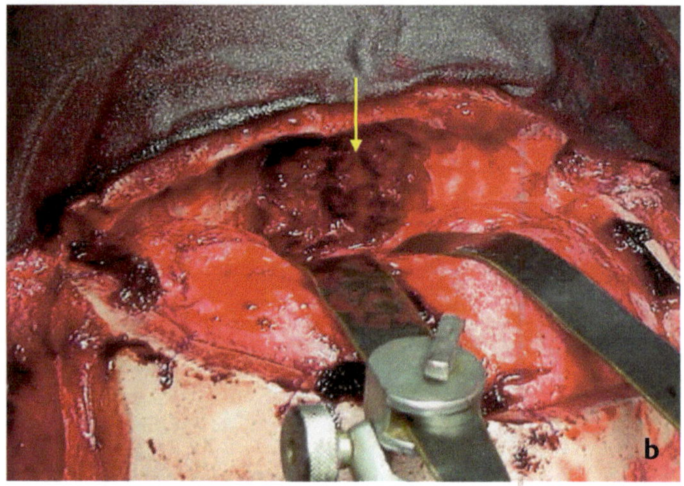

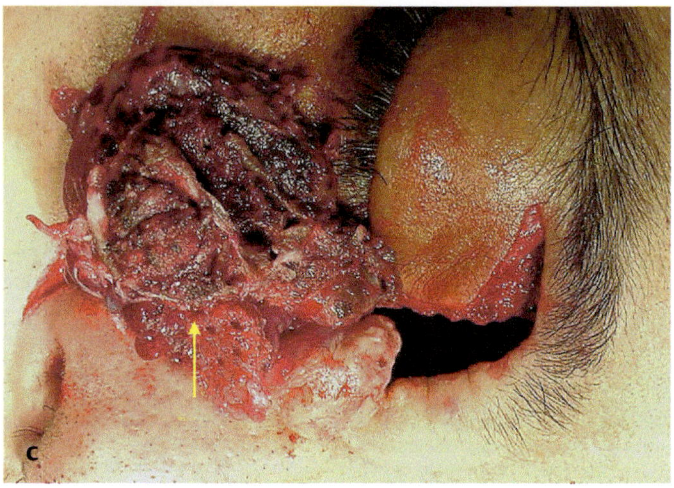

Fig. 21-3. Ressecção de tumor glômico frontoetmoidal por rinotomia lateral (**a**) associada à craniotomia (**b**). Tumor retirado com controle do sangramento (**c**).

ANGIOSSARCOMA E HEMANGIENDOTELIOMA MALIGNO

São tumores malignos originados das células endoteliais, agressivos e com grande tendência a metástases, correspondendo ao hemangioma maligno.[4,19,20] São extremamente raros nas cavidades nasossinusais e não serão abordados nesse capítulo.

ANGIOFIBROMA JUVENIL

O angiofibroma juvenil é um tumor fibrovascular raro que acomete jovens do sexo masculino. Embora benigno, apresenta um crescimento agressivo, destruindo e invadindo as estruturas da base do crânio. Não é uma neoplasia verdadeira (não tem mitoses), mas uma lesão formada pelo reparo tecidual após microssangramentos de vasos malformados na região posterior da fossa nasal, formando uma massa tumoral que cresce progressivamente. Seu estroma de fibrose e estruturas vasculares dilatadas tem grande tendência a sangramento, podendo causar anemia. Com o passar do tempo, tende a evoluir para um tecido mais fibrótico e cicatricial, menos vascularizado,[21,22] mas antes disso pode ter grande expansão, comprimindo e distorcendo as estruturas da face.

Sua origem é na região do forame esfenopalatino,[23-25] que corresponde à junção entre o viscerocrânio membranoso (ossos palatino, vômer e lâminas pterigóideas) e o neurocrânio cartilaginoso (osso esfenoide). No crescimento facial do indivíduo jovem é uma área de osteogênese, estando especialmente estimulado no sexo masculino por ação hormonal. Se houver acúmulo de sangue ou qualquer tecido nessa interface óssea, existe abolição do estímulo osteogênico e progressivo afastamento e alargamento da fossa pterigopalatina, que vai sendo ocupada pelo próprio tumor (Fig. 21-4).[26]

A tríade obstrução nasal, epistaxe de repetição e massa nasofaríngea em um indivíduo jovem e do sexo masculino são achados que sugerem fortemente a presença deste tumor. O aspecto radiológico é muito característico, existindo alargamento da fossa pterigopalatina e erosão da lâmina medial do processo pterigoide do esfenoide. A massa tumoral tem aspecto vascular com captação do contraste endovenoso e apresenta projeções medial e anterior para nasofaringe e fossa nasal, lateral para fossa pterigopalatina e infratemporal e superior para órbita e cavidade craniana (Fig. 21-5).[26]

Esse aspecto é tão típico que dispensa biópsia para seu diagnóstico. Por outro lado, a histologia é inespecífica, mostrando somente um tecido fibroso e vascular. Assim, somente a associação dos achados é que confere o diagnóstico da entidade clínica angiofibroma juvenil.

Os achados da arteriografia também são típicos, com *blush* arterial evidente e aparição precoce do contraste nos

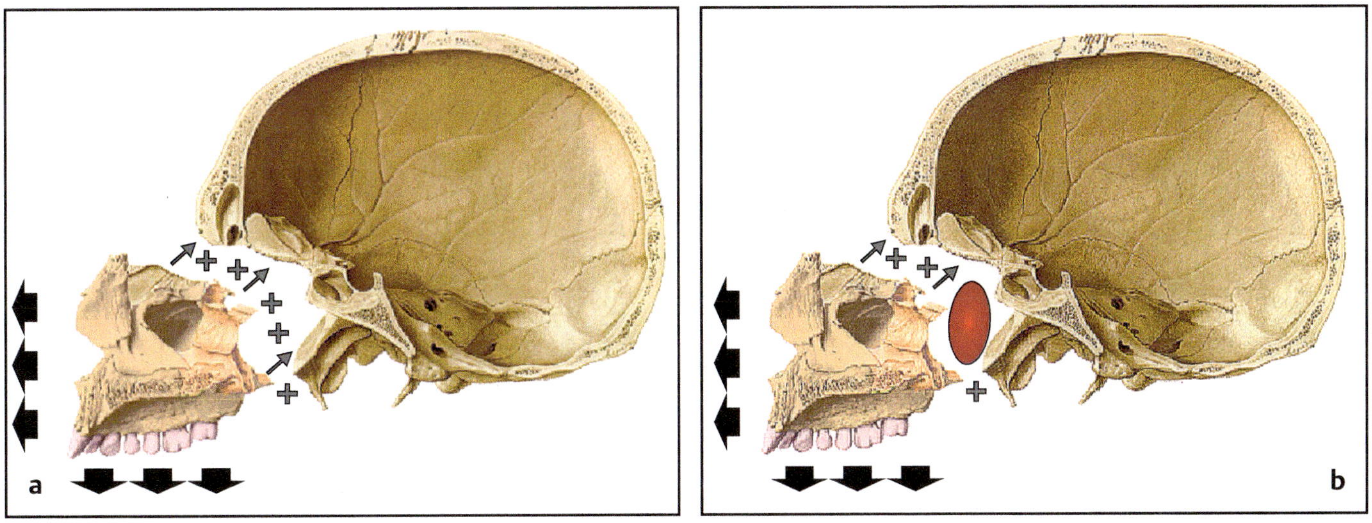

Fig. 21-4. Osteogênese na interface esfenomaxilar (a) é interrompida pela interposição tumoral (b) existindo alargamento progressivo e ocupação pelo angiofibroma. (Fonte: elaborado pelo autor.)

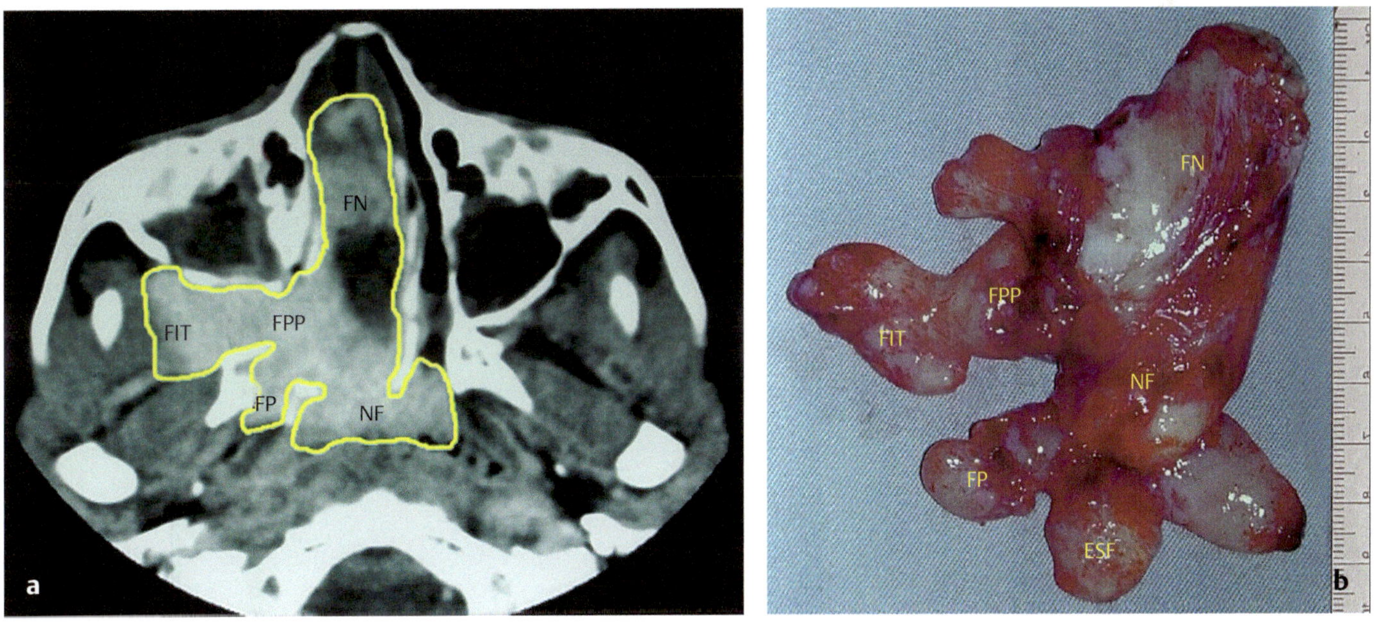

Fig. 21-5. Tumor com múltiplas ramificações na tomografia (a) e peça cirúrgica (b). FN: Fossa nasal; FIT: fossa infratemporal; FPP: fossa pterigopalatina; FP: fossa pterigoide; NF: nasofaringe; ESF: esfenoide.

lagos venosos pela rápida circulação intratumoral. É nutrido especialmente pela artéria maxilar interna, mas à medida que cresce, existem dilatação e aporte de vasos adjacentes como artérias faríngea ascendente e maxilar contralateral, e pela dilatação dos ramos petroso (artéria vidiana) e cavernosos da artéria carótida interna (Fig. 21-6).[27] Como a tomografia é típica, só existe necessidade de realizar a angiografia em condições não usuais ou para embolização pré-operatória.[24,28]

Existem vários estadiamentos para o angiofibroma juvenil. As classificações mais tradicionais descrevem seu crescimento característico a partir de sua origem, nas diversas direções, atingindo grande volume e invadindo os espaços profundos da face e a cavidade craniana (Quadro 21-1).[29-33] São muito úteis porque um dos principais desafios da cirurgia sempre foi retirar suas múltiplas projeções, evitando recidivas a partir de tumores residuais.

Com o maior acesso da população aos exames endoscópicos e de imagem (tomografia computadorizada e ressonância magnética), o diagnóstico dos angiofibromas ficou mais precoce, com lesões menores e mais localizadas. Simultaneamente houve o desenvolvimento da cirurgia endoscópica endonasal (inclusive com sistemas de neuronavegação), que passou a ser a principal opção de tratamento desses tumores, inclusive com extensão intracraniana. Se por um lado ficou mais fácil identificar e remover as projeções do tumor, o sangramento intraoperatório passou a ser um desafio, pois dificulta a visualização das estruturas e aumenta o risco de sequelas por lesão de vasos, nervos, órbita e maior risco de fístula liquórica.[27]

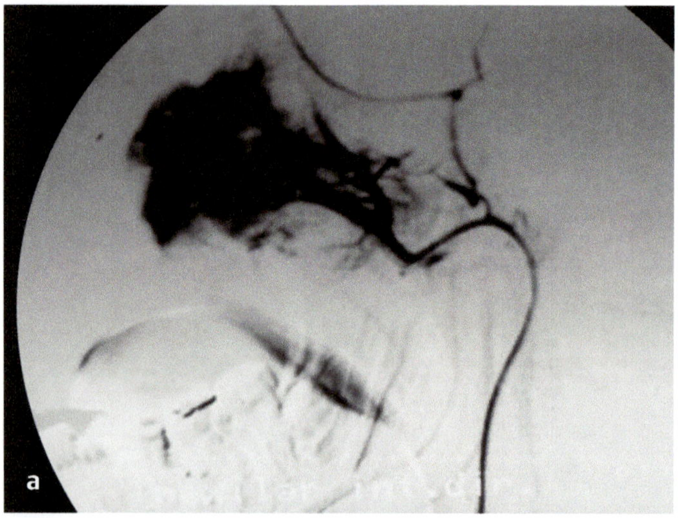

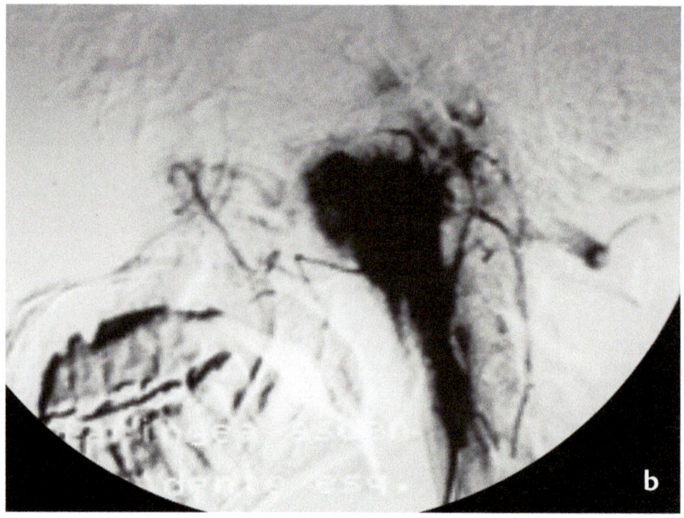

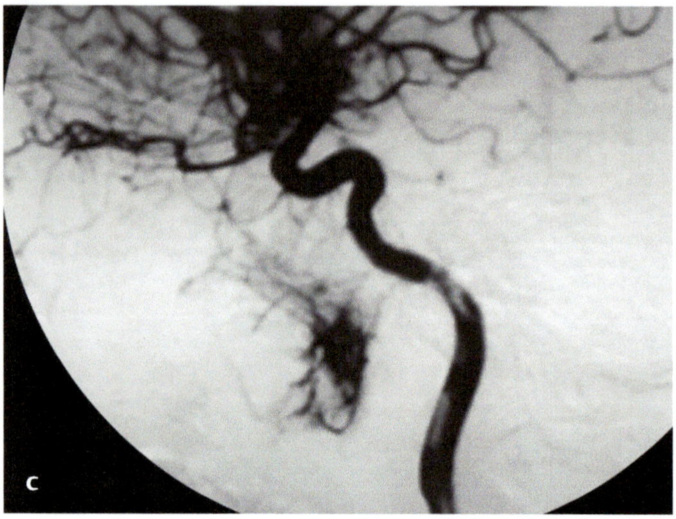

Fig. 21-6. Irrigação pelas artérias maxilar interna (a), faríngea ascendente (b) e carótida interna (c).

Nos tumores mais restritos, é possível acessar, cauterizar ou ligar os pedículos vasculares antes de iniciar sua ressecção, minimizando o sangramento. Nos tumores maiores e com invasão intracraniana a embolização pré-operatória é muito útil, embora seja um procedimento caro e associado a riscos.[34] Em 2010, Snyderman propôs uma nova classificação endoscópica baseada na invasão anatômica e na vascularização residual após a embolização dos ramos da carótida externa (Quadro 21-2 e Fig. 21-7).[35] Demonstrou que a persistência de vascularização residual pelo sistema da artéria carótida interna está associada a maior sangramento intraoperatório, necessidade de múltiplas cirurgias e recorrências.[35,36]

Seu tratamento é prioritariamente cirúrgico, pois não é uma neoplasia e acomete indivíduos jovens. Embora a radioterapia em dose moderada (3.000 a 3.500 cGy) possa controlar o tumor e acelerar sua evolução para uma massa fibrótica

Quadro 21-1. Estadiamento do Angiofibroma Juvenil (Radkowski, 1996).[32]

IA	Cavidade nasal e nasofaringe
IB	Um ou mais seios paranasais
IIA	Invasão mínima da fossa pterigomaxilar
IIB	Ocupação completa da fossa pterigomaxilar
IIC	Fossa infratemporal ou invasão posterior ao processo pterigoide
IIIA	Erosão da base do crânio com mínima invasão intracraniana
IIIB	Invasão intracraniana extensa

Quadro 21-2. Estadiamento Endoscópico do Angiofibroma (Snyderman, 2010).[35]

I	Cavidade nasal, fossa pterigopalatina (porção medial)
II	Seios paranasais, fossa pterigopalatina (porção lateral) Sem vascularização residual
III	Erosão da base do crânio, órbita, fossa infratemporal Sem vascularização residual
IV	Erosão da base do crânio, órbita, fossa infratemporal Com vascularização residual
V	Extensão intracraniana (M – extensão medial; L – extensão lateral) Com vascularização residual

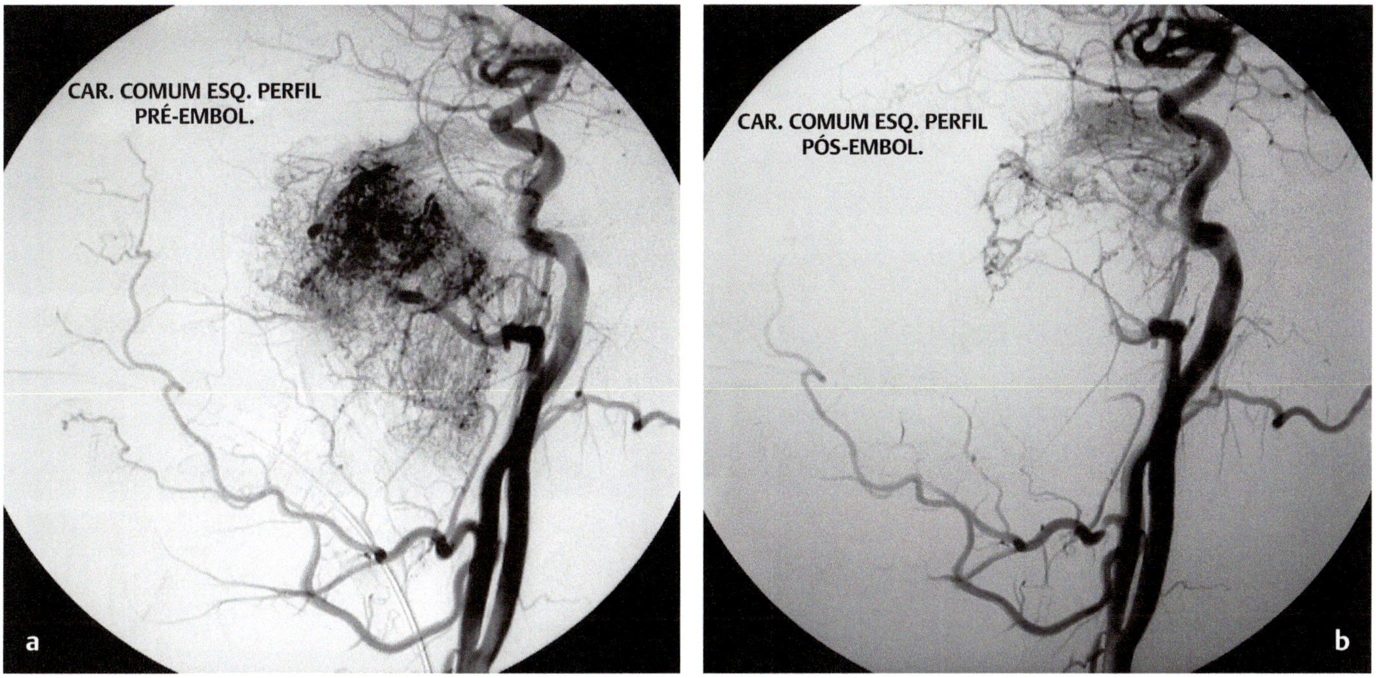

Fig. 21-7. *Blush* tumoral antes (**a**) e após embolização dos ramos da artéria carótida externa, observando-se vascularização residual pela artéria carótida interna (**b**).

por endarterite obliterativa (Fig. 21-8),[37,38] pode afetar o crescimento do esqueleto facial, deixar sequelas oculares e cerebrais, além do risco potencial de indução de neoplasia maligna.[29,39]

A embolização deve ser realizada 3 a 5 dias antes da cirurgia para que haja, além da obstrução pelos êmbolos, uma trombose progressiva nos pequenos vasos distais do tumor. As complicações devem-se basicamente a três fatores: seleção inapropriada do material do êmbolo; refluxo do êmbolo causado por espasmo vascular, cateterização pouco seletiva, injeção muito rápida ou de número muito elevado de partículas; falha no reconhecimento de anastomoses de risco com o sistema da carótida interna.[34,40]

Os acessos externos (paralateronasal) e transmaxilares extensos (*degloving* médio-facial) que eram muito utilizados no passado para tratar tumores volumosos, hoje são menos frequentes. Na maioria dos casos tem sido utilizada a cirurgia videoendoscópica endonasal ou associada à via transmaxilar. Evitamos a via de Denker (comunicação entre abertura piriforme da fossa nasal com a parede anterior do seio maxilar) porque pode deixar uma depressão na região do sulco nasogeniano como sequela cicatricial.

Na cirurgia devemos sempre tentar trabalhar ao redor do tumor, mesmo que sejam necessários múltiplos acessos, procurando identificar parâmetros anatômicos e evitando manipulação desnecessária da lesão e sangramento. É possível dividir o tumor em segmentos para conseguir melhor mobilização, procurando respeitar os pedículos de irrigação e desvascularização progressiva. Essa sistemática é importante em tumores extensos, permitindo interromper a cirurgia caso exista sangramento excessivo (instabilidade hemodinâmica ou coagulopatia), planejando outro tempo cirúrgico.[27]

A cirurgia endonasal é realizada por uma ou ambas as narinas e inicia-se com a vasoconstrição da mucosa. Normalmente o próprio tumor desloca a região posterior do septo nasal para o lado contralateral. Desvio septal anterior precisa ser corrigido para uma via cirúrgica adequada. Nos tumores pequenos e restritos à fossa nasal, nasofaringe, seio esfenoidal e porção medial da fossa pterigopalatina, geralmente, não existe necessidade de embolização, e o primeiro passo da cirurgia é tentar identificar sua nutrição pela artéria maxilar interna. Para atingir essa região removemos parte da concha média e a parede lateral da fossa nasal, expondo e removendo parte da parede posterior do seio maxilar, expondo o tumor recoberto pelo periósteo. A abertura do periósteo lateralmente ao tumor dá acesso ao conteúdo da fossa pterigopalatina e a artéria maxilar interna e seus ramos, que devem ser cauterizados com pinça bipolar, clipados ou ligados com fio. Uma vez realizada sua desvascularização, prosseguimos no seu descolamento dos limites ósseos lateral, posterior e superior com descolador aspirador, fazendo hemostasia com tamponamento com Surgicel® e/ou algodão (Cotonoide®). Nos sangramentos da díploe óssea pode ser utilizado cera de osso. Normalmente não existe aderência no interior do seio esfenoidal, sendo deslocado facilmente por tração. O tumor é submucoso e vai estar aderido à mucosa da nasofaringe, que precisará ser seccionada (Fig. 21-9). Lesões volumosas são deslocadas para orofaringe e retiradas pela cavidade oral.

Nos tumores mais extensos preferimos a embolização pré-operatória, avaliando a vascularização residual do sistema da carótida interna. Com frequência existe irrigação bilateral, devendo ser também embolizado o ramo terminal da artéria maxilar interna contralateral. Não é a extensão intracraniana que determina a necessidade de ampliar o acesso cirúrgico, mas principalmente sua extensão lateral. A cirurgia videoendoscópica transmaxilar permite um acesso bem lateral para fossa infratemporal, e uma incisão no sulco labiogengival dá

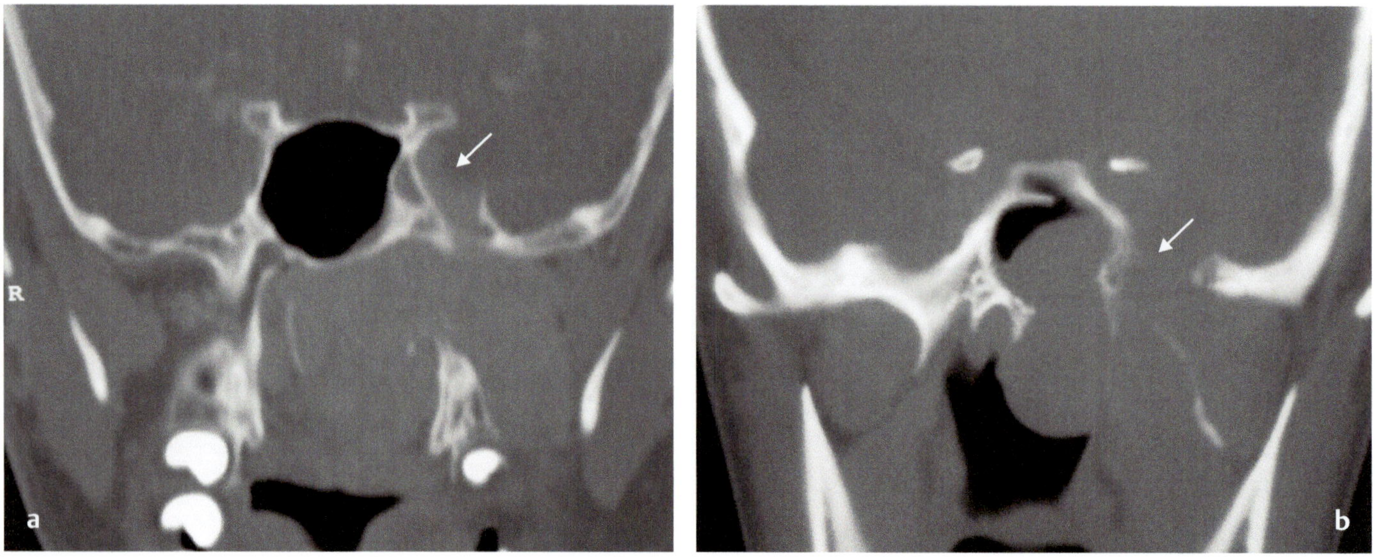

Fig. 21-10. Invasão intracraniana pela via natural da fissura orbitária superior (**a**) e por erosão da base do processo pterigoide (**b**), erodindo a asa maior do esfenoide (seta).

assintomático (estável) ou mesmo regredir devido à sua desvascularização pela cirurgia.[25,43,44] Deste modo, o tratamento da recorrência é necessário somente quando existem sintomas ou crescimento do tumor.[45,46] Se houver crescimento de um tumor residual considerado irressecável (por exemplo, seio cavernoso) pode-se considerar tratamento complementar com radioterapia e/ou inibidor de testosterona.[47]

REFERÊNCIAS BIBLIOGRÁFICAS

1. International Society for the Study of Vascular Anomalies Classification for Vascular Anomalies. ISSVA. 2020. Available from: https://www.issva.org/classification.
2. Marchuk DA. Pathogenesis of hemangioma. J Clin Invest. 2001;107:665-6
3. Boye E, Yu Y, Paranya G, Mulliken JB, Olsen BR, Bischoff J. Clonality and altered behavior of endothelial cells from hemangiomas. J Clin Invest. 2001;107:745-52
4. Brahmbhatt AN, Skalski KA, Bhatt AA. Vascular lesions of the head and neck: An update on classification and imaging review. Insights Imaging 2020;11:19
5. Mills SE, Cooper PH, Fechner RE. Lobular capillary hemangioma: the underlying lesion of pyogenic granuloma. A study of 73 cases from the oral and nasal mucous membranes. Am J Surg Pathol. 1980;4(5):470-9.
6. Lopez A, Tang S, Kacker A, Scognamiglio T. Demographics and etiologic factors of nasal pyogenic granuloma. Int Forum Allergy Rhinol. 2016;6(10):1094-7.
7. Delbrouck C, ChamiecM, Hassid S, Ghanooni R. Lobular capillary haemangioma of the nasal cavity during pregnancy. J Laryngol Otol. 2011;125(9):973-7
8. Flucke U, Karanian M, Broek RWT, Thway K. Soft Tissue Special Issue: Perivascular and Vascular Tumors of the Head and Neck. Head Neck Pathol. 2020;14(1):21-32.
9. Tamaki A, Babajanian E, D'Anza B, Rodriguez K. Lobular capillary hemangiomas: Case report and review of literature of vascular lesions of the nasal cavity. Am J Otolaryngol. 2017;38(3):363-6.
10. Verim A, Kalaycik Ertugay C, Karaca CT, Gunes P, Sheidaei S, Oysu C. A rare tumor of nasal cavity: glomangiopericytoma. Case Rep Otolaryngol. 2014;2014:282958.
11. Vikneswaran T, Gendeh BS, Tan VE, et al. Sino-nasal hemangiopericytoma–a rare tumor. Med J Malays 2005;60(4):485-8.
12. Thompson L, Miettinen M, Wenig B. Sinonasal-type hemangiopericytoma: a clinicopathologic and immunophenotypic analysis of 104 cases showing perivascular myoid differentiation. Am J Surg Pathol. 2003;27:737-49.
13. Wang X, Wang J, Hu W, Wang L, Li Y. Combined therapy against recurrent and intracranial invasion of sinonasal hemangiopericytoma: a case report. Oncol Lett. 2015;10(1):287-90.
14. Nguyen BK, Patel NM, Arianpour K, Svider PF, Folbe AJ, Hsueh WD, et al. Characteristics and management of sinonasal paragangliomas: a systematic review. Int Forum Allergy Rhinol. 2019;9(4):413-26.
15. Branham GH, Gnepp DR, O'McMenomey S, Friedman WH. Malignant paraganglioma–a case report and literature review. Otolaryngol Head Neck Surg. 1989;101(1):99-103.
16. Welkoborsky HJ, Gosepath J, Jacob R, Mann WJ, Amedee RG. Biologic characteristics of paragangliomas of the nasal cavity and paranasal sinuses. Am J Rhinol. 2000;14(6):419-26.
17. Lieberum B, Jaspers C, Munzenmaier R. "ACTH producing paraganglioma of the paranasal sinuses." *HNO.* 2003;51(4):328-31.
18. Mouadeb DA, Chandra RK, Kennedy DW, Feldman M. Sinonasal paraganglioma: endoscopic resection with a 4-year follow-up. Head Neck. 2003;25(12):1077-81.
19. Fu YS, Perzin KH. Non-epithelial tumors of the nasal cavity, paranasal sinuses, and nasopharynx: A clinicopathologic study. I. General features and vascular tumors. Cancer. 1974;33(5):1275-88.
20. Wiegand S, Dietz A, Wichmann G. Malignant Vascular Tumors of the Head and Neck-Which Type of Therapy Works Best? Cancers (Basel). 2021;9;13(24):6201.
21. Sennes LU, Butugan O, Sanchez TG, Bernardi Fdel C, Saldiva PH. Tissue maturation during the growth of juvenile nasopharyngeal angiofibroma. Ann Otol Rhinol Laryngol. 2004;113(1):34-8.
22. Sennes LU, Fortes FS, Butugan O, Saldiva PH, Bernardi FC. Tissue maturation correlating to clinical manifestations in juvenile angiofibroma. Ann Otol Rhinol Laryngol. 2005;114(9):705-8.

23. Harrison DFN. The natural history, pathogenesis and treatment of juvenile angiofibroma. Personal experience with 44 patients. Arch Otolaryngol Head Neck Surg. 1987;113:936-42.
24. Lund VJ, Lloyd GAS, Howard DJ. Juvenile angiofibroma: imaging techniques in diagnosis. Rhinology. 1989;27:179-85.
25. Neel III HB, Whicker JH, Devine KD, Weiland LH. Juvenile angiofibroma. Review of 120 cases. Am J Surg. 1973;126:547-56.
26. Sennes LU, Butugan O, Sanchez TG, Bento RF, Tsuji DH. Juvenile nasopharyngeal angiofibroma: the routes of invasion. Rhinology. 2003;41(4):235-40.
27. Snyderman CH, Pant H. Endoscopic Management of Vascular Sinonasal Tumors, Including Angiofibroma. Otolaryngol Clin North Am. 2016;49(3):791-807.
28. Lloyd GAS. Phelps PD. Juvenile angiofibroma: imaging by magnetic resonance, CT and conventional techniques. Clin. Otolaryngol. 1986;11:247-59.
29. Chandler JR, Goulding R, Moskowitz L, Quencer RM. Nasopharyngeal angiofibromas staging and management. Ann Otol Rhinol Laryngol. 1984;93:322-9
30. Sessions RB, Bryan RN, Naclerio RM, Alford BR. Radiographic staging of juvenile angiofibroma. Head Neck Surg. 1981;3:279-83.
31. Andrews JC, Fisch U, Valavanis A, Aeppli U, Makek MS. The surgical management of extensive nasopharyngeal angiofibromas with the infratemporal fossa approach. Laryngoscope. 1989; 99(4):429-37.
32. Radkowski D, Mcgill T, Healy GB, Ohlms L, Jones DT. Angiofibroma. Changes in staging and treatment. Arch Otolaryngol Head Neck Surg. 1996;122:122-9.
33. Onerci M, Oğretmenoğlu O, Yücel T. Juvenile nasopharyngeal angiofibroma: a revised staging system. Rhinology. 2006;44(1):39-45.
34. Ogawa AI, Fornazieri MA, da Silva LV, Pinna FR, Voegels RL, Sennes LU, et al. Juvenile angiofibroma: major and minor complications of preoperative embolization. Rhinology. 2012;50(2):199-202.
35. Snyderman CH, Pant H, Carrau RL, Gardner P. A new endoscopic staging system for angiofibromas. Arch Otolaryngol Head Neck Surg. 2010;136(6):588-94.
36. Rowan NR, Zwagerman NT, Heft-Neal ME, Gardner PA, Snyderman CH. Juvenile Nasal Angiofibromas: A Comparison of Modern Staging Systems in an Endoscopic Era. J Neurol Surg B Skull Base. 2017;78(1):63-67.
37. Briant TD, Fitzpatrick PJ, Berman J. Nasopharyngeal angiofibroma: a twenty year study. Laryngoscope 1978;88:1247-51.
38. Fitzpatrick PJ, Briant TDR, Berman JM. The nasopharyngeal angiofibroma. Arch Otolaryngol. 1980;106:234-6
39. Waldman SR, Levine HL, Astor F, Wood BG, Weinstein M, Tucker M. Surgical experience with nasopharyngeal angiofibroma. Arch Otolaryngol Head Neck Surg. 1981;107:677-82.
40. Garcia-Cervigon E, Bien S, Rüfenacht D, Thurel C, Reizine D, Tran Ba Huy P, et al. Pre-operative embolization of nasopharyngeal angiofibromas. Report of 58 cases. Neuroradiology. 1988;30:556-60.
41. Ye L, Zhou X, Li J, Jin J. Coblation-assisted endonasal endoscopic resection of juvenile nasopharyngeal angiofibroma. J Laryngol Otol. 2011;125(9):940-4.
42. Fisch U. The infratemporal fossa approach for nasopharyngeal tumors. Laryngoscope. 1983;93:36-44.
43. Jafek BW, Krekorian EA, Kirsch WN, Wood RP. Juvenile nasopharyngeal angiofibroma: management of intracranial extension. Head Neck Surg. 1979;2:119-28
44. Jones GC, DeSanto LW, Bremer JW, Neel III HB. Juvenile angiofibromas behavior and treatment of extensive and residual tumors. Arch Otolaryngol Head Neck Surg, 1986;112:1191-3.
45. Ramos HF, Takahashi MT, Ramos BF, Gomes MQ, Sennes LU. Juvenile nasopharyngeal angiofibroma with intradural extension. Braz J Otorhinolaryngol. 2011;77(5):677.
46. Andrade NA, Sennes LU, Gomes, MQT . Abordagem do Angiofibroma Juvenil. In: Lavinsky J, Romano FR, Netto AATC. (Org.). Práticas em Cirurgia da Base do Crânio: Abordagens para Base Anterior e Lateral. 1ed. Rio de Janeiro: Thieme Revinter; 2021, v. 1, p. 99-112.
47. Butugan O, Sennes LU, Almeida ER, Miniti A. Angiofibroma juvenil intracraniano com invasão meníngea e de seio cavernoso. Rev Bras Otorrinolaringol. 1995;61:400-12.

CAPÍTULO 22

TUMORES ÓSSEOS NASOSSINUSAIS

Sávia Moura Trindade Viana ■ João Mangussi-Gomes ■ Márcio Nakanishi

Os tumores nasossinusais são condições relativamente raras, afetando menos de 1 em cada 100.000 pessoas por ano.[1] A apresentação clínica desses tumores geralmente ocorre por sintomas inespecíficos, como obstrução nasal, rinorreia ou alteração do olfato. Eventualmente, apresentam sintomas, como dor, epistaxe ou mesmo alterações de mobilidade ocular ou alteração visual.[2]

Todas as áreas da cavidade nasal e seios paranasais podem ser afetadas, mas a parede lateral, etmoides e seios maxilares são os locais primários mais comuns.[1] O tratamento de tumores da região nasossinusal apresenta, muitas vezes, dificuldades em seu manejo devido à sua proximidade com a órbita e a região intracraniana.[1]

Os tumores podem ser classificados segundo sua histologia e, neste capítulo, iremos abordar alguns dos tumores com componente ósseo, que podem ser classificados da seguinte maneira:

- Benignos
  - Osteoma.
  - Tumores ósseos fibrosos:
    - Displasia fibrosa.
    - Fibroma ossificante.
  - Granuloma de células gigantes.
  - Tumor de células gigantes (osteoclastomas).
  - Tumor de células marrons.
  - Osteoblastoma.
- Malignos:
  - Osteossarcoma.

Todos esses tumores necessitam para seu diagnóstico uma anamnese detalhada, exame físico completo, incluindo endoscopia nasal, além de exames de imagem, como a tomografia computadorizada (TC) com contraste e ressonância magnética (RM) de face. O diagnóstico definitivo, no entanto, assim como outros tumores de cabeça e pescoço, necessita de exame anatomopatológico.[2]

OSTEOMA

O osteoma é a neoplasia benigna mais frequente dos seios paranasais,[2] frequentemente encontrado como achado radiológico incidental. Ocorre mais no sexo masculino, com uma proporção entre homens e mulheres de 1,5 a 2,6:1.[3]

Trata-se de um tumor ósseo de crescimento lento, encontrado quase que exclusivamente na região de cabeça e pescoço, mais frequentemente na mandíbula.[2] Na região nasossinusal o local mais acometido é o seio frontal (60% a 96%) (Fig. 22-1),[3] seguido pelo etmoide. O seio maxilar e esfenoide são raramente acometidos.[2]

A etiologia do osteoma solitário ainda não está clara. No entanto, sabe-se a influência de fatores genéticos no desenvolvimento de múltiplos osteomas na síndrome de Gardner. Existem teorias relacionadas a fatores traumáticos, infecciosos ou de desenvolvimento (embrionárias).[2,3]

Trata-se de um tumor silencioso na maioria das vezes. Quando apresenta sintomas clínicos, estes podem incluir dor facial, edema ou assimetria, obstrução nasal, epistaxe, anosmia, cefaleia frontal, diplopia, proptose e epífora.[4] A TC de face é considerada o padrão-ouro para o diagnóstico.[4] O osteoma apresenta aparência mais compacta e brilhosa (hiperdensa) em relação ao osso normal na imagem radiológica (Fig. 22-1).[2,4]

Nos casos assintomáticos, é indicado acompanhamento radiológico com TC de face quando houver mudança do quadro clínico. Nos casos em que o osteoma leva a sintomas, como deformidades faciais, cefaleia, sinusites de repetição ou outros sintomas que tenha repercussão na qualidade de vida do paciente, está indicada a abordagem cirúrgica.[2,3]

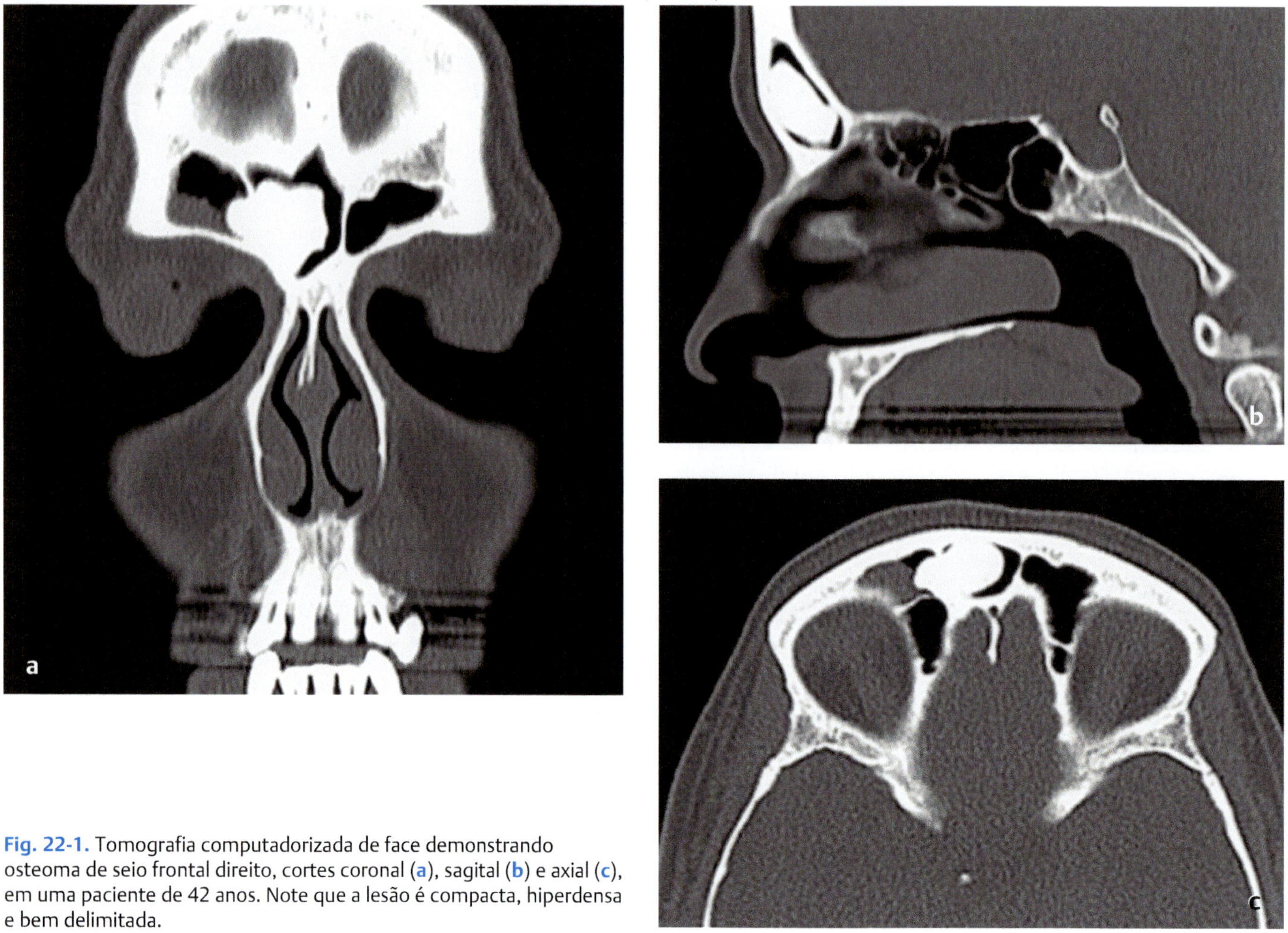

Fig. 22-1. Tomografia computadorizada de face demonstrando osteoma de seio frontal direito, cortes coronal (a), sagital (b) e axial (c), em uma paciente de 42 anos. Note que a lesão é compacta, hiperdensa e bem delimitada.

TUMORES ÓSSEOS FIBROSOS

Displasia Fibrosa

A displasia fibrosa é uma neoplasia incomum causada por metabolismo ósseo anormal, que resulta na formação de ossos imaturos fracos, associados a estroma fibroso irregular. A incidência é de 1 a 2 casos a cada 30.000 pessoas,[5] sendo mais prevalente no sexo feminino.[2] Manifesta-se geralmente em crianças e adolescentes, uma vez que se trata de um defeito congênito da modelagem óssea. Tem crescimento lento e tendência de estabilizar após a puberdade e se origina de um defeito na diferenciação e maturação osteoblástica.[2,5]

A doença pode envolver um único osso ou ossos contíguos (variante monostótica), múltiplos ossos (variante poliostótica) ou estar associada à síndrome de McCune-Albright (quando apresenta endocrinopatias e hiperpigmentação da pele).[6] A forma monostótica compreende cerca de 75% dos casos de displasia fibrosa (Fig. 22-2).[5]

Histologicamente, há proliferação de tecido fibroso com ossificação progressiva, com destruição do osso acometido. Microscopicamente, a displasia fibrosa compreende trabéculas irregulares de tecido ósseo imaturo, representado como caracteres chineses, rodeado por osso normal e investido dentro de um estroma fibroso celular com células progenitoras de osteoblastos semelhantes a fibroblastos.[5,6]

O quadro clínico depende do efeito compressivo da lesão contra as estruturas adjacentes. A maioria dos pacientes é assintomática e apresenta aumento ósseo indolor. Os sintomas mais comuns são assimetria facial, massa óssea, visão turva, cefaleia, epífora, proptose e outras complicações oculares.[5,2]

A investigação radiológica geralmente deve incluir TC e RM. A TC consegue avaliar o aprisionamento de nervos cranianos e a compressão do nervo oftálmico. A TC apresenta geralmente padrão em vidro fosco (50%), padrão homogeneamente denso (25%) e variedade cística (20%). Apresenta-se como lesão irregular, radiolúcida e cercada por halo de alta densidade ou uma mistura desses dois padrões.[5,2]

O tratamento da displasia fibrosa assintomática é não cirúrgico e é realizado acompanhamento clínico, uma vez que as lesões tendem a se estabilizar na puberdade. A cirurgia é recomendada quando os pacientes se tornam sintomáticos (problemas estéticos ou funcionais secundários à lesão).[2] A radioterapia não é indicada pelo risco de induzir malignização.[5]

Foi proposta, ainda, a administração de bisfosfonados para os pacientes com displasia fibrosa, por inibirem a reabsorção óssea osteoclástica. No entanto, o assunto ainda não é consenso uma vez que haja indícios de aumento importante de deposição óssea em algumas crianças que realizaram o tratamento com pamidronato, e em outras em que não se teve nenhuma alteração com o uso da medicação.[5,2]

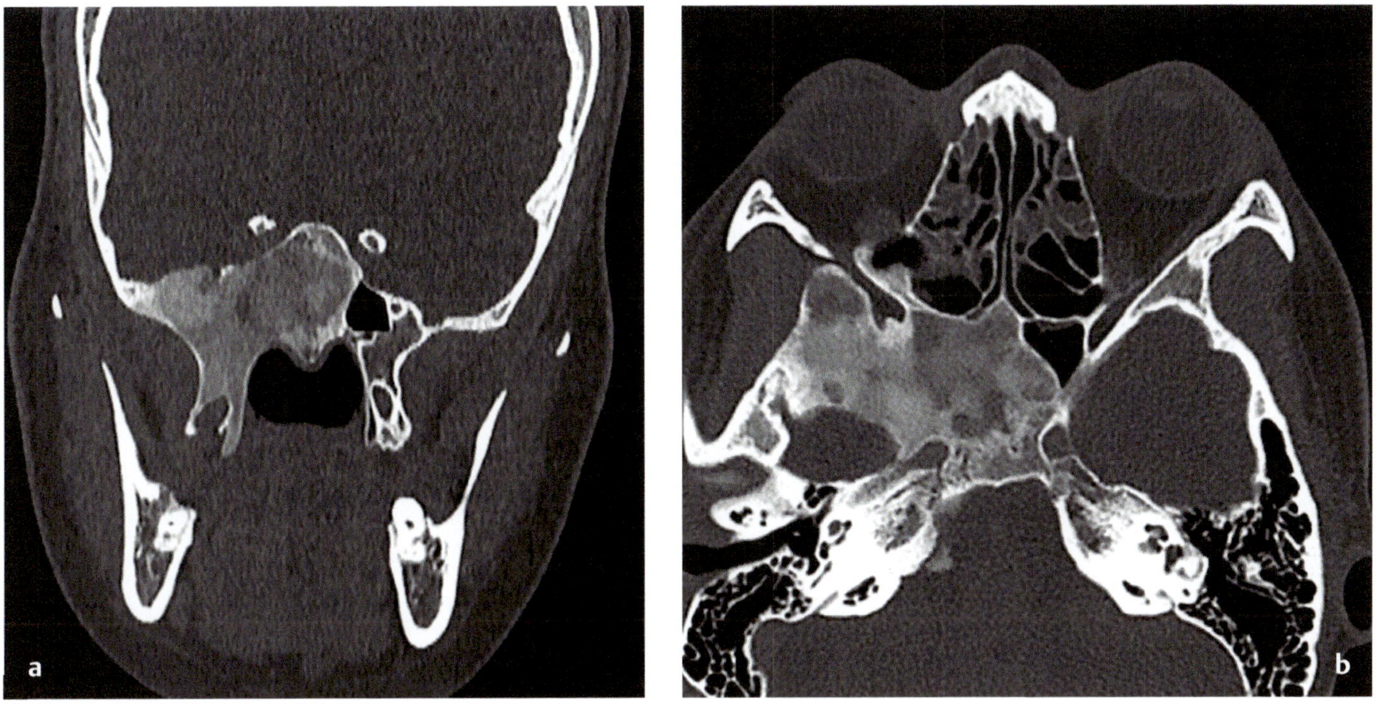

Fig. 22-2. Tomografia computadorizada de crânio e face demonstrando displasia fibrosa do osso esfenoide, à direita, cortes coronal (a) e axial (b), em uma paciente de 21 anos. A paciente era assintomática e, por isso, foi indicado tratamento conservador da lesão.

Fibroma Ossificante

Principal diagnóstico diferencial de displasia fibrosa,[2] e é uma lesão fibro-óssea benigna comum.[7] Acomete mais mulheres, negras, entre a terceira e a quarta décadas de vida. Clinicamente, assemelha-se à displasia fibrosa e, muitas vezes, a diferenciação é feita apenas pela análise microscópica. O fibroma ossificante caracteriza-se por ossificação em faixas que se anastomosam, entremeadas por proliferação fibrosa.[2] Apresenta cápsula e tecido ósseo maduro.[7]

Quando visualizadas na endoscopia, o fibroma ossificante aparece como massas lisas, arredondadas e cobertas por mucosa. O estudo radiológico é essencial para o diagnóstico e planejamento de tratamento. Na TC o fibroma ossificante apresenta contornos bem delimitados (Fig. 22-3).[7] O local mais comum de incidência do fibroma ossificante na região de cabeça e pescoço é na mandíbula e maxila, ocorrendo ocasionalmente nos seios paranasais.[8,2]

Esta lesão é tradicionalmente considerada um tumor de crescimento lento. No entanto, o comportamento biológico destas lesões pode ser bastante variável. Geralmente, as lesões do fibroma ossificante não causam sintomas significativos e são descobertas de forma incidental nos exames de imagem.[7]

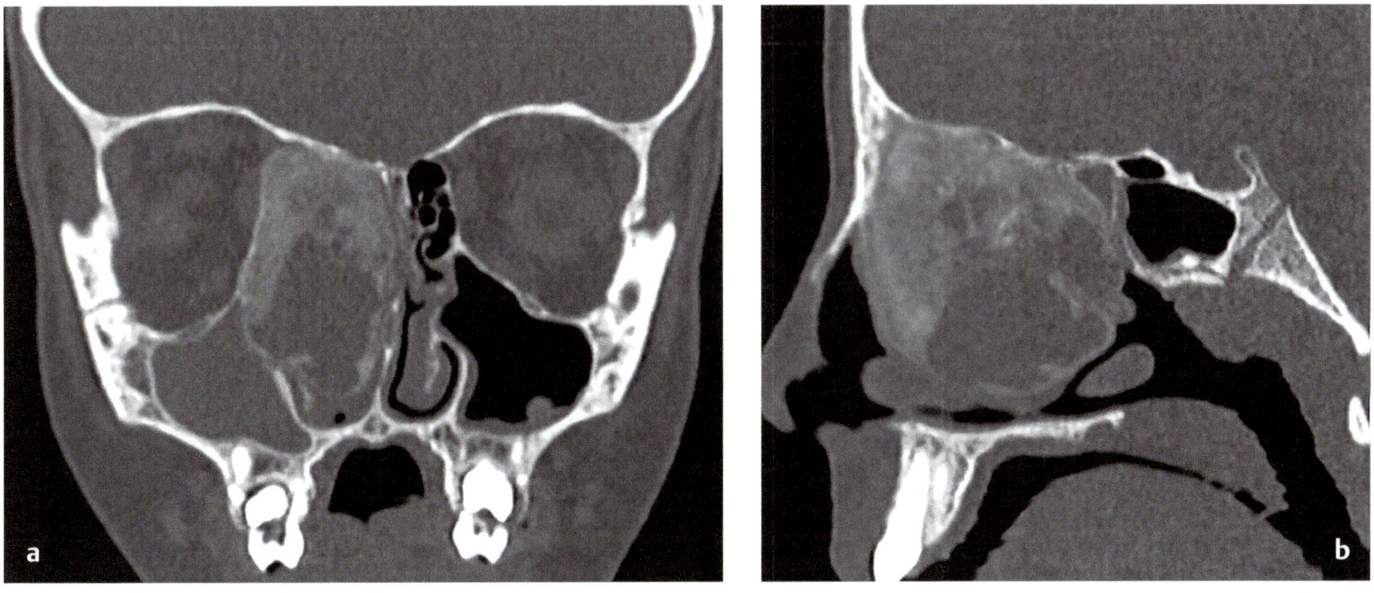

Fig. 22-3. Aspecto tomográfico de um fibroma ossificante centrado no etmoide direito, em um paciente de 11 anos, cortes coronal (a) e sagital (b).

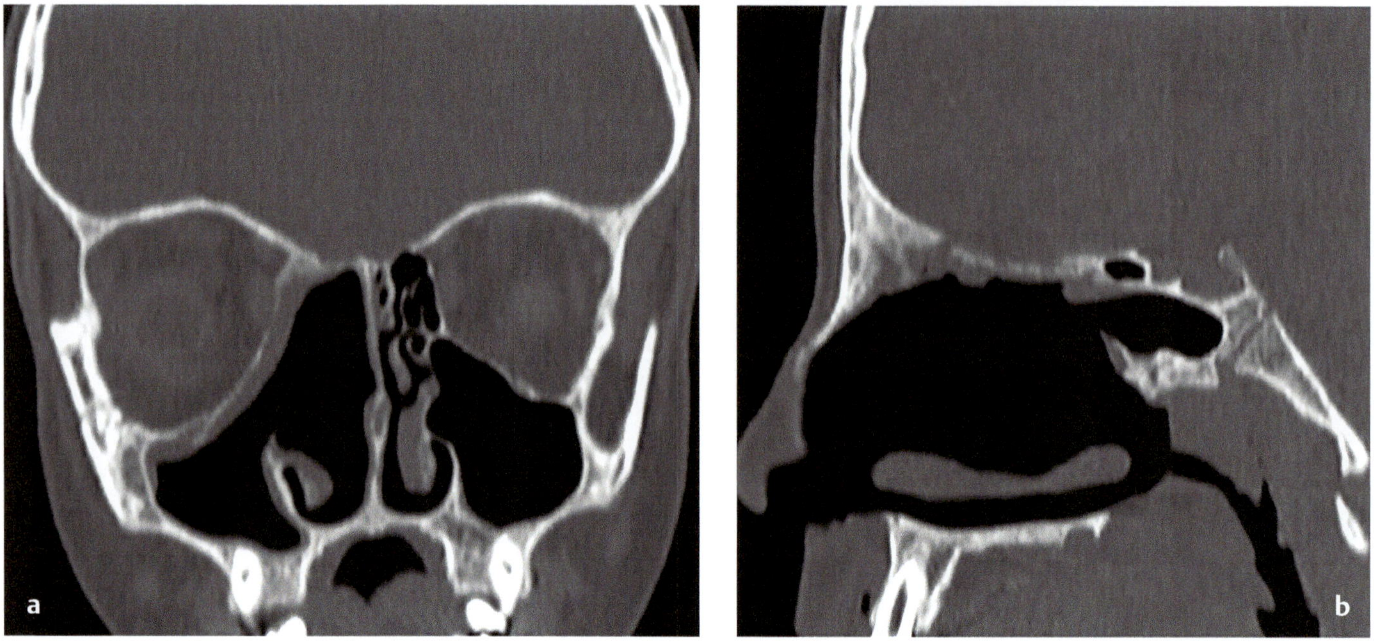

Fig. 22-4. Aspecto tomográfico com 6 meses de pós-operatório do mesmo paciente representado na Figura 22-3, cortes coronal (a) e sagital (b).

O risco de malignização é baixo, estimado em 2%, com maior frequência quando associado à doença de von Recklinghausen.[2] O tratamento preconizado é a excisão cirúrgica (Fig. 22-4). Possui bom prognóstico, com raras recorrências.[7,8]

GRANULOMA DE CÉLULAS GIGANTES

O granuloma reparativo de células gigantes é uma lesão benigna, não neoplásica, caracterizada pelo crescimento de tecido de granulação em resposta reparativa a um trauma, processo inflamatório crônico ou hemorragia. Apresentam dois tipos: central (de origem óssea – maxilomandibular) e periférico (de partes moles – gengiva). Ocorrem, geralmente, mais em mulheres e antes dos 30 anos de idade.[9]

Apresenta-se como uma lesão de consistência elástica, com coloração purpúrica, com tendência à ulceração e causando sangramentos.[2,10] Na tomografia aparecem como massas heterogêneas de tecidos moles com focos hemorrágicos ou císticos ocasionais.[9] A excisão cirúrgica é o tratamento de escolha. Nos casos recorrentes e nos casos em que a excisão completa não é possível, a radioterapia está indicada.[9]

TUMOR DE CÉLULAS GIGANTES (OSTEOCLASTOMAS)

Tumor localmente agressivo, que leva à destruição do osso e deslocamento do conteúdo orbitário. O tumor de células gigantes geralmente é confundido com granuloma reparativo e tumor marrom, apesar de estes conterem menos células gigantes.[11]

É uma lesão mais comum em região epifisária de membros. Na região de face surge mais em jovens, nos seios maxilar e esfenoide. O tumor ósseo de células gigantes é responsável por 3% a 5% dos tumores ósseos primários, com menos de 2%, ocorrendo na cabeça e pescoço.[12]

Os sintomas podem variar desde cefaleia à paralisia de pares cranianos a depender do local acometido. A recidiva é frequente, e o tratamento preconizado é a excisão completa da lesão. A resposta à radioterapia é variável e está indicada apenas em tumores irressecáveis ou em recorrências.[2,12]

TUMOR DE CÉLULAS MARRONS

Os tumores marrons são lesões ósseas não neoplásicas que ocorrem em pacientes com hiperparatireoidismo. Essa lesão é diagnóstico diferencial de granuloma de células gigantes e tumores de células gigantes. Apesar de macroscopicamente apresentarem tons mais ocres e serem mais endurecidos, as lesões osteolíticas provocadas pelo excesso de paratormônio são clínica e anatomopatologicamente indistinguíveis do tumor de células gigantes.[10]

O tumor marrom pode ocorrer em qualquer osso, sendo os craniofaciais (especialmente da mandíbula) um dos locais preferenciais. Quando houver suspeita desta lesão é importante a investigação na histologia da peça (dosagens sérica e urinária de cálcio, fósforo, além de radioimunoensaio para PTH, fosfatase alcalina sérica e hidroxiprolinúria).[2,10]

O paratormônio (PTH) excessivamente secretado causa reabsorção óssea por osteoclastos hiperativos, levando a microfraturas, hemorragia e subsequente formação de lesão tumoral composta por células gigantes osteoclásticas, tecido fibrovascular reativo, deposição de hemossiderina e, às vezes, calcificação. Com a normalização dos níveis do PTH, os tumores marrons regridem com a ossificação normal retomada.[10]

OSTEOBLASTOMA

O osteoblastoma é um tumor raro, constitui apenas 1% de todos os tumores ósseos e 3% dos tumores ósseos benignos.

Ele é definido como uma neoplasia benigna do osso vascular, osteoide e formadora de osso, caracterizada pela presença de numerosos osteoblastos. Ocorre principalmente nos ossos longos, coluna vertebral e mais raramente ossos, como pelve, crânio e clavícula. O envolvimento da cavidade nasal é raro.[13,14]

Os sinais e sintomas apresentados dependem da localização e extensão do tumor. Podem ocorrer desde obstrução nasal, epistaxe, até proptose ou exoftalmia.[14]

Histologicamente o osteoblastoma pode ser difícil de diferenciar de outras lesões ósseas, incluindo osteoma e osteossarcoma de baixo grau.[14] Pode apresentar trabéculas mais largas, mais longas e menos densamente compactas do que os osteomas. Além disso, não possui um "halo" de osso esclerótico normalmente associado aos osteomas.[14]

A TC é a melhor modalidade para investigação do osteoblastoma e para o planejamento terapêutico. Apresenta-se como uma lesão expansiva, com remodelamento ósseo, geralmente bem circunscrito, sem destruição óssea. A RM acrescenta pouco à investigação.[13,14]

O tratamento do osteoblastoma é feito por excisão cirúrgica completa.[14]

OSTEOSSARCOMA

O osteossarcoma é um tumor que se origina de células mesenquimais formadoras de osso primitivo. É a malignidade óssea primária mais comum, com incidência aproximada nos Estados Unidos de 1:100.000 pacientes/ano. Possui distribuição bimodal. Geralmente surge em placas de crescimento metafisárias dos ossos longos, mas 6% a 13% dos casos são craniofaciais, com acometimento principalmente nesta área da região de mandíbula e maxila, raramente envolvendo os ossos esfenoide e etmoide.[15]

Os sintomas mais comuns de apresentação do osteossarcoma são edema facial (34%), obstrução nasal (30%) e dor de cabeça (26%), epistaxe (20%) e proptose (15%).[15]

Fatores de risco para esse tipo de tumor incluem história de retinoblastoma, doença de Paget e história de radiação prévia.

Microscopicamente, o osteossarcoma mostra produção de osteoide a partir do estroma de células fusiformes. O osteoide aparece como uma substância densa, amorfa e eosinofílica. Os subtipos histológicos incluem o fibroblástico, condroblástico, osteoblástico, telangiectásico e misto. O tipo condroblástico é o tipo mais comum entre os osteossarcomas de cabeça e pescoço.[15,16]

Esses tumores possuem tratamento geralmente com excisão cirúrgica, uma vez que os osteossarcomas são tradicionalmente considerados radiorresistentes. A excisão cirúrgica com margens amplas está associada à melhora da sobrevida global.[16] No entanto, quando há acometimento de região nasossinusal, restrições anatômicas, incluindo proximidade da base do crânio e órbita, dificultam a obtenção de margens cirúrgicas amplas claras. Assim, a quimiorradioterapia primária ou a cirurgia seguida de RT adjuvante podem ser mais comumente utilizadas na região nasossinusal.[15]

Os relatos de resultado de sobrevivência no osteossarcoma de cabeça e pescoço são amplos, variando de 35% a 55%. A recorrência local é o padrão de falha mais comum, observada em 94% dos pacientes que apresentam recidiva.[15,16]

Alguns estudos identificaram idade, histologia, estágio, grau e tamanho do tumor como os principais fatores prognósticos.[15]

O diagnóstico diferencial de osteossarcoma envolvendo a base do crânio inclui cordoma, condroblastoma, condrossarcoma e adenoma pleomórfico de glândula salivar menor.[16]

REFERÊNCIAS BIBLIOGRÁFICAS

1. Lund VJ, Clarke PM, Swift AC, McGarry GW, Kerawala C, Carnell D. Nose and paranasal sinus tumours: United Kingdom National Multidisciplinary Guidelines. J Laryngol Otol. 2016 May;130(S2):S111-S118.
2. Pignatari SSN, Anselmo-Lima WT (Orgs). Tratado de otorrinolaringologia. 3. ed. Rio de Janeiro: Elsevier. 2018. 991 p.
3. Janovic A, Antic S, Rakocevic Z, Djuric M. Paranasal sinus osteoma: is there any association with anatomical variations? Rhinology. 2013 Mar;51(1):54-60.
4. Ono MC, Morais AA, Freitas RS. Nasal Bone Osteoma Approach. J Craniofac Surg. 2020 Jan/Feb;31(1):e80-e81.
5. Amit M, Fliss DM, Gil Z. Fibrous Dysplasia of the Sphenoide and Skull Base. Otolaryngol Clin N Am. 2011;(44):891-902.
6. Duan C, Dai Q, Liu Q, Yu H. Characteristics of sinonasal fibrous dysplasia: experience from a single department. Acta Otolaryngol. 2018 Jan;138(1):50-5.
7. Manes RP, Ryan MW, Batra PS, Mendelsohn D, Fang YV, Marple BF. Ossifying fibroma of the nose and paranasal sinuses. Int Forum Allergy Rhinol. 2013 Feb;3(2):161-8.
8. Choi Y, Jeon E, Park Y. Ossifying fibroma arising in the right ethmoid sinus and nasal cavity. Int J Pediatr Otorhinolaryngol. 2000 Aug 31;54(2-3):159-62.
9. Mohammadi S, Hasssannia F. Giant cell reparative granuloma of nasal cavity, a case report. J Craniomaxillofac Surg. 2010 Mar;38(2):145-7.
10. Lee J, Huang H. Soft Tissue Special Issue: Giant Cell-Rich Lesions of the Head and Neck Region. Head Neck Pathol. 2020 Mar;14(1):97-108.
11. Uttley D, Archer DJ. Giant cell tumour of the sphenoide sinus: An unusual skull base tumour. J Laryngol Otol. 1991 Oct;105(10):855-7.
12. Pousti BT, Andera L, Haugen TW. Sphenoid Sinus Giant Cell Tumor: A Case Report and Literature Review. ORL J Otorhinolaryngol Relat Spec. 2020;82(3):168-74.
13. Young E, Dabrowski M, Brelsford K. Osteoblastoma of the nasal septum. J Laryngol Otol. 2011 Oct;125(10):1062-6.
14. Chen KT, Richard A, Weinberb, Preston R, Simpson, Tschang T. Osteoblastoma of the nasal cavity. J Laryngol Otol. 1993 Aug;107(8):737-9.
15. Low CM, Gruszczynski NR, Moore EJ, Price DL, Janus JR, Kasperbauer JL, et al. Sinonasal Osteosarcoma: Report of 14 New Cases and Systematic Review of the literature. J Neurol Surg B Skull Base. 2021 Jul;82(Suppl 3):e138-e147.
16. Mehta R, Ponnuvelu S, Kuotsu R, Nagarkar M. Osteosarcoma of the sphenoid sinus extending to ethmoid sinus - Report of a rare case with review of literature giving special emphasis on treatment and outcome. Egypt J Otolaryngol. 2023;39:172.

CAPÍTULO 23

CIRURGIA DA ÓRBITA E VIAS LACRIMAIS

Miguel Soares Tepedino ▪ Fabrizio Ricci Romano
Henrique Faria Ramos ▪ Ana Clara Miotello Ferrão

INTRODUÇÃO

O avanço da tecnologia das últimas décadas, somado ao crescimento do conhecimento e da experiência dos cirurgiões, fez com que os tradicionais limites das abordagens endonasais endoscópicas fossem redefinidos, possibilitando acessos a doenças da órbita e vias lacrimais, tradicionalmente realizados por incisões externas.[1]

Neste capítulo iremos abordar a anatomia da órbita e vias lacrimais, as principais doenças que afetam tais estruturas, os exames complementares utilizados e as técnicas cirúrgicas utilizadas no tratamento.

ANATOMIA

Osteologia

A órbita possui formato piramidal, com uma profundidade de 40 a 45 mm em média, sendo formada por sete ossos. O osso frontal e a asa menor do esfenoide formam o teto orbitário. O assoalho é constituído pelos ossos maxilar (medialmente), zigomático (lateralmente) e palatino (posteriormente). A parede orbitária medial é formada pelo processo frontal da maxila, lâmina papirácea do osso etmoide e asa menor do esfenoide. A fossa lacrimal é uma característica proeminente da parede orbitária medial anterior, sendo formada pelo processo frontal da maxila e osso lacrimal. A parede orbitária lateral é a parede mais espessa da órbita e é composta pelo osso zigomático e pela asa maior do esfenoide.[2,3]

O forame óptico situa-se no ápice orbitário e dá passagem ao nervo óptico (II nervo craniano) e à artéria oftálmica.

A fissura orbitária superior é uma fenda que comunica a órbita com a fossa craniana média e é separada do forame óptico pela barra óptica. Pela fissura orbitária superior passa a maioria dos elementos vasculonervosos da órbita: nervo oculomotor (III nervo craniano), nervo troclear (IV nervo craniano), nervo abducente (VI nervo craniano), nervo oftálmico (primeira divisão do nervo trigêmeo) e veia oftálmica superior (Fig. 23-1).

A fissura orbitária inferior, por sua vez, comunica a órbita com as fossas infratemporal e pterigopalatina. Por ela passam os nervos infraorbital e zigomático (divisão maxilar do nervo trigêmeo), a artéria infraorbital e a veia oftálmica inferior.[4,5]

O conhecimento de outros dois forames orbitários são fundamentais, são eles: forame etmoidal anterior e forame etmoidal posterior. O forame etmoidal anterior encontra-se no nível da junção do osso frontal com o osso etmoide e abriga a artéria etmoidal anterior. Aproximadamente 1 cm mais posterior está o forame etmoidal posterior, através do qual sai a artéria etmoidal posterior.[2]

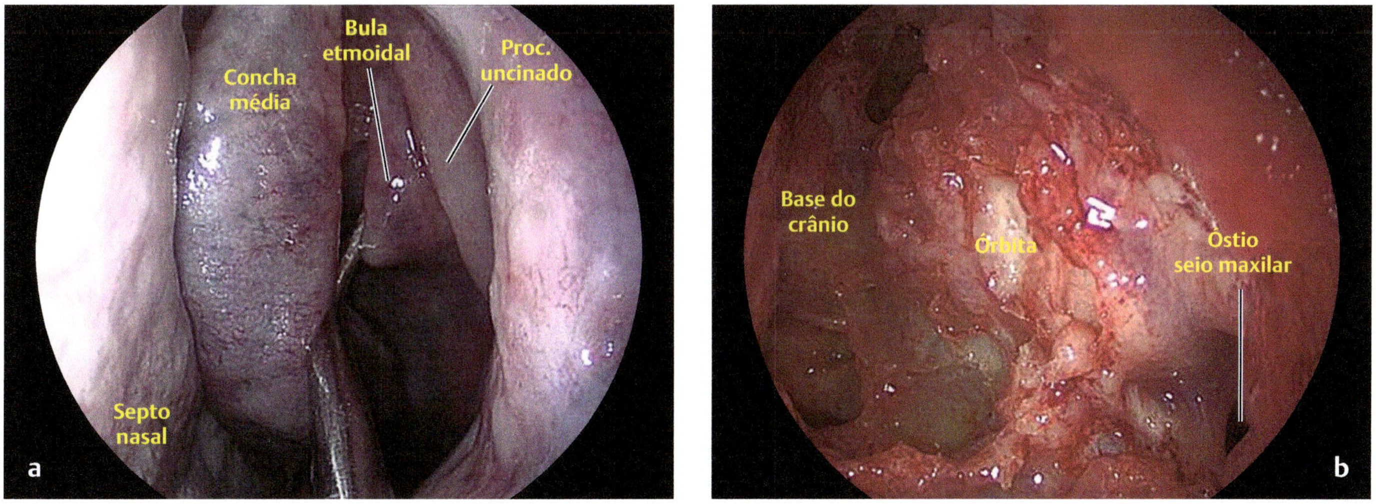

Fig. 23-1. Dissecção endoscópica da órbita, pela cavidade nasal esquerda, com endoscópio de 0 grau, em cadáver fresco. (a) Identificação dos parâmetros anatômicos; (b) exposição da parede medial da órbita esquerda após etmoidectomia; *(Continua)*

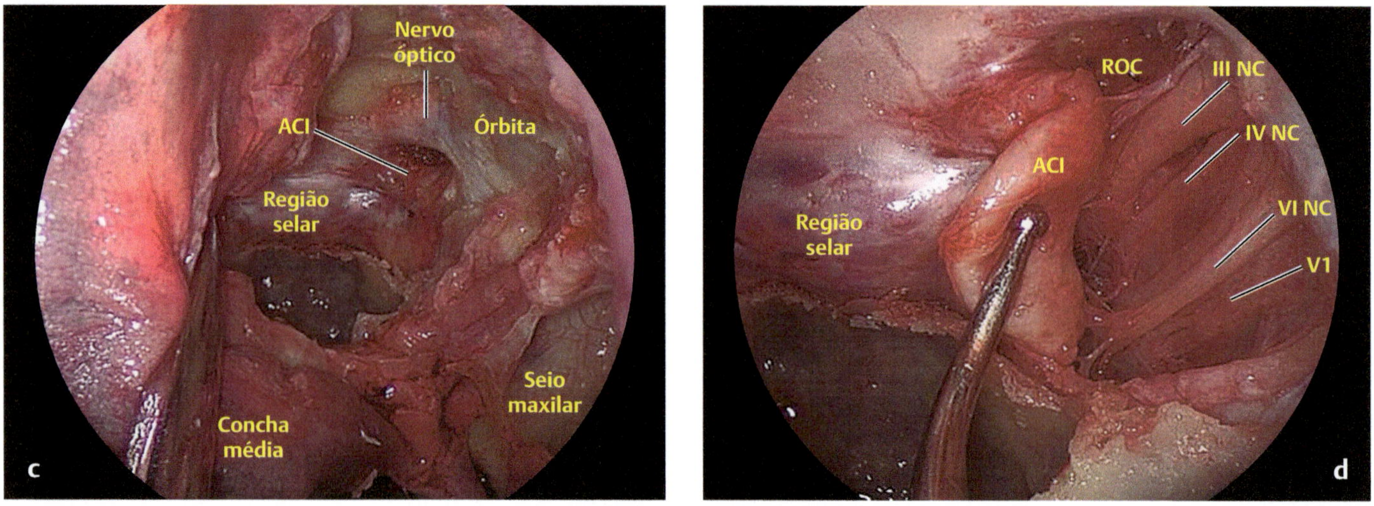

Fig. 23-1. *(Cont.)* (c) Sinusotomia esfenoidal transetmoidal evidenciando a periórbita e dura-máter do seio cavernoso e da região selar; (d) abertura da dura-máter do seio cavernoso e medialização da artéria carótida interna para identificação dos nervos cranianos em direção à fissura orbitária superior. ACI: artéria carótida interna.

Conteúdo Orbitário

Os ossos da órbita são inteiramente recobertos por periósteo, que recebe então o nome de periórbita. Na superfície orbital do canal óptico e na face medial da fissura orbitária superior, a periórbita se espessa e dá origem às inserções tendinosas dos 4 músculos retos e do levantador superior e do músculo oblíquo superior. Este anel tendinoso é chamado de anel de Zinn.

O conteúdo orbital é topograficamente delimitado pela musculatura extraocular. Esses músculos são responsáveis pelo movimento ocular e incluem os 4 músculos retos, o oblíquo superior e o oblíquo inferior. Os músculos possuem curso anterior, inserindo-se no globo ocular. Apenas o músculo oblíquo inferior não se origina no anel de Zinn.[6]

Além dos músculos extraoculares e suas fáscias, também estão presentes na cavidade orbitária o tecido gorduroso que preenche toda a cavidade, facilitando a movimentação dos músculos e mantendo a projeção do olho na órbita, a glândula lacrimal principal, o gânglio ciliar, vasos e nervos (Fig. 23-2).[3]

A glândula lacrimal principal está localizada na porção superior externa da órbita, mais precisamente na fossa para glândula lacrimal, presente no osso frontal. É composta por numerosas unidades secretoras conhecidas como ácinos, que drenam progressivamente para seus ductos.[7]

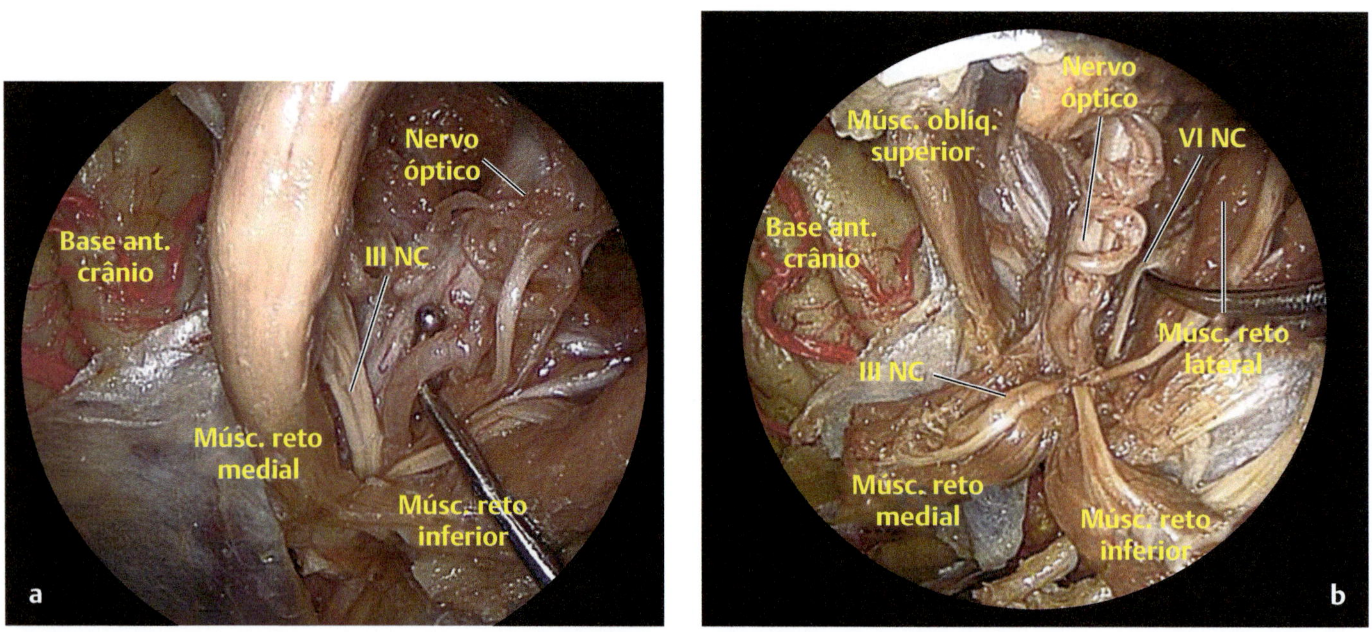

Fig. 23-2. Dissecção endoscópica da órbita, pela cavidade esquerda, com endoscópio de 0 grau, em cadáver injetado. (a) Identificação das estruturas neurovasculares da órbita após abertura da órbita e remoção da gordura intra e extraconal. (b) Exposição do conteúdo intraconal, após a dissecção do músculo reto medial e do músculo reto inferior, com identificação do VI nervo craniano.

Sistema de Drenagem Lacrimal

O sistema de drenagem lacrimal é formado pelos canalículos lacrimais superior e inferior, comum, saco lacrimal e ducto nasolacrimal. A lágrima penetra na via lacrimal pelos pontos lacrimais superior e inferior, os quais se encontram na margem medial das pálpebras superior e inferior.

Os canalículos lacrimais superior e inferior se unem em aproximadamente 90% dos pacientes, formando o canalículo comum, também chamado de divertículo de Maier ou ampola do canalículo lacrimal.

O saco lacrimal está situado na porção lateral do osso lacrimal, sendo o segmento mais amplo da via lacrimal. Na sua extremidade distal se localiza uma prega mucosa denominada válvula de Krause. Abaixo desta, a via lacrimal continua como ducto nasolacrimal, por uma extensão de 12 mm a 18 mm, até o meato nasal inferior, sendo 10 mm de seu trajeto através do canal nasolacrimal ósseo. Na metade da sua porção intraóssea existe uma prega mucosa chamada de válvula de Taillefer, e na sua desembocadura a válvula de Hasner.[8]

Um bom ponto de referência intranasal para a localização do saco lacrimal é a porção anterior da concha média e a linha maxilar, sendo que o saco lacrimal estende-se em média 8 mm acima da inserção da porção vertical da concha média (Fig. 23-3).[9]

APRESENTAÇÕES CLÍNICAS

Diferentes doenças podem acometer as órbitas, incluindo afecções inflamatórias e/ou infeciosas, como celulites e abscessos orbitários, tumores benignos e malignos. Do ponto de vista do aparelho lacrimal, as obstruções da via lacrimal acarretam epífora e/ou dacriocistite aguda de repetição ou crônica e são as mais comumente abordadas por otorrinolaringologistas.

Os músculos extraoculares dividem a órbita em compartimentos intraconal e extraconal, e as afecções desses espaços diferem em suas apresentações clínicas.

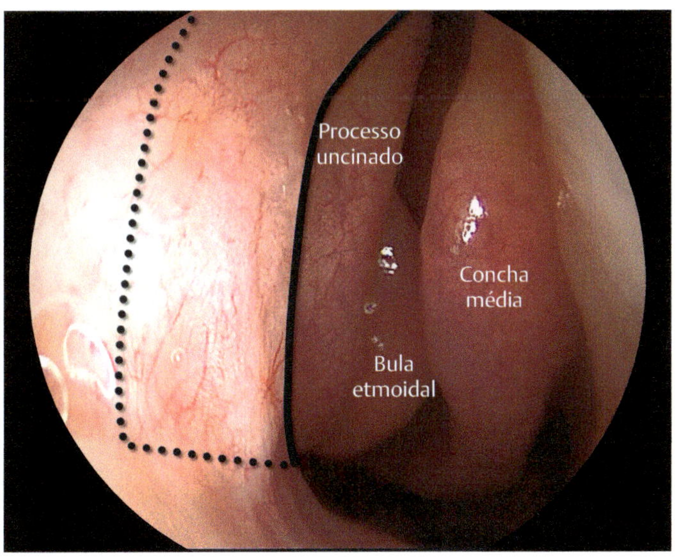

Fig. 23-3. Endoscopia com óptica de 0 grau da cavidade nasal direita demonstrando a linha maxilar (linha preta) e as incisões do retalho (linha pontilhada) para a exposição do processo frontal da maxilar e osso lacrimal.

A perda precoce da visão e a proptose de início tardio são mais prováveis de ocorrer com lesões intraconais em comparação a lesões extraconais que apresentam proptose precoce e perda de visão de início tardio. Lesões em ambas as áreas podem causar comprometimento da motilidade muscular extraocular.

AVALIAÇÃO DIAGNÓSTICA

A ressonância magnética (RM) é a modalidade de escolha para avaliação da órbita devido à sua superioridade na avaliação de tecidos moles. O protocolo de RM deve incluir sequências de imagem ponderadas em T1 antes e após administração de contraste e sequências em T2 com e sem técnica de supressão de gordura. Eles são importantes para determinar quais estruturas orbitais estão envolvidas e em que extensão.

O padrão de realce pode ser importante na diferenciação entre inflamação, tumor e infecção. Lesões inflamatórias tenderão a apresentar um padrão de realce mais homogêneo, enquanto tumores e infecções serão mais heterogêneos devido à presença de componentes não captantes, como necrose e exsudato.[10]

A tomografia computadorizada (TC) costuma ser a modalidade de escolha em situações de urgência, devido à sua alta disponibilidade. Possui bom desempenho na avaliação de margens ósseas. É fundamental que a TC seja realizada antes e após a infusão de contraste endovenoso, favorecendo a análise de tecidos moles. No entanto, o desempenho diagnóstico da TC compara-se negativamente à RM, na diferenciação entre inflamação e lesão tumoral.[11]

Em algumas patologias vasculares específicas, o Doppler colorido e a angiografia são fundamentais.[12]

O estudo da via lacrimal por sua vez é dividido em avaliações funcional e anatômica. A avaliação funcional pode ser feita usando testes com corantes, cintilografia e ressonância magnética. A avaliação anatômica é realizada pela dacriocistografia, utilizando radiografias convencionais, tomografia linear, tomografia computadorizada e ressonância magnética.

A dacriocistografia consiste na demonstração das vias lacrimais por meio de radiografias após a injeção de substância de contraste sob pressão no seu interior. É considerado o exame padrão-ouro para diagnóstico e avaliação anatômica das vias lacrimais. É um exame de baixo custo, baixa dose de radiação e fácil execução.

A dacriocistotomografia computadorizada possibilita a documentação não apenas das vias lacrimais, mas, também, dos ossos e das partes moles adjacentes. É um exame de custo mais alto, e maior dose de radiação, porém extremamente útil no diagnóstico de obstruções das vias lacrimais associadas a doenças intranasais, fraturas faciais e tumores maxilofaciais (Fig. 23-4).[8]

A dacriocintilografia, por sua vez, é útil no diagnóstico de alterações funcionais, pois mostra a progressão espontânea do radionuclídeo de tecnécio-99 (hidrossolúvel), instilado no saco conjuntival. O registro dos raios-gama emitidos é identificado por meio de câmera gama focalizada no canto interno. Sua principal limitação consiste em não identificar com tanta precisão o ponto da obstrução da via lacrimal.[13]

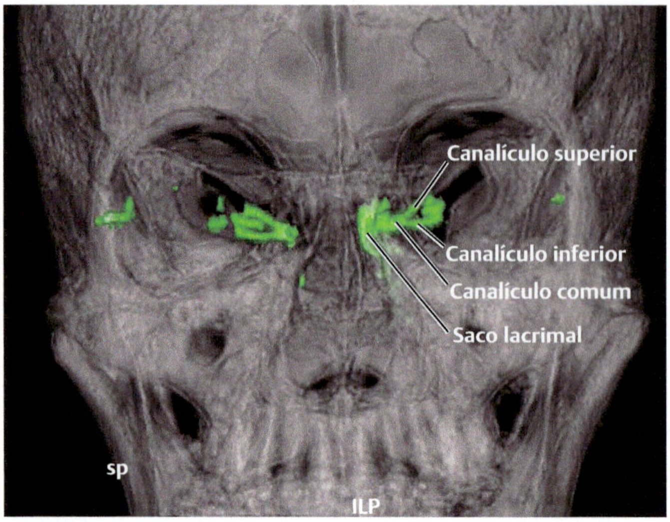

Fig. 23-4. Dacriocistotomografia evidenciando obstrução baixa de ambas as vias lacrimais.

ABORDAGEM CIRÚRGICA DAS VIAS LACRIMAIS

As principais vantagens da dacriocistorrinostomia (DCR) endoscópica para tratamento da obstrução das vias lacrimais baixas sobre a técnica externa são evitar incisões na pele, preservação do ligamento cantal medial, manutenção da ação da bomba lacrimal, menor tempo cirúrgico e menor morbidade pós-operatória.[14]

O procedimento cirúrgico endoscópico é realizado com ótica de zero grau e/ou angulada. Apesar de não serem obrigatórias, a utilização de microdebridadores e brocas endonasais diamantadas retas e anguladas facilita a abordagem cirúrgica.

O procedimento tem início com infiltração local de lidocaína com vasoconstritor na altura da axila da concha média e da linha maxilar. Estimulamos que a septoplastia regional seja sempre realizada, uma vez que aumente o campo operatório e auxilie no seguimento pós-operatório.

Existem diversas formas de realizar o acesso ao saco lacrimal, sendo um deles a confecção de um retalho de mucosa da parede lateral para exposição do osso da fossa lacrimal e do processo frontal da maxila.[15] Bisturi convencional com lâmina 15 e descolador aspirador ou tipo Neves Pinto são utilizados. O retalho possui os seguintes limites:

1. Incisão horizontal realizada 8 a 10 mm acima da axila da concha média, iniciando cerca de 3 mm posterior à axila e progredindo no sentido anterior até cerca de 10 mm sobre o processo frontal da maxila (porção óssea na parede lateral anterior à concha média).
2. Incisão vertical, que se estende até os 2/3 da altura da concha média, parando acima da inserção da concha inferior na parede lateral.
3. Nova incisão horizontal, desde a altura do processo uncinado até encontrar a incisão vertical.

O retalho também pode ser realizado em formato de "L", ou seja, sem a primeira incisão horizontal.

Após a elevação do retalho de mucosa, procede-se com a remoção da porção óssea da fossa lacrimal, que pode ser realizado com uma pinça tipo Kerrison, escopro ou com o uso de brocas diamantadas. A abertura da parede anterior do *agger nasi* facilita a exposição posterior da porção posterior do saco lacrimal. Apenas após a remoção completa do osso, devem-se realizar a dilatação do ponto lacrimal e sondagem da via lacrimal.

Quando identificado o saco lacrimal, realiza-se uma incisão longitudinal do mesmo, com auxílio de uma faca falciforme delicada e duas incisões horizontais nos limites superior e inferior do saco lacrimal exposto. Deste modo, pode ser realizado um retalho a partir da parede medial do saco lacrimal que anteriormente cobre o osso exposto do processo frontal da maxila e posteriormente o osso do *agger nasi*. A sonda de Bowman pode ser utilizada para facilitar a identificação do saco lacrimal (Fig. 23-5). O objetivo do procedimento é realizar abertura ampla e superior do saco lacrimal o mais próximo possível da drenagem do canalículo comum.

É discutível a necessidade da passagem de tubo de silicone, como sonda de Crawford, no final do procedimento. Quando utilizado, o mesmo costuma ser removido no consultório com aproximadamente 4 semanas de pós-operatório.

As maiores causas de insucesso da DCR endonasal endoscópica podem ser atribuídas à dificuldade na localização do saco lacrimal, osteotomia insuficiente, abertura inadequada do saco lacrimal, formação de tecido de granulação por exposição óssea, fibrose e neoformação óssea.[15]

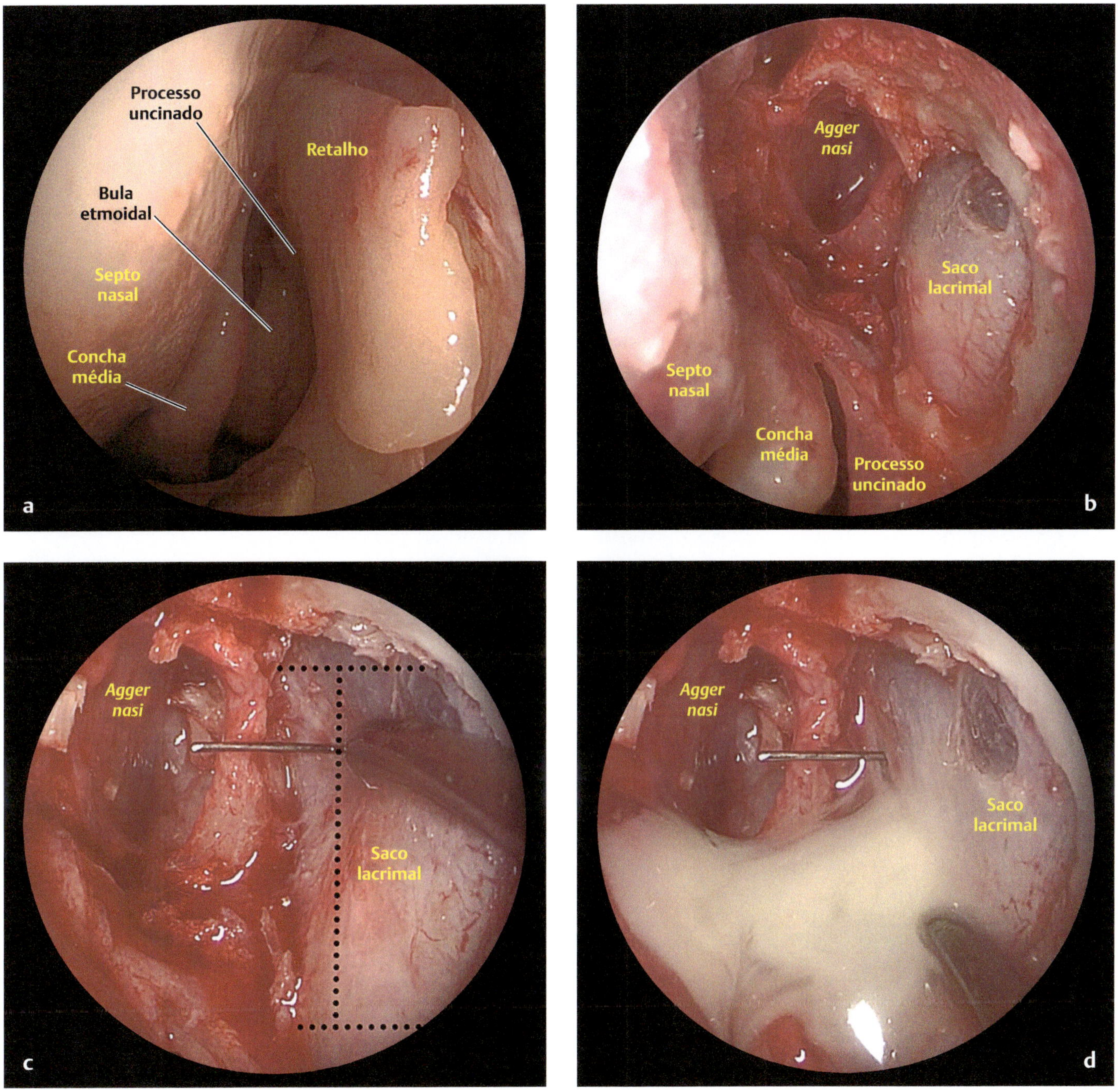

Fig. 23-5. Dacriocistorrinostomia endonasal endoscópica com óptica de 0 grau da cavidade nasal esquerda. (**a**) Confecção do retalho de mucosa da parede lateral. (**b**) Exposição do saco lacrimal e sua relação com o *agger nasi*. (**c**) Sonda de Bowman perfurando a parede medial do saco lacrimal e incisão sugerida do saco lacrimal (linha pontilhada). (**d**) Incisão longitudinal do saco lacrimal com saída de secreção lacrimal.

ABORDAGEM ORBITÁRIA TRANSNASAL

A abordagem endoscópica endonasal da órbita possibilita o acesso a alterações presentes na parede medial, assoalho e ápice orbitário com menor morbidade em comparação às abordagens externas (Fig. 23-6). As principais indicações de deste tipo de abordagem são: drenagem de abscessos secundários a complicações de rinossinusites, descompressão de nervo óptico, descompressão da parede medial na oftalmopatia de Graves, biópsias e ressecção de lesões tumorais, ligadura da artéria etmoidal anterior e reconstrução anatômica iatrogênica.[16]

Descompressão do Nervo Óptico

As vantagens da descompressão do nervo óptico por via transnasal incluem a preservação do olfato, a ausência de cicatrizes externas, um melhor campo cirúrgico e menor morbidade, com recuperação mais rápida.[17]

Quando se realiza este tipo de abordagem é importante ter o conhecimento de que quanto mais lateral for o posicionamento da artéria oftálmica no forame óptico, menor será a chance de lesioná-la durante o procedimento. A presença de grande assimetria e variação da localização da artéria oftálmica, inclusive quando comparados os dois lados de um mesmo indivíduo, deve também ser considerada. Dessa forma, sugere-se que em cirurgias de descompressão do nervo óptico, a incisão seja realizada em posições medial e superior ao nervo, diminuindo, assim, a chance de lesão arterial.[18]

Descompressão Orbitária

As indicações mais comuns de descompressão orbitária são a oftalmopatia causada por doença de Graves, que cursa com exoftalmia, hematomas orbitários iatrogênicos e o pseudotumor inflamatório da órbita, que também cursa com exoftalmia, mas na vigência de hormônios tireoideanos dentro da normalidade. Nestes casos o tratamento é realizado pela descompressão da parede medial da órbita, possível de ser realizada por via endonasal.[19]

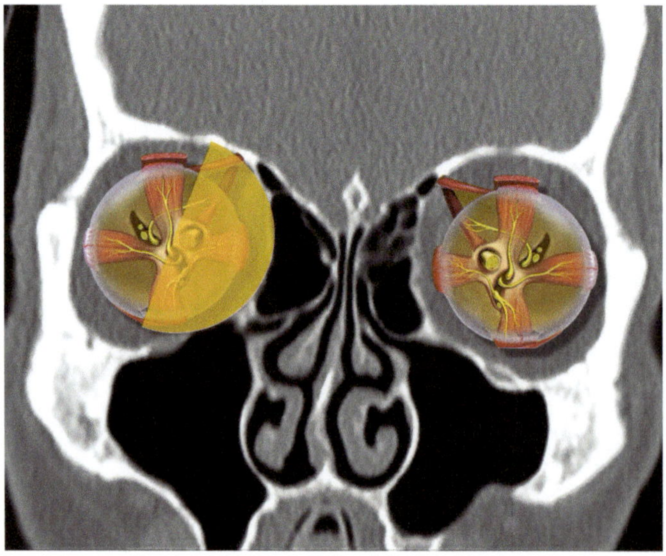

Fig. 23-6. Os limites da abordagem orbitária transnasal são o teto da órbita superiormente e o nervo infraorbitário inferiormente.

A abordagem cirúrgica deve ter início com a realização da abertura completa dos seios paranasais (maxilar, etmoide, esfenoide e frontal), possibilitando a identificação de limites anatômicos e uma ampla exposição da parede medial da órbita.

Deve-se então proceder com a remoção cuidadosa da lâmina papirácea (osso e mucosa), desde o osso lacrimal até o seio esfenoidal (anteroposteriormente) e do frontal ao maxilar (superoinferiomente), com exposição do cone orbitário.

Por fim, deve-se realizar a abertura da periórbita, em sentido posteroanterior, pois a herniação da gordura pode prejudicar a visibilização da porção posterior da incisão. Além disso, deve-se evitar a manipulação excessiva do músculo reto medial.[20]

Ligadura da Artéria Etmoidal Anterior

Realizam-se a etmoidectomia completa e a remoção parcial da parede medial da órbita. O deslocamento lateral da periórbita facilita a identificação do ponto de entrada da artéria na órbita, local onde o vaso pode ser ocluído com *clip* ou cauterizado com bipolar.[21]

NEOPLASIAS PRIMÁRIAS DA ÓRBITA

Várias afecções neoplásicas, primárias ou não, podem acometer a órbita. Deve ser aventada a hipótese de tumor orbitário em pacientes com sinais oftalmológicos, como exoftalmia, redução unilateral da acuidade visual, diplopia e dor orbital ou periorbital. Muitas vezes são encontradas incidentalmente em uma tomografia computadorizada ou ressonância magnética de crânio e seios paranasais, realizada para outros fins.[22]

Diferentes tipos histológicos podem ser encontrados em tumores orbitários, abrangendo possibilidades benignas e malignas, podendo ter origem em estruturas anatômicas contíguas, distúrbios linfoproliferativos e metástases hematogênicas, causando comprometimento da motilidade muscular extraocular.

Em crianças, hemangiomas capilares são os tumores orbitais mais comuns. São lesões benignas que se manifestam ao nascimento ou nos primeiros 3 meses de vida, com crescimento inicial rápido e regressão em torno de 1 ano de idade. O rabdomiossarcoma, por sua vez, é o tumor orbitário maligno mais comum em crianças. Possui caráter agressivo e costuma acometer crianças menores de 2 anos.

Em adultos, o hemangioma cavernoso ou malformação venosa cavernosa é o tumor orbitário de maior prevalência, constituindo 5% a 15% de todas as massas orbitárias. A TC revela lesões arredondada, encapsulada e bem definida, que ocasionalmente apresentam microcalcificações. Histologicamente, são compostos por um componente vascular entremeado por tecido intersticial fibroso e músculo liso.[23] O linfoma não Hodgkin representa a lesão orbitária maligna mais comum em adultos, ocorrendo em 8% dos casos.

Outras lesões benignas incluem pseudotumor inflamatório, *schwannoma*, glioma, meningioma em adultos, bem como dermoides e linfangiomas em crianças. Em relação a malignidades, metástases e extensões de tumores dos seios paranasais também podem acometer as estruturas orbitárias.[24]

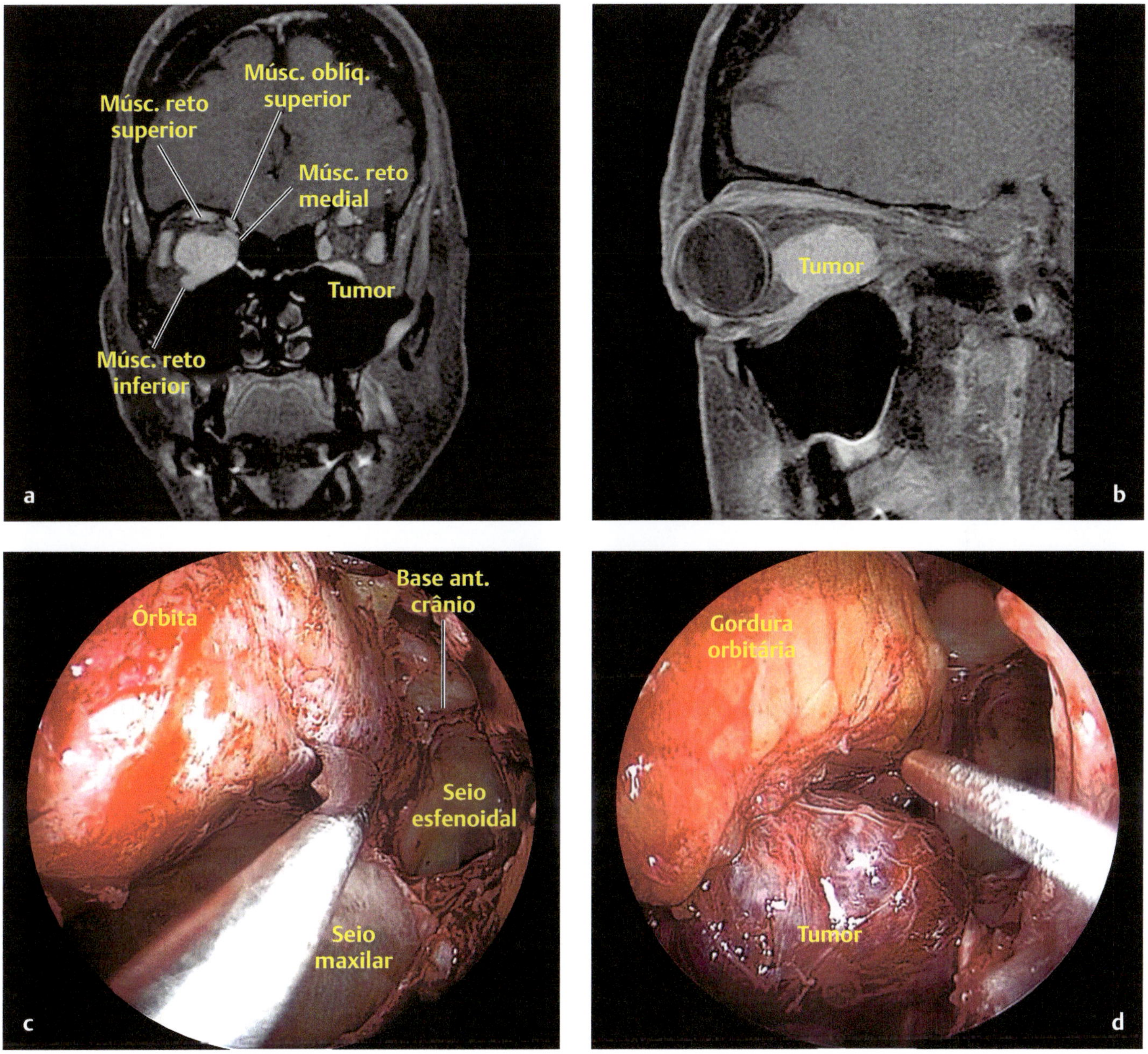

Fig. 23-7. Hemangioma cavernoso orbitário intraconal à direita. Paciente de 60 anos, sexo feminino, sem queixas. (a) Ressonância magnética de seios paranasais, corte coronal com gadolínio, revelando tumor vascularizado em órbita direita. (b) Ressonância magnética de seios paranasais, corte sagital, onde é possível observar que o nervo óptico está superior ao tumor. (c) Abordagem transnasal com endoscópio de 30 graus – incisão na periórbita. (d) Exposição do tumor.

A avaliação desses pacientes deve sempre ser realizada por equipe interdisciplinar, com documentação da acuidade visual e mobilidade ocular realizada pelo oftalmologista e estudo radiológico completo, permitindo avaliar localização da lesão, tamanho e sua relação com estruturas adjacentes.[25]

Em relação à abordagem cirúrgica dessas lesões, a ressecção transnasal endoscópica está principalmente indicada para as lesões localizadas próximas ao ápice orbitário e mediais ao nervo óptico (Fig. 23-7). Atualmente, com o advento de reconstruções tridimensionais, é possível delimitar a ressecabilidade das lesões por essa via, através da criação de uma linha imaginária que passa da narina contralateral até a margem inferior do nervo óptico.[20,26]

Durante a ressecção das lesões é importante ter extremo cuidado na manipulação das estruturas orbitárias. Em alguns casos, por exemplo, a retração do músculo medial pode ser necessária, assim como a remoção ou cauterização com bipolar da gordura extraconal. Em relação à hemostasia, devem-se usar cotonoides embebidos em solução salina, sem o uso de vasoconstritores.[27]

REFERÊNCIAS BIBLIOGRÁFICAS

1. Banks C, Husain Q, Bleier BS. Endoscopic endonasal intraconal orbit surgery. World J Otorhinolaryngol Head Neck Surg. 2020;6(2):100-5.
2. Turvey TA, Golden BA. Orbital anatomy for the surgeon. Oral Maxillofac Surg Clin North Am. 2012;24(4):525-36.

3. Chastain JB, Sindwani R. Anatomy of the orbit, lacrimal apparatus, and lateral nasal wall. Otolaryngol Clin North Am. 2006;39(5):855-64.
4. Engin Ö, Adriaensen GFJPM, Hoefnagels FWA, Saeed P. A systematic review of the surgical anatomy of the orbital apex. Surg Radiol Anat.2021;43(2):169-78.
5. Cruz AAVe, Guimarães FC. Órbita: 1 - Anatomia orbital. Arq Bras Oftalmol. 1999;62(1).
6. Rontal E, Rontal M, Guilford FT. Surgical anatomy of the orbit. Ann Otol Rhinol Laryngol. 1979;88(3 Pt 1):382-6.
7. Obata H. Anatomy and histopathology of the human lacrimal gland. Cornea. 2006;25(10 Suppl 1):S82-9.
8. Francisco FC, Carvalho ACP, Torres Neto G, Francisco VFM, Souza LAMD, Francisco MC, et al. Avaliação da via lacrimal pelos métodos radiológicos. Radiol Bras. 2007;40(4):273–8.
9. Ricardo LA, Nakanishi M, Fava AS. Transillumination-guided study of the endoscopic anatomy of the lacrimal fossa. Braz J Otorhinolaryngol. 2010;76(1):34-9.
10. Ferreira TA, Saraiva P, Genders SW, Buchem MV, Luyten GPM, Beenakker JW. CT and MR imaging of orbital inflammation. Neuroradiology. 2018;60(12):1253-66.
11. Nguyen VD, Singh AK, Altmeyer WB, Tantiwongkosi B. Demystifying Orbital Emergencies: A Pictorial Review. Radiographics. 2017;37(3):947-62.
12. Santos AC, Prado PTDC, Cruz AAVE. Órbita: II - Imagem. A Arq Bras Oftalmol. 1999;62(2).
13. Wearne MJ, Pitts J, Frank J, Rose GE. Comparison of dacryocystography and lacrimal scintigraphy in the diagnosis of functional nasolacrimal duct obstruction. Br J Ophthalmol. 1999;83(9):1032-5.
14. Weidenbecher M, Hosemann W, Buhr W. Endoscopic endonasal dacryocystorhinostomy: results in 56 patients. Ann Otol Rhinol Laryngol. 1994;103(5 Pt 1):363-7.
15. Roithmann R, Burman T, Wormald PJ. Endoscopic dacryocystorhinostomy. Braz J Otorhinolaryngol. 2012;78(6):113-21.
16. Abuzayed B, Tanriover N, Gazioglu N, Eraslan BS, Akar Z. Endoscopic endonasal approach to the orbital apex and medial orbital wall: anatomic study and clinical applications. J Craniofac Surg. 2009;20(5):1594-600.
17. DeKlotz TR, Stefko ST, Fernandez-Miranda JC, Gardner PA, Snyderman CH, Wang EW. Endoscopic Endonasal Optic Nerve Decompression for Fibrous Dysplasia. J Neurol Surg B Skull Base. 2017;78(1):24-9.
18. Tepedino MS, Pinheiro-Neto CD, Bezerra TF, Gardner PA, Snyderman CH, Voegels RL. Endonasal identification of the orbital apex. Laryngoscope. 2016;126(1):33-8.
19. Pletcher SD, Sindwani R, Metson R. Endoscopic orbital and optic nerve decompression. Otolaryngol Clin North Am. 2006;39(5):943-58.
20. Balsalobre L; Haber-Bison S. Dacriocistorrinostomia endoscópica. In: Balsalobre L; Tepedino MS. Rinologia 360°: Aspectos Clínicos E Cirúrgicos. Rio de Janeiro, RJ: Thieme Revinter. 2021. p. 836-60.
21. Araujo Filho BC, Pinheiro-Neto CD, Ramos HF, Voegels RL, Sennes LU. Endoscopic ligation of the anterior ethmoidal artery: a cadaver dissection study. Braz J Otorhinolaryngol. 2011;77(1):33-8.
22. Héran F, Bergès O, Blustajn J, Boucenna M, Charbonneau F, Koskas P, et al. Tumor pathology of the orbit. Diagn Interv Imaging. 2014;95(10):933-44.
23. Chong V. Orbital tumours. Cancer Imaging. 2015;15(Suppl 1):O27.
24. Yao WC, Bleier BS. Endoscopic management of orbital tumors. Curr Opin Otolaryngol Head Neck Surg. 2016;24(1):57-62.
25. Tepedino MS, Gregorio LL, Frigeri TM. Abordagem transnasal endoscópica da órbita. In: Balsalobre L; Tepedino MS. Rinologia 360°: Aspectos Clínicos E Cirúrgicos. Rio de Janeiro, RJ: Thieme Revinter. 2021. p. 976-99.
26. Gregorio LL, Busaba NY, Miyake MM, Freitag SK, Bleier BS. Expanding the limits of endoscopic intraorbital tumor resection using 3-dimensional reconstruction. Braz J Otorhinolaryngol. 2019;85(2):157-61.
27. Lin GC, Freitag SK, Kocharyan A, Yoon MK, Lefebvre DR, Bleier BS. Comparative techniques of medial rectus muscle retraction for endoscopic exposure of the medial intraconal space. Am J Rhinol Allergy. 2016;30(3):226-9.

TUMORES MALIGNOS NASOSSINUSAIS

CAPÍTULO 24

Eduardo dos Santos Rodrigues Sadeck

INTRODUÇÃO

Os tumores malignos nasossinusais são raros e compreendem um grupo de patologias de características singulares, que não são compartilhadas pelas neoplasias malignas de origem em outros sítios da cabeça e pescoço.[1] Não tem relação direita clara com os principais fatores de risco compartilhados pelas neoplasias nesses outros sítios, como tabagismo, etilismo ou infecção pelo papiloma vírus humano (HPV). Tampouco compartilham as características dos tumores de rinofaringe, como relação com vírus Epstein-Barr (EBV). Aliado a isso temos o fato de, na maioria das vezes, esses tumores se expandirem em cavidades ósseas preenchidas por ar, o que torna os sintomas iniciais da doença inespecíficos e de baixa intensidade. Como consequência, existe baixa taxa de diagnóstico precoce, com a maioria dos casos já se apresentando em estádios avançados, com envolvimento de estruturas neurovasculares importantes (Fig. 24-1).

Todas as características citadas tornam os tumores malignos nasossinusias um desafio terapêutico, com grande complexidade em se buscar um tratamento efetivo, que possa trazer a cura da doença, porém, que também leve a uma sobrevida digna, com uma qualidade de vida aceitável.

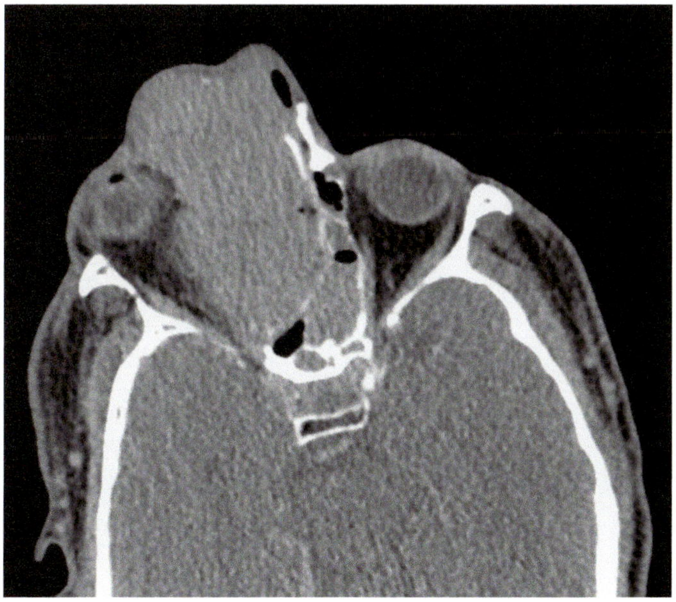

Fig. 24-1. Carcinoma epidermoide invadindo pele de face e órbita, com proptose e deslocamento lateral de globo ocular.

Nesse contexto, a maioria dos casos necessita de uma abordagem multidisciplinar e de uma terapêutica combinada.

EPIDEMIOLOGIA

Não existem dados consolidados sobre a prevalência dos tumores malignos nasossinusais no nosso país, porém, dados americanos mostram uma taxa de cerca de 3% dos tumores malignos na região de cabeça e pescoço,[1] sendo considerados tumores raros.

A maioria dos casos tem origem no seio maxilar, seguido pelos seios etmoidais. Cânceres de origem esfenoidal ou frontal são extremamente raros, sendo que, quando esses seios estão afetados, geralmente é secundário e extensão tumoral de outros sítios.

Os tipos histológicos mais comuns são o carcinoma epidermoide, respondendo por cerca de metade dos casos, seguido pelo adenocarcinoma, o carcinoma adenoide cístico e o carcinoma mucoepidermoide.[2,3]

Os fatores de risco principais são substâncias inalantes, principalmente serragem de madeira, substâncias presentes na indústria de couro e formaldeído.[1,4] A associação ao HPV parece ser presente apenas nos casos de malignização de papiloma invertido prévio, condição que é rara.

APRESENTAÇÃO CLÍNICA E DIAGNÓSTICO

O quadro clínico inicial é inespecífico, os sintomas mais comuns são cefaleia/facialgia, obstrução nasal, secreção nasal e epistáxe.[1]

Os estádios mais avançados podem apresentar dor neuropática, alteração visual, tanto por comprometimento de musculatura extrínseca ocular, do nervo abducente ou como do próprio nervo oftálmico, abaulamento de face, proptose, hipoestesia por comprometimento do nervo trigêmio ou um de seus ramos, perda de elementos dentários e aparecimento de lesão vegetante e/ou ulcerada em palato, mole ou duro, sulco gengivolabial ou vestíbulo nasal.

O diagnóstico clínico inclui exame físico completo, contemplando pares cranianos de I a VII, nasofibroscopia e exames de imagem, idealmente com tomografia computadorizada e ressonância magnética, ambos com utilização de contraste.

Frente à suspeita diagnóstica, é imprescindível a realização de biópsia para análise anatomopatológica e identificação histológica do tipo tumoral.

ESTADIAMENTO

A American Joit Commiitee on Cancer (AJCC), em seu sistema de estadiamento Tumor, Nódulos, Metástase (TNM) de 2017, definiu parâmetros diferentes para tumores originários do seio maxilar e dos seios etmoidais. Não entraram no TNM os tumores originários de seio frontal ou esfenoide.[5]

Seio maxilar:

- *T1:* tumor confinado à mucosa, sem erosão ou destruição óssea.
- *T2:* tumor provoca erosão ou destruição óssea, inclui extensão para o palato duro e/ou meato médio nasal. Não inclui extensão para a parede posterior do seio maxilar e lâminas pterigoides.
- *T3:* tumor invade pelo menos uma das seguintes estruturas: parede posterior do seio maxilar, tecido subcutâneo, soalho ou parede medial da órbita, fossa pterigoide ou seios etmoidais.
- *T4a:* tumor invade pelo menos uma das seguintes estruturas: órbita anterior, pele da bochecha, lâminas pterigoides, fossa infratemporal, lâmina cribriforme, seios frontal ou etmoidal.
- *T4b:* tumor invade pelo menos uma das seguintes estruturas: ápice da órbita, dura-máter, cérebro, fossa craniana média, nervos cranianos (exceto ramo V2 do nervo trigêmeo), nasofaringe ou *clivus*.

Cavidade nasal e seio etmoidal:

- *T1:* tumor restrito a um subsítio da cavidade nasal ou seio etmoidal, com ou sem invasão óssea.
- *T2:* tumor atinge dois subsítios ou sítio adjacente nasoetmoidal, com ou sem invasão óssea.
- *T3:* tumor invade pelo menos uma das seguintes estruturas: parede medial/soalho da órbita, seio maxilar, palato duro ou lâmina cribriforme.
- *T4a:* tumor invade pelo menos uma das seguintes estruturas: órbita anterior, pele do nariz ou bochecha, fossa craniana anterior (mínimo), lâminas pterigoides, seio frontal ou esfenoide.
- *T4b:* Tumor invade pelo menos uma das seguintes estruturas: ápice da órbita, dura-máter, cérebro, fossa craniana média, nervos cranianos (exceto ramo V2 do nervo trigêmeo), nasofaringe ou *clivus*.
- *N:* linfonodos regionais.
- *Nx:* linfonodos regionais não avaliáveis.
- *N0:* sem linfonodos regionais com metástases.
- *N1:* LN único ipsilateral, ≤ 3 cm, sem extensão extranodal.
- *N2a:* LN ipsilateral único, < 6 cm, sem extensão extranodal.
- *N2b:* LN ipsilaterais múltiplos, < 6 cm, sem extensão extranodal.
- *N2c:* LN bilaterais ou contralateral, < 6 cm, sem extensão extranodal.
- *N3a:* LN ≥ 6 cm, sem extensão extranodal.
- *N3b:* presença de extensão extranodal.
- *M:* metástase a distância.
- *M0:* ausência de metástase a distância.
- *M1:* presença de metástase a distância.

Com base na classificação TNM podemos estratificar o estádio:

- *Estádio 0:* Tis N0 M0.
- *Estádio I:* T1 N0 M0.
- *Estádio II:* T2 N0 M0.
- *Estádio III:* T3 N0 M0 ou T1/T2/T3 N1 M0.
- *Estádio IV A:* T4a N0, N1 M0 ou T1/T2/T3/T4a N2 M0.
- *Estádio IV B:* T4b qualquer N M0 ou qualquer T N3 M0.
- *Estádio IV C:* qualquer T qualquer N M1.

TRATAMENTO

Existe uma limitação de estudos prospectivos comparando os tipos de tratamento, uma vez que, além de raros, os tumores malignos nasossinusais são heterogêneos entre si.

As possibilidades terapêuticas se dividem, basicamente, em duas vertentes, cirúrgica e não cirúrgica. Até os dias de hoje, o consenso é que a terapêutica cirúrgica é a que traz maior chance de cura, com maiores taxas de sobrevida global e sobrevida livre de doença, sendo o tratamento de escolha. O tratamento não cirúrgico é baseado em radioterapia (RDT), que pode ou não estar associado à quimioterapia (QT). Como tratamento primário, a RDT é reservada para casos considerados inoperáveis, seja pela extensão tumoral ou condições clínicas do paciente, ou em casos de recusa do paciente pelo tratamento cirúrgico.

Tratamento Cirúrgico

A cirurgia para ressecção de tumores malignos nasossinusais tem duas vias de acesso principais, via transnasal endoscópica e via aberta. As vias podem ser utilizadas isoladamente ou combinadas.

Acesso Endoscópico Transnasal

Com o avanço da tecnologia, melhores materiais e equipamentos, alinhado a maior treinamento e *expertise* das equipes cirúrgicas, o uso do acesso endoscópico está em ascensão, com consequente queda no número de ressecções que dependem de acesso externo.[6]

Em uma metanálise de 2019,[7] Lu *et al.* mostrou que, em uma casuística de 900 pacientes, cerca de 44% foram submetidos à cirurgia endoscópica e 56% a cirurgia aberta. Outra metanálise, também de 2019,[8] Jiang *et al.* encontrou uma taxa parecida, com 47,6% dos casos sendo abordados por via endoscópica e 52,4% por via aberta. Vale ressaltar que, apesar do crescente avanço nas técnicas endoscópicas, as premissas para ressecção oncológica sempre devem ser o ponto fundamental para avaliar a viabilidade dessa indicação cirúrgica. Já é sabido que a fragmentação do tumor principal, quando necessária para criar o campo cirúrgico adequado ou para visualização das áreas de inserção tumoral, não implica piora do prognóstico de tratamento do tumor, sendo uma manobra muito importante nos casos de ressecção endoscópica. Porém, é essencial que exista boa identificação das áreas de inserção e de invasão tumoral, bem como, deve ser factível não só o acesso a essas áreas, mas também a ressecção da margem de tecido normal que tem relação direta com o sucesso da terapêutica.

Frente a essas necessidades, o que se apresenta é que a maioria dos casos em que a ressecção endoscópica é possível são casos em estágio inicial, classificados como T1 ou T2 (Fig. 24-2).[8,9]

Cada caso deve ser considerado individualmente. A extensão tumoral e a relação do tumor com estruturas neurovasculares críticas são fatores determinantes para a escolha da via cirúrgica. Mas algumas caraterísticas podem ser agrupadas para orientar o melhor tipo de ressecção.

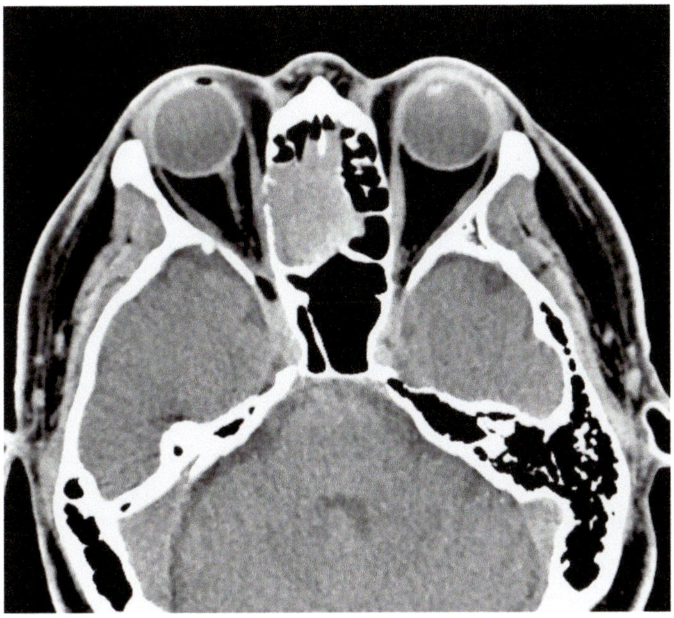

Fig. 24-2. Carcinoma epidermoide limitado ao etmoide, sem extensão intraorbitária.

Os principais fatores limitantes para via endoscópica são:[6]

- Seio maxilar: comprometimento de parede lateral ou inferior.
- Seio esfenoide: comprometimento de plano esfenoidal.
- Seio frontal: erosão da parede anterior ou posterior/comprometimento da metade superior do seio/comprometimento supraorbitário lateral.
- Invasão de osso nasal/órbita anterior/tecido cerebral/comprometimento dural extenso.
- Extensão franca do espaço infratemporal/comprometimento de espaço parafaríngeo/comprometimento de espaço mastigatório.

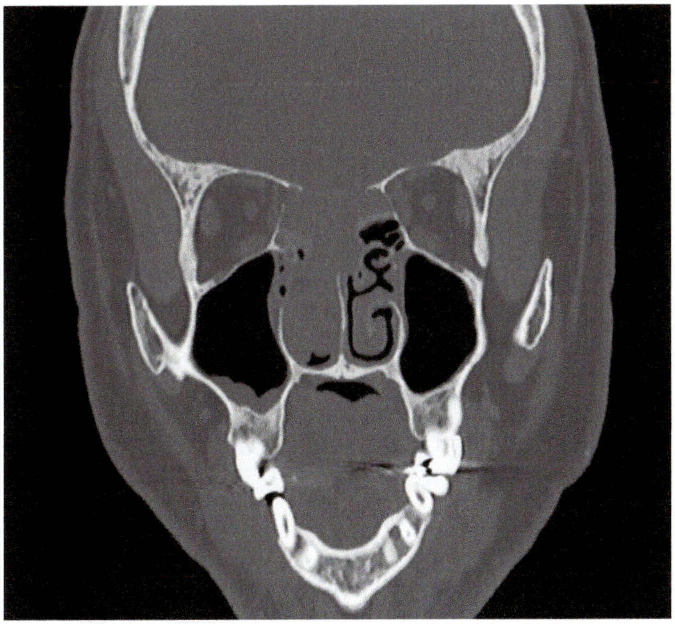

Fig. 24-3. Carcinoma epidermoide com erosão óssea de base de crânio.

Acesso Aberto

Existem diversas técnicas cirúrgicas para a abordagem externa dos seios paranasais. Porém, duas vias cirúrgicas se destacam ao pensar em ressecções de tumores malignos nessa região.[6]

Via Transfacial

Esse acesso apresenta ótima exposição das estruturas da porção média da face. Através dessa via é possível visualizar e abordar todos os seios paranasais, porém, apresenta acesso limitado e base medial do crânio.

As duas técnicas principais para essa via são a rinotomia lateral e a abordagem sublabial (Figs. 24-3 e 24-4).

Rinotomia Lateral

Apresenta boa exposição do seio maxilar, etmoides e esfenoide. Se associada a outras incisões também expõe seio frontal e a base anterior do crânio.

Quando combinada às osteotomias, tem bom acesso à fossa infratemporal, artéria carótida interna e a porção ventral da base do crânio.

A extensão translabial da incisão não apresenta vantagens significativas, e deve ser evitada para minimizar os danos estéticos.

Abordagem Sublabial

Apresenta boa exposição do esqueleto médio da face. Quando combinada a osteotomias, proporciona acesso adequado aos seios maxilares, etmoides e esfenoides, bilateralmente. Tem a vantagem de não necessitar de incisões em pele, sendo a cicatriz na mucosa oral imperceptível do ponto de vista estético. Como limitação está, principalmente, a dificuldade de acesso às estruturas superiores, especialmente seios frontais e base do crânio.

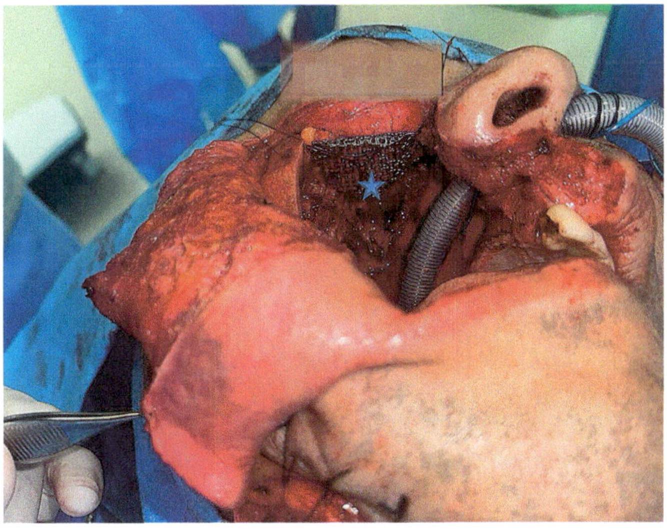

Fig. 24-4. Maxilectomia total à direita por acesso externo via transfacial. Estrela mostrando tela de titânio reconstruindo assoalho da órbita. (Imagem do Dr. Sergio Gonçalves, gentilmente cedida do seu acervo pessoal.)

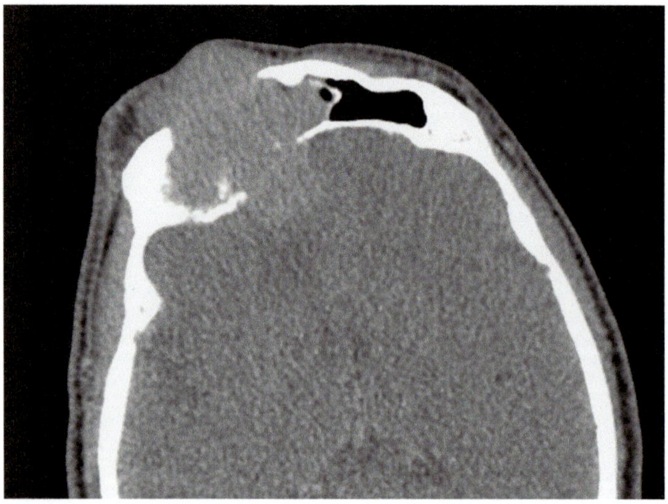

Fig. 24-5. Carcinoma epidermoide com erosão de paredes anterior e posterior do seio frontal direito e infiltração de pele de face.

Ressecção Craniofacial

Indicada nos casos em que existe extensão tumoral para base do crânio, mesmo que não tenha invasão intracraniana.

A abordagem é feita combinando a via transfacial com uma incisão bicoronal para uma craniotomia frontal.

Através da incisão transfacial são acessados os seios paranasais e isolada a base do crânio em sua face caudal e através da craniotomia frontal é acessada a base do crânio em sua face cranial. Tem uma boa exposição também das órbitas oculares, permitindo sua ressecção, quando necessário (Fig. 24-5).[6]

COMPLICAÇÕES PÓS-OPERATÓRIAS

As complicações mais comuns são sangramento, fístula liquórica, infecção de sistema nervoso central e lesões de nervos cranianos.

A via craniofacial é uma abordagem com maior potencial de morbimortalidade. As taxas de complicação deste tipo de cirurgia podem variar de 12 a 47% e a mortalidade é de cerca de 4%, segundo artigo de revisão de Konig *et al.*[10-12]

Devido a essa característica, os acessos endoscópicos vêm ganhando espaço, por, teoricamente, ser uma abordagem com menor potencial de complicações. Porém, os estudos ainda não mostraram diferença estatística significante quando comparamos as taxas de complicação dos acessos aberto e endoscópico, como mostrou Lu *et al.*[7] Porém, devemos levar em consideração que as complicações da via endoscópica geralmente são complicações menos graves e levam à melhor qualidade de vida a longo prazo.

EFETIVIDADE

Ainda existe uma escassez de literatura sólida para comparação de efetividade entre a abordagem aberta ou endoscópica, porém, existe evidência suficiente para considerar que a abordagem endoscópica não é pior, em termos de sobrevida e sobrevida livre de doença, que a abordagem aberta.

Um fator limitante nos estudos comparando as duas vias de abordagem é a seleção de pacientes. Existe uma tendência a realizar a abordagem endoscópica nos casos mais precoces, enquanto a via aberta pode ser utilizada também nos casos mais avançados. Farquhar *et al.*[13] mostraram que se utilizadas técnicas para corrigir alguns fatores confundidores, como estádio do tumor, comorbidades e acometimento locorregional, as taxas de sobrevida global são equivalentes.

Os fatores mais significativos para sucesso do tratamento são as margens cirúrgicas, acometimento de dura-máter e ápice orbitário. Desde que a cirurgia possa trazer uma ressecção com margem negativa, a via de acesso não parece influenciar no prognóstico oncológico.

CRITÉRIOS DE IRRESECABILIDADE

Tumores com extensão para regiões cuja ressecabilidade não seja possível por nenhuma das vias de acesso, seja por dificuldade de acesso da região ou por gerar sequelas incompatíveis com uma mínima qualidade de vida, são considerados inoperáveis.

Os critérios de irressecabilidade utilizados para os tumores malignos de seios paranasais são:[6]

- Envolvimento da carótida interna, seja na sua porção cervical ou intracavernosa.
- Quiasma ótico ou ápice orbitário.
- Seio carvenoso.
- Infiltração cerebral com comprometimento vascular.
- Comprometimento da parede lateral ou posterior do seio esfenoide.

Também consideramos irressecáveis tumores com comprometimento orbitário bilateral.

RADIOTERAPIA

A radioterapia tem papel fundamental na adjuvância do tratamento cirúrgico, tendo sido relacionada com a diminuição das taxas de recorrência local quando realizada.[14]

Como tratamento primário tem efetividade bem abaixo do tratamento cirúrgico, sendo reservado para os casos de tumores extensos inoperáveis, paciente com contraindicação clínica para a cirurgia ou pacientes que recusam a cirurgia proposta (Fig. 24-6).

Devido à proximidade de tecidos nobres com a área tumoral, as técnicas conformacionais, como a radioterapia conformacional 3D e a radioterapia de intensidade modulada (IMRT) são técnicas preconizadas, a fim de diminuir os efeitos no tecido saldável circunjacente, principalmente órbita e sistema nervoso central.

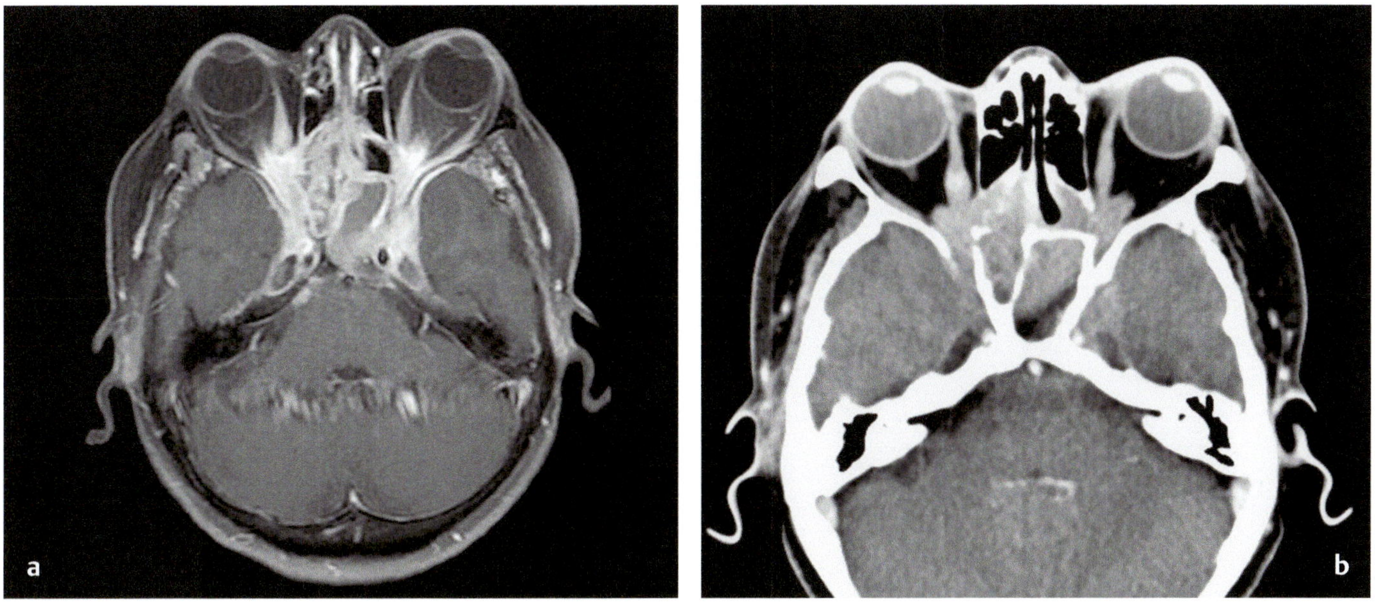

Fig. 24-6. Carcinoma adenoide cístico infiltrando ápice orbitário bilateral, visualizado em ressonância magnética (a) e tomografia (b).

QUIMIOTERAPIA

Seu papel no tratamento curativo é principalmente adjuvante, associado à radioterapia.

Está indicada nos casos inoperáveis, que serão submetidos à radioterapia com intuito curativo, ou na adjuvância pós-operatória, nos casos em que a cirurgia não pode trazer margens negativas, mais uma vez associada à radioterapia.

Nos casos de doença metastática, pode ser uma alternativa terapêutica importante no contexto paliativo, para controle de sintomas e melhoria de qualidade de vida.

Vale ressaltar que a quimioterapia ainda não tem corroboração científica robusta que embase seu papel no tratamento dos tumores malignos nasossinusais, portanto, cada caso deve ser avaliado individualmente e indicá-la considerando os riscos e benefícios para cada paciente.

REFERÊNCIAS BIBLIOGRÁFICAS

1. Llorente JL, López F, Suárez C, Hermsen MA. Sinonasal carcinoma: clinical, pathological, genetic and therapeutic advances. Nat Rev Clin Oncol. 2014;11:460.
2. Turner JH, Reh DD. Incidence and survival in patients with sinonasal cancer: a historical analysis of population-based data. Head Neck. 2012;34:877
3. Youlden DR, Cramb SM, Peters S, Porceddu SV, Møller H, Fritschi L, et al. International comparison of the incidence and mortality of sinonasal cancer. Cancer Epidemiol. 2013;37:770.
4. IARC Working Group on the Evaluation of Carcinogenic Risks to Humans. Arsenic, metals, fibres and dust. IARC Monogr Eval Carcinog Risks Hum. 2012;100:11.
5. Kraus DH, Lydiatt WM, Patel SG, O'Sullivan B. Nasal cavity and paranasal sinuses. In: Amin MB (Ed). American Joint Committee on Cancer, 8th ed. New York: Springer, 2017. p. 137.
6. Lopez F, Shah JP, Beitler JJ, Snyderman CH, Lund V, Piazza C, et al. The selective role of open and endoscopic approaches for sinonasal malignant tumours. Advances in therapy. 2022;39(6):2379-97.
7. Lu VM, Ravindran K, Phan K, Van Gompel JJ, Smith TR, Donaldson AM, et al. Surgical outcomes of endoscopic versus open resection for primary sinonasal malignancy: a meta-analysis. Am J Rhinol Allergy. 2019 Sep;33(5):608-16.
8. Jiang S, Fan R, Zhang H, Jiang W, Xie Z. Outcomes of endoscopic and open resection of sinonasal malignancies: a systematic review and meta-analysis. Braz J Otorhinolaryngol. 2022 Nov-Dec;88 Suppl 5(Suppl 5):S19-S31.
9. Husain Q, Joshi RR, Cracchiolo JR, Roman BR, Ganly I, Tabar V, et al. Surgical management patterns of sinonasal malignancy: a population-based study. J Neurol Surg B Skull Base. 2019 Aug;80(4):371-9.
10. Ganly I, Patel SG, Singh B, Kraus DH, Bridger PG, Cantu G, et al. Complications of craniofacial resection for malignant tumors of the skull base: report of an International Collaborative Study. Head Neck. 2005 Jun;27(6):445-51.
11. Kraus DH, Shah JP, Arbit E, Galicich JH, Strong EW. Complications of craniofacial resection for tumors involving the anterior skull base. Head Neck. 1994 Jul-Aug;16(4):307-12.
12. König M, Osnes T, Jebsen P, Meling TR. Craniofacial resection of malignant tumors of the anterior skull base: a case series and a systematic review. Acta Neurochir (Wien). 2018 Dec;160(12):2339-48.
13. Farquhar D, Kim L, Worrall D, Chiu A, Lee JY, Khalili S, et al. Propensity score analysis of endoscopic and open approaches to malignant paranasal and anterior skull base tumor outcomes. Laryngoscope. 2016 Aug;126(8):1724-9.
14. Robbins KT, Ferlito A, Silver CE, Takes RP, Strojan P, Snyderman CH, et al. Contemporary management of sinonasal cancer. Head Neck. 2011 Sep;33(9):1352-65.

FÍSTULA NASAL RINOGÊNICA

CAPÍTULO 25

Mariana Ferreira Sbrana ▪ Nelson Almeida D'Ávila Melo ▪ Fabio de Rezende Pinna

O conteúdo deste capítulo (págs. 291 a 302), encontra-se disponível on-line.

Para acessá-lo, aponte a câmera do seu smartphone ou tablet para a imagem acima.

CAPÍTULO 26

FLAPS NASOSSEPTAIS PARA RECONSTRUÇÃO DE BASE DE CRÂNIO

Karen Kaori Handa ▪ Fabio de Rezende Pinna
Érica B. Fontes ▪ Fabrício Scapini

INTRODUÇÃO

Flaps nasosseptais são retalhos vascularizados de mucopericôndrio e mucoperiósteo pediculados na artéria septal posterior, ramo do pedículo esfenopalatino. A descrição original é de 2006, dos argentinos Hadad e Bassagasteguy, e, desde então, tornaram-se um grande avanço nas reconstruções da base do crânio em cirurgias endoscópicas endonasais expandidas.[1]

Antes da descrição do retalho nasosseptal em 2006, outros *flaps* vascularizados localmente, como o de pericrânio ou o de fáscia temporoparietal, eram utilizados. Entretanto, tais retalhos apresentam maior morbidade.

Defeitos menores (< 1 cm) na base do crânio são eficientemente reparados usando enxertos livres com alta taxa de sucesso terapêutico. Mucosa da concha nasal, cartilagem e lâminas ósseas, fáscia lata, gordura, além de outros materiais heterólogos ou sintéticos podem ser eficazmente empregados com elevada taxa de sucesso.[2]

No entanto, quando há um defeito grande, especialmente maior que 3 cm, com fístula liquórica de alto débito, a reconstrução com *flap* nasosseptal reduz a chance de fístula liquórica pós-operatória e suas complicações associadas.[3] Após a introdução do retalho nasosseptal, as taxas de fístula liquórica pós-operatória reduziram de > 20% para < 5%, em cirurgias endoscópicas endonasais de base de crânio.[1,4]

INDICAÇÕES

Tradicionalmente, o *flap* nasosseptal é utilizado para reconstrução de defeitos maiores na base de crânio anterior. Entretanto, pela relativa facilidade de confecção, segurança e confiabilidade, tem sido amplamente utilizado nas reconstruções diversas tanto da base do crânio como em reconstruções de cavidade oral, faringe, mandíbula e valécula.[5,6]

CONTRAINDICAÇÕES

A principal contraindicação é a presença de neoplasia nasossinusal que acometa a mucosa septal e/ou sua vascularização, tornando-o inviável. Cirurgia septal prévia não necessariamente impossibilita a sua utilização, devendo essa situação ser cuidadosamente avaliada no pré-operatório. Nos casos em que houve previamente septectomia ou ligadura do pedículo esfenopalatino, não há possibilidade de confeccioná-lo.

Quando o retalho nasosseptal não estiver disponível, é possível utilizar outros retalhos locais, como o de concha inferior ou concha média, ou retalhos regionais (fáscia temporoparietal ou pericrânio).[7-9]

TÉCNICA

Flap Nasosseptal Clássico

Uma anamnese que aborde queixas nasossinusais, no histórico de cirurgias nasais, é fundamental. Exame físico detalhado, incluindo exame endoscópico nasal, e avaliação complementar com tomografia computadorizada (TC) de seios paranasais devem ser realizados para o planejamento cirúrgico.

Na técnica descrita por Hadad *et al.*, em 2006, é realizada vasoconstrição da cavidade nasal com oximetazolina 0,5 mg/mL e o septo nasal é infiltrado com lidocaína com vasoconstritor (1:100.000 a 1:200.000). Os cornetos inferiores e médios são fraturados lateralmente para aumentar o espaço de trabalho. Se necessário, um dos cornetos médios pode ser ressecado. O tamanho do *flap* deve ser desenhado de acordo com o tamanho do defeito previsto. Duas incisões horizontais paralelas são feitas no plano sagital do septo nasal e são unidas anteriormente por uma incisão vertical. A primeira incisão a ser realizada pode ser a inferior (que evita que algum sangramento da incisão superior atrapalhe o campo quando esta é realizada primeiro), iniciando logo acima do arco da coana, descendo pela borda posterior do septo até a transição do mesmo com o assoalho da fossa nasal (Fig. 26-1). A partir daí, a incisão corre anteriormente até o limite anterior previsto. A incisão superior inicia imediatamente abaixo do óstio do seio esfenoidal, corre em direção anterior pelo septo, paralela à base anterior do crânio, devendo-se manter uma margem de 1 a 2 cm da mesma para evitar a mucosa olfatória (Fig. 26-2). Ao passar pelo nível da cabeça da concha média, a incisão pode subir até o teto da fossa nasal, visto que, nesse ponto, não há mais mucosa olfatória. Após, as incisões inferior e superior são unidas por uma incisão vertical anterior, e procede-se o descolamento subpericondral e subperiosteal (Figs. 26-3 e 26-4).

QUADRO CLÍNICO

Os sintomas e os achados do exame na SO e não odontogênica são semelhantes,[4,20] como gotejamento pós-nasal, dor e/ou pressão facial, alteração no olfato ou paladar, rinorreia e obstrução nasal, mas existem algumas características que servem de sinais de alerta para a suspeição diagnóstica.[4]

A queixa de mau cheiro e secreção purulenta pelo seio maxilar é frequente, em torno de 40% dos pacientes. Hiposmia e alteração do paladar também podem ser relatadas.[13]

Nos pacientes com histórico extenso de doenças e tratamentos dentários, especialmente se os sintomas nasossinusais são compatíveis temporalmente, a suspeita de causa odontogênica ocorre de uma forma rápida e natural. Entretanto, é importante lembrar que apenas uma pequena parcela dos pacientes com SO apresenta achados dentários.[4] Dor ou hipersensibilidade dentária são frequentemente ausentes,[4,20] o que pode levar muitos profissionais a não incluírem a SO nas possibilidades diagnósticas.[20]

Rinossinusites maxilares isoladas sugerem fortemente uma causa local, portanto, a etiologia dentária deve ser sempre pesquisada,[20] além de pólipos, papilomas, tumores, entre outras. Por outro lado, a suspeita de causa dentária em rinossinusites com acometimento etmoidal e frontal ipsilaterais, ou mesmo rinossinusites bilaterais não deve ser esquecida, pois a extensão extramaxilar é frequente (Fig. 27-11).[23] Segundo Crovetto-Martinez *et al.*, o seio etmoidal apresenta alteração em 52,7% dos casos de SO.[24]

Existem poucos estudos sobre o envolvimento do seio frontal nas SO. Ungar *et al.* encontraram extensão frontal em 17% dos pacientes em um estudo prospectivo. Esta prevalência provavelmente é subestimada, visto que foram analisados apenas pacientes referenciados por sintomas nasossinusais pós-procedimentos dentários que não responderam ao tratamento clínico. Além disso, o tempo médio entre o início dos sintomas e o exame de imagem foi de 14 meses. Desta forma, não foram computados os pacientes com resolução do processo infeccioso (espontaneamente ou com antibioticoterapia) e aqueles que não foram diagnosticados corretamente (por falta de acesso médico, por exemplo).[25]

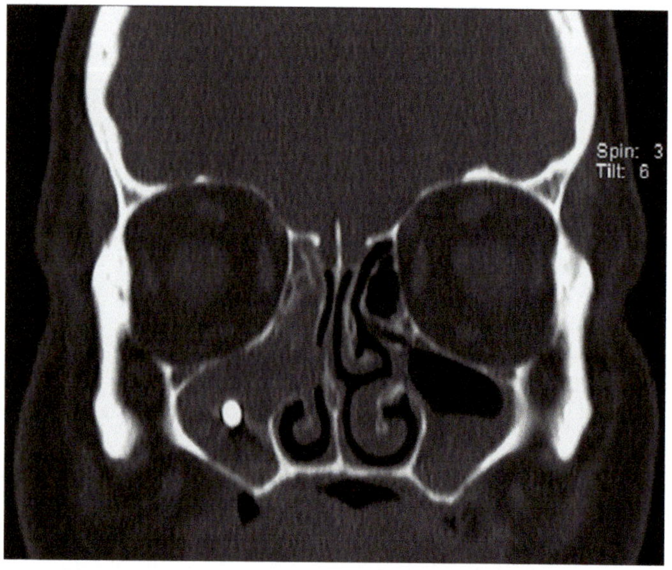

Fig. 27-11. TC de seios da face, corte coronal. Presença de implante metálico e velamento do seio maxilar direito, com comprometimento do complexo osteomeatal e seio etmoidal ipsilateral. (Fonte: arquivo pessoal dos autores.)

A falha em identificar com precisão uma causa dentária nestes pacientes geralmente leva à sintomatologia persistente e ao insucesso de terapias médicas e cirúrgicas direcionadas à rinossinusite.[4]

EXAMES DE IMAGEM

As avaliações dentárias com radiografias simples, como radiografias panorâmicas e periapicais, por exemplo, que fornecem imagens bidimensionais, frequentemente não diagnosticam doença dentária em pacientes com SO maxilar e não são adequadas para avaliação da cortical óssea e suas relações. Tais exames de imagens podem ser utilizados pelo cirurgião dentista como coadjuvantes ao exame padrão ouro na análise diagnóstica da associação entre a rinossinusite e a infecção de origem odontogênica, que é a tomografia computadorizada *multislice* ou *cone beam*.[4] Tal exame possibilita que cirurgiões dentistas e otorrinolaringologistas analisem imagens tridimensionais de todas as estruturas anatômicas relacionadas com o seio maxilar, com maior acurácia diagnóstica.[26] Além disso, são exames importantes no estudo adequado dessas relações anatômicas pré-procedimentos dentários e imprescindíveis em procedimentos cirúrgicos de implantes dentários. Ademais, a TC *cone beam*, pela menor exposição à radiação ionizante, tem sido cada vez mais utilizada para estes propósitos.[4]

É importante salientar que a TC *cone beam* deve abranger o seio maxilar, pelo menos até a região do complexo osteomeatal, mesmo quando realizada para fins odontológicos, pois o conhecimento da perviedade desta região é fundamental para a decisão de liberação ou não para procedimento dentário na presença de lesões em seio maxilar. O primeiro sinal tomográfico de alterações sinusais de origem dentária é espessamento da mucosa.[2] Não há consenso sobre valores de espessamento como critérios diagnósticos, mas a maioria dos autores concorda que espessamentos até 2 mm são considerados normais, enquanto espessamentos maiores são indicativos de doença sinusal, especialmente em pacientes sintomáticos do ponto de vista nasossinusal.

A revisão das imagens de TC deve incluir uma visão geral cuidadosa da dentição maxilar, comunicações com o seio maxilar e a presença de radiolucências periapicais. Na rinossinusite maxilar aguda em que a origem odontogênica é altamente prevalente, as radiolucências periapicais têm sido associadas com nível líquido sinusal ipsilateral, facilitando o reconhecimento da fonte potencial da rinossinusite maxilar.[27] É interessante que o otorrinolaringologista esteja atento e saiba identificar os principais tipos de lesões dentárias aos exames de imagem, pois comumente estes achados não são descritos em laudos radiológicos de exames dos seios paranasais.

AVALIAÇÃO PRÉ-IMPLANTES DENTÁRIOS

Os implantes dentários superiores possuem estreita relação com os seios maxilares, pois são materiais metálicos (parafuso de titânio e coroa protética), colocados cirurgicamente no osso maxilar. O osso deve ter uma espessura adequada para que o implante seja posicionado e osteointegrado.

A implantodontia teve grande evolução nas últimas décadas devido ao refinamento dos métodos de aumento da altura do osso alveolar, que possibilitam a instalação de implantes superiores mesmo em pacientes com espessura óssea pequena, o que gerou aumento significativo no número de cirurgias.

As possíveis complicações relacionadas aos implantes são infecção, deslocamento e reação de corpo estranho ao enxerto (quando realizado), perfuração da membrana Schneideriana com ou sem penetração do implante ou materiais ósseos no seio maxilar, formação de fístula oroantral, entre outras. Os implantes podem apresentar complicações tardias relacionadas à infecção do material metálico, tecidos mole e osso adjacente, chamada de peri-implantite. Estudo demonstrou que este tipo de infecção pode levar até quatro anos para que tenha manifestação clínica, sendo aconselhável acompanhar estes pacientes em longo prazo para detecção precoce do processo infeccioso. Nos casos de *sinus lift*, a rinossinusite costuma-se manisfestar até o primeiro ano, indicando provável infecção do enxerto durante o procedimento cirúrgico.[13]

O risco de RS pós-implante é mais comum nos pacientes com RSC prévia.[28] Neste contexto, a participação do rinologista deixou de ser apenas no tratamento das complicações, passando a ter importância também no pré-operatório odontológico.

A tomografia computadorizada e a radiografia panorâmica são solicitadas no pré-operatório para avaliar a altura do osso alveolar e a necessidade de realizar a elevação do assoalho do maxilar (*sinus lift*), bem como a condição do seio maxilar. Desta forma, os pacientes são encaminhados quando o exame mostra alteração maxilar (ou alguns sintomas que faça o cirurgião dentista suspeitar de sinusopatia), para que o otorrino avalie o risco de complicação sinusal com o procedimento dentário. A prevalência de seios maxilares normais (ou com alterações mínimas) em pacientes candidatos a implante dentário varia na literatura entre 43,7 e 53,2%.[29] Ou seja, o restante dos pacientes necessitará de avaliação especializada antes do procedimento.

Chen et al. desenvolveram um protocolo de avaliação através de um estudo prospectivo com 84 pacientes submetidos a implantes, com ou sem *sinus lift*. O objetivo do estudo foi demonstrar quais pacientes devem ser tratados (clínica ou cirurgicamente) antes do implante, e que devem ser submetidos à conduta expectante. Os autores concluíram que há necessidade de cirurgia endoscópica nasossinusal antes do implante nos casos de opacificação do seio maxilar (que representa principalmente rinossinusite crônica) e de presença de pontos de calcificação ou alterações escleróticas na parede do seio (que sugerem bola fúngica). Os achados radiológicos mais comuns no seio maxilar são cistos ou pólipos pequenos e espessamento da mucosa. Em uma população saudável, o risco de RSC relacionada com o implante dentário com estes achados é insignificante, permitindo que o implante seja prontamente realizado (sem necessidade de tratamento prévio). Já nos casos de cistos grandes (que ultrapassam a metade da altura do maxilar), a cirurgia deve ser realizada, pois há maior risco de obliteração do complexo osteomeatal após a elevação do assoalho maxilar com o enxerto ósseo. Na presença de nível hidroaéreo, indicativo de RS aguda, orienta-se fazer o tratamento clínico e reavaliar, sem necessidade de tratamento cirúrgico preventivo ou contraindicação ao implante, já que a maioria apresenta resolução do processo infeccioso. Assim, a relação das recomendações inequívocas para cirurgia endoscópica nasossinusal preventiva é: RSC sem melhora com tratamento clínico apropriado, rinossinusite fúngica e grandes pólipos ou cistos.[30]

TRATAMENTO

O tratamento da SO requer uma abordagem interprofissional, pois consiste em eliminar a infecção dentária e manejar a rinossinusite (com tratamento clínico e/ou cirúrgico).[31] Desta forma, na suspeita de causa dentária, é imprescindível a avaliação minuciosa com cirurgião dentista.

As taxas de cicatrização e resolução do processo infeccioso em pacientes tratados com cirurgia nasossinusal e remoção do processo infeccioso dentário são altas, demonstrando prognóstico ideal com tratamento adequado.[13] Dessa forma, a intervenção odontológica imediata é mandatória, já que trata-se da resolução da causa do problema, sendo que em causas endodônticas, com a possibilidade de manutenção do elemento dentário, deve ser realizado o tratamento de canal do dente, por cirurgião endodontista e, em situações referentes à necessidade de extrações dentárias, exérese de fístulas e corpos estranhos no seio maxilar, além de fechamento cirúrgico de comunicações bucossinusais, tais procedimentos cirúrgicos devem ser realizados por especialista cirurgião bucomaxilofacial.

Em relação à rinossinusite, não existe consenso estabelecido. Na maioria das vezes, o tratamento conservador é o de escolha inicialmente, com manejo clínico (antibioticoterapia e irrigações nasais) concomitante ao tratamento dentário, reservando a abordagem cirúrgica para os casos de falha com tratamento clínico. Entretanto, existem casos nos quais evidentemente a correção cirúrgica dentária isolada não será efetiva para a resolução do processo infeccioso, como rinossinusite maxilar com fístula oroantral extensa causada por extração dentária, por exemplo. Nestes casos, a cirurgia nasossinusal conjunta com a odontológica é indicada.

Mas quais são os casos que permitem uma abordagem conservadora e em que devemos indicar cirurgia precocemente? Mattos *et al.* avaliaram retrospectivamente pacientes com SO e observaram que 48% foram submetidos à cirurgia endoscópica nasossinusal para controle dos sintomas e prevenção de complicações. Os autores encontraram os seguintes fatores como preditivos para cirurgia: envolvimento do complexo osteomeatal e tratamento dentário prévio. Todos os pacientes com fístula oroantral foram submetidos à cirurgia imediata (sem aguardar evolução, portanto, não foram considerados como fatores preditivos no estudo).[1]

Outra dúvida frequente é o momento certo de intervenção cirúrgica quando há materiais (enxertos ósseos, implantes deslocados, entre outros) no interior do seio maxilar. Nesses casos, o implante deslocado deve ser removido imediatamente e outra alternativa de reabilitação considerada. Se a remoção imediata do implante não for possível, a rinossinusite maxilar deve prontamente ser manejada (clinicamente), antes da cirurgia odontológica. Posteriormente, a remoção do implante e a colocação de novo implante com enxerto ósseo sinusal podem ser realizadas através de uma janela óssea estendida a critério do implantodontista.[32]

A remoção da infecção dentária isolada é suficiente para resolver alguns casos de rinossinusite maxilar odontogênica, porém, a cirurgia endoscópica sinusal concomitante ou o acesso por acesso externo são necessários, eventualmente, para resolução completa da doença.[31]

O procedimento historicamente conhecido para o tratamento da rinossinusite maxilar crônica de origem dentária é o Caldwell-Luc, em que uma abertura do seio maxilar via fossa canina possibilita a remoção de toda a mucosa do seu interior. Nas últimas décadas a cirurgia endoscópica nasossinusal, por ser menos traumática, apresentar menor taxa de complicações e preservar o revestimento antral, ganhou popularidade e é a técnica de escolha na maioria dos casos. Embora sejam cada vez menos comuns, algumas situações ainda exigem abordagem externa, como necessidade de um acesso mais amplo e presença de corpos estranhos extensos (como enxertos ósseos, por exemplo).[4] Logo, o manejo da SO consiste em tratamento de precisão adaptado a cada paciente e envolve combinações variadas de tratamento clínico, cirurgia odontológica e cirurgia endoscópica nasossinusal.[33]

Embora a SO acometa classicamente o seio maxilar por questões anatômicas, pode haver extensão do processo inflamatório/infeccioso aos seios adjacentes. Quando o etmoide é acometido, a etmoidectomia anterior associada à sinusectomia maxilar é o tratamento de escolha.[24]

Ungar *et al.* avaliaram a resposta da sinusectomia maxilar em pacientes com envolvimento do seio frontal que falharam com tratamento clínico para SO. Todos os pacientes apresentaram resolução da rinossinusite frontal, mesmo sem intervenção específica neste seio, mostrando que o envolvimento do seio frontal é autolimitado após a drenagem do seio maxilar em pacientes sem doença sinusal prévia à SO.[25]

A fístula bucossinusal geralmente está associada à rinossinusite maxilar. Dessa forma, a drenagem da infecção sinusal é um passo obrigatório durante o fechamento da mesma.[8] Ao diagnosticar a rinossinusite maxilar odontogênica, o foco dentário deve ser prontamente tratado, com remoção de secreções e corpos estranhos no interior do seio (Fig. 27-12) e das peças dentárias mal posicionadas, além da antibioticoterapia direcionada pelo padrão microbiológico, preferencialmente guiada por cultura. Na população pediátrica, o tratamento das rinossinusites maxilares odontogênicas segue o mesmo princípio.[34]

O procedimento cirúrgico para exérese de corpos estranhos no interior do seio maxilar (implantes dentários, dentes, projétil de arma de fogo, entre outros) pode ser realizado de forma endoscópica (Fig. 27-12) ou por cirurgia bucomaxilar (Fig. 27-13).[35]

O fechamento da fístula pode ser realizado por diferentes técnicas cirúrgicas, sendo o manejo conservador uma opção em alguns casos selecionados.[9] Abuabara *et al.* estudaram 112 casos de fístulas oroantrais e, segundo os autores, defeitos ósseos no assoalho do seio maxilar com até 2 mm de diâmetro obliteram espontaneamente após 48 horas.

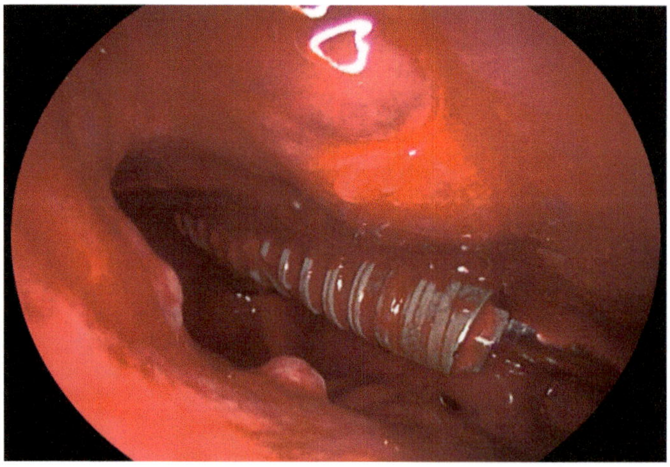

Fig. 27-12. Remoção de implante dentário do seio maxilar direito. (Fonte: arquivo pessoal dos autores.)

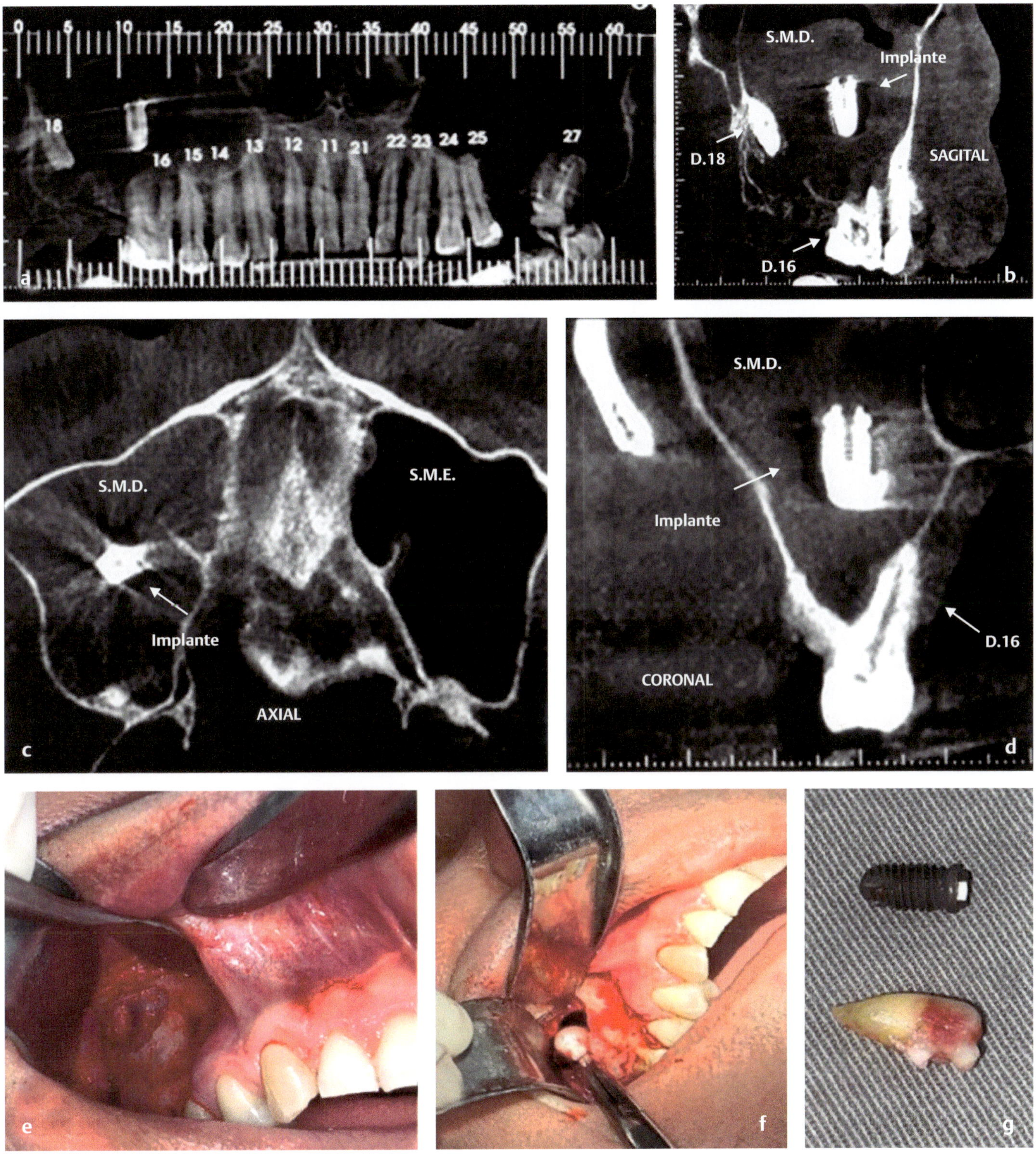

Fig. 27-13. Sinusite odontogênica (SO) decorrente de implante dentário alojado em seio maxilar direito. No momento da avaliação diagnóstica houve achado imaginológico de terceiro molar superior direito (dente 18) incluso e impactado em posição ectópica. Após o tratamento inicial da (SO) por otorrinolaringologista, com antibioticoterapia, corticoide nasal e irrigação nasal de alto volume com SF 0,9%, o cirurgião bucomaxilofacial optou por cirurgia vestibulomaxilar com incisão Caldwell-Luc e antrotomia na parede vestibular do seio maxilar direito para a exérese do implante dentário e do dente em posição ectópica. (**a**) TC *cone beam* – corte panorâmico; (**b**) corte sagital; (**c**) corte axial; (**d**) corte coronal, para o estudo pré-operatório; (**e**) momento transoperatório – nota-se a membrana Schneideriana intacta após a antrostomia maxilar; (**f**) momento da exérese do dente 18; (**g**) imagem do implante dentário removido do interior do seio maxilar direito e do dente 18 removido pelo mesmo acesso cirúrgico. (Fonte: arquivo pessoal dos autores.)

A dimensão das comunicações oroantrais em que a conduta conservadora pode ser adotada ainda é controversa na literatura.[36,37] Alguns autores defendem que comunicações menores que 2 ou 5 mm podem ser resolvidas espontaneamente, mas as maiores devem ser fechadas com brevidade por diferentes técnicas de retalhos.[14,36,37] Por outro lado, a literatura apresenta que o fechamento primário por sutura de uma pequena fístula bucossinusal menor de 5 mm de diâmetro pode ser um tratamento imediato viável e efetivo. Se não houver fechamento completo com esta técnica, um procedimento com rotação de retalho é indicado. Assim, a FBS pode ser tratada cirurgicamente através de diversos métodos e materiais, sendo que as principais modalidades de tratamento para reparo destes defeitos incluem retalhos de tecidos moles locais ou livres, com ou sem autoenxertos ou materiais aloplásticos.[10] O retalho bucal é adequado para o fechamento de fístulas pequenas e mesiais (Fig. 27-14); já o retalho palatino é uma opção viável para o reparo de defeitos na área dos pré-molares e molares. A gordura bucal de Bichat é adequada para o fechamento de grandes fístulas e das fístulas localizadas posteriormente.[36-38] Grandes fístulas podem exigir a rotação de retalhos duplos e/ou recombinantes (Fig. 27-15) (retalho palatino associado ao vestibular ou ao tracionamento do tecido adiposo bucal, por exemplo).[37,38]

Ainda é obscuro o mecanismo da infecção odontogênica maxilar no seio contralateral, podendo ser associada ou corresponder a uma infecção odontogênica subclínica ipsilateral contralateral.[23]

Em suma, o tratamento da SO é mais frequentemente uma combinação de terapia antibiótica, cirurgia dentária e cirurgia endoscópica nasossinusal. Portanto, é essencial uma abordagem interprofissional para eliminar as fontes de infecção e atenuar as áreas de inflamação, delineando um tratamento personalizado.[20]

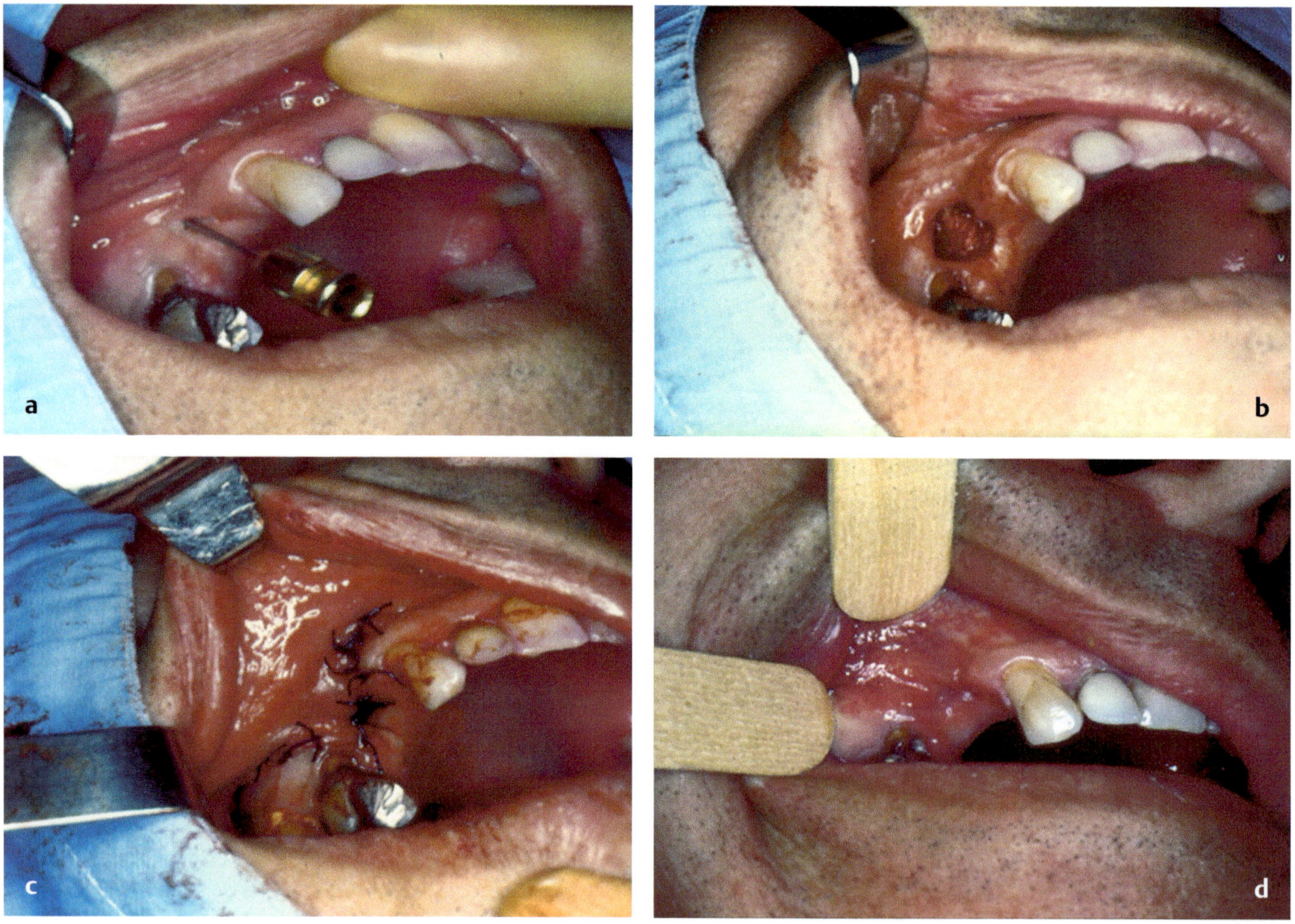

Fig. 27-14. Fístula bucossinusal de pequeno porte, oriunda de complicação cirúrgica em extração dentária e tratamento cirúrgico bucomaxilofacial com tracionamento apical de retalho bucal. (**a**) Mapeamento da fístula no pré-operatório. (**b**) Exérese do trajeto fistuloso; (**c**) retalho bucal tracionado apicalmente e suturado; (**d**) pós-operatório de 15 dias. (Fonte: arquivo pessoal dos autores.)

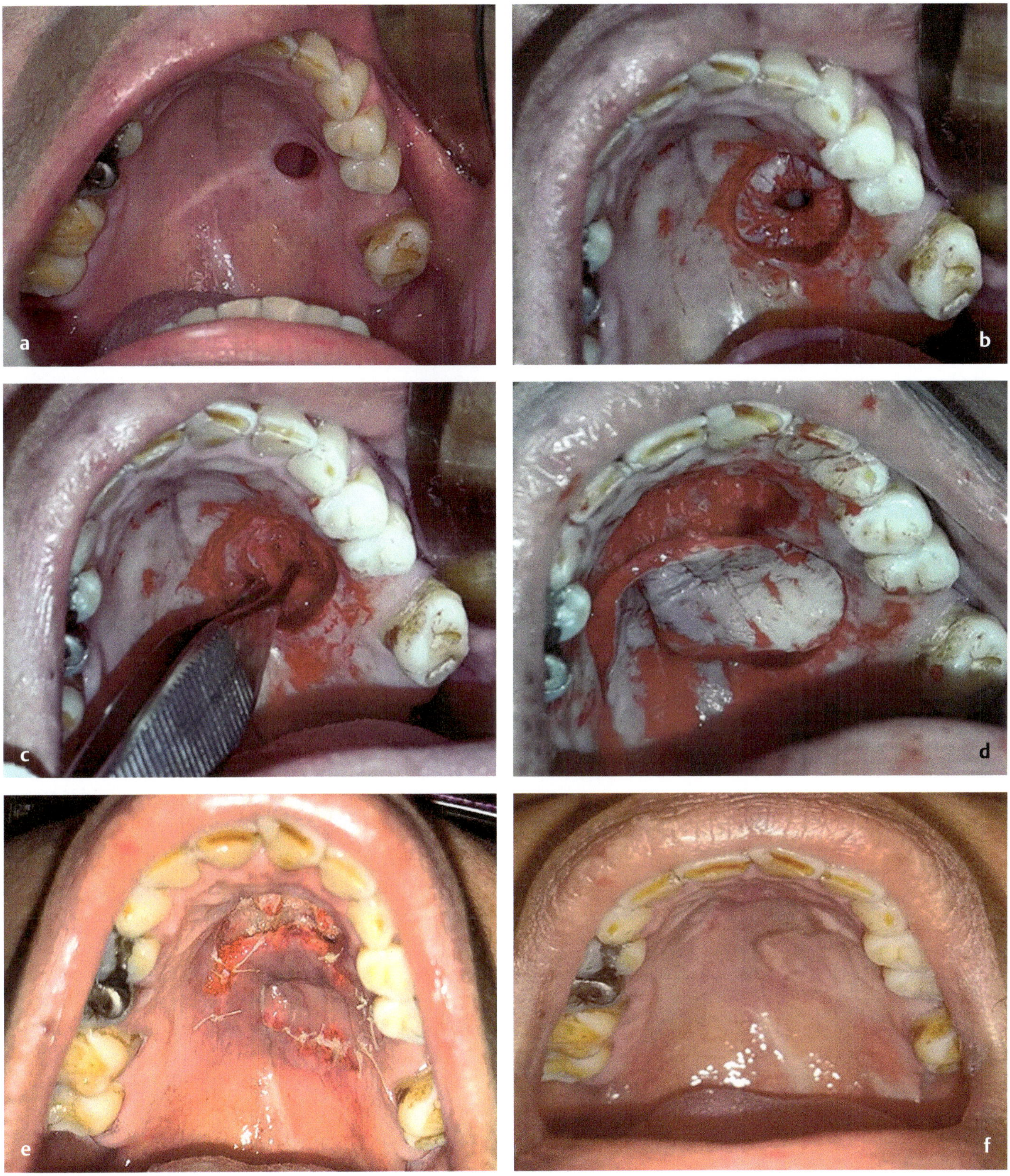

Fig. 27-15. Fístula bucossinusal em palato duro, após a exérese de adenoma pleomórfico e cirurgia bucomaxilofacial com retalho duplo para o fechamento da comunicação bucossinusal. (**a**) Extensa fístula bucossinusal em palato duro; (**b**) primeiro retalho mucoperiosteal; (**c**) sutura das bordas do retalho e obliteração primária da fístula; (**d**) rotação do segundo retalho mucoperiosteal pediculado. A área doadora do palato cicatriza por segunda intenção e uma placa obturadora com cimento cirúrgico é instalada no pós-operatório imediato; (**e**) pós-operatório de 15 dias; (**f**) pós-operatório de 3 meses. (Fonte: arquivo pessoal dos autores.)

CONCLUSÃO

As complicações decorrentes de doença ou tratamento dentário representam um grupo de doenças de grande importância na rotina do otorrinolaringologista. A abordagem interprofissional, em conjunto com o cirurgião dentista, é a peça-chave no diagnóstico e manejo terapêutico. Cada vez mais pacientes com indicação de procedimento odontológico são encaminhados para avaliação otorrinolaringológica por alterações clínicas ou achados em exames de imagem que possam desencadear ou contribuir com alguma complicação pós-operatória. Tal fato tem aumentado progressivamente, pela expansão em larga escala da implantodontia e por haver íntima relação do assoalho do seio maxilar com as raízes dentárias, principalmente, dos molares e pré-molares superiores. Por isso, é substancial a importância do otorrinolaringologista em reconhecer as complicações decorrentes de doença ou tratamento dentário e considerar suas particularidades durante seu manejo.

REFERÊNCIAS BIBLIOGRÁFICAS

1. Mattos JL, Ferguson BJ, Lee S. Predictive factors in patients undergoing endoscopic sinus surgery for odontogenic sinusitis. Int Forum Allergy Rhinol. 2016 Jul;6(7):697-700.
2. Vidal F, Coutinho TM, Carvalho Ferreira D, Souza RC, Gonçalves LS. Odontogenic sinusitis: a comprehensive review. Acta Odontol Scand. 2017 Nov;75(8):623-33.
3. Fadda GL, Berrone M, Crosetti E, Succo G. Monolateral sinonasal complications of dental disease or treatment: when does endoscopic endonasal surgery require an intraoral approach? Acta Otorhinolaryngol Ital. 2016 Aug;36(4):300-9.
4. Simuntis R, Kubilius R, Vaitkus S. Odontogenic maxillary sinusitis: a review. Stomatologija. 2014;16(2):39-43.
5. Bomeli SR, Branstetter BF 4th, Ferguson BJ. Frequency of a dental source for acute maxillary sinusitis. Laryngoscope. 2009 Mar;119(3):580-4.
6. Saibene AM, Collurà F, Pipolo C, Bulfamante AM, Lozza P, Maccari A, et al. Odontogenic rhinosinusitis and sinonasal complications of dental disease or treatment: prospective validation of a classification and treatment protocol. Eur Arch Otorhinolaryngol. 2019 Feb;276(2):401-6.
7. Felisati G, Chiapasco M, Lozza P, Saibene AM, Pipolo C, Zaniboni M, et al. Sinonasal complications resulting from dental treatment: outcome-oriented proposal of classification and surgical protocol. Am J Rhinol Allergy. 2013 Jul-Aug;27(4):e101-6.
8. Abdel-Aziz M, Fawaz M, Kamel M, Kamel A, Aljeraisi T. Closure of oroantral fistula with buccal fat pad flap and endoscopic drainage of the maxillary sinus. J Craniofac Surg. 2018 Nov;29(8):2153-5.
9. Parvini P, Obreja K, Sader R, Becker J, Schwarz F, Salti L. Surgical options in oroantral fistula management: a narrative review. Int J Implant Dent. 2018 Dec 27;4(1):40.
10. Sumanth KN, Naresh S, Kiran Kumar Krishanappa S, Moe S, Aggarwal H, Mathew RJ, et al. Interventions for treating oro-antral communications and fistulae due to dental procedures. Cochrane Database Syst Rev [Internet]. 2016;(5). Available from: http://dx.doi.org/10.1002/14651858.cd011784.pub2
11. Khomutova EY, Ignat'ev YT, Demyanchuk AN, Demyanchuk AB. Modern clinical and radiological approach to diagnostics of odontogenic sinusitis. Stomatologiya. 2016;94(5):25.
12. Akhlaghi F, Esmaeelinejad M, Safai P. Etiologies and treatments of odontogenic maxillary sinusitis: a systematic review. Iran Red Crescent Med J [Internet]. 2015;17(12). Available from: http://dx.doi.org/10.5812/ircmj.25536.
13. Troeltzsch M, Pache C, Troeltzsch M, Kaeppler G, Ehrenfeld M, Otto S, et al. Etiology and clinical characteristics of symptomatic unilateral maxillary sinusitis: a review of 174 cases. J Craniomaxillofac Surg. 2015 Oct;43(8):1522-9.
14. Abuabara A, Cortez ALV, Passeri LA, de Moraes M, Moreira RWF. Evaluation of different treatments for oroantral/oronasal communications: experience of 112 cases. Int J Oral Maxillofac Surg. 2006 Feb;35(2):155-8.
15. Maillet M, Bowles WR, McClanahan SL, John MT, Ahmad M. Cone-beam computed tomography evaluation of maxillary sinusitis. J Endod. 2011 Jun;37(6):753-7.
16. Saibene AM, Vassena C, Pipolo C, Trimboli M, De Vecchi E, Felisati G, et al. Odontogenic and rhinogenic chronic sinusitis: A modern microbiological comparison. Int Forum Allergy Rhinol. 2016;6(1):41-5.
17. Taschieri S, Torretta S, Corbella S, Del Fabbro M, Francetti L, Lolato A, et al. Pathophysiology of sinusitis of odontogenic origin. J Investig Clin Dent. 2017;8(2):1-7.
18. Koeller K, Herlemann DPR, Schuldt T, Ovari A, Guder E, Podbielski A, et al. Microbiome and culture based analysis of chronic rhinosinusitis compared to healthy sinus mucosa. Front Microbiol. 2018;9(APR):1-12.
19. Brook I. Microbiology and antimicrobial management of sinusitis. Otolaryngol Clin North Am. 2004 Apr;37(2):253-66, v-vi.
20. Workman AD, Granquist EJ, Adappa ND. Odontogenic sinusitis: developments in diagnosis, microbiology, and treatment. Curr Opin Otolaryngol Head Neck Surg. 2018 Feb;26(1):27-33.
21. Montone KT, Livolsi VA, Feldman MD, Palmer J, Chiu AG, Lanza DC, et al. Fungal rhinosinusitis: a retrospective microbiologic and pathologic review of 400 patients at a single university medical center. Int J Otolaryngol. 2012;2012:684835.
22. Borgonovo AE, Berardinelli FV, Favale M, Maiorana C. Surgical options in oroantral fistula treatment. Open Dent J. 2012 Jun 1;6:94-8.
23. Saibene AM, Pipolo GC, Lozza P, Maccari A, Portaleone SM, Scotti A, et al. Redefining boundaries in odontogenic sinusitis: A retrospective evaluation of extramaxillary involvement in 315 patients. Int Forum Allergy Rhinol. 2014;4(12):1020-3.
24. Crovetto-Martínez R, Martin-Arregui FJ, Zabala-López-de-Maturana A, Tudela-Cabello K, Crovetto-de la Torre MA. Frequency of the odontogenic maxillary sinusitis extended to the anterior ethmoid sinus and response to surgical treatment. Med Oral Patol Oral Cir Bucal. 2014 Jul 1;19(4):e409-13.
25. Ungar OJ, Yafit D, Kleinman S, Raiser V, Safadi A. Odontogenic sinusitis involving the frontal sinus: is middle meatal antrostomy enough? Eur Arch Otorhinolaryngol. 2018 Sep;275(9):2291-5.
26. Serova NS, Evseeva EV. Radiodiagnostics of odontogenic maxillary sinusitis. Vestn Otorinolaringol. 2017;82(2):46-50.
27. McCarty JL, David RM, Lensing SY, Samant RS, Kumar M, Van Hemert RL, et al. Root cause analysis: An examination of odontogenic origins of acute maxillary sinusitis in both immunocompetent & immunocompromised patients. J Comput Assist Tomogr. 2017;41(3):484-8.
28. Kayabasoglu G, Nacar A, Altundag A, Cayonu M, Muhtarogullari M, Cingi C. A retrospective analysis of the relationship between rhinosinusitis and sinus lift dental implantation. Head Face Med. 2014 Dec 15;10:53.
29. Vogiatzi T, Kloukos D, Scarfe WC, Bornstein MM. Incidence of anatomical variations and disease of the maxillary sinuses as identified by cone beam computed tomography: a systematic review. Int J Oral Maxillofac Implants. 2014 Nov-Dec;29(6):1301-14.
30. Chen YW, Lee FY, Chang PH, Huang CC, Fu CH, Huang CC, et al. A paradigm for evaluation and management of the

maxillary sinus before dental implantation. Laryngoscope. 2018;128(6):1261-7.
31. Aukštakalnis R Simonavičiūtė. Treatment options for odontogenic maxillary sinusitis: a review. Stomatologija. 2018;1(20):22-6.
32. An JH, Park SH, Han JJ, Jung S, Kook MS, Park HJ, et al. Treatment of dental implant displacement into the maxillary sinus. Maxillofac Plast Reconstr Surg. 2017 Nov 25;39(1):35.
33. Wang KL, Nichols BG, Poetker DM, Loehrl TA. Odontogenic sinusitis: a case series studying diagnosis and management. Int Forum Allergy Rhinol. 2015 Jul;5(7):597-601.
34. Brook I. The role of antibiotics in pediatric chronic rhinosinusitis. Laryngoscope Investig Otolaryngol. 2017 Mar 10;2(3):104-8.
35. Cedin AC, de Paula FA Jr, Landim ER, da Silva FLP, de Oliveira LF, Sotter AC. [Endoscopic treatment of odontogenic cyst with intra-sinusal extension]. Braz J Otorhinolaryngol. 2005 Dec 14;71(3):392–5.
36. Bravo Cordero G, Minzer Ferrer S, Fernández L. Sinusitis odontogénica, fístula oroantral y su reparación quirúrgica mediante colgajo de bolsa de Bichat: Revisión de la literatura. Acta Otorrinolaringol Esp. 2016;67(2):107-13.
37. Khandelwal P, Hajira N. Management of oro-antral communication and fistula: various surgical options. World journal of plastic surgery. 2017;6(1):3-8.
38. Mallesh N, Akshatha MV, Hussien H. Study of the efficacy of pedicled buccal fat pad graft technique in the management of oro-antral communications. Int J Dent Res. 2020 May 17;5(1):7-13.

CAPÍTULO 28

ACESSO À HIPÓFISE

Deusdedit Brandão Neto ▪ Gilberto Ochman da Silva ▪ Fabio de Rezende Pinna

INTRODUÇÃO

A abordagem cirúrgica das lesões da hipófise evoluiu consideravelmente com o passar dos anos. Das craniotomias com acesso externo, no final do século XIX e início do século XX, passou por um período de abordagens consideradas "às cegas" nas primeiras décadas do século XX, com a técnica sublabial com ressecção submucosa do septo nasal de Harvey Cushing e a abordagem endonasal submucosa nasosseptal de Oscar Hirsch.[1,2]

Cushing publicou uma série de casos com 339 tumores abordados, dos quais mais de 75% dos pacientes foram operados por esse acesso. Os resultados, apesar de apresentarem baixos índices de complicações graves, eram apenas modestos. Ele afirmou que, na média dos casos favoráveis, apenas 1/3 a 2/3 dos tumores eram adequadamente removidos, abandonando a técnica transesfenoidal e retornando à técnica transcraniana. Entretanto, seu aluno Norman Dott preservou a abordagem transesfenoidal junto com Hirsch nos Estados Unidos.[1]

Nos idos de 1960, Gerard Guiot, de Paris, introduziu o uso do controle radiofluoroscópico e da pneumografia cisternal durante a remoção cirúrgica do tumor, o que permitiu a visualização do contorno suprasselar e uma remoção mais extensa por via transnasal.[1]

Com a introdução dos microscópios cirúrgicos por Jules Hardy, houve um ganho de iluminação e, consequentemente, da visibilização das estruturas selares a serem manipuladas. Essa abordagem gerava uma agressão ao nariz e às estruturas circunvizinhas devido aos espéculos causarem grandes lacerações de mucosa, fraturas e luxações septais e, mesmo assim, os tumores com extensão lateral ou suprasselar continuavam a apresentar um grande desafio devido ao restrito ângulo de visualização e, consequentemente, limitando a manipulação segura dos mesmos.[3]

A sistematização da anatomia endoscópica nasossinusal e da base do crânio, bem como a melhoria da qualidade de imagem dos sistemas de videocirurgia, permitiu que, na década de 1990, a cirurgia endoscópica tivesse os seus horizontes expandidos e pudesse ser utilizada para abordagens transnasais e transesfenoidais para acesso à sela túrcica.

Uma das principais publicações do início dessa nova fase da cirurgia de hipófise foi feita, em 1997, por Ricardo Carrau e Hae Dong Jho, na época médicos da Universidade de Pittsburgh, apresentando os resultados de 50 casos de acessos puramente endoscópicos para ressecção de tumores hipofisários. Esse artigo ajudou a dar visibilidade à técnica e estimular diversos outros grupos a estudarem e publicarem mundo afora ainda na década de 1990, como Amim Kassam, também em Pittsburgh, Paolo Cappabianca e Enrico de Divitiis, em Nápoles (Itália).[4,5]

Hoje a cirurgia endoscópica transesfenoidal é considerada o padrão ouro de abordagem dos tumores hipofisários, devido a aprimorada visualização e instrumentalização com altas taxas de sucesso, menor agressão a estruturas vizinhas, com menor impacto na fisiologia nasal e baixa taxa de complicações.

ANATOMIA DO ESFENOIDE E DA SELA TÚRCICA

A sela túrcica, localizada na fossa craniana média, serve como um receptáculo para a glândula pituitária, sendo limitada pelo tubérculo da sela anteriormente e pelo dorso da sela posteriormente. A sua vizinhança imediata inclui o sulco quiasmático para o quiasma óptico, que pode ser visível em seios esfenoidais bem pneumatizados como uma convexidade anterior ao tubérculo da sela.

A visualização dos limites da sela túrcica é dependente do nível de pneumatização do seio esfenoidal que pode ser classificado, segundo Batra *et al.*, em seio conchal, pré-selar, selar ou pós-selar (Fig. 28-1). O tipo conchal é definido por um seio rudimentar, com pneumatização escassa. No tipo pré-selar, a parede posterior do seio esfenoidal é anterior a parede anterior da sela. No selar, a pneumatização esfenoidal estende-se sob a sela, mas não ultrapassa o plano definido pela parede posterior da sela. E, por último, no tipo pós-selar, a pneumatização esfenoidal estende-se sob a sela e além do plano definido pela parede posterior da sela. Nas categorias selar ou pós-selar, podemos identificar facilmente o assoalho da sela. Já em seios menos pneumatizados, como nos conchais e pré-selares, a hipófise é encoberta por osso denso, dificultando a visualização e o acesso cirúrgico sem extensa ressecção óssea.[6]

A variabilidade na pneumatização do esfenoide é significativa, impactando diretamente o planejamento cirúrgico. O estudo de Hamid *et al.*, que revisou radiograficamente 296 pacientes submetidos a cirurgia transesfenoidal, identificou diferentes graus de pneumatização, destacando a importância de uma avaliação cuidadosa para um planejamento cirúrgico eficaz e seguro.[7]

Outra variação anatômica que merece atenção, quando presente, é a célula de Onodi. É definida como a mais posterior das células etmoidais e que se estende posteriormente para ficar superolateral ao seio esfenoidal e, portanto,

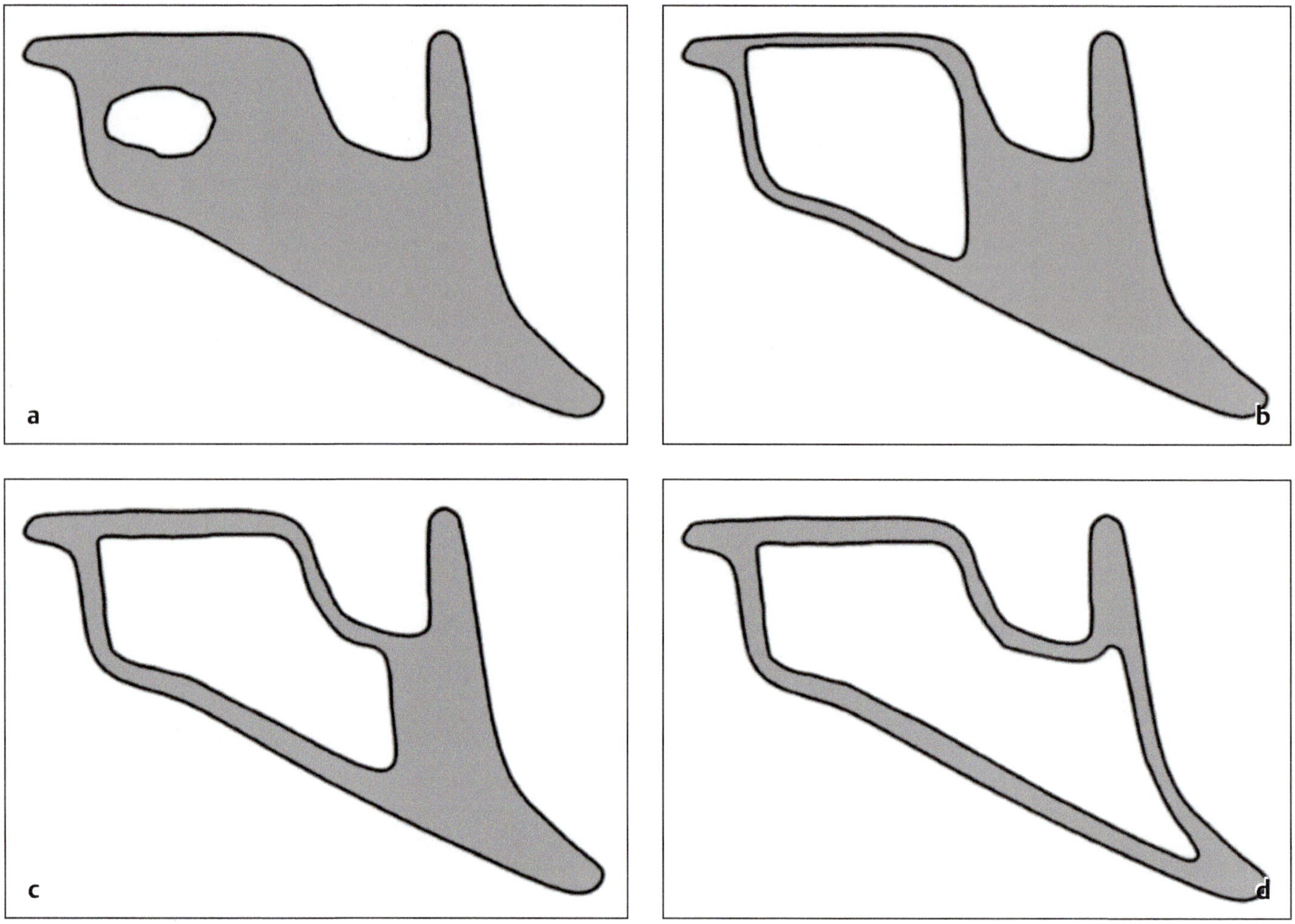

Fig. 28-1. Representação esquemática de um corte sagital evidenciando a pneumatização do seio esfenoidal segundo classificação de Batra *et al.* (a) Conchal; (b) pré-selar; (c) selar; (d) pós-selar.

próxima ao nervo óptico e à artéria carótida interna. No estudo tomográfico pré-operatório, a sua identificação e programação de remoção no intraoperatório são importantes para uma via de acesso seguro à sela (Fig. 28-2).[8]

Vale ressaltar que as variações no trajeto e a configuração do septo intersinusal também merecem nota, visto que frequentemente essas septações podem estar intimamente relacionadas com a impressão das carótidas parasselares. A busca ativa da presença de canais ósseos deiscentes e a avaliação da distância intercarotídea também são fatores críticos que exigem atenção especial para evitar complicações durante a intervenção cirúrgica (Fig. 28-3).

A complexidade da anatomia esfenoidal, incluindo a diversidade no padrão de pneumatização e as características do septo intersinusal, enfatiza a necessidade de uma análise detalhada pré-operatória. Tal avaliação é crucial para desenvolver um plano cirúrgico robusto, minimizando riscos e potencializando a eficácia do procedimento. A compreensão dessas variações anatômicas é essencial para o sucesso da abordagem cirúrgica, especialmente em procedimentos delicados que envolvem a região selar e esfenoidal.

Por último achamos prudente ressaltar a anatomia da artéria septal posterior. O seu pedículo e suas bifurcações na parede anterior do esfenoide devem ser preservados durante a confecção do retalho de resgate, visto que essa artéria será responsável por nutrir um eventual retalho nasosseptal para reconstrução da base do crânio. Além disso, o conhecimento das suas variações enseja uma redução do risco de epistaxes pós-operatórias.

A artéria septal posterior (ASP) é um dos ramos da artéria esfenopalatina, emerge ainda na fossa pterigopalatina e ganha a cavidade nasal através do forame esfenopalatino. Dirige-se posteriormente em sentido à parede anterior do seio esfenoidal e aqui cabe um importante destaque: a ASP, conforme demonstrado por Zhang *et al.*, geralmente bifurca-se em um ramo inferior mais calibroso e outro superior mais delgado. Essa bifurcação pode ocorrer lateralmente, na transição da parede lateral nasal para a parede anterior do seio esfenoidal, como também medialmente, na transição da parede anterior do esfenoide para o septo nasal. O ramo superior sempre passa inferior à borda inferior do óstio do seio esfenoidal, o que confere segurança às incisões horizontais em direção ao septo nasal iniciadas no óstio do seio esfenoidal com o objetivo de confeccionar os retalhos de resgate ou nasosseptais (Fig. 28-4). A lesão inadvertida de um dos ramos da ASP, além de prejudicar o suprimento vascular de eventual retalho nasosseptal, pode acarretar epistaxe tardia nas cirurgias de base de crânio.[9]

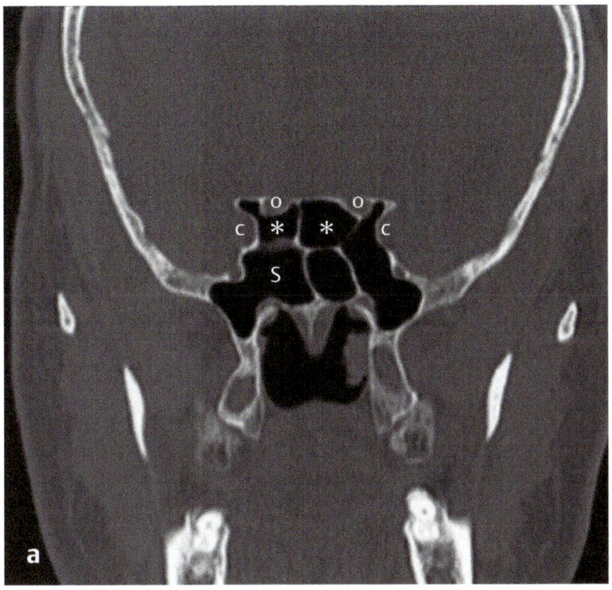

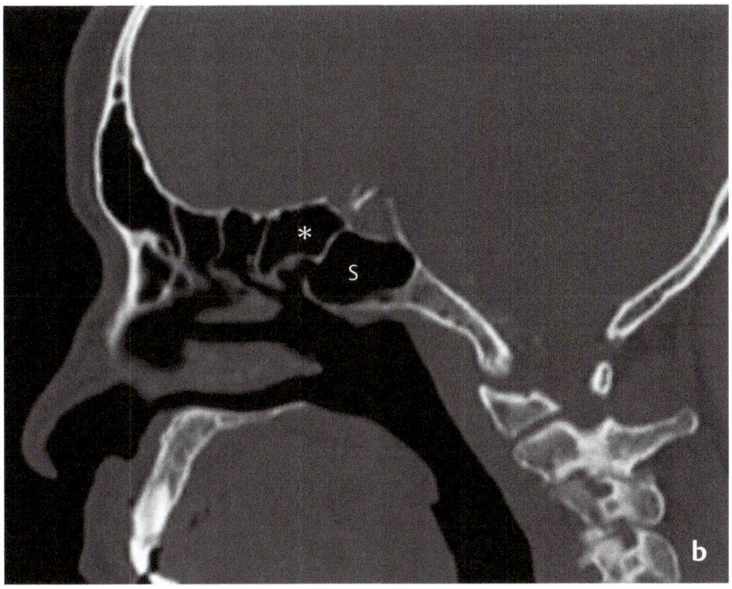

Fig. 28-2. TC da face em janela óssea de paciente em programação cirúrgica. (**a**) Corte coronal evidenciando a relação da célula de Onodi com ACI e nervo óptico. (**b**) Corte sagital mostrando extensão posterior da célula de Onodi sobre o esfenoide. *: célula de Onodi; S: esfenoide; C: artéria carótida interna; O: nervo óptico.

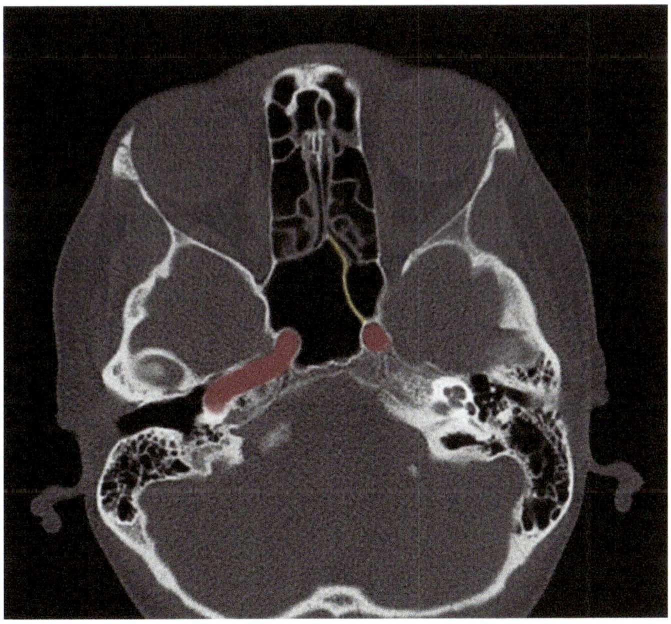

Fig. 28-3. Tomografia computadorizada, janela óssea, corte axial, evidenciando a posição das artérias carótidas internas (ACI) em vermelho, com uma projeção importante à direita e o septo interesfenoidal, em amarelo, inserindo-se na projeção da ACI esquerda.

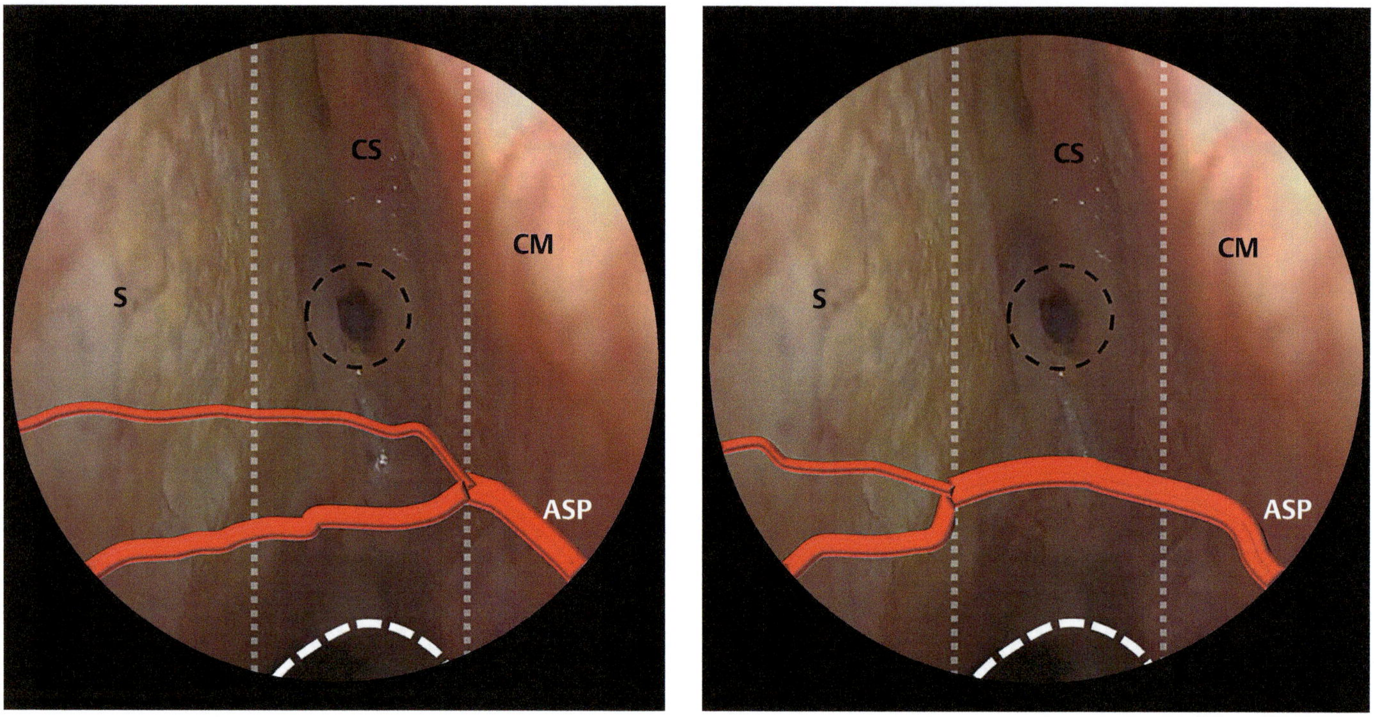

Fig. 28-4. Visualização endoscópica do recesso esfenoetmoidal esquerdo com endoscópio de 0°. Representação esquemática da bifurcação da artéria septal posterior (ASP) esquerda. CM: corneto médio; CS: corneto superior; S: septo nasal; linha tracejada preta: óstio natural do esfenoide; linhas tracejadas verticais cinza: limite medial entre o septo e parede anterior do esfenoide e limite lateral entre a parede anterior do esfenoide e parede lateral da fossa nasal.

ANATOMIA DA REGIÃO PARASSELAR

Na região parasselar, o diafragma selar, constituído por pregas durais incompletas, circundam superior e lateralmente a hipófise, separando-a do quiasma óptico como um envelope. Esta estrutura se estende até as paredes durais mediais dos seios cavernosos e as paredes laterais da fossa pituitária. Superiormente há uma abertura que permite a passagem da haste hipofisária e seu suprimento sanguíneo. Nas situações cuja integridade desta região está comprometida, quer seja por falhas congênitas ou aumento da pressão intracraniana, o paciente pode apresentar a chamada síndrome da sela vazia, caracterizada pela herniação da aracnoide e acúmulo de líquido cefalorraquidiano na sela.

O seio cavernoso, por sua vez, é um complexo que contém sinusoides venosos, a porção cavernosa da artéria carótida interna e importantes componentes neurais, como o nervo oculomotor, as duas primeiras divisões do nervo trigêmeo, os nervos troclear e abducente, além do complexo nervoso simpático associado à artéria carótida interna. A artéria carótida interna segue um trajeto marcado pelo sulco carotídeo, podendo ser vista lateralmente à hipófise, curvando-se anterolateralmente em sua porção em forma de C, e progredindo até perfurar a dura-máter e adentrar o espaço subaracnóideo, com canais carotídeos ósseos situados inferiores e laterais aos canais do nervo óptico.

Por fim, localizado inferiormente à sela turca e formando o limite posteroinferior do seio esfenoidal, o *clivus* é uma região óssea formada pelas porções basioccipital e basisfenoide na sincondrose esfeno-occipital. Sua face intracraniana é inclinada em sentido inferior e posterior lembrando um escorregador que finda no forame magno. Esta estrutura desempenha um papel crucial na ancoragem de componentes neurais e vasculares essenciais, sublinhando a importância da anatomia parasselar e das estruturas adjacentes no contexto neurocirúrgico e diagnóstico.

ACESSO À HIPÓFISE

Preparo e Posicionamento do Paciente

O paciente é entubado, colocado sob anestesia geral e intubação orotraqueal, com o tubo fixado para esquerda e para baixo e com acessos venosos centrais garantidos. Posicionamos o paciente em decúbito dorsal de forma que o tronco fique levemente elevado, cerca de 30° em relação às pernas para redução do retorno venoso e consequente redução de sangramento intraoperatório, e a cabeça em leve hiperextensão e com rotação em direção aos cirurgiões (Fig. 28-5).

Em nosso serviço, optamos pela fixação da cabeça com um fixador de crânio externo por pinos do tipo Mayfield; isso permite, sempre que necessário, o uso de sistemas de navegação cirúrgica. Os braços, especialmente o direito, são fixados ao longo do paciente. Em pacientes com alta probabilidade de fístula liquórica no intraoperatório, o membro inferior direito é preparado para coleta de fáscia lata, com a coxa fletida sobre o quadril e a perna fletida sobre a coxa, com rotação medial da coxa em relação ao quadril. É realizada a degermação das superfícies e colocada uma camada de campos adesivos iodados antes e após a colocação dos campos estéreis habituais.

Os pacientes costumam receber antibióticos profiláticos que ultrapassem a barreira hematoencefálica, especialmente nos casos em que há abertura do espaço subaracnóideo.

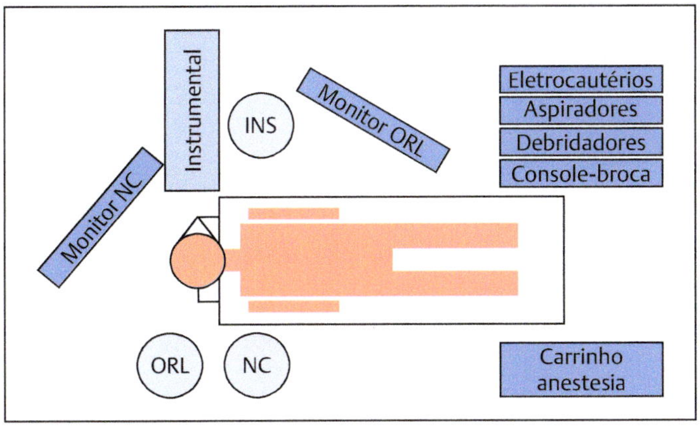

Fig. 28-5. Posicionamento da equipe médica e equipamentos. INS: instrumentador; ORL: otorrinolaringologista; NC: neurocirurgião.

Utilizamos de rotina 2 g de ceftriaxona ou eventualmente uma cefalosporina de 4ª geração, como a ceftazidima. Realizamos a vasoconstrição da mucosa nasossinusal por meio de cotonoides levemente embebidos em solução de adrenalina e lidocaína (1:2.000) nas faces septal e meatal dos cornetos médios e inferiores e na região do recesso esfenoetmoidal. A introdução dos cotonoides deve ser realizada sob visualização endoscópica, de modo atraumático para a mucosa da cavidade nasal.

Técnica Cirúrgica

O primeiro passo realizado no nosso serviço é a fratura com luxação lateral dos cornetos inferiores. Recobrimos os cornetos inferiores com cotonoides durante esse passo para reduzir eventuais lacerações de mucosa dos mesmos e minimizar o risco de sinequias pós-operatórias.

O acesso ao seio esfenoidal pode ser alcançado por meio de uma variedade de técnicas distintas, que incluem endonasal transetmoidal, transnasal ou transeptal, por uma ou duas narinas e com ou sem suporte de endoscópio. Cada técnica apresenta suas peculiaridades, pontos positivos e negativos. Utilizamos rotineiramente o acesso transnasal, com retalho de resgate bilateral e septectomia posterior como descrito pelo grupo de Pittsburgh (Vídeo 28-1).[10]

Um retalho de resgate, confeccionado a partir de uma incisão posterior limitada, permite que o pedículo da artéria nasosseptal seja protegido e a sela seja abordada por meio de uma septectomia posterior. Nessa abordagem, uma pequena incisão é criada ao nível do óstio esfenoidal e estendida anteriormente para a porção superior do septo nasal, reduzindo o risco de lesões inadvertidas da ASP ou do seu ramo superior, como alertado anteriormente. A mucosa é elevada inferiormente a partir do óstio esfenoidal, delicadamente, para que não haja laceração do pedículo e preservando assim o suprimento vascular da ASP. Essa abordagem, combinada com a preservação de uma faixa superior do septo nasal (*olfactory strip*) permite um amplo acesso e instrumentalização do seio esfenoide e da sela túrcica com elevada preservação do olfato e fisiologia nasossinusal.[11]

Para alcançar os óstios esfenoidais realizamos a lateralização das conchas médias, ficando a ressecção delas restrito a casos muito selecionados cuja anatomia do paciente enseje uma cavidade demasiadamente estreita.

A esfenoidotomia anterior é realizada após a confecção dos retalhos de resgate, com a exposição do vômer e sua transição para o rostro do seio esfenoidal. Perfuramos o vômer e removemos parcialmente o mesmo, expondo bilateralmente o rostro do seio esfenoidal. A partir daí ressecamos todo o rostro, iniciando por sua porção superior que se continua com o septo interesfenoidal, depois lateroinferior até que a porção central pode ser seguramente fraturada e removida. A ressecção do rostro e de toda a parede anterior do esfenoide pode ser feita com pinças cortantes do tipo Kerrison ou com brocas diamantadas. Preservamos ao máximo a articulação vomeroesfenoidal, mantendo a porção posteroinferior do septo nasal como um reparo da linha média, tão importante na orientação de cirurgias estendidas.

Cuidado especial deve ser tomado durante a instrumentalização do seio, evitando ao máximo o uso de brocas cortantes no interior dele. Igualmente importante é o cuidado na ressecção da porção mais inferior da parede anterior do esfenoide, para que não sejam causadas lesões inadvertidas ao pedículo vascular nasosseptal.

A remoção completa do septo esfenoidal e outras traves ósseas é fundamental não apenas pela exposição de importantes marcos anatômicos dentro da cavidade esfenoidal, incluindo o plano, *clivus*, recessos óptico-carotídeos mediais e laterais, proeminências carótidas selares e clivais, mas também permite uma perfeita acomodação de eventual retalho nasosseptal sem a existência de espaços mortos ao redor de traves ósseas, como na Figura 28-6.

O conhecimento da osteologia do seio esfenoide permite a localização e visualização da topografia das artérias carótidas internas na sua porção parasselar. Em situações em que a anatomia esteja distorcida ou confusa, como em reabordagens cirúrgicas, a sonda micro-Doppler permite a localização da ACI (Fig. 28-7).[12]

A dura-máter é aberta na linha média da sela para evitar danos a estruturas críticas. Se necessário, o assoalho selar é aberto com pinças Kerrison ou brocas diamantadas, devendo a extensão da abertura ser limitada ao necessário para abordagem da lesão; caso contrário, a reconstrução passa a ser mais trabalhosa e com maior potencial de insucesso.

A reconstrução após abertura da sela se faz de acordo com os achados intraoperatórios. Em caso de ausência de fístula liquórica, opta-se por uma reconstrução com camadas simples de Surgicel Original em malha. Na presença de fístulas liquóricas de baixo débito, a reconstrução é feita em múltiplas camadas, com fáscia lata, Surgicel Original e enxerto livre de mucosa. As fístulas de alto débito, como as presenciadas nos chamados "defeitos em boca de peixe" no diafragma selar, demandam uma reconstrução multicamada, descrita anteriormente, associada ao retalho pediculado nasosseptal, como descrito por Hadad e Bassagasteguy.[13,14]

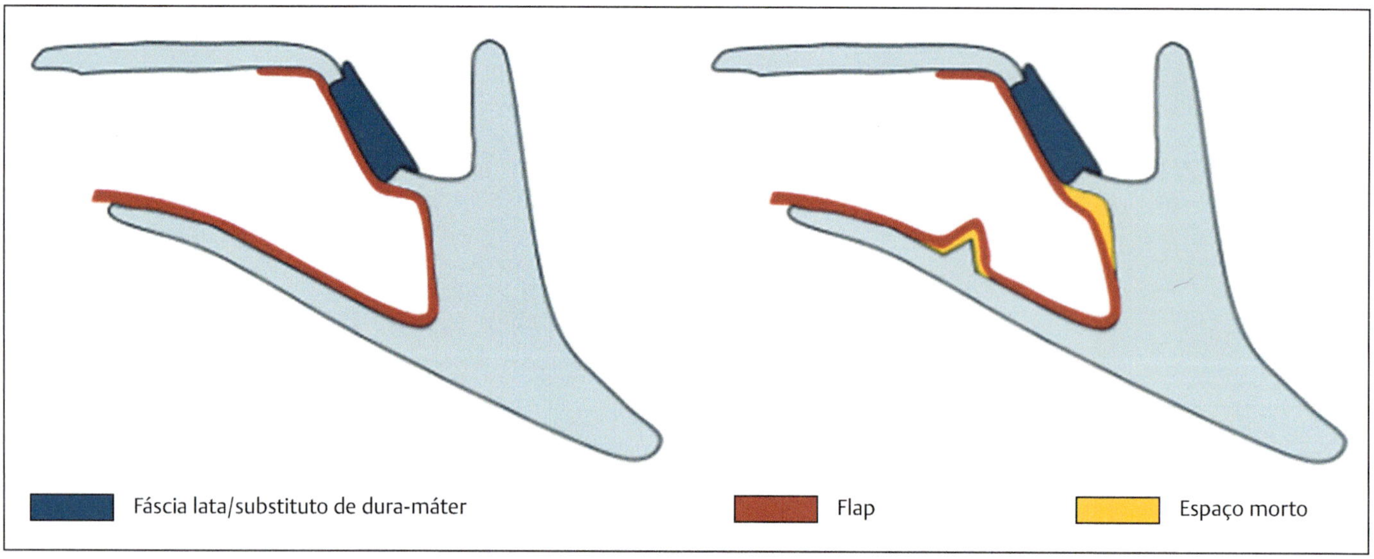

Fig. 28-6. Representação esquemática de um seio esfenoidal, em corte sagital, com o retalho nasosseptal (*flap*) posicionado adequadamente sobre um esfenoide sem partições ósseas à esquerda e posicionado de modo inadequado com espaço morto ao redor de septação óssea no assoalho e abaixo da sela túrcica.

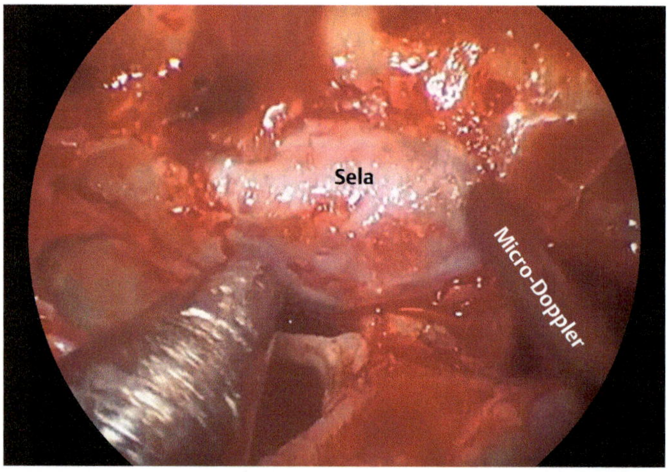

Fig. 28-7. Imagem de intraoperatório da utilização do micro-Doppler para confirmação da topografia da ACI.

REFERÊNCIAS BIBLIOGRÁFICAS

1. Liu JK, Das K, Weiss MH, Laws ER Jr, Couldwell WT. The history and evolution of transsphenoidal surgery. J Neurosurg. 2001 Dec;95(6):1083-96.
2. Barker FG 2nd. The Massachusetts General Hospital. Early history and neurosurgery to 1939. J Neurosurg. 1993 Dec;79(6):948-59.
3. Hardy J. Transsphenoidal hypophysectomy. J Neurosurg. 2007 Aug;107(2):459-471.
4. Jho HD, Carrau RL. Endoscopic endonasal transsphenoidal surgery: experience with 50 patients. J Neurosurg. 1997 Jul;87(1):44-51.
5. Cappabianca P, de Divitiis E. Back to the Egyptians: neurosurgery via the nose. A five-thousand year history and the recent contribution of the endoscope. Neurosurg Rev. 2007 Jan;30(1):1-7; discussion 7.
6. Batra PS, Citardi MJ, Gallivan RP, Roh HJ, Lanza DC. Software-enabled computed tomography analysis of the carotid artery and sphenoid sinus pneumatization patterns. Am J Rhinol. 2004 Jul-Aug;18(4):203-8.
7. Hamid O, El Fiky L, Hassan O, Kotb A, El Fiky S. Anatomic variations of the sphenoid sinus and their impact on trans-sphenoid pituitary surgery. Skull Base. 2008 Jan;18(1):9-15.
8. Shin JH, Kim SW, Hong YK, Jeun SS, Kang SG, Kim SW, et al. The Onodi cell: an obstacle to sellar lesions with a transsphenoidal approach. Otolaryngol Head Neck Surg. 2011 Dec;145(6):1040-2.
9. Zhang X, Wang EW, Wei H, Shi J, Snyderman CH, Gardner PA, et al. Anatomy of the posterior septal artery with surgical implications on the vascularized pedicled nasoseptal flap. Head Neck. 2015 Oct;37(10):1470-6.
10. Rivera-Serrano CM, Snyderman CH, Gardner P, Prevedello D, Wheless S, Kassam AB, et al. Nasoseptal "rescue" flap: a novel modification of the nasoseptal flap technique for pituitary surgery. Laryngoscope. 2011 May;121(5):990-3.
11. Griffiths CF, Barkhoudarian G, Cutler A, Duong HT, Karimi K, Doyle O, et al. Analysis of olfaction after bilateral nasoseptal rescue flap transsphenoidal approach with olfactory mucosal preservation. Otolaryngol Head Neck Surg. 2019 Nov;161(5):881-9.
12. Dusick JR, Esposito F, Malkasian D, Kelly DF. Avoidance of carotid artery injuries in transsphenoidal surgery with the Doppler probe and micro-hook blades. Neurosurgery. 2007 Apr;60(4 Suppl 2):322-8; discussion 328-9.
13. Hadad G, Bassagasteguy L, Carrau RL, Mataza JC, Kassam A, Snyderman CH, et al. A novel reconstructive technique after endoscopic expanded endonasal approaches: vascular pedicle nasoseptal flap. Laryngoscope. 2006 Oct;116(10):1882-6.
14. Chaskes MB, Barton B, Karsy M, Chitguppi C, McKnight T, McCambridge J, et al. An algorithm for sellar reconstruction following endoscopic transsphenoidal surgery for pituitary adenoma: A review of 582 cases. Int Forum Allergy Rhinol. 2022 Sep;12(9):1120-130.

CAPÍTULO 29

CORREÇÃO CIRÚRGICA DE PERFURAÇÃO SEPTAL

Rodrigo A. Cataldo de la Cortina ■ Rodolfo Nazar Saffie
Alfredo Nasser Gonzalez ■ Daniel Cantero Cajas ■ Daniel Paez

INTRODUÇÃO

A perfuração do septo nasal (PSN) corresponde a defeito completo das camadas septais em uma região ou em todo o septo nasal. Essas camadas correspondem a mucosa, componentes centrais (cartilagem, pericôndrios), e mucosa, comunicando a fossa nasal esquerda com a fossa nasal direita.[1,2] As PSN podem ocorrer por diferentes etiologias, sendo a traumática, iatrogênica ou não, a mais frequente. Apesar de alguns pacientes se apresentarem de maneira assintomática,[2,3] uma grande porcentagem deles manifesta sintomas marcantes e que impactam sobremaneira na qualidade de vida dos mesmos.[4] Os sintomas são variados e não específicos.[5] Felizmente existem vários estudos preocupados com o diagnóstico e novas técnicas disponíveis para o enfrentamento desse quadro, partindo de enxertos, passando por retalhos de diversas origens e irrigações, até aloenxertos. Entretanto, não há um consenso sobre a mais indicada ou com melhores resultados. A importância de abordar o tema vem do aumento de casos por mudanças de hábitos em nossa sociedade, bem como aumento de procedimentos nasais estéticos ou funcionais.

SINTOMAS

Os pacientes com PSN podem-se apresentar com sintomas nasais e extranasais, sendo os mais frequentes: obstrução nasal, crostas, epistaxe, sibilos, rinorreia ou descarga nasal posterior e dor. Sintomas extranasais podem-se apresentar como otalgia, cefaleia, alteração de qualidade de sono (fragmentação), fadiga e irritabilidade.

Os sintomas nos pacientes com PSN estão relacionados com a alteração do seu fluxo nasal, principalmente, em perfurações anteriores que apresentam maior probabilidade de derivação (*shunting*) do fluxo de ar para o lado de menor resistência, provocando a sensação de obstrução nasal ou progressão de trauma na mucosa posterior da PSN.[4] Novos estudos usando tomografia computadorizada de fluido dinâmico (TFD) sugeriram que a elevada força de cisalha (*wall shear stress*) e o aumento de transferência de calor entre a parede posterior e o fluxo cruzado poderiam ser o fator que determina a presença de sintomas, como crostas, sangramento, obstrução e dor.[6] De acordo com Leong *et al.*,[7] 2017, os sintomas de um paciente com PSN podem ser comparados aos da sinusite crônica e os sintomas extranasais, como dor facial, dificuldade para iniciar sono, despertares noturnos e fadiga são ainda mais elevados. Estes últimos geram um impacto negativo importante na qualidade de vida destes pacientes, situação que nos leva a uma mudança de comprometimento, principalmente, com o diagnóstico, tratamento e resultados nesta desafiante condição.

ETIOLOGIA

A etiologia principal da PSN é a traumática. Desde traumas diretos por acidentes, gratagem, tamponamentos nasais, cauterizações recorrentes ou bilaterais e, principalmente, iatrogênica, correspondendo a 25% das causas traumáticas.

Causas inflamatórias e infecciosas devem ser estudadas e investigadas, especialmente granulomatose com poliangiite, granulomatose esosinofílica com poliangiite, lúpus sistêmico e até sarcoidose.

Causas infecciosas incluem doenças tropicais como leishmaniose, pb micose, que raramente são citadas em estudos internacionais. Sífilis, hanseníase, histoplamose, tuberculose e aspergilose também podem apresentar-se como lesões septais e PSN.[8]

Atualmente não podemos descartar e questionar o uso de drogas intranasais lícitas ou ilícitas. O usuário de cocaína pode apresentar entre 4,8 a 7% PSN de acordo com diferentes séries, devido ao potente efeito vasoconstritor que ela apresenta.[8]

DIAGNÓSTICO

O diagnóstico da PSN é realizado por visão em exame clínico por rinoscopia anterior, videonasofibroscopia ou telescopia nasal (endoscópio rígido). No entanto, o achado da perfuração, não é o mais importante, e sim a busca detalhada da razão desse achado. Uma anamnese minuciosa, questionando doenças sistêmicas, hábitos pessoais, uso de medicamentos, tratamentos prévios, cirurgias prévias, abuso de substâncias, condições emocionais, histórico de trauma e mesmo histórico de viagens recentes ou antigas[9] é obrigatória. O fato de viver em um país tropical tem implicação na etiologia, como zonas endêmicas de leishmaniose, pb micose e hanseníase. A investigação laboratorial deve seguir a suspeita diagnóstica e, apesar da controvérsia em relação à biópsia septal,[3] que encontra baixíssima positividade em doenças reumatológicas, sugere-se realizá-la em casos de suspeita de infecções tropicais e neoplasias.

TRATAMENTOS

Os distintos tratamentos da PSN devem ser indicados, exclusivamente, aos pacientes sintomáticos e que apresentem suas patologias devidamente controladas e tratadas. Pacientes assintomáticos devem ser orientados em relação à presença de PSN, lavagens nasais e acompanhamento caso venham a apresentar sintomas em algum momento distinto. Pacientes com patologias neoplásicas, infecciosas ou inflamatórias não controladas devem seguir tratamentos clínicos não invasivos até controle completo ou remissão de doença.

Os tratamentos para pacientes sintomáticos de PSN incluem os clínicos, não invasivos, e os cirúrgicos, indicados a pacientes que não responderam a seus tratamentos clínicos e mantêm sintomas frequentes ou em progressão.[10]

TÉCNICAS CIRÚRGICAS

Antes de decidirmos qual técnica cirúrgica iremos utilizar, existem fatores que influenciam diretamente os resultados cirúrgicos e devem ser discutidos com o paciente antes de qualquer indicação. O tamanho da perfuração pode determinar a técnica a ser usada; atualmente existem várias classificações em relação ao tamanho, a que utilizamos é a de perfurações de até 1 cm, que são pequenas; de 1 a 2 cm, as médias, e as com mais de 2,1 cm, classificadas como grandes.

Atualmente existe uma pletora de técnicas cirúrgicas sugeridas para tratamento de PSN[11] e podemos optar por técnicas abertas, rinoplastia aberta com ou sem estruturação e técnicas fechadas endoscópicas. O material de interposição pode ser proveniente de enxertos de fáscia *lata*, fáscia temporal, cartilagem auricular, cartilagem costal, aloenxertos como pericárdio bovino, entre outros.[12-14] A utilização de retalhos, com identificação da artéria relacionada, vem sendo progressivamente descrita. A seguir descrevemos os retalhos mais frequentemente utilizados na prática cirúrgica e algumas variações.

RETALHOS

Displacement

Os retalhos de *displacement* são utilizados quando existem boas margens superiores e/ou inferiores e consistem em um descolamento subpericondral com uma incisão superior e paralela à perfuração, avivamento das bordas e sutura borda a borda da perfuração em retalhos sem tensão.[15] Tecnicamente apresenta fácil execução e bastante reproduzível, no entanto, há um risco aumentado de deiscência de sutura e reperfuração. Reservada a PSN de até 1,5 cm no maior eixo e pode ser combinada com outros enxertos.

Artéria Etmoidal Anterior

O retalho de pedículo da artéria etmoidal anterior (AEA) foi descrito por Castelnuovo em 2011.[11] No estudo ele sugere o reconhecimento da área do pedículo arterial a 6 mm da axila do corneto médio. Inicia com uma incisão anterior ao trajeto da artéria no septo, e uma segunda incisão posterior à área da emergência arterial localizada a 2,5 cm posterior à primeira incisão. Todas as incisões são realizadas com cauteri aspirador e alguns casos com complementação de lâmina número 15. A primeira termina na borda superior e posterior da perfuração, a segunda termina no assoalho, à frente do palato mole. Uma terceira se realiza no piso nasal, de posterior a anterior, até a região da borda anterior da perfuração. Toda a mucosa da perfuração é reavivada, todo o retalho descolado subpericondreal e subperiostealmente. A borda inferior é suturada na borda superior da perfuração, elevando o retalho. A extremidade anterior do retalho é suturada, com pontos simples, na borda anterior da perfuração. Uma terceira sutura pode ser passada no bordo inferior, completando o procedimento. Esta técnica pode ser utilizada em perfurações anteriores de até 3 cm, desde que o trajeto da artéria esteja preservado, a extensão e a largura devem ser medidos previamente à confecção e às incisões, um descolamento de parte do piso pode ser necessário, dependendo da extensão da PSN. A colocação de *splints* é opcional. Na casuística dos autores a colocação dessas placas por 14 dias auxilia na adaptação e "pega" do retalho, no entanto, avaliando variáveis de sucesso em fechamento das PSN, Fermin *et al.* não encontraram diferenças entre o uso ou não de *splints* nasais.[16] A mumificação do mesmo e a posterior perda parcial ocorreram em dois casos. A técnica demanda adequado treinamento endoscópico, pois a confecção tem que ser delicada e o retalho não deve permanecer estirado ou tracionado em sua posição final. As variáveis que determinam o sucesso nessa técnica são a minuciosa confecção e o cuidadoso deslocamento anterior e superior. A colocação de plasma rico em fibrina (PRF-L) na região cruenta receptora e doadora, isto é, a colocação ocorrendo tanto no lado cruento do retalho, contralateral ao lado que se rodou o mesmo, e na área de assoalho nasal que doou o retalho (ipsilateral à confecção do retalho), vem apresentando resultados promissores, diminuindo a formação de crostas e diminuindo o tempo de cicatrização; os resultados objetivos ainda não foram publicados (Figs. 29-1 e 29-2).

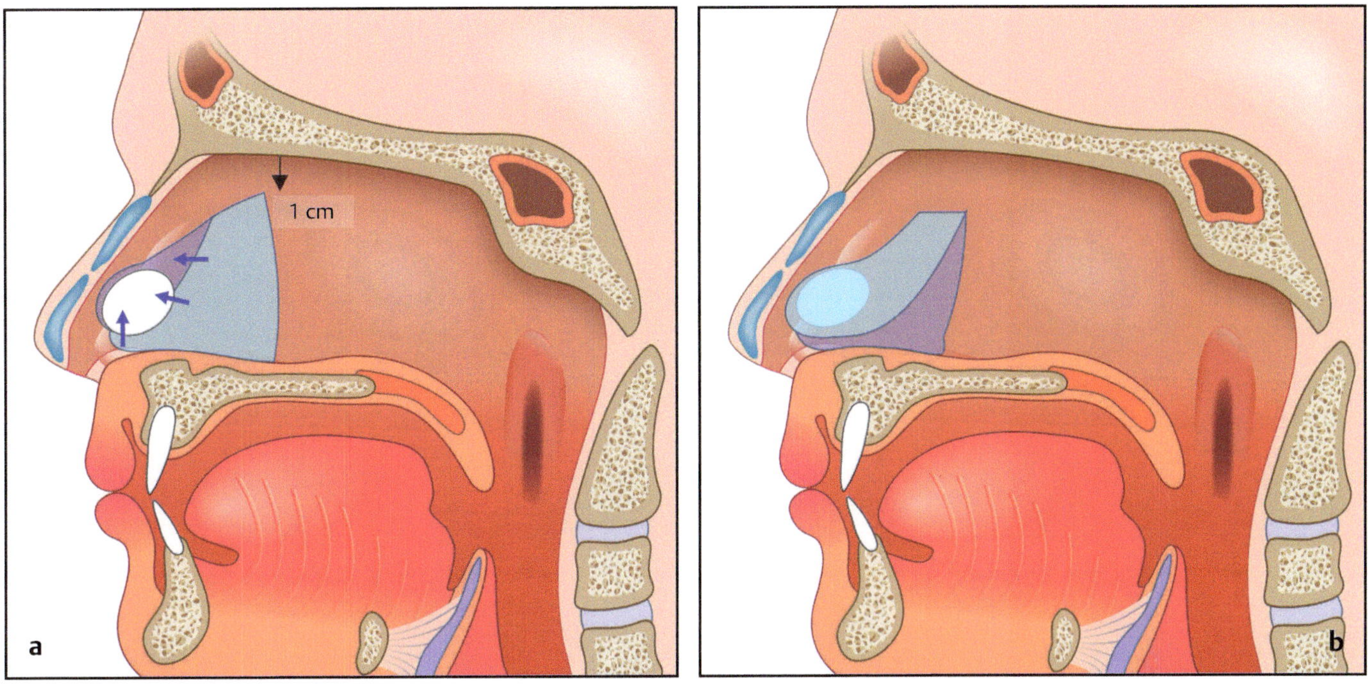

Fig. 29-1. (a) Reavivamento das bordas e retirada de mucosa superior e posterior à perfuração. (b) Rotação anterior e superior do retalho etmoidal.

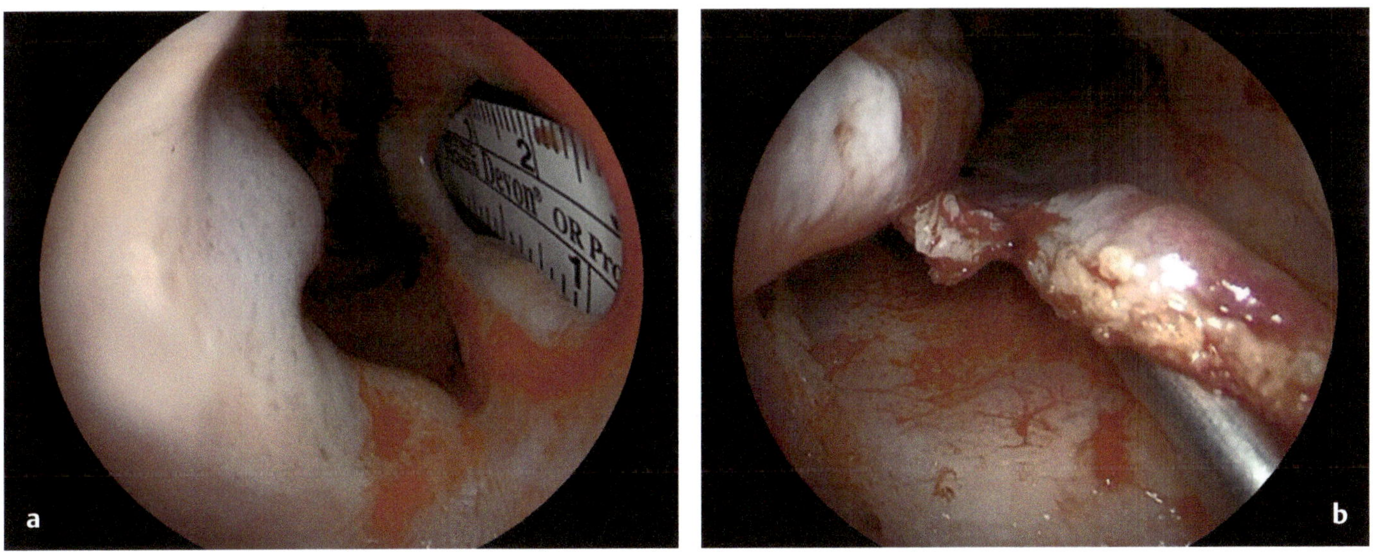

Fig. 29-2. (a) Perfuração de 2,5 cm, visão endoscópica intraoperatória. (b) Descolamento de piso da fossa nasal direita. *(Continua)*

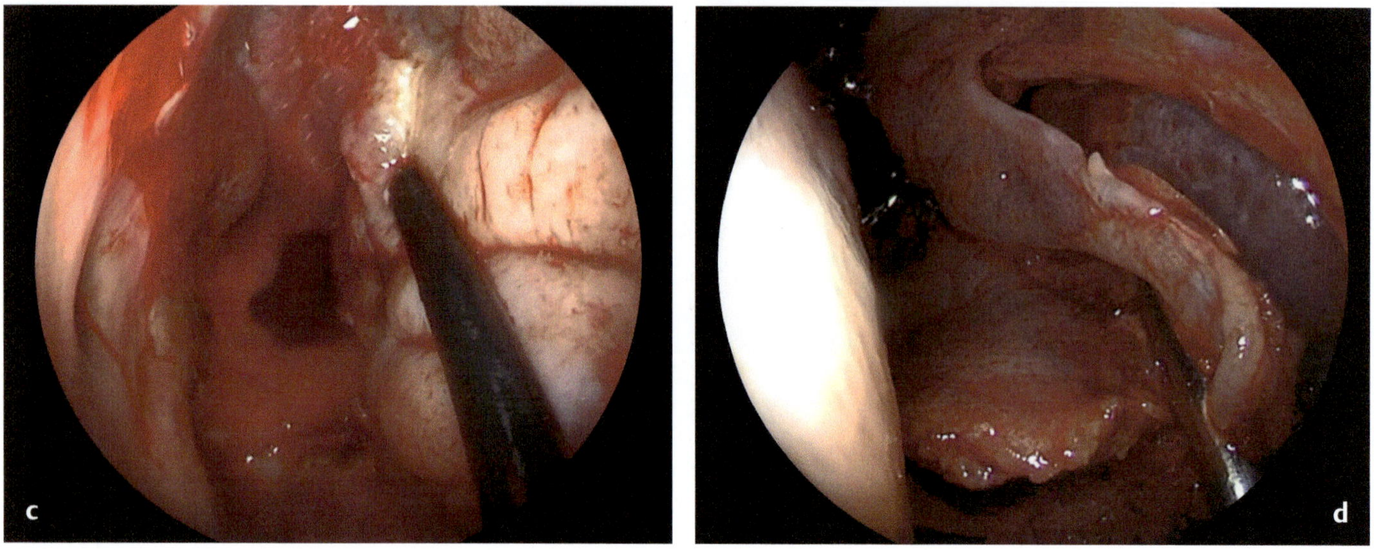

Fig. 29-2. *(Cont.)* (**c**) Incisão mucosa septal posterior. (**d**) Posicionamento de retalho anterior e superior à perfuração.

Artéria Etmoidal posterior

O retalho baseado na irrigação da artéria etmoidal posterior (AEP) segue a mesma lógica do retalho da AEA, porém, com a irrigação na AEP. A indicação para PSN que ultrapassam o trajeto da AEA no eixo longitudinal. A emergência da AEP se localiza 6 mm adiante da parede anterior do esfenoide (recesso esfenoetmoidal). As duas incisões são feitas anterior e posterior à artéria. A incisão anterior termina na borda posterior da perfuração e a posterior se estende até o limite inferior do septo nasal. É essencial não estender a incisão até o palato mole. Deve-se anteriorizar até atingir o palato ósseo, de maneira alguma dissecar o palato mole para a confecção do retalho.

Retalho da Artéria Palatina Maior (GPA)

Recentemente foi descrito por Mariño- Sanchez *et al.*[17] um retalho baseado na irrigação da artéria palatina. Este retalho é dissecado unilateralmente com base na irrigação da artéria palatina maior. O canal incisivo, local onde a artéria palatina maior penetra em direção à fossa nasal, é um parâmetro anatômico bastante constante e se localiza 15 mm posterior à espinha nasal anterior. Um estudo radiológico deve ser realizado (TC) para confirmar a distância e a localização do canal incisivo.[17,18] Durante o procedimento cirúrgico é de capital importância não traumatizar o pedículo ou tracionar o retalho em nenhuma direção e dissecar próximo ao pedículo permitindo que exista boa mobilidade anterior do retalho. Esta técnica é muito útil nas perfurações muito anteriores nas quais outros retalhos têm menos condições de alcançar (Fig. 29-3).

Raquete no *Donuts* (*Racket on Donuts*)

A técnica de raquete no *Donuts*, descrita por Alobid em 2023,[19] é uma variação da técnica do retalho de GPA. Consiste em realizar retalhos radiais anterior, inferior e superior com a base na perfuração, não tocando a borda da mesma, e a rotação em direção ao centro da perfuração, ipsilaterais ao retalho arterial. No momento do avanço do retalho arterial, estes retalhos radiais apresentam sua face cruenta contra a face cruenta do retalho, aumentando a área de contato diminuindo a área da PSN e aumentando a aderência do retalho e, consequentemente, o fechamento definitivo da PSN. O retalho utilizado é um GPA modificado, sem a necessidade de dissecar tão próximo ao pedículo e evitando lesões inadvertidas à artéria palatina maior (Fig. 29-4).

Cross Over

Descrita em 2010 por Pignatari *et al.*,[20] consiste em realizar retalhos contralaterais sem uma artéria identificada, a nutrição desses retalhos ocorre pela própria borda da perfuração, que não deve ser tocada. Um retalho superior é confeccionado e um retalho inferior contralateral com as bordas intactas, logo os retalhos são passados pela perfuração e obliteram a PSN.

Ausência de Arcabouço Osteocartilaginoso

Existem perfurações nas quais não existe arcabouço ósseo ou cartilaginoso, principalmente pós-septoplastias mais agressivas. A confecção de um retalho, como os descritos previamente, pode ser frustrante nesta condição. Existem técnicas de retalhos de parede lateral, corneto inferior, corneto médio e *flap* nasosseptal (Haddad *et al.*).[21]

Retalho de Parede Lateral

Este retalho pode ter base anterior ou posterior. Os de base anterior são irrigados pelos ramos laterais da artéria etmoidal anterior, os de base posterior se baseiam na artéria posterolateral nasal.[22] Independente da origem anterior ou posterior, um segundo procedimento após 45 dias ou mais deve ser realizado para o recorte do pedículo. Neste período a respiração nasal por essa fossa permanece muito prejudicada. Estes fatos devem ser relatados ao paciente de maneira incisiva, a obstrução nasal e a necessidade de um segundo procedimento.

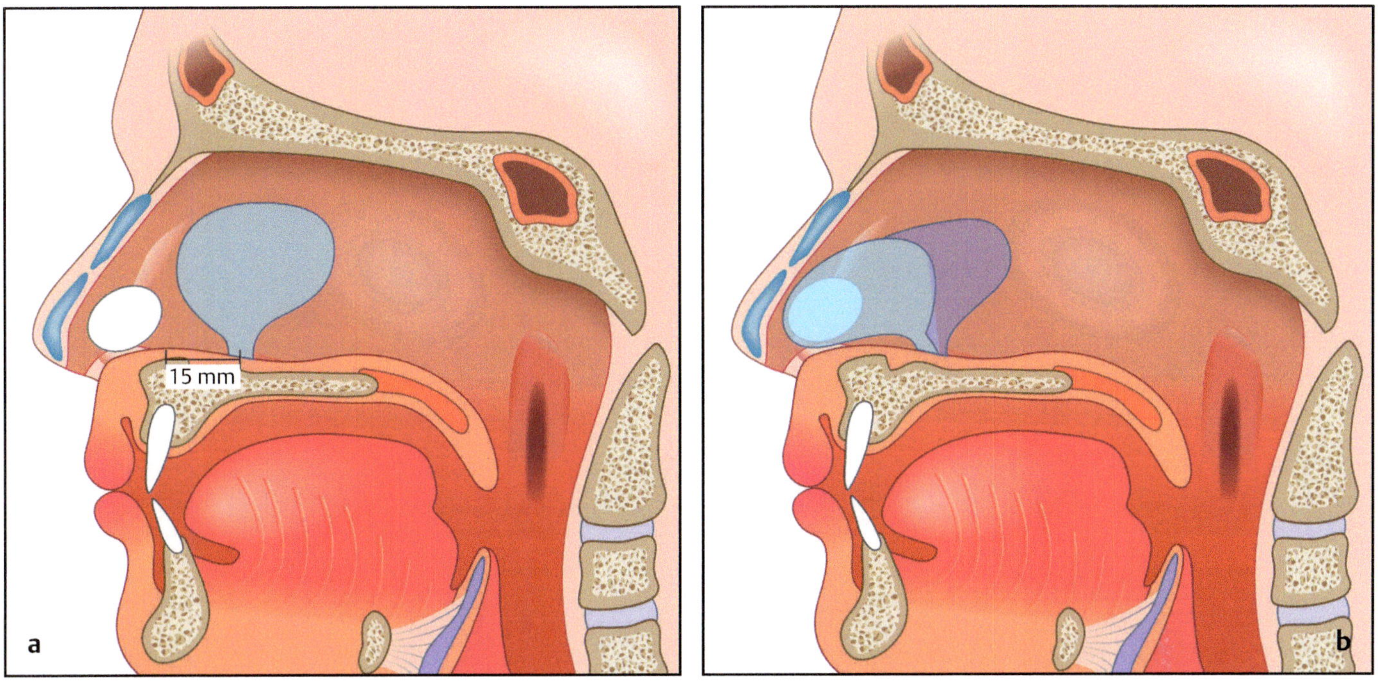

Fig. 29-3. (a) Reavivamento das bordas e confecção do retalho com pedículo na artéria palatina maior. (b) Rotação do retalho anterior com formação de área cruenta posterior.

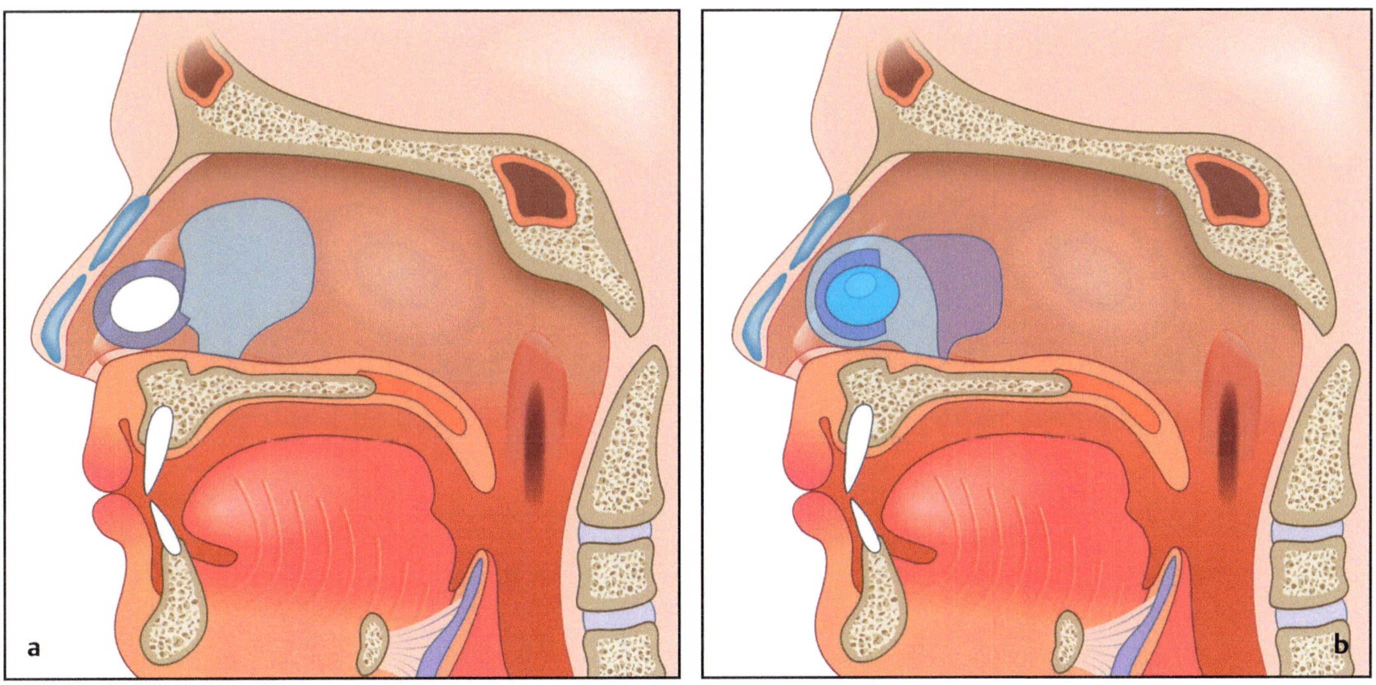

Fig. 29-4. (a) Confecção de retalhos em borda de perfuração e rotação interna. (b) Rotação de retalho de artéria palatina modificado.

Retalho de Concha Média

O retalho de concha média pode ser usado para PSNs centrais ou posteriores. A irrigação ocorre pelos ramos esfenopalatinos laterais e ramos das artéria etmoidal anterior.[21] Apresenta boa irrigação e caso não existam queixas de obstrução nasal, um segundo procedimento pode ser evitado.

Retalho de Corneto Inferior

Pode ser usado em perfurações anteriores e é baseado nos ramos laterais da artéria esfenopalatina. Apresenta excelente extensão e resistência. Um segundo procedimento para o corte do pedículo é mandatório devido à obstrução nasal secundáia à rotação do retalho.

Retalho de Piso/Assoalho Nasal

A primeira descrição do retalho de piso foi realizada em 2009, por Teymoortash *et al.*[23] Excelente alternativa para perfurações de até 2 cm, sua irrigação é baseada na borda da perfuração. Fundamental na confecção do retalho, a preservação do periósteo no retalho e o cálculo de um retalho sem tensão em sua borda, o reavivamento das bordas superior e laterais são fundamentais e preservar a borda inferior é mandatório para evitar a perda do retalho (Fig. 29-5).

Retalho de Pericrânio (*Money Box Flap*)

Reservado para perfurações completas, sintomáticas, sem alternativas de resolução. Baseia-se em um retalho pericranial com irrigação das artérias supratrocleares e supraorbitárias, e introduzido ao nariz via seio frontal, após sinusectomia frontal tipo Draf III, e uma janela na cortical anterior longitudinal, como abertura de moedeiro (*Money box*). O retalho é dobrado ao meio para aumentar a espessura do *neossepto*. A fixação posterior ocorre no *rostrum* esfenoidal. Anterior e inferior suturado na mucosa remanescente do septo original. Esta técnica está reservada a casos de PSNs completas e sintomáticas.[24]

No Brasil, em 2007, Stedile *et al.* publicaram um trabalho de *displacement* com enxerto composto de fáscia temporal e cartilagem auricular usando rinoplastia fechada, operaram 258 pacientes com PSN de 1 a 3,5 cm, sem apresentar reperfurações. Excelente alternativa para PSNs superiores a 3 cm de diâmetro.[25]

Retalho Nasosseptal de Hadad (RNSH)

O RNSH foi descrito em 2006 por Hadad e Bassagateguy e veio revolucionar a cirurgia nasal, especialmente a cirurgia de base de crânio. No entanto, este retalho apresenta muita versatilidade e pode ser utilizado em perfurações sintomáticas posteriores ou em zona III. A utilização em PSNs anteriores é um pouco mais complicada, tendo em vista que o retalho permanece muito tracionado e, como afirmamos, previamente, é uma das variáveis de fracasso.[26]

Aloenxertos

Os alonenxertos, especificamente derme acelular humana (Alloderm®), vêm sendo usados com sucesso desde 1998, quando Kridel *et al.*[27] descreveram seu uso para este fim. A técnica inclui a dissecção dos dois lados do septo via rinoplastia aberta, a rotação de um retalho de *displacement* unilateral e a colocação do enxerto acelular entre as duas camadas septais, a colocação obrigatória de moldes de silicone por 2 semanas.[28]

Outros alonexertos, como vidro bioativo, também foram descritos na literatura,[29] mas não há acompanhamentos ou publicações de seu uso mais recentes.

Uma técnica descrita em 2018[30] utiliza uma placa de polidioxanona suturada a fáscia temporal pelos dois lados, ou seja, um aloenxerto associado a autoenxerto. A técnica

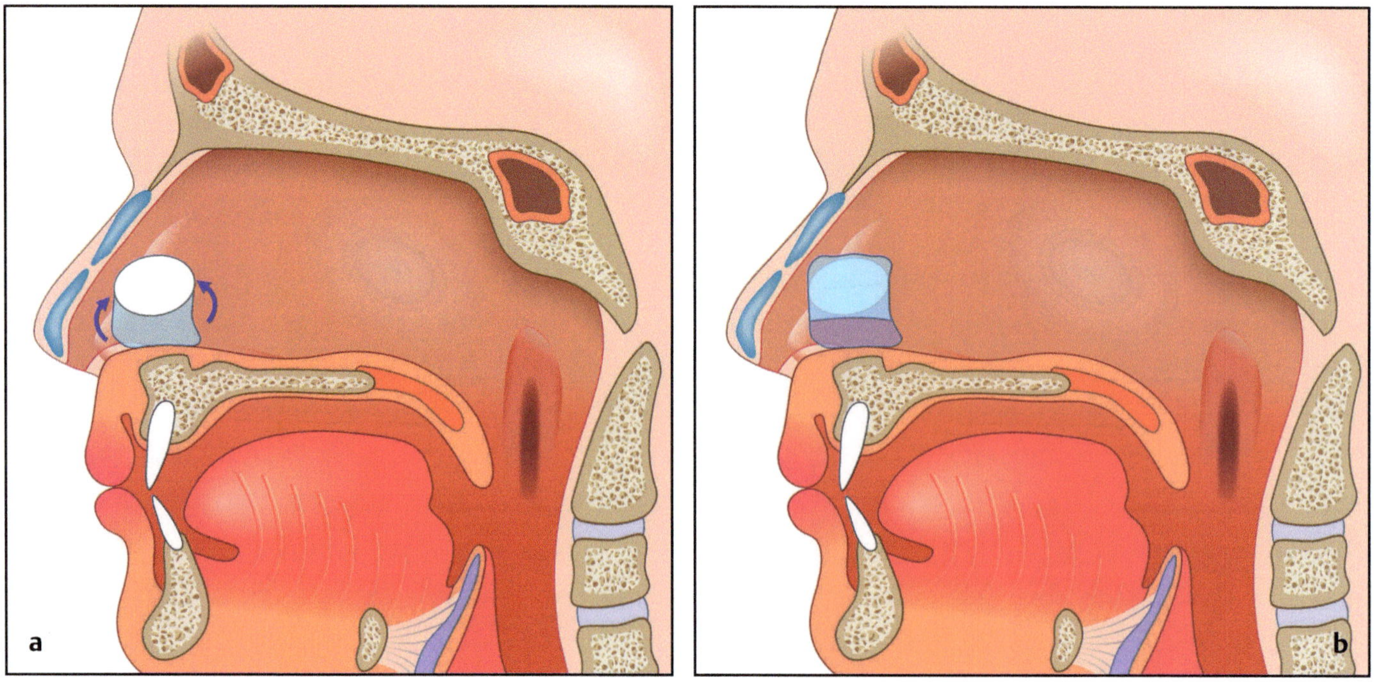

Fig. 29-5. (a) Confecção de retalho de piso nasal com preservação de borda inferior de perfuração. (b) Rotação de retalho superiormente.

é realizada com rinoplastia aberta e separação delicada das mucosas septais e bordas da perfuração. O alo/autoenxerto é então posicionado e a sutura interessa mucosa, fáscia, placa, fáscia e mucosa contralateral. A colocação de *splints nasais* é obrigatória.

CONCLUSÃO

As diferentes técnicas explicitadas apresentam taxas de sucesso acima de 90% para o fechamento de PSN. A escolha da técnica, aberta ou fechada, retalhos uni ou bilaterais, colocação de enxertos ou não, uso de placas de silicone e tempo não representaram grandes variáveis nos resultados, e este capítulo não pretende esgotar todas as técnicas publicadas na literatura. No entanto, a escolha do paciente, sintomático, sem doença de base ativa, investigado a fundo da causa de sua perfuração é, **sem dúvida, a variável mais importante** no bom resultado e na melhora da qualidade de vida destes pacientes, afinal, este é o objetivo que buscamos.

REFERÊNCIAS BIBLIOGRÁFICAS

1. Septal Perforation. StatPearls [internet]. Tresure Island (FL): StatPearls Publishing; 2023 Jan-. Disponível em: https://www.ncbi.nlm.nih.gov/books/NBK430685.
2. Wong S, Raghavan U. Outcome of surgical closure of nasal septal perforation. J Laryngol Otol. 2010;124:868-74.
3. Diamantopoulos I, Jones N. The investigation of nasal septal perforations and ulcers. J Laryngol Otol. 2001;115:541-4.
4. Li C, Maza G, Farag AA, Krebs JP, Deshpande B, Otto BA, et al. Asymptomatic vs symptomatic septal perforations: a computational fluid dynamics examination. Int Forum Allergy Rhinol. 2019 Aug;9(8):883-90.
5. Vignes S, Chaillet M, Cabane J, Piette JC. Perforation de la cloison nasale et maladies systémiques [Nasal septal perforation and systemic disease]. Rev Med Interne. 2002 Nov;23(11):919-26. French.
6. Otto BA, Li C, Farag AA, Bush B, Krebs JP, Hutcheson RD, et al. Computational fluid dynamics evaluation of posterior septectomy as a viable treatment option for large septal perforations. Int Forum Allergy Rhinol. 2017;7:718-25.
7. Leong SC, Webb CJ. Sino-Nasal Outcome Test-22 quality-of-life patterns in patients presenting with nasal septal perforation. Clin Otolaryngol. 2018 Apr;43(2):604-8.
8. Lamounier LA. Diretriz clínica para investigação etiológica de perfuração do septo nasal: uma revisão integrativa [Dissertação de Mestrado]. Ribeirão Preto: Universidade de São Paulo, Faculdade de Medicina de Ribeirão Preto; 2023.
9. Santamaría-Gadea A, Mariño-Sánchez F, Arana-Fernández B, Mullol J, Alobid I. Innovative surgical techniques for nasal septal perforations: management and treatment. Curr Allergy Asthma Rep. 2021 Mar 5;21(3):17.
10. Rokkjær MS, Barrett TQ, Petersen CG. Good results after endonasal cartilage closure of nasal septal perforations. Dan Med Bull. 2010 Oct;57(10):A4196.
11. Castelnuovo P, Ferreli F, Khodaei I, Palma P. Anterior ethmoidal artery septal flap for the management of septal perforation. Arch Facial Plast Surg. 2011 Nov-Dec;13(6):411-4.
12. Jasso-Victoria R, Olmos-Zuñiga JR, Gutierrez-Marcos LM, Sotres-Vega A, Manjarrez Velazquez JR, Gaxiola-Gaxiola M, et al. Usefulness of bovine pericardium as interpositional graft in the surgical repair of nasal septal perforations (experimental study). J Invest Surg. 2003 Jul-Aug;16(4):209-17.
13. Stoor P, Grénman R. Bioactive glass and turbinate flaps in the repair of nasal septal perforations. Ann Otol Rhinol Laryngol. 2004 Aug;113(8):655-61.
14. Greywoode J, Hamilton J, Malhotra PS, Saad AA, Pribitkin EA. Repair of nasal septal perforation with porcine small intestinal submucosa xenograft [Internet]; 2012. Disponível em: https://jdc.jefferson.edu/otofp/23/
15. Sapmaz E, Toplu Y, Somuk BT. A new classification for septal perforation and effects of treatment methods on quality of life. Braz J Otorhinolaryngol. 2019 Nov-Dec;85(6):716-23.
16. Fermin JM, Bui R, McCoul E, Alt J, Avila-Quintero VJ, Chang BA, et al. Surgical repair of nasal septal perforations: A systematic review and meta-analysis. Int Forum Allergy Rhinol. 2022 Sep;12(9):1104-19.
17. Mariño-Sánchez F, Santamaría-Gadea A, Vaca M. Technique to Repair a Septal Perforation Endoscopically with a Greater Palatine Artery Pedicled Flap. Facial Plast Surg Aesthet Med. 2020;22(4):301-3.
18. Santamaría-Gadea A, Mariño-Sánchez F, Arana-Fernández B, Mullol J, Alobid I. Innovative Surgical Techniques for Nasal Septal Perforations: Management and Treatment. Curr Allergy Asthma Rep. 2021;21(3):17. Published 2021 Mar 5.
19. Alobid I, Santamaría-Gadea A, Mariño-Sánchez F. Endoscopic "racket-on-donut" technique for large anterior nasoseptal perforations. Laryngoscope. 2024 Jan;134(1):143-7.
20. Pignatari S, Nogueira JF, Stamm AC. Endoscopic "crossover flap" technique for nasal septal perforations. Otolaryngol Head Neck Surg. 2010 Jan;142(1):132-134.e1.
21. Pereira C, Santamaría A, Langdon C, López-Chacón M, Hernández Rodríguez J, Alobid I. Nasoseptal perforation: from etiology to treatment. Curr Allergy Asthma Rep. 2018 Feb 5;18(1):5.
22. Alobid I, Mason E, Solares CA, Prevedello D, Enseñat J, De Notaris M, et al. Pedicled lateral nasal wall flap for the reconstruction of the nasal septum perforation. A radio-anatomical study. Rhinology. 2015;53(3):235-41.
23. Teymoortash A, Werner JA. Repair of nasal septal perforation using a simple unilateral inferior meatal mucosal flap. J Plast Reconstr Aesthet Surg. 2009 Oct;62(10):1261-4.
24. Alobid I, Langdon C, López-Chacon M, Enseñat J, Carrau R, Bernal-Sprekelsen M, et al. Total septal perforation repair with a pericranial flap: Radio-anatomical and clinical findings. Laryngoscope. 2018 Jun;128(6):1320-7.
25. Ribeiro JS, da Silva GS. Technical advances in the correction of septal perforation associated with closed rhinoplasty. Arch Facial Plast Surg. 2007 Sep-Oct;9(5):321-7.
26. Hadad G, Bassagasteguy L, Carrau RL, Mataza JC, Kassam A, Snyderman CH, et al. A novel reconstructive technique after endoscopic expanded endonasal approaches: vascular pedicle nasoseptal flap. Laryngoscope. 2006;116:1882-6.
27. Kridel RW, Foda H, Lunde KC. Septal perforation repair with acellular human dermal allograft. Arch Otolaryngol Head Neck Surg. 1998 Jan;124(1):73-8.
28. Conrad DJ, Zhang H, Côté DWJ. Acellular human dermal allograft as a graft for nasal septal perforation reconstruction. Plast Reconstr Surg. 2018 Jun;141(6):1517-24.
29. Stoor P, Grénman R. Bioactive glass and turbinate flaps in the repair of nasal septal perforations. Ann Otol Rhinol Laryngol. 2004 Aug;113(8):655-61.
30. Morse J, Harris J, Owen S, Sowder J, Stephan S. Outcomes of nasal septal perforation repair using combined temporoparietal fascia graft and polydioxanone plate construct. JAMA Facial Plast Surg. 2019 Jul 1;21(4):319-26.

CAPÍTULO 30

GRANULOMATOSES NASOSSINUSAIS

Carolina Cincurá Barreto ▪ Clara Mônica Figueredo de Lima
Renata Ribeiro de Mendonça Pilan

INTRODUÇÃO

As granulomatoses nasais são doenças inflamatórias crônicas cuja principal característica histológica é a formação de granulomas, acometendo o nariz e os seios paranasais. O granuloma geralmente é uma lesão focal em que se encontra uma concentração de macrófagos, transformados em células epitelioides, rodeados por linfócitos (Fig. 30-1). O granuloma pode formar-se como uma reação de defesa do organismo à presença de um corpo estranho ou um agente de baixa virulência e grande resistência. Esse processo inflamatório pode evoluir para uma reabsorção completa ou para uma fibrose que estabiliza ou se torna tão intensa, podendo ser a principal responsável pela disfunção orgânica.

CLASSIFICAÇÃO

De acordo com a etiologia, as granulomatoses nasais podem ser divididas em:

A) Infecciosa:
- Bacterianas: actinomicose, hanseníase, rinoscleroma, sífilis e tuberculose.
- Fúngicas: histoplasmose, paracoccidioidomicose e rinosporidiose.
- Parasitária: leishmaniose.

B) Autoimune:
- Granulomatose com poliangeíte (GPA).
- Granulomatose eosinofílica com poliangeíte (GEPA).
- Lúpus eritematoso sistêmico.
- Policondrite recorrente.

C) Desconchecida:
- Sarcoidose.

D) Induzida por trauma:
- Granuloma por uso de cocaína.

MANIFESTAÇÕES CLÍNICAS

As manifestações clínicas das granulomatoses são inespecíficas. Os achados mais comuns são obstrução nasal, formação de crostas, rinorreia e epistaxe. Ao exame físico, podemos encontrar irregularidades da mucosa, granulações e ulcerações, podendo evoluir para perfuração septal e destruição da pirâmide nasal em alguns casos. Não existem achados patognomônicos de uma patologia específica, mas alguns achados

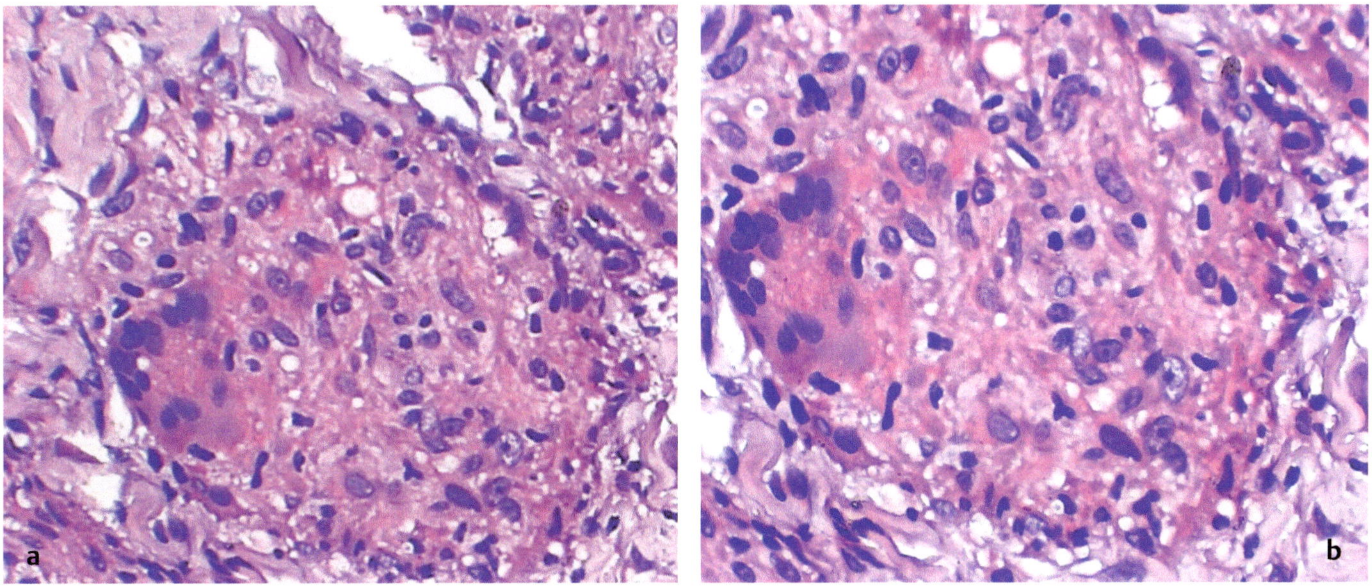

Fig. 30-1. Coloração hematoxilina-eosina 20× (a) e 40× (b) evidenciando granuloma composto por macrófagos epitelioides e célula gigante multinucleada.

podem direcionar o diagnóstico. A ponta nasal arroxeada e nódulos amarelados submucosos podem sugerir sarcoidose, enquanto perfuração septal é mais frequente na GPA, abuso de cocaína e nos casos mais severos de leishmaniose mucosa.

DIAGNÓSTICO

Muitas vezes o diagnóstico das granulomatoses nasais é difícil. Uma adequada história clínica associada ao exame físico ajuda a guiar o diagnóstico. A biópsia é fundamental durante a investigação etiológica e deve ser feita no local adequado da lesão, tendo o cuidado para remover as crostas antes de realizar a biópsia da mucosa ou tecido subjacente. Muitas dessas patologias apresentam envolvimento de outros órgãos, como acometimento ocular, renal, articular ou pulmonar. Por isso, a investigação desses pacientes precisa ser sistêmica.[1]

GRANULOMATOSES INFECCIOSAS BACTERIANAS

Actinomicose

A actinomicose é uma infecção rara, causada por bactérias anaeróbias, cujo agente etiológico mais frequente é o *Actinomyces israelii*. Esse microrganismo tem a cavidade oral como seu reservatório natural. Como apresentam baixa virulência, requerem uma lesão na integridade das membranas e tecido desvitalizado para invadir tecidos profundos e causar doenças.[2]

O quadro clínico mais frequente é o comprometimento da região cervicofacial, chegando a 50-70% dos casos. Ocorre com mais frequência na faixa etária entre 15 e 35 anos e no sexo masculino. A infecção típica ocorre em seguida à cirurgia oral ou em pacientes com má higiene oral. A actinomicose cervicofacial é caracterizada no estágio inicial por dor e tumefação nodular de consistência dura dos tecidos moles da região perimandibular. O acometimento do nariz e das cavidades paranasais é raro. Geralmente decorre de lesões na mucosa oral do palato ou de infecções de dentes da maxila, levando a rinossinusites crônicas, necrose de maxila e outras estruturas da cavidade nasal, fístula oroantral e deformidades externas do nariz.[2,3]

O diagnóstico pode ser sugerido pelo exame histopatológico. As lesões podem conter os grânulos de "enxofre". Essa nomenclatura foi concebida por sua coloração amarelada. Os grânulos são massas arredondadas formadas por (filamentos ramificados de *Actinomyces*). Culturas em meios anaeróbios seletivos confirmam o diagnóstico.[4]

O tratamento é com penicilina G endovenosa, 12 a 24 milhões de unidades por dia (em infusão contínua ou divididas em 6 vezes/dia), durante 1 a 2 semanas, continuado por via oral (penicilina, amoxicilina, doxiciclina ou tetraciclina) por 6 a 12 meses. Drenagem cirúrgica, desbridamento de tecidos necróticos e exérese de trajetos fistulosos podem ser necessários em alguns casos.[2-4]

Hanseníase

Causada pelo *Mycobacterium leprae*, a hanseníase é uma doença infectocontagiosa, de caráter crônico e evolução insidiosa. Apresenta distribuição mundial, endêmica em países como Índia, Nepal, Congo e Brasil. O Brasil ocupa a segunda posição do mundo entre os países que registram casos novos, sendo considerado importante problema de saúde pública no país.[5]

Seus sinais e sintomas mais frequentes são manchas e áreas da pele com diminuição de sensibilidade térmica, tátil e dolorosa, que podem estar em qualquer parte do corpo, em decorrência da lesão neural. O nariz é um dos principais órgãos acometidos pela hanseníase, afetado severamente e no início da doença, muitas vezes antes de manifestações na pele ou nervos. O muco nasal é considerado o principal fator na transmissão e disseminação da infecção. A mucosa nasal é considerada a principal porta de entrada e saída para *M. leprae*, por ser facilmente vulnerável e oferecer livre acesso aos bacilos.[6]

O ambiente social parece ter importância na transmissão da doença, sendo o grupo mais suscetível nas classes sociais mais pobres. Pode acometer ambos os sexos, encontrando-se em maior número entre homens. A transmissão ocorre por contágio direto, por meio de contato prolongado (2 a 5 anos) com pacientes multibacilíferos não tratados.[7]

A hanseníase possui quatro formas principais de apresentação clínica que ocorrem de acordo com a resposta imune do hospedeiro: forma tuberculoide (HT), *virchowiana* (HV), dimorfa (HD) e indeterminada (HI). Acredita-se que 95% dos pacientes MHV (*hanseniase virchowiana*) terão envolvimento nasal precoce. No estágio de invasão bacilar, observam-se muitas células produtoras de muco, edema e aumento da vascularização da submucosa infiltrada por plasmócitos e linfócitos. Esta grande quantidade de muco explicaria a congestão nasal e rinorreia características neste estágio inicial. Posteriormente, no estágio de proliferação, ocorre uma exacerbação dos achados anteriores, conferindo à mucosa aspecto granuloso; neste estágio, a presença de macrófagos no infiltrado inflamatório é predominante. O estágio a seguir é o de destruição e ulceração da mucosa, com infiltrado inflamatório constituído por macrófagos com numerosos bacilos, além de linfócitos e plasmócitos. Já o último estágio, o de resolução e fibrose, a fibrose é marcante e raramente são encontrados bacilos.[7,8] Na fase atrófica o paciente pode apresentar perfuração septal com formação do nariz em sela (Fig. 30-2).

O diagnóstico da hanseníase deve ser feito por uma combinação de uma adequada anamnese, exame dermatoneurológico e exames complementares. Realiza-se exame baciloscópico do esfregaço dérmico de todos os pacientes com suspeita clínica. Os sítios de coleta de material são áreas com alterações da sensibilidade ou lesões ativas. Não existindo lesões ou áreas dormentes, a coleta é realizada nos dois lóbulos auriculares e

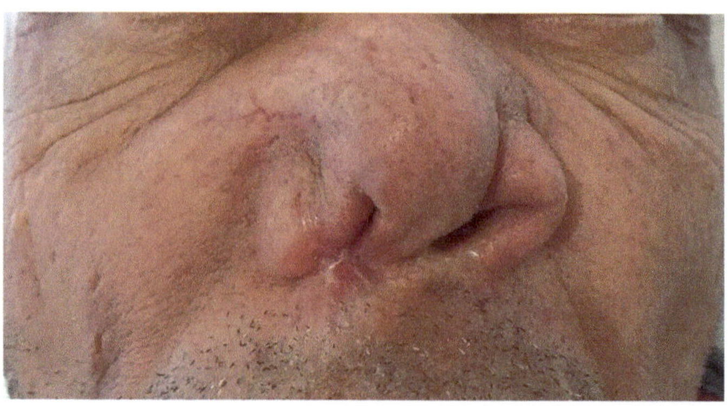

Fig. 30-2. Paciente portador de hanseníase *virchowiana* apresentando nariz em sela, estenose cicatricial da fossa nasal direita e madarose.

nos dois cotovelos, utilizando-se, posteriormente, a coloração de Ziehl-Neelsen. O exame histopatológico tem grande valia na confirmação diagnóstica. Para o diagnóstico na mucosa nasal o método de amplificação do DNA pela técnica da PCR parece ser o mais específico e sensível para a detecção do bacilo nesta região.[9,10]

O tratamento é feito com rifampicina, dapsona e clofazimina. O tempo do tratamento depende da forma clínica da doença e varia de 6 meses para as formas paucibacilares a 1 ano para as multibacilares. Após 2 semanas do início do tratamento, o paciente deixa de ser infectante. Trata-se de uma doença de notificação compulsória. As deformidades nasais podem ser tratadas cirurgicamente após em média 2 anos de cura da doença.[10]

Rinoscleroma

Rinoscleroma é uma infecção crônica granulomatosa, lentamente progressiva, que afeta o nariz e os seios paranasais em 95% dos casos. É uma doença rara, podendo ser assintomática por vários anos. O rinoscleroma acomete principalmente adultos jovens na terceira e quartas décadas de vida (85% dos casos), com predominância no sexo feminino (60%). O nariz é a estrutura comprometida com maior frequência, evoluindo com deformidades da pirâmide nasal causadas pelas lesões granulomatosas. Eventualmente, estende-se para laringe, nasofaringe, cavidade oral e cavidades paranasais e, em menor frequência, para lábios, traqueia e brônquios. O agente etiológico é *Klebsiella rhinoscleromatis*.[1,11]

Apresenta três fases evolutivas:

- *Catarral:* rinorreia, crostas e obstrução nasal, podendo durar semanas ou meses.
- *Granulomatosa:* nódulos e lesões infiltrativas; no nariz podem causar alargamento da pirâmide nasal e destruição do septo.
- *Cicatricial:* estenose do vestíbulo do nariz e da laringe.

Ao exame físico nasal podem ser encontradas grandes massas nodulares ou pólipos, às vezes confundidas com tumores malignos. Acometimento do antro maxilar é frequente.

A identificação do bacilo pode ser feita pela coloração de Warthin-Starry e a cultura para isolar o agente em meio de ágar MacConkey.[11]

Atualmente a rifampicina e fluoroquinolonas são os antibióticos mais utilizados, com duração do tratamento variando de 6 semanas a 6 meses. A cirurgia deve ser considerada em pacientes com lesões fibroescleróticas nasais ou laríngeas, visando restaurar a permeabilidade das vias aéreas.[11-13]

Sífilis

A sífilis é uma infecção bacteriana sistêmica causada pela espiroqueta *Treponema pallidum*. A doença é transmitida, habitualmente, por contato sexual, mas a contaminação também pode ser por qualquer contato próximo com a lesão sifilítica, por via transplacentária, transfusional ou acidental.

A sífilis é dividida em três estágios: primário, secundário e terciário. As manifestações da sífilis na mucosa da cabeça e pescoço podem ser observadas em todas as 3 etapas (Fig. 30-3).[14,15]

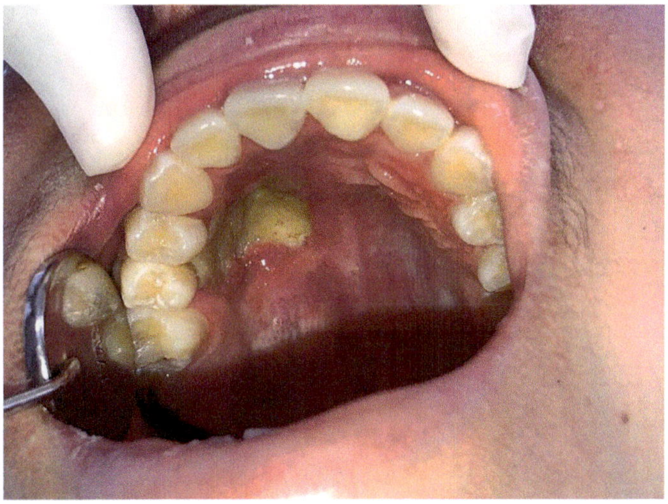

Fig. 30-3. Paciente com sífilis e ulceração em palato.

- *Sífilis primária:* cancro no local de entrada do parasita – lesão ulcerada, com bordos elevados, indolor, acompanhada de linfadenopatia local dolorosa. Surge, em média, 21 dias após a inoculação. Essa lesão ulcerosa altamente infecciosa persiste por 2 a 6 semanas e evolui para cicatrização espontânea.
- *Sífilis secundária:* os pacientes progridem para esse estágio em 2 a 12 semanas após o aparecimento do cancro. Lesões disseminadas, muitas vezes uma erupção cutânea não pruriginosa no tronco e nas extremidades, e sintomas sistêmicos de mal-estar, perda de peso, *rash* cutâneo, alopecia, linfadenopatia e febre indicam progressão para o segundo estágio da infecção.
- *Sífilis terciária:* aparece muitos anos depois nos casos de sífilis não tratada. Caracterizada pela formação de gomas sifilíticas, lesões com bordas elevadas e centro amolecido que acometem principalmente o sistema neurológico e cardiovascular. Cerca de 30% dos pacientes não tratados evoluem para esta fase. As lesões destrutivas em diferentes órgãos podem ocorrer até 25 anos após a exposição inicial.

Na sífilis congênita, as crianças apresentam dentes de Hutchinson, incisivos centrais superiores espaçados e com entalhe central, "molares em amora" (ao sexto ano, os molares ainda têm suas raízes malformadas), deformidade do nariz em sela, rinite persistente, maxilares subdesenvolvidos, surdez, ceratite intersticial, bossa frontal, hepatomegalia, esplenomegalia, anemia e linfonodomegalia.

Os exames sorológicos são úteis no diagnóstico. Entre os inespecíficos destaca-se o VDRL (*Venereal Disease Research Laboratory*), podendo ser usado como *screening* ou ainda como controle terapêutico após 30 dias. O VDRL se torna positivo mais tardiamente na sífilis primária, porém na secundária a chance de ser positivo é de 99%. Após o tratamento da doença, o VDRL deve se normalizar de 12 meses (primária) a 24 meses (secundária). Quando usado como controle, o aumento dos títulos em quatro vezes ou mais após o tratamento indica a necessidade de novo tratamento.[16,17]

O FTAbs (*fluorescent treponemal antibody absorption*) é específico, contudo, positiva-se apenas a partir da terceira semana de infecção e mantém-se positivo por toda a vida. Outras ferramentas diagnósticas são: pesquisa direta em campo escuro, que identifica o *T. Pallidum* no cancro duro e em lesões secundárias e o anatomopatológico com coloração pela prata ou imunofluorescência.[4,16,17]

O tratamento com penicilina continua sendo o padrão ouro para tratamento da sífilis e depende da forma clínica:[17]

- *Sífilis primária:* penicilina benzatina, 2,4 milhões UI, via intramuscular, dose única.
- *Sífilis recente secundária e latente:* penicilina benzatina, 2,4 milhões UI, via intramuscular, repetida após 1 semana.
- *Sífilis terciária:* penicilina benzatina, 2,4 milhões UI, intramuscular, semanal, por 3 semanas. Dose total de 7,2 milhões UI, ou penicilina por via venosa a cada 4 horas, por 2 semanas. Indivíduos alérgicos podem ser tratados com tetraciclina, doxiciclina, eritromicina ou ceftriaxona por 15 dias.

Tuberculose

A tuberculose (TB) é uma importante doença infecto-contagiosa crônica, causada pelo *Mycobacterium tuberculosis*. Trata-se da causa mais comum de mortalidade por doença infecciosa no mundo. Aproximadamente 23% da população mundial está infectada com bactérias da TB e 5 a 15% terão sintomas relacionados com a patologia ao longo da vida. A incidência é maior no sexo feminino e em pessoas de meia-idade e idosos.[18]

Os sinais e sintomas clínicos mais frequentes são: anorexia, fadiga, perda de peso, dores torácicas, febre e, em certos casos, hemoptise e derrame pleural. As queixas otorrinolaringológicas que chamam atenção para o diagnóstico de tuberculose são de tosse, disfonia, disfagia/odinofagia e dispneia.

Em relação ao acometimento nasal, é de ocorrência rara e em geral é secundária a TB pulmonar (Fig. 30-4). O sintoma mais referido é a obstrução nasal acompanhada de episódios de epistaxe e rinorreia mucopurulenta. Classicamente a doença é primeira vista como tumoração septal rósea/púrpura ou como infiltração da mucosa com ulceração superficial sangrante ao toque. Pode ocorrer acometimento da pele da face e do ducto lacrimal. Envolvimento da pirâmide óssea é raro. Se não tratada evolui com destruição da maxila e etmoide, com extensão orbitária e intracraniana.[19]

A avaliação diagnóstica com propedêutica armada inicia-se com radiografia de tórax, cultura de escarro e a intradermorreação com *Purified Protein Derivate* (PPD), cuja pápula maior que 10 mm sugere infecção ativa. Este teste é importante na triagem inicial e apresenta 90% de positividade. Sorologia anti-HIV é também fundamental em pacientes com manifestações extrapulmonares (associação de 9,7%).

Pacientes com baciloscopia negativa podem ser diagnosticados se radiografia de tórax (RXT) mostrar anormalidades consistentes com TB pulmonar ativa. Já nos casos de TB extrapulmonar, o diagnóstico é baseado em pelo menos uma amostra com *M. tuberculosis* confirmado ou histológico sugestiva.[20]

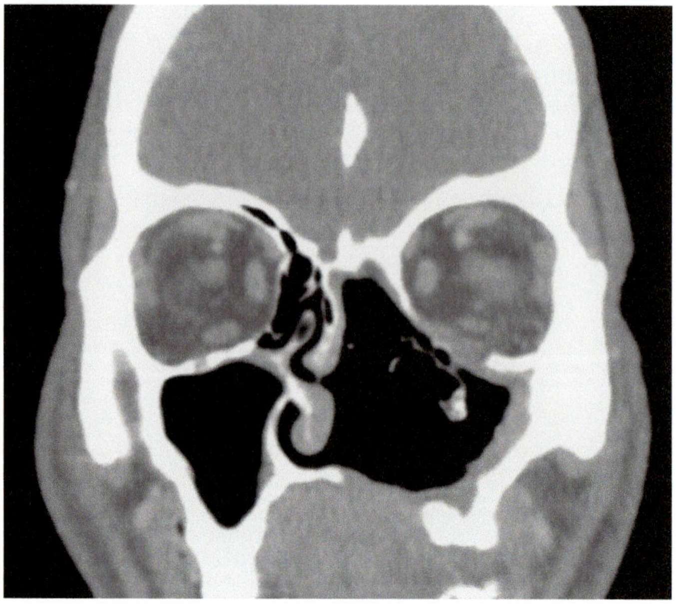

Fig. 30-4. Tomografia computadorizada dos seios paranasais de um paciente com tuberculose e HIV, evidenciando acometimento nasossinusal.

Tanto lesões nasais, como laríngeas, devem ser biopsiadas. O histopatológico evidencia granulomas caseosos de células gigantes, com BAAR. O achado histopatológico sugestivo é a presença de infiltrado inflamatório granulomatoso juntamente com células gigantes de Langhans e necrose caseosa. Tanto o isolamento de bacilos acidorresistentes quanto a cultura de *M. tuberculosis* podem ser encontrados, porém, são de alta dificuldade.[21]

O tratamento da TB nasal é semelhante ao tratamento da TB pulmonar clássica. Atualmente, no Brasil, o Ministério da Saúde recomenda para os casos novos em adultos e adolescentes (> 10 anos), a rifampicina, isoniazida, pirazinamida e etambutol por 2 meses, seguido da rifampicina e isoniazida por mais 4 meses. Deve-se fazer a notificação compulsória da doença.[22]

GRANULOMATOSES INFECCIOSAS FÚNGICAS

Histoplasmose

A histoplasmose é uma micose sistêmica profunda associada que acomete principalmente pacientes imunocomprometidos, especialmente indivíduos com imunodeficiência celular. O *Histoplasma capsulatum* é um fungo dimórfico em cavernas habitadas por morcegos ou regiões ricas em pombos ou galinheiros. A infecção humana acontece pela inalação dos esporos do fungo. A doença é endêmica nos Estados Unidos, África, Sudeste Asiático e na América do Sul, incluindo o Brasil. Na maioria dos casos a infecção é subclínica (90%). O envolvimento da cabeça e pescoço geralmente ocorre como parte da micose disseminada em pacientes imunodeprimidos. Na região de cabeça e pescoço, os locais mais comuns envolvidos são a cavidade oral, a faringe e a laringe. O acometimento do nariz é raro, sendo secundário a uma lesão mucocutânea destrutiva. Especialmente em áreas não endêmicas, podemos ter um dilema diagnóstico, visto que apresentação clínica pode simular outras doenças infecciosas, inflamatórias e neoplásicas.[19,23,24]

A alta suspeição clínica é fundamental para um diagnóstico definitivo em tempo hábil, resultando em um tratamento curativo, com redução das sequelas e da fatalidade da doença disseminada progressiva. O diagnóstico é feito através da identificação das leveduras nos macrófagos, sendo a coloração de de Grocott-Gomori a mais empregada. Essa visualização pode ser feita em amostras de expectoração ou biópsia dos tecidos acometidos. A cultura em meio de Saborraud do sangue, escarro ou de fragmentos das lesões também confirma o diagnóstico. Sorologia e radiografia de tórax são úteis.[23]

O tratamento para os casos mais graves e disseminados deve ser feito com anfotericina B. Outros antifúngicos como o cetoconazol, fluconazol ou itraconazol podem ser utilizados em casos selecionados mais brandos.[19,23]

Paracoccidioidomicose

A PCM é uma micose tropical negligenciada, causada pelo fungo dimórfico *Paracoccidioides brasiliensis* de grande importância nos países latino-americanos, afetando, principalmente, os trabalhadores rurais. No Brasil, a maior incidência é nos Estados de São Paulo, Rio de Janeiro e Minas Gerais.[25]

A infecção é ocasionada pela inalação dos esporos e costuma acontecer nas duas primeiras décadas de vida, com o pico de incidência entre 10 e 20 anos de idade. A evolução para doença é incomum nessas décadas, ocorrendo mais em adultos entre 30 e 50 anos, como reativação de foco endógeno latente e depende de fatores relacionados tanto com o agente infeccioso quanto com o hospedeiro. A maioria dos casos de paracoccidioidomicose acomete indivíduos do sexo masculino, fumantes e etilistas crônicos, cujas condições de higiene, nutricionais e socioeconômicas são precárias.

Os principais sintomas são disfonia, odinofagia, disfagia e dispneia. As lesões mucosas podem ser dolorosas. São comuns o amolecimento dentário e a presença de lesões periodontais. Os estudos revelam que habitualmente mais de um sítio está acometido, sendo o sítio de maior acometimento a laringe, seguida pela orofaringe, hipofaringe e cavidade oral. Na cavidade oral as lesões são encontradas com maior frequência no palato duro e região gengival superior, sendo notada sua presença em regiões contíguas. Na orofaringe predomina o envolvimento do palato mole, muitas vezes seguido pelo pilar amigdaliano e paredes laterais. Na laringe, as lesões são encontradas mais frequentemente na banda ventricular, cordas vocais e aritenoides. As lesões apresentam morfologias bastante variadas. A estomatite moriforme é uma lesão de evolução lenta com um fundo granuloso fino, semelhante a uma amora (Fig. 30-5). Essa lesão é a mais comum em a cavidade oral e, apesar de não ser patognomônica, sua presença é altamente sugestiva de PCM.[25,26]

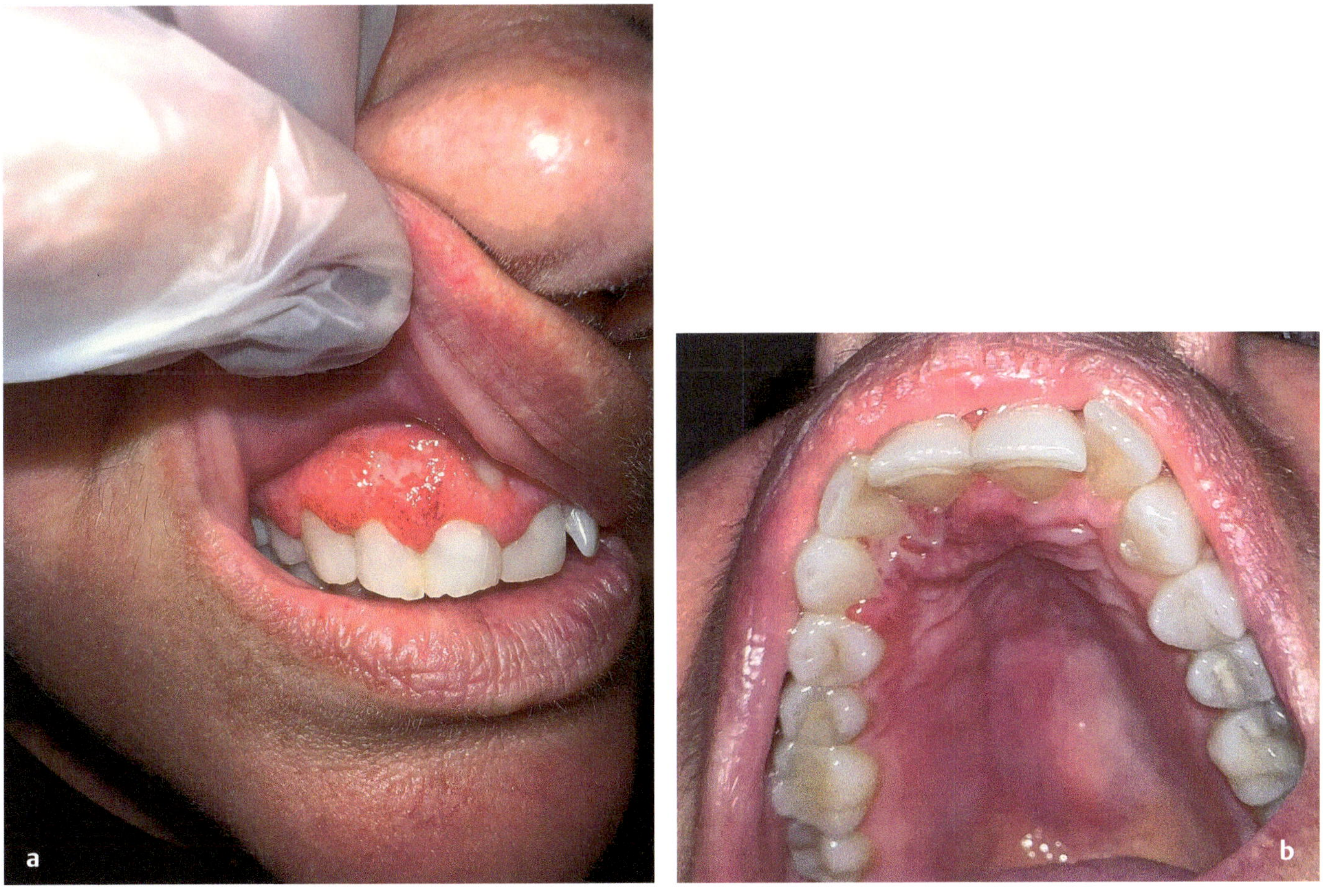

Fig. 30-5. (a, b) Infiltrado granulomatoso moriforme em rebordo gengival superior. (Imagens cedidas por Luciana Ramalho.)

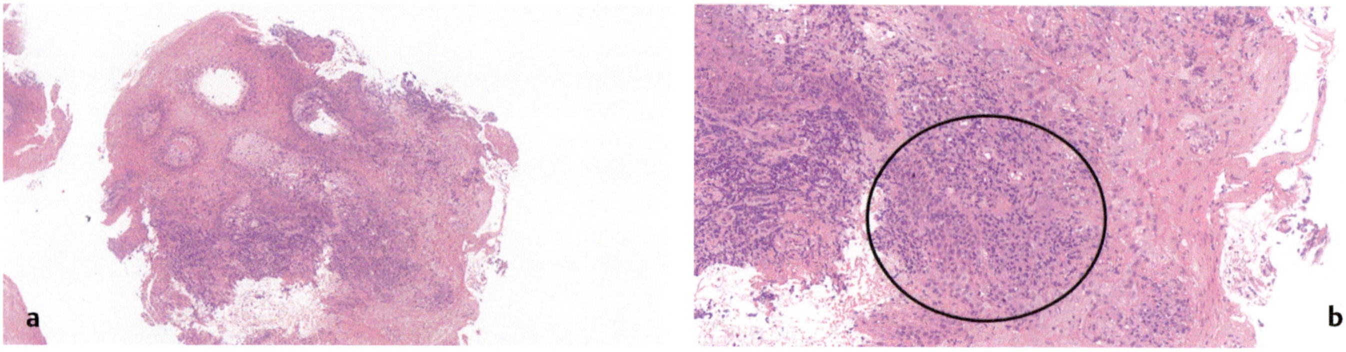

Fig. 30-6. Histopatologia pela hematoxilina-eosina: (a) pequeno aumento e (b) grande aumento; círculo evidenciando inflamação granulomatosa.

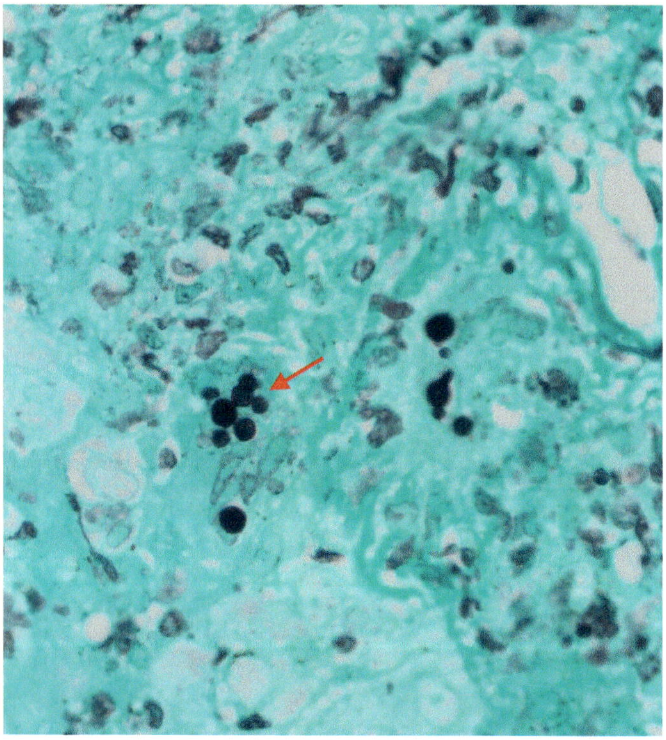

Fig. 30-7. Histopatologia por Grocott em grande aumento com seta evidenciando fungo de aspecto Mickey Mouse, caracterizando o *P. brasiliensis*.

O diagnóstico da PCM é feito através da microscopia direta baseada em cultura, com exames químicos e imunológicos complementares. O achado direto do fungo em aspecto de "roda de leme" ou com aspecto "Mickey Mouse", caracterizando o *P. brasiliensis* em exame de citologia ou histopatologia, confirma o diagnóstico (Figs. 30-6 e 30-7). A cultura microbiana em meio de Saborraud também fecha diagnóstico. Exames indiretos como reação de precipitação, reação de fixação de complemento, eletroforese de proteínas e intradermorreação com a paracoccidioidina também podem ser realizados.[27]

Mesmo depois tratamento adequado, pode haver recidivas, que geralmente ocorrem 5 anos após o final do tratamento. A droga de escolha para o tratamento da doença é o itraconazol (200 mg/dia, por 6 meses). A anfotericina B (1 a 1,5 mg/kg, em dias alternados, até dose total de 1 a 2 g) deve ser usada em casos mais graves.[25]

Rinosporidiose

A rinosporidiose é uma doença granulomatosa crônica causada pelo *Rhinosporidium seeberi*. É uma infecção, geralmente indolor, que acomete as mucosas do nariz e seios paranasais, orofaringe, conjuntiva, uretra e reto. É endêmica na Índia e no Sri Lanka, embora também ocorra em outras partes do mundo, incluindo África e América do Sul. É transmitido aos seres humanos a partir de animais (gatos, cavalos pastando livremente) ou possivelmente fômites, identificados em águas ou solos contaminados por resíduos. Homens são mais afetados, com pico de incidência entre 30 e 40 anos.[28]

Os sintomas comuns são inespecíficos e incluem obstrução nasal, epistaxe e rinorreia. As lesões formam clinicamente massas polipoides únicas ou múltiplas, friáveis, de coloração vermelha a rosada, com frequência confundidas clinicamente com neoplasia. Exame histopatológico evidencia múltiplos esporângios de paredes espessas em vários estágios de maturação, cercada por inflamação densa. Pode haver hiperplasia superficial sobrejacente (hiperplasia pseudoepiteliomatosa). As paredes do cisto são espessas e birrefringentes, coradas com hematoxilina e eosina (profundamente magenta), coloração de prata metenamina de Grocott Gomori (GMS), ácido periódico digerido – Schiff e mucicarmina de Mayer. Os esporângios estão abaixo da superfície, não dentro do epitélio. O diagnóstico diferencial clínico e anatomopatológico inclui papiloma escamoso e outras granulomatoses.[29]

O tratamento cirúrgico é a base da terapia, mas há uma taxa de recorrência de 10%. Embora a dapsona possa ser útil, os antibióticos são habitualmente ineficazes.[28]

GRANULOMATOSES INFECCIOSAS FÚNGICAS

Leishmaniose Mucosa

As leishmanioses são antropozoonoses causadas por protozoários do gênero *Leishmania* com grande impacto na saúde pública, principalmente em países em desenvolvimento. A *Leishmania* é transmitida pela picada de fêmeas de flebotomíneos, pertencentes aos gêneros *Phlebotomus*, no Velho Mundo e Lutzomyia no Novo Mundo.[30]

A leishmaniose tegumentar americana (LTA) pode acometer pele e mucosas, sendo que suas diferentes formas clínicas se manifestam na dependência da espécie da *Leishmania* envolvida, da interação parasito-hospedeiro e do vetor. Existem quatro principais tipos de manifestações da LTA: leishmaniose cutânea (LC), leishmaniose mucosa (LM), leishmaniose disseminada (LD) e leishmaniose cutânea difusa (LCD). No Brasil, o principal agente etiológico da LTA é a *Leishmania braziliensis*. A faixa etária mais acometida são os maiores de 10 anos (aproximadamente 90% dos casos), os indivíduos do sexo masculino representaram 60% dos casos e a forma mucosa gira em torno de 4,71% do total de casos de LTA registrado.[31-33]

A leishmaniose mucosa (LM) é uma forma agressiva de apresentação da LTA, podendo cursar com importante deformidade facial e repercussões funcionais, como alteração da deglutição, fonação e até mesmo respiração. A LM clássica manifesta-se habitualmente secundária a lesões cutâneas, ocorrendo meses ou até mesmo anos após uma lesão cutânea primária, ou concomitante a ela. A maioria dos pacientes com LC (90%) que evoluem para LM desenvolve as lesões mucosas dentro de 10 anos. Destes, 50% ocorrem nos primeiros 2 anos após a cicatrização das lesões cutâneas. As lesões mucosas ocorrem por contiguidade às lesões cutâneas, ou possivelmente através de disseminação hematogênica ou linfática.[34-36]

A LM acomete, principalmente, a mucosa nasal (90% dos pacientes), seguido da mucosa faríngea, laringe e boca (Figs. 30-8 a 30-10). Outros sítios mais raros de envolvimento mucoso são olhos e os órgãos genitais. O acometimento da mucosa nasal ocorre preferencialmente na região cartilaginosa do septo nasal e nas porções mais anteriores das fossas nasais, como o vestíbulo, as conchas inferiores e, por contiguidade, o próprio assoalho nasal. A gravidade do acometimento mucoso pode variar desde lesões mais superficiais com edema e nodulações, até lesões mais graves com infiltração e destruição da pirâmide nasal. Em 2012, Lessa *et al.* propuseram um estadiamento clínico na LM, permitindo a classificação do envolvimento da mucosa nasal na leishmaniose em 5 estágios (I-V) (Fig. 30-11):[37]

- *Estágio I:* envolvimento mucoso superficial, com nodulações sem ulceração.
- *Estágio II:* granulações finais e/ou ulcerações superficiais
- *Estágio III:* granulações grosseiras com ulceração profunda.
- *Estágio IV:* acometimento mucoso mais profundo culminando com a perfuração septal. Esse estágio pode ser ativo ou inativo a depender da presença da doença mucosa em atividade.
- *Estágio V:* importante comprometimento com deformidade da estrutura externa da pirâmide nasal. Esse estágio também pode ser ativo ou inativo, a depender da presença da doença mucosa em atividade.

O diagnóstico da leishmaniose é baseado em dados epidemiológicos, exame clínico e resultados de exames laboratoriais. O diagnóstico parasitológico pode ser realizado através

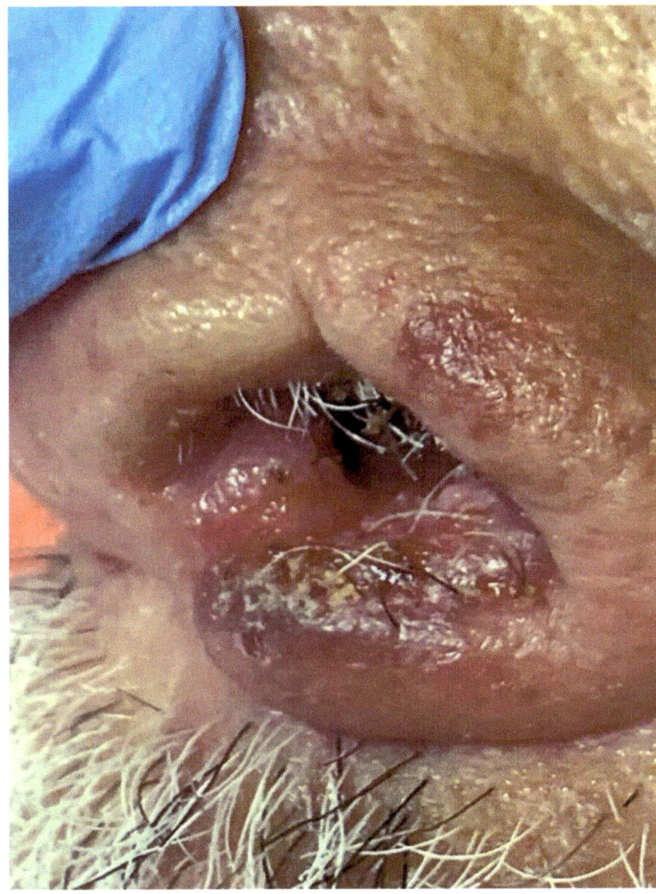

Fig. 30-9. Lesão cutâneo-mucosa ulcerada em vestíbulo nasal esquerdo.

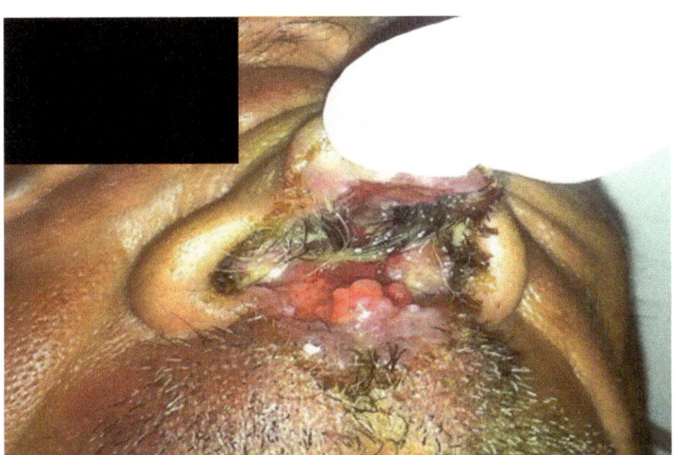

Fig. 30-8. Intenso infiltrado granulomatoso na região anterior no nariz, destruindo septo e columela.

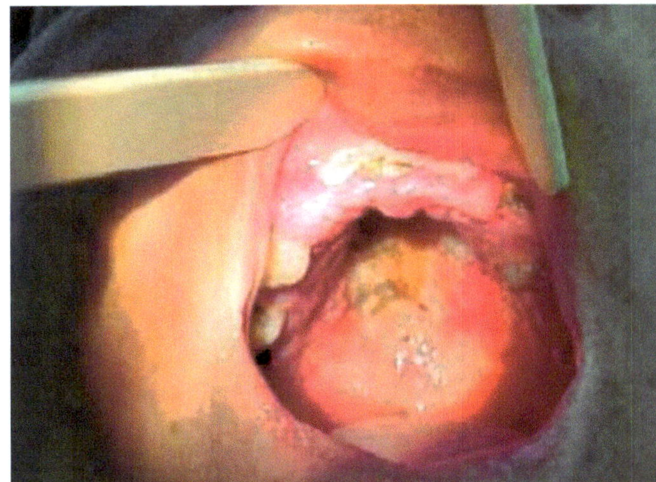

Fig. 30-10. Paciente com acometimento granulomatoso em rebordo gengival superior e palato.

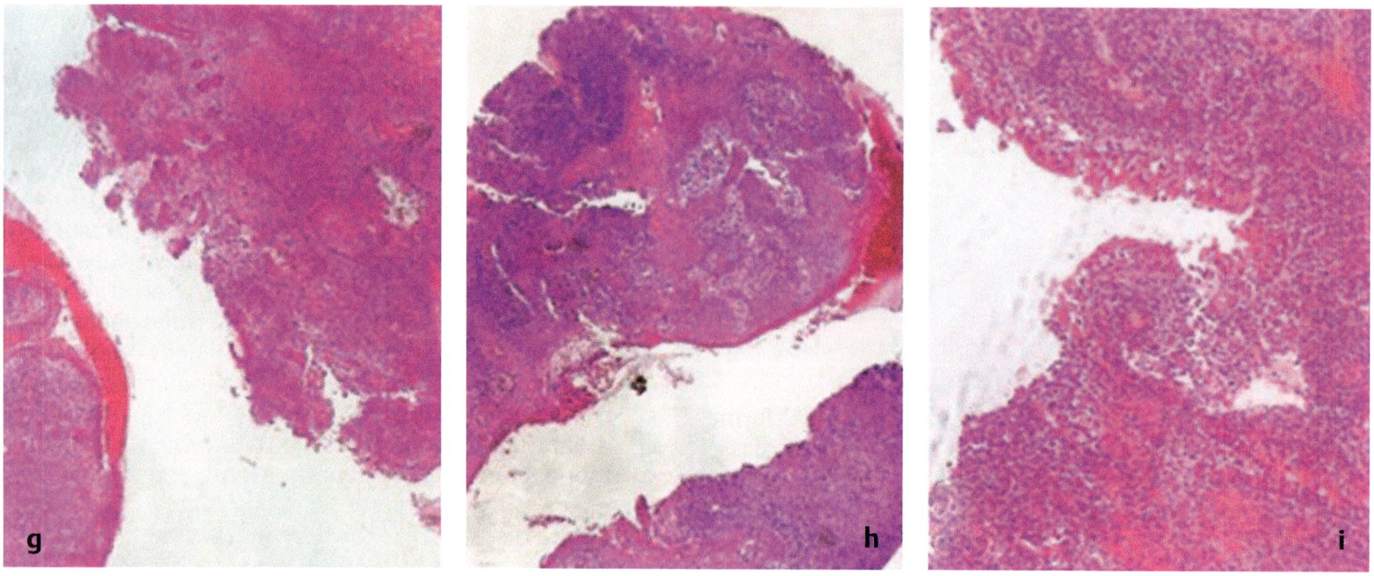

Fig. 30-12. *(Cont.)* (g) 4×, (h) 4× e (i) 10× – pacientes em estágio IV.

Os testes sorológicos detectam anticorpos anti-*Leishmania* circulantes no soro dos pacientes com títulos geralmente baixos. As técnicas de ELISA e a imunofluorescência indireta não são rotineiramente utilizadas devido à variável e relativa baixa sensibilidade e a possibilidade de reação cruzada com outras infecções. As lesões mucosas apresentam títulos mais altos e persistentes que as lesões cutâneas.

O antimonial pentavalente (Glucantime®) é a droga de escolha no Brasil para o tratamento das leishmanioses por *L. braziliensis*. É administrado por via parenteral, endovenosa ou intramuscular, na dose de 20 mg/kg/dia por 30 dias. O antimonial apresenta potenciais efeito cardiotóxico, toxicidade renal e comprometimento osteoarticular. A recomendação atual do Ministério da Saúde é a associação do antimonial à pentoxifilina, na dose de 400 mg, via oral, 8/8 horas, por 30 dias, para pacientes acima de 12 anos. A pentoxifilina é uma droga imunomoduladora e sua associação ao antimonial mostrou melhor eficácia no tratamento, reduzindo tempo de cura e curando pacientes refratários ao antimonial isoladamente.[40-45] A anfotericina B é considerada a melhor opção terapêutica, mas pelo seu alto custo e pela necessidade de administração hospitalar, é considerada droga alternativa no Brasil para os casos de resistência, contraindicação ou intolerância ao antimonial.[31]

O resumo das principais granulomatoses nasais infecciosas estão descritas no Quadro 30-1.

Quadro 30-1. Granulomatoses Nasais Infecciosas

Granulomatoses nasais infecciosas	Epidemiologia	Quadro clínico	Diagnóstico	Tratamento
Actinomicose	▪ *Actinomyces israelii* ▪ 15 a 35 anos, masculino ▪ Infecção após cirurgia oral ou por má higiene oral	▪ Actinomicose cervicofacial: dor, edema duro perimandibular ▪ Acometimento nasal: raro	▪ Grânulos de "enxofre": massas formadas por filamentos de *Actinomyces* ▪ Confirmado por cultura	▪ Antibioticoterapia prolongada (penicilinas) + desbridamento cirúrgico
Hanseníase	▪ *Mycobacterium leprae* ▪ Relação com baixo nível socioeconômico ▪ Contato íntimo e prolongado com bacilíferos	▪ Manchas com redução de sensibilidade (térmica, tátil e dolorosa) ▪ Rinite congestiva, crostas, epistaxe, atrofia da mucosa, perfuração septal, nariz em sela	▪ Avaliação dermatoneurológica ▪ Exame baciloscópico do esfregaço dérmico ▪ PCR no muco e mucosa nasal ▪ Pesquisa de BAAR nas lesões nasais e orais	▪ Rifampicina, dapsona e clofazimina ▪ 6 meses a 1 ano
Sífilis	▪ *Treponema pallidum* ▪ Doença sexualmente transmissível ▪ Transmissão transplacentária, transfusional ou acidental	▪ Sífilis primária: cancro em orofaringe e mucosa nasal ▪ Sífilis secundária: rinite, laringite, faringite ▪ Sífilis terciária: gomas nasais com deformidade nasal, perfuração septal, nariz em sela	▪ Pesquisa do treponema em campo escuro (raspado da lesão) ▪ VDRL ▪ FTA-ABS ▪ AP: coloração pela prata ou imunofluorescência	▪ Penicilina benzatina, 2,4 milhões UI ▪ 1 a 3 doses, a depender da forma

(Continua)

Quadro 30-1. *(Cont.)* Granulomatoses Nasais Infecciosas

Granulomatoses nasais infecciosas	Epidemiologia	Quadro clínico	Diagnóstico	Tratamento
Rinoscleroma	▪ *Klebsiella rhinoscleromatis* ▪ Relação com baixo nível socioeconômico ▪ 30 a 40 anos ▪ Sexo feminino	▪ Fase catarral ▪ Fase granulomatosa ▪ Fase cicatricial	▪ Cultura (Ágar MacConkey) confirma diagnóstico ▪ AP: células de Miculicks (histiócitos vacuolizados)	▪ Antibioticoterapia prolongada (rifampicina ou fluoroquinolonas)
Tuberculose	▪ *Mycobacterium tuberculosis* ▪ Indivíduos com HIV: 10× mais chance de infectar-se	▪ Acometimento nasal secundário à TB pulmonar ▪ Mucosa nasal granulomatosa, sangrante, rinorreia mucopurulenta	▪ PPD ▪ Radiografia de tórax ▪ Escarro com pesquisa BAAR e cultura ▪ AP: granulomas caseosos de células gigantes de Langerhans com BAAR	▪ Rifampicina, isoniazida, pirazinamida e etambutol por 2 meses, seguido da rifampicina e isoniazida por mais 4 meses
Histoplasmose	▪ *Histoplasma capsulatum* ▪ Trabalhadores de galinheiros ou grutas ▪ Homens brancos com mais de 50 anos	▪ Lesões ulceradas na região anterior do septo nasal, perfuração septal, crostas em assoalho nasal e cornetos	▪ Sorologia para histoplasmose ▪ Pesquisa direta do fungo em raspados ou em biópsias das lesões nasais ▪ AP: granuloma com necrose coagulativa ▪ Radiografia de tórax	▪ Anfotericina B
Paracoccidioidomicose	▪ *Paracoccidioides brasiliens* ▪ Trabalhadores rurais ▪ 30 a 60 anos ▪ Sexo masculino	▪ Estomatite moriforme: ulceração com fundo granuloso e avermelhado, com pontilhado hemorrágico e acomete as mucosas nasal, oral e laríngea	▪ Sorologia por imunodifusão dupla ▪ Pesquisa direta do fungo (padrão ouro) e cultura: escarro, aspirado linfonodal, ou raspado das lesões ▪ AP: fungo em aspecto "roda de leme" ou "Orelha de Mickey Mouse"	▪ Itraconazol por 6 meses ▪ Anfotericina B em casos graves
Rinosporidiose	▪ *Rhinosporidium seeberi* ▪ Água ou solo contaminado ▪ 30 a 40 anos ▪ Sexo masculino	▪ Obstrução nasal, epistaxe e rinorreia ▪ Massas polipoides únicas ou múltiplas, friáveis, de coloração avermelhada ▪ Diagnóstico diferencial com neoplasias	▪ AP: múltiplos esporângios cercados por inflamação densa ▪ Hiperplasia pseudoepiteliomatosa	▪ Exérese cirúrgica
Leishmaniose	▪ *Leishmania braziliensis* ▪ Área endêmica ▪ Lesão cutânea prévia ou concomitante: base eritematosa e firme com bordas bem delimitadas e elevadas	▪ Lesões nasais podem variar desde nodulações superficiais até granulações, úlceras profundas, perfuração septal e desabamento da pirâmide nasal	▪ Pesquisa direta do protozoário em aspiração, esfregaços ou biópsias das lesões ▪ Cultura ou PCR ▪ IDRM	▪ Glucantime + pentoxifilina por 30 dias ▪ Anfotericina B casos refratários ou com contraindicação

GRANULOMATOSES NASAIS AUTOIMUNES

Granulomatose com Poliangeíte (GPA)

Granulomatose com poliangeíte (GPA), antigamente chamada granulomatose de Wegener, é uma vasculite caracterizada por granulomas necrotizantes no trato respiratório associada à glomerulonefrite.[46] A etiologia exata da granulomatose com poliangeíte é desconhecida, mas é considerada uma doença autoimune complexa com influência de fatores genéticos, infecciosos e ambientais. Acredita-se que a GPA envolva uma resposta imunológica desregulada, levando a danos aos pequenos vasos sanguíneos, inflamação tecidual e necrose. A ativação anormal de células do sistema imunológico, como neutrófilos, resulta em inflamação crônica e consequentemente formação de granulomas.[47,48]

Em 80% dos pacientes a GPA está associada à positividade do anticorpo anticitoplasma de neutrófilos contra proteinase 3 (ANCA-c), sendo que em 2/3 dos pacientes a alta na titulação do anticorpo tem associação à ativação da doença.[48,49]

Acomete homens e mulheres em igual proporção, todas as raças e idades, sendo a meia-idade a mais comum para início dos sintomas. Sua prevalência na Europa é de 5 casos por 100.000 habitantes.[49]

Em 80 a 95% dos pacientes os sintomas iniciais são manifestações otorrinolaringológicas, por isso a importância em suspeitar da doença para um diagnóstico precoce. "GPA generalizado" geralmente inclui envolvimento renal e pulmonar e sintomas sistêmicos como febre, astenia, anorexia e redução de peso.[49] No trato respiratório inferior, pode ocorrer tosse, dispneia e hemoptise. A inflamação renal é comum e pode resultar em insuficiência renal. Os olhos, pele, articulações e sistema nervoso também podem ser afetados.[50]

Em 25% dos casos os sintomas são apenas nasossinusais, sendo chamada de "GPA limitado ou localizado".[34] Sintomas nasais podem ser muito variáveis, desde uma rinossinusite aguda de difícil resolução a um grande comprometimento das estruturas nasossinusais com rinorreia mucossanguinolenta, redução do olfato, cacosmia, formação de crostas nasais são sintomas frequentes. Mesmo na ausência de doença ativa, a perda da função normal da mucosa leva a um ressecamento nasal e à formação de crostas, perfuração de septo e erosão óssea das cavidades paranasais, além de poder evoluir para um selamento de dorso nasal (Figs. 30-13 a 30-15).

Endoscopia nasal pode apresentar mucosa comprometida em qualquer local da cavidade nasal, com aspecto friável, sendo a perfuração septal um dos achados iniciais mais frequentes. Infecção crônica da cavidade nasal por *Staphilococcus aureus* é comum. Tomografia de seios paranasais pode evidenciar destruição da cavidade nasal, seios maxilares, células da mastoide, assim como osteíte esclerosante e espessamento ósseo.

Sintomas otológicos como otite média crônica uni ou bilateral, paralisia facial, e perda auditiva condutiva ou neurossensorial estão presentes em 19-61% dos pacientes. Estenose subglótica ocorre em 10-20% dos pacientes e pode ser o sintoma inicial de GPA, sendo mais comum na infância.[34]

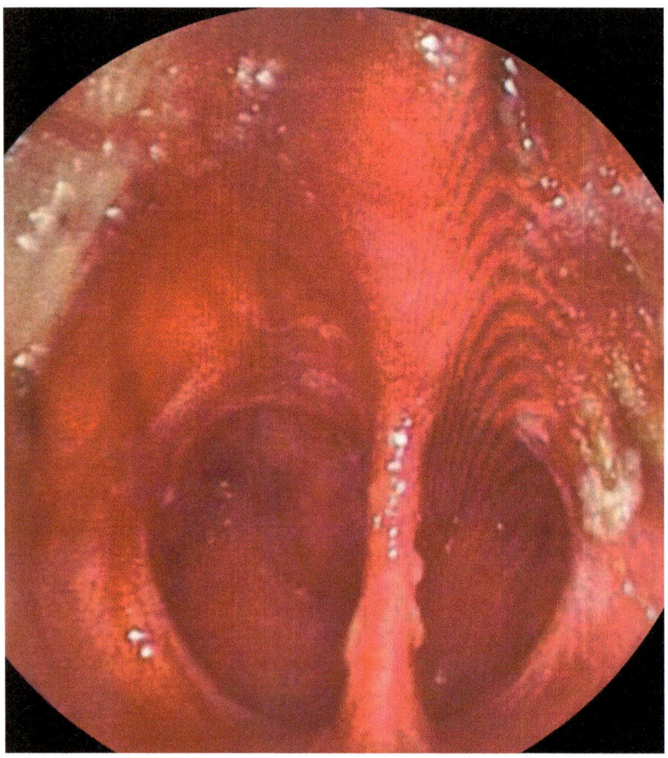

Fig. 30-13. Videoendoscopia nasal de paciente com GPA evidenciando destruição de todo septo cartilaginoso e ósseo.

Os componentes principais do diagnóstico de GPA são quadro clínico, ANCA-c por imunofluorescência é o melhor teste de triagem pela maior sensibilidade e o ELISA mais específico para confirmação diagnóstica, com a combinação de exames atingindo sensibilidade de 91% e especificidade de 99%.

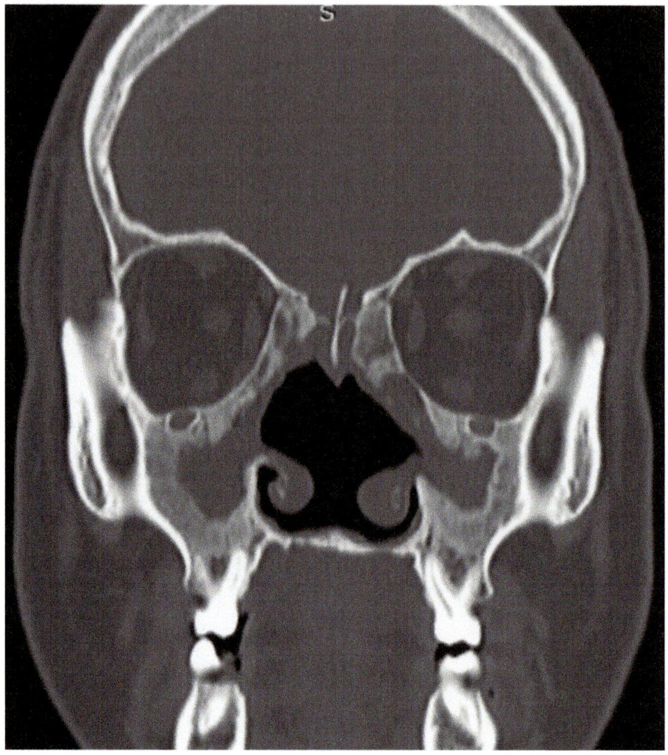

Fig. 30-14. Tomografia computadorizada dos seios paranasais em corte coronal de paciente com GPA evidenciando ausência de septo anterior e posterior, além de presença de sinusopatia com áreas de exostose em seios maxilares.

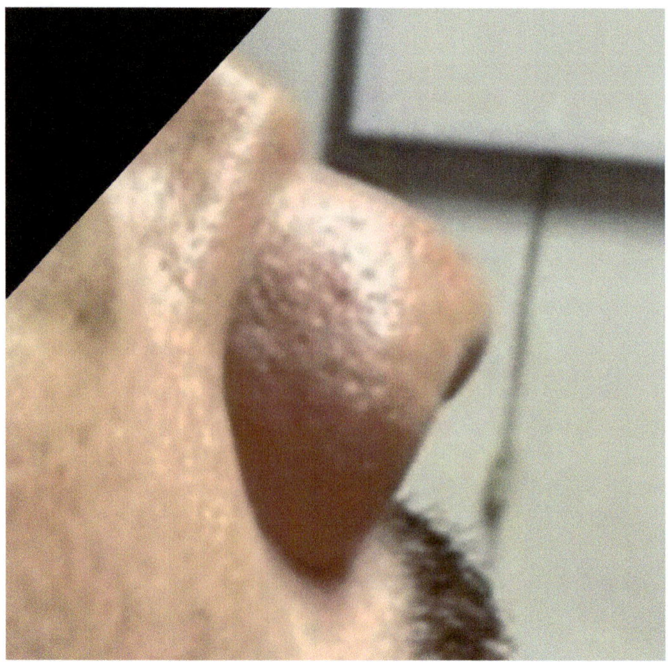

Fig. 30-15. Paciente com GPA apresentando nariz em sela.

Em casos de GPA generalizado, ANCA-c está elevado em 90-95% dos casos, entretanto, na GPA limitada ele pode estar presente em 46-70%.[34] Algumas reações a drogas podem induzir sintomas semelhantes à vasculite e positivar ANCA, dentre elas propiltiouracil (PTU), levamizol e cocaína.

Biopsia é indicada, sobretudo, nos casos com diagnóstico indefinido, ANCA negativo ou doenças limitadas. Praticamente 50 a 70% das biópsias têm resultados inconclusivos. Para melhorar acurácia da biópsia, direcionar retirada de fragmentos para lesões macroscópicas,[35] se possível amostra com 0,5 a 1 cm. Anatomopatológico evidencia granulomas necrotizantes perivasculares. Biópsias são importantes para excluir possíveis diagnósticos diferenciais, como granulomas infecciosos, sarcoidose, e doenças malignas, particularmente o linfoma de células T/NK.

A doença é controlada por uso de imunossupressores como ciclofosfamida, metotrexato, corticoides e biológicos como o rituximabe, o que muda drasticamente a evolução da doença e melhora a sobrevida.[51,52] Em relação à cavidade nasal, é importante a lavagem nasal com solução salina diária, podendo associar pomada de mupirocina 2%, para ajudar a minimizar crostas e infecções estafilocócicas secundárias.

Cirurgia nasal para correções funcionais tem indicação muito limitada, entretanto, as cirurgias de reconstrução de dorso nasal apresentam bons resultados, devendo ser realizadas no período de estabilidade/remissão da doença.[36]

O diagnóstico preciso e precoce da GPA é de suma importância para melhorar o prognóstico. A taxa de sobrevivência em 10 anos é estimada em 40% quando há envolvimento renal e aumenta para 60-70% quando não há acometimento dos rins. É muito importante reconhecer a doença precocemente, pois a forma limitada da doença é passível de tratamento.[50]

Granulomatose Eosinofílica com Poliangeíte (GEPA)

A granulomatose eosinofílica com poliangeíte (GEPA), antigamente conhecida como síndrome de Churg-Strauss, é uma vasculite autoimune sistêmica primária que acomete vasos sanguíneos em todo o corpo. Como visto no próprio nome, está muito relacionada com o quadro de eosinofilia tecidual e sanguínea, podendo ocasionar necrose de órgão-alvo bem como desenvolvimento de asma tardia.

Geralmente a vasculite afeta pequenas e médias artérias. Qualquer órgão pode ser afetado, mas os mais afetados são pulmões, pele, seios paranasais, sistema cardiovascular, rins, sistema nervoso central, articulações e trato gastrintestinal.

A incidência anual é estimada em 1 a 3 casos em 1.000.000 pessoas. Pode ocorrer em qualquer faixa etária, sendo menos comum em lactentes. A idade média de início é de 48 anos, com predileção pelo sexo feminino (1,2:1). A causa da GEPA permanece desconhecida, porém, trata-se de uma doença autoimune, em que um mecanismo alérgico, com tecido diretamente afetado por produtos de degranulação por eosinófilos e neutrófilos, pode estar envolvido. A ativação dos linfócitos T parece ajudar a manter a inflamação.[53,54]

A doença apresenta três fases:

- *Fase prodrômica:* é marcada pela alergia com aparecimento de asma ou rinite ou polipose nasal, que pode perdurar por meses ou anos.
- *Fase de eosinofilia/infiltração tecidual:* há presença de eosinofilia periférica e infiltração tecidual por eosinófilos no pulmão e trato gastrointestinal, podendo simular a síndrome de Loffler. Tecidos de outros órgãos podem ser acometidos.
- *Fase vasculítica:* caracterizada por uma vasculite necrosante sistêmica potencialmente letal com acometimento de múltiplos órgãos.[55,56]

As fases descritas acima não acontecem consecutivamente, tendo intervalo de tempo variável.

Geralmente no quadro clínico inicial ocorrem sintomas sistêmicos, como febre, anorexia, perda de peso, mialgia e poliartralgia. Um dos primeiros sistemas afetados é o respiratório, sendo que os pacientes abrem o quadro com crises asmáticas graves e infiltrados pulmonares. A rinossinusite é comum, mas sem inflamação necrosante grave.

O quadro clínico otorrinolaringológico é caracterizado por um quadro compatível com rinossinusite crônica com pólipos nasais (Fig. 30-16) ou por um quadro sugestivo de rinite alérgica, com obstrução nasal associada a espirros, prurido nasal e coriza, com palidez de mucosa ao exame da cavidade nasal.

A segunda manifestação mais comum é a mononeurite múltipla (72% dos casos), seguida de rinite alérgica e rinossinusite (61% dos casos). A pele é afetada por púrpura, nódulos cutâneos e subcutâneos que aparecem nas superfícies extensoras das extremidades (51% dos casos). O acometimento cardíaco (15-60% dos casos) é considerado uma importante causa de mortalidade. O acometimento dos rins é raro, geralmente associado à positividade do ANCA na maioria dos pacientes. O acometimento renal, cardíaco ou neurológico indica prognóstico ruim.[55]

O diagnóstico de GEPA é baseado nos critérios clínicos, exames laboratoriais, ecocardiograma e biópsia do órgão afetado. Os critérios para diagnóstico de GEPA pela American College of Rheumatology são: presença de asma, eosinofilia > 10% no sangue periférico, rinossinusite, infiltrados pulmonares às

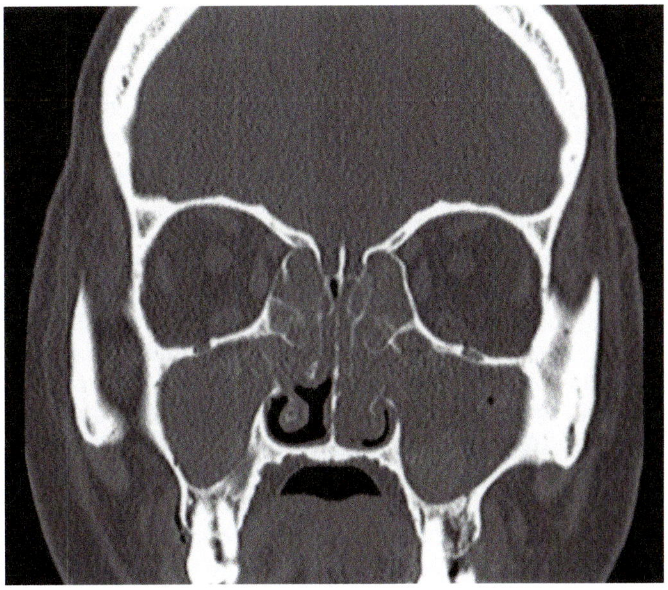

Fig. 30-16. Tomografia de seios paranasais, corte coronal, janela para osso com sinais de pansinusopatia de um paciente com rinossinusite com pólipos com diagnóstico de GEPA.

eosinophilic granulomatosis with polyangiitis (EGPA). Arthritis Care Res (Hoboken). 2016;68(3):374-87.
54. Greco A, Rizzo MI, De Virgilio A, Gallo A, Fusconi M, Ruoppolo G, et al. Churg-Strauss syndrome. Autoimmun Rev. 2015;14(4):341-8.
55. Eren E, Kalkan T, Arslanog˘lu S, Özmen M, Önal K, Tarhan EF, et al. Clinical factors associated with the diagnosis of granulomatosis with polyangiitis. Otolaryngol Head Neck Surg. 2017;156(3):484-8.
56. Jennette JC, Falk RJ, Bacon PA, Basu N, Cid MC, Ferrario F, et al. 2012 Revised International Chapel Hill Consensus Conference Nomenclature of Vasculitides. Arthritis Rheum. 2013;65(1): 1-11.
57. Sharma A, Law AD, Bambery P, Sagar V, Wanchu A, Dhir V, et al. Relapsing polychondritis: clinical presentations, disease activity and outcomes. Orphanet J Rare Dis. 2014;9:198.
58. Vitale A, Sota J, Rigante D, Lopalco G, Molinaro F, Messina M, et al. Relapsing polychondritis: an update on pathogenesis, clinical features, diagnostic tools, and therapeutic perspectives. Curr Rheumatol Rep. 2016;18(1).
59. Belot A, Duquesne A, Job-Deslandre C, Costedoat-Chalumeau N, Boudjemaa S, Wechsler B, et al. Pediatric-onset relapsing polychondritis: case series and systematic review. J Pediatr. 2010;156(3):484-9.
60. Saccucci M, Di Carlo G, Bossù M, Giovarruscio F, Salucci A, Polimeni A. Autoimmune diseases and their manifestations on oral cavity: diagnosis and clinical management. J Immunol Res. 2018 May:6061825.
61. Enderle DC, Machado DS, Mendes KN, Costa FM, Carvalho ANG. Manifestações clínicas do lúpus eritematoso sistêmico (LES). Facider Rev Cient Colider. 2019;(12):1-9.
62. Hochberg MC. Updating the American College of Rheumatology revised criteria for the classification of systemic lupus erythematosus. Arthritis Rheum. 1997;40:1725.
63. Rottoli P, Bargagli E, Chidichimo C, Nuti D, Cintorino M, Ginanneschi C, et al. Sarcoidosis with upper respiratory tract involvement. Respir Med. 2006;100(2):253-7.
64. Schwartzbaue HR, Tami TA. Ear, nose and throat manifestations of sarcoidosis. Otolaryngol Clin N Am. 2003;36(4):673-84.
65. Aubart FC, Ouayoun M, Brauner M, Attali P, Kambouchner M, Valeyre D, et al. Sinonasal involvement in sarcoidosis. Medicine. 2006;85(6):365-71.
66. Imsek S, de Vries XH, Jol JA, Spoelstra-de Man AM, Nanayakkara PW, Smulders YM, et al. Sino-nasal bony and cartilaginous destruction associated with cocaine abuse, S. aureus and antineutrophil cytoplasmic antibodies. Neth J Med. 2006;64(7):248-51.
67. Seyer BA, Grist W, Muller S. Aggressive destructive midfacial lesion from cocaine abuse. Oral Surg Oral Med Oral Pathol Oral Radiol Endod. 2002;94(4):465-70.

ANATOMIA E FISIOLOGIA DO OLFATO

Vinícius Simon Tomazini ▪ Marcel Menon Miyake ▪ Marco Aurélio Fornazieri

O conteúdo deste capítulo (págs. 353 a 360), encontra-se disponível on-line.

Para acessá-lo, aponte a câmera do seu smartphone ou tablet para a imagem acima.

FERRAMENTAS DIAGNÓSTICAS DO OLFATO

Felipe Carvalho Leão ■ Deusdedit Brandão Neto ■ Márcio Nakanishi

O conteúdo deste capítulo (págs. 361 a 368), encontra-se disponível on-line.

Para acessá-lo, aponte a câmera do seu smartphone ou tablet para a imagem acima.

TRANSTORNOS DO OLFATO: ETIOLOGIA E TRATAMENTO

Maria Dantas Costa Lima Godoy ▪ Marco Aurelio Fornazieri

O conteúdo deste capítulo (págs. 369 a 374), encontra-se disponível on-line.

Para acessá-lo, aponte a câmera do seu smartphone ou tablet para a imagem acima.

ACESSO ENDOSCÓPICO À BASE ANTERIOR DO CRÂNIO

CAPÍTULO 34

André Zanette Dutra ▪ Leonardo Balsalobre ▪ Aldo C. Stamm

INTRODUÇÃO

Nas últimas duas décadas, houve um considerável avanço na cirurgia transnasal da base do crânio e do cérebro, consolidando-se como uma via de acesso bastante útil e versátil. Com o advento das técnicas endoscópicas, evoluindo de abordagens realizadas estritamente na região selar para acessos expandidos que abrangem desde a tábua posterior do seio frontal até a transição craniocervical e lateralmente em direção à fossa infratemporal e ao ápice petroso (Fig. 34-1), as possibilidades de indicação aumentaram de maneira gradual.[1] O desenvolvimento do conhecimento anatômico e treinamento cirúrgico continuado, aliado a avanços tecnológicos como sistemas de vídeo em alta definição, endoscópios angulados, brocas transnasais, pinças cirúrgicas delicadas, possibilitaram abordagens cirúrgicas endonasais mais seguras e eficazes para a base do crânio e cérebro, compreendendo uma gama maior de indicações cirúrgicas para diversos tipos de patologias, em especial os tumores que envolvem essa região.[2]

A elaboração de novas técnicas para o fechamento dos defeitos cirúrgicos, especialmente envolvendo os retalhos vascularizados, desempenhou um papel fundamental no progresso da cirurgia transnasal da base do crânio assistida por endoscopia, resultando em reduções significativas das complicações pós-operatórias.[3] A realização desses procedimentos é complexa e compreende desde uma avaliação diagnóstica precisa, planejamento operatório com bons exames de imagem, a uma equipe multidisciplinar que é composta por diversos profissionais, incluindo o otorrinolaringologista, o neurocirurgião, o anestesiologista, a equipe de enfermagem e de unidade de terapia intensiva (UTI), dentre outros.[4]

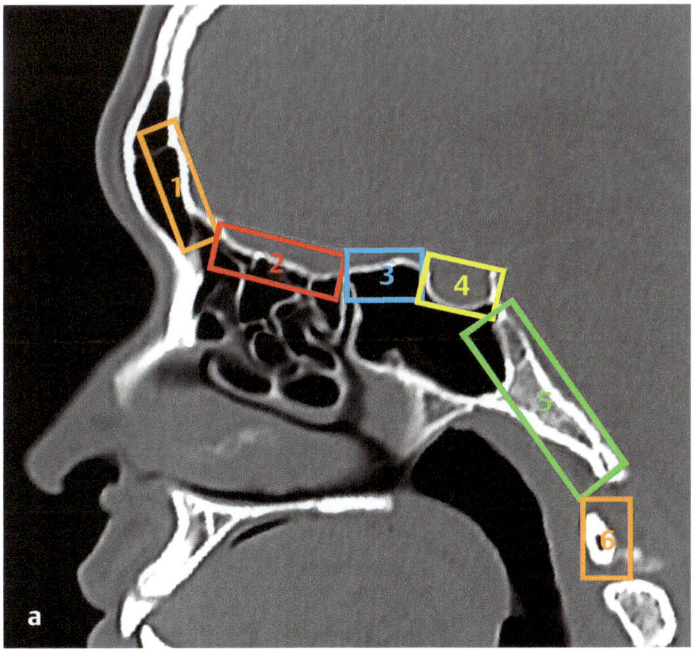

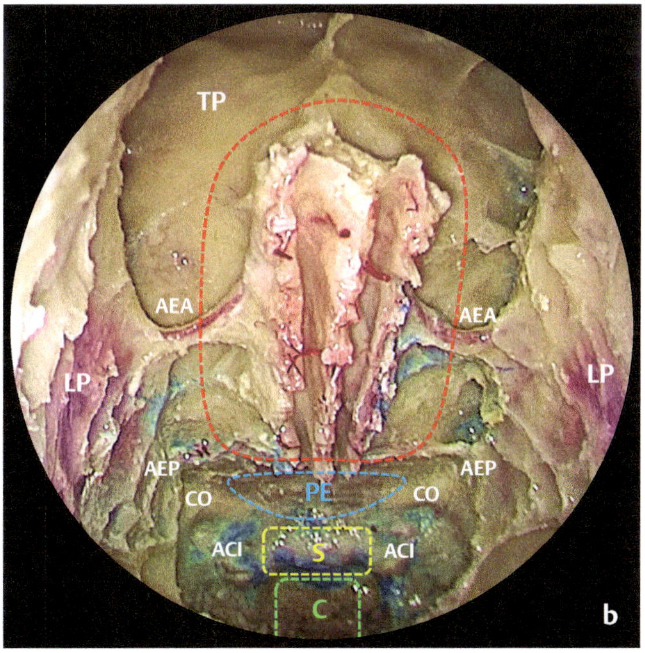

Fig. 34-1. (**a**) Tomografia computadorizada dos seios paranasais com ilustração esquemática dos tipos de acesso endoscópico à base do crânio no plano sagital. (*1*) Transfrontal, (*2*) transcribriforme, (*3*) *transplanum/transtuberculum*, (*4*) transelar, (*5*) transclival e (*6*) transodontoide. (**b**) Dissecção transnasal endoscópica da base do crânio ventral. Representação esquemática dos acessos mencionados. TP: tábua posterior do seio frontal; LP: lâmina papirácea; AEA: artéria etmoidal anterior; AEP: artéria etmoidal posterior; PE: plano esfenoidal; CO: canal óptico; ACIs: artéria carótida interna parasselar; ST: sela túrcica; C: clivo.

TÉCNICA CIRÚRGICA

Para a maioria das cirurgias que envolvem acessos à base do crânio e abertura dural, utilizamos um acesso ao seio esfenoidal descrito por nosso grupo no ano de 2008, denominado transeptal modificado *"binostril"*,[5] que consiste em um acesso transnasal por uma narina e transeptal pela outra. Essa técnica proporciona um amplo acesso cirúrgico, com preservação de um dos lados da mucosa septal, pela qual se trabalha medialmente (Fig. 34-2). Ao término do procedimento, uma fossa nasal permanece com pouca manipulação cirúrgica pelos instrumentais, favorecendo o pós-operatório e reduzindo a formação de sinéquias e comprometimento olfatório.[2]

O preparo do paciente é realizado como em uma cirurgia endonasal clássica, incluindo a posição supina na mesa cirúrgica com o dorso elevado a 30 graus e a cabeça levemente estendida e rodada em direção ao cirurgião. A região lateral da coxa, que poderá ser a área doadora para um eventual enxerto de gordura ou fáscia lata, é mantida asséptica e coberta por um campo fenestrado com película plástica.

Após vasoconstrição tópica com cotonoides embebidos em solução vasoconstritora (adrenalina 1:2.000), realiza-se a infiltração da mucosa nasal com ropivacaína e adrenalina na concentração de 1:100.000. As conchas médias e inferiores são levemente fraturadas lateralmente. Nesse acesso, em geral, não é necessário realizar a turbinectomia média, embora para tumores com maior extensão lateral, a remoção da concha média pode ampliar o alcance lateral do acesso cirúrgico.

Uma incisão hemitransfixante é realizada em um dos lados do septo nasal. Procede-se à dissecção submucopericondral e submucoperiosteal, como em uma septoplastia convencional. Em seguida, o septo cartilaginoso é parcialmente removido, assim como toda a porção óssea. Mantém-se a porção inferior do septo posterior como um marco anatômico para a linha média e deslocam-se as mucosas que cobrem o rostro esfenoidal até o limite dos óstios naturais dos seios esfenoidais. A borda da incisão septal é suturada à asa do nariz com um ponto simples para confecção de um corredor transeptal (Fig. 34-2b).

A próxima etapa é a confecção do retalho nasosseptal contralateral à incisão hemitransfixante. Três incisões são realizadas: duas horizontais paralelas, uma sobre a transição do assoalho do nariz/septo nasal e outra superior, preservando uma faixa de mucosa superior de 1-2 cm até o nível da axila da concha média, onde existe a presença de epitélio olfatório. Anteriormente à área olfatória, pode-se ampliar a incisão até o teto nasal caso seja necessário um retalho maior. Essas duas incisões são unidas anteriormente por uma incisão vertical, que pode ser realizada tão anteriormente quanto necessário, evitando-se manter áreas expostas de cartilagem. Modificações em relação ao comprimento e à largura do retalho são possíveis a depender do tamanho do defeito cirúrgico que se pretende cobrir. Prossegue-se o descolamento do retalho da face anterior do seio esfenoidal, mantendo-o pediculado em uma faixa de mucosa entre o óstio do seio esfenoidal e o arco coanal ipsilateral, que contém o ramo septal posterior do pedículo esfenopalatino.[3] O retalho é guardado na nasofaringe e protegido com um cotonoide para evitar traumatismo ao pedículo arterial, sendo reposicionado sob o defeito na base do crânio ao final do procedimento (Fig. 34-2a).

Realiza-se uma abertura ampla da parede anterior de ambos os seios esfenoidais, com ressecção do rostro esfenoidal, com uso de broca diamantada de 5 mm e pinça Kerrison, a fim de se obter um campo operatório que garanta o espaço necessário para a manipulação dos instrumentos e a perfeita identificação dos parâmetros anatômicos. Dessa forma,

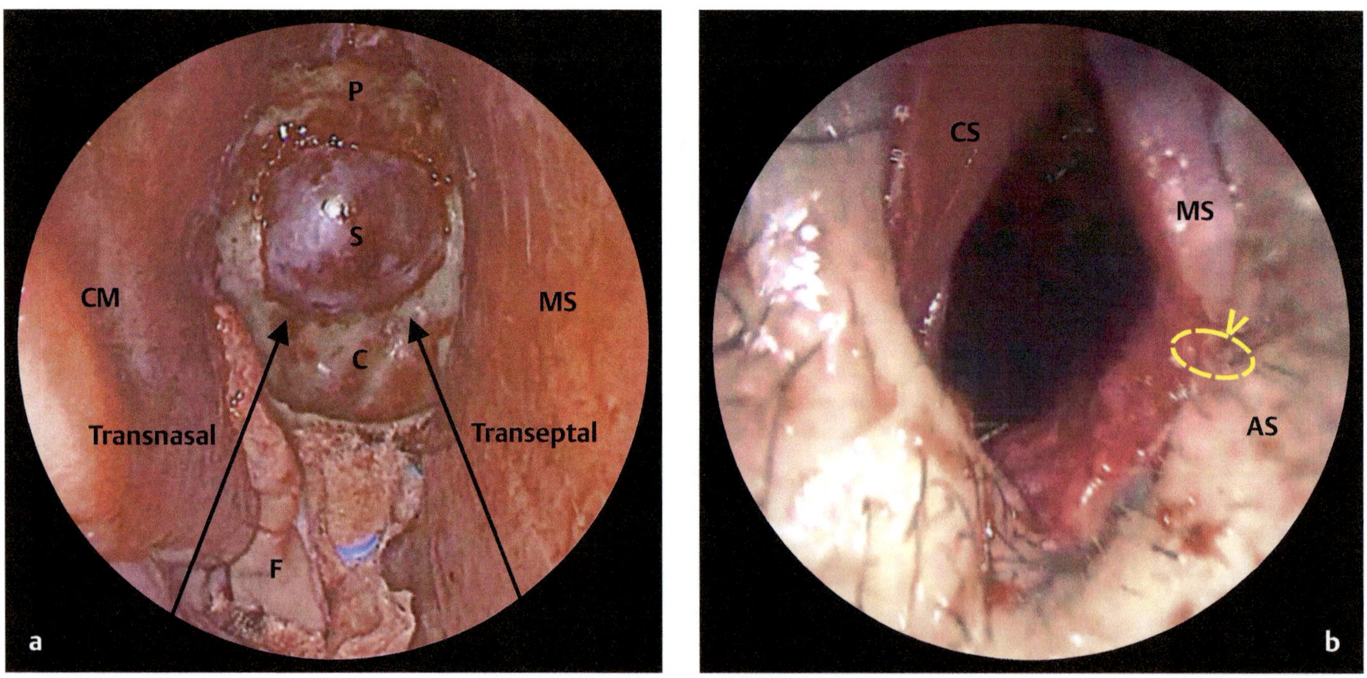

Fig. 34-2. (**a**) Visão endoscópica final do acesso "*binostril*" ao seio esfenoidal com remoção do assoalho da sela túrcica. (**b**) Visão externa da narina esquerda, mostrando a mucosa septal contralateral ao retalho suturado à asa do nariz para confecção do corredor transeptal. CM: concha média direita; MS: mucosa septal contralateral ao retalho; retalho nasosseptal à direita, posicionado na nasofaringe (NF); PE: plano esfenoidal; ST: sela túrcica; C: clivo; CS: cartilagem septal; AN: asa do nariz.

tem-se adequado acesso à região da sela túrcica e, dependendo da extensão da lesão, pode-se expandir o acesso para a região do tubérculo da sela, plano esfenoidal e clivo (Fig. 34-3).

Outra opção que pode ser utilizada para as cirurgias com acesso transesfenoidal é o acesso transnasal direto com a realização de uma septotomia posterior. Nesse caso, realiza-se a lateralização e eventual ressecção das conchas médias, com remoção das conchas superiores/etmoide posterior, atingindo os óstios esfenoidais de forma direta por ambas as fossas nasais. Para que seja possível utilizar ambas as narinas simultaneamente, a ressecção de uma porção do septo posterior se faz necessária. Preserva-se a região do pedículo arterial do septo nasal para a confecção do retalho nasosseptal ao final da cirurgia, caso seja necessário utilizá-lo.[1,6]

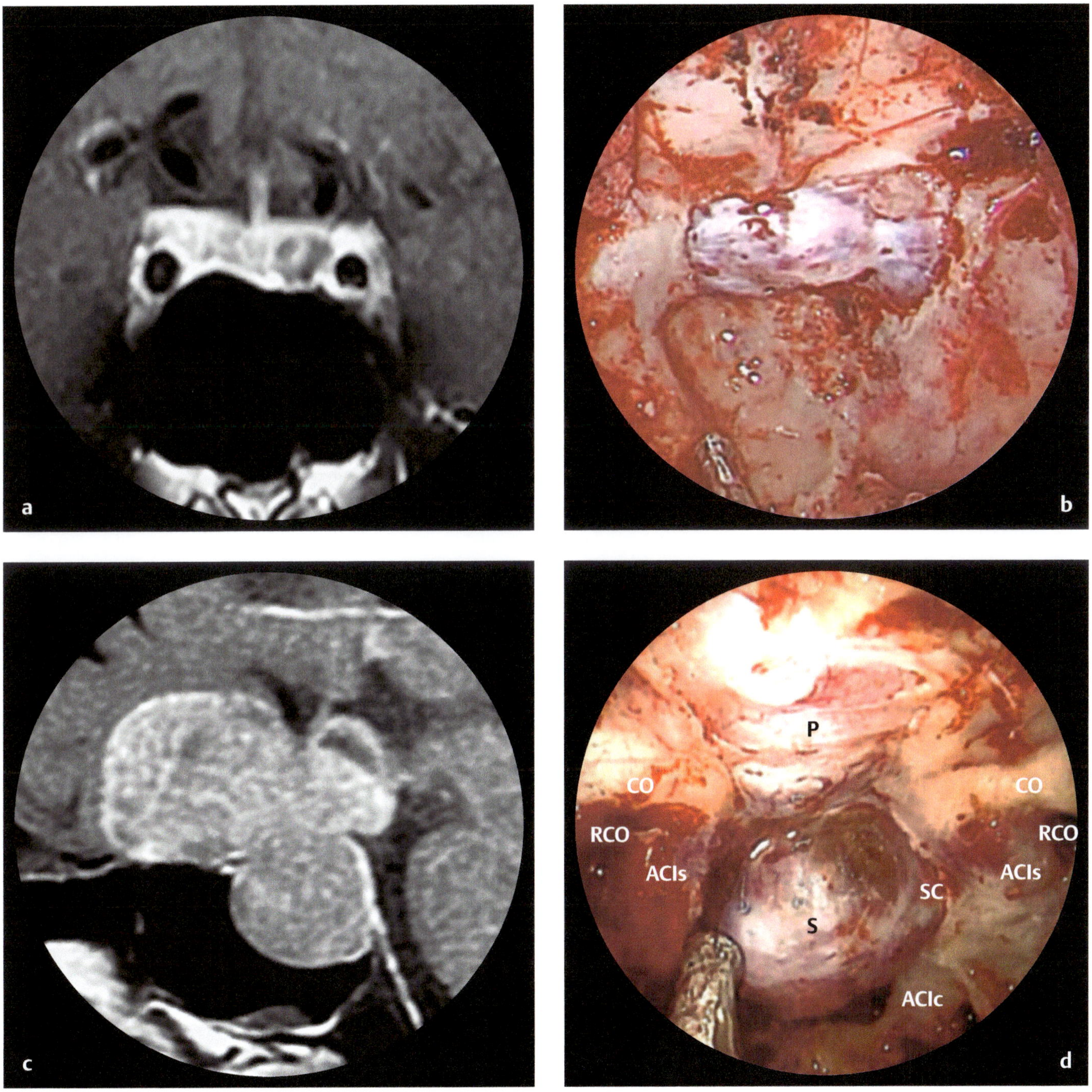

Fig. 34-3. (**a**) Ressonância magnética (RM) da glândula hipófise em corte coronal ponderado em T1 pós-gadolínio (Gd). Microadenoma hipofisário à esquerda em contato com a parede medial do seio cavernoso/ACI cavernosa. (**b**) Acesso transelar com remoção do assoalho da sela e extensão para região do seio cavernoso e carótida à esquerda. (**c**) RM da glândula hipófise em corte sagital ponderado em T1 pós-Gd. Macroadenoma hipofisário com grande componente suprasselar. (**d**) Acesso transelar expandido com acesso *transplanum/transtuberculum*, após a realização da craniotomia e exposição dural. P: *planum;* CO: canal óptico; ROC: recesso óptico-carotídeo; ACIs: artéria carótida interna parasselar; ACIc: artéria carótida interna paraclival; SC: seio cavernoso; ST: sela túrcica.

ACESSOS TRANSNASAIS ENDOSCÓPICOS À BASE DO CRÂNIO

Os acessos transnasais endoscópicos à base do crânio estão classificados no Quadro 34-1 e demonstrados esquematicamente na Figura 34-1. Eles podem ser realizados de forma isolada ou em conjunto a outros acessos, como no caso de acessos expandidos, de acordo com a extensão e a localização da lesão.

Acesso Transelar

O acesso transelar é indicado para o tratamento de doenças intrasselares ou com pequena extensão suprasselar, como os micro e macroadenomas hipofisários, craniofaringeomas intrasselares e cistos da bolsa de Rathke.[1,2,6]

Após ressecção delicada dos septos inter e intraesfenoidais e remoção da mucosa que recobre a região selar, a abertura do assoalho da sela é realizada com uma broca de diamante com alta rotação e pinça Kerrison, tendo como limites as artérias carótidas internas e seios cavernosos lateralmente, o tubérculo da sela superiormente e o assoalho da sela inferiormente (Fig. 34-3). Em seguida, a incisão na dura-máter é realizada com uma lâmina de bisturi número 11, respeitando os limites das artérias carótidas internas direita e esquerda e seios intercavernosos anterior e posterior. Essa incisão pode ter formato quadrangular com ressecção da dura-máter ou forma de "U", rebatendo um pequeno retalho da meninge para a região superior e o reposicionando inferiormente ao fim do procedimento. Sangramentos durais ou dos plexos venosos no momento da abertura dural podem ser controlados com o uso de esponjas hemostáticas (Spongostan®, Floseal®, Surgiflo®) ou cautério bipolar delicado.

O próximo passo é a dissecção intrasselar. No caso de adenomas hipofisários, não sendo possível realizar uma dissecção extracapsular do tumor, aspira-se o seu conteúdo suavemente, garantindo uma ressecção controlada da lesão, com menos trauma à glândula hipófise normal, haste hipofisária e parede medial dos seios cavernosos. Pode ser necessário o uso de curetas atraumáticas para dissecção do tumor.

Nesse momento, a aracnoide da sela costuma abaular em direção à cavidade selar, prejudicando a visão da sua porção mais posterior e causando a falsa impressão de ressecção completa da lesão. Então, necessita ser deslocada delicadamente no sentido superior, com o auxílio de um cotonoide, para uma adequada inspeção da região da sela turca e remoção de fragmentos tumorais residuais. Uma estratégia cirúrgica útil é iniciar a ressecção do tumor pelas laterais, preservando a parte central inicialmente para evitar a descida do diafragma da sela. Endoscópios angulados podem ser utilizados para a visibilização de tumor residual na região do seio cavernoso medial (adenomas com extensão lateral) e na porção inferior da cisterna suprasselar.[1,2,7]

A abordagem estendida lateralmente ao seio cavernoso exige do cirurgião amplo conhecimento anatômico das estruturas que estão envolvidas por ele, bem como experiência no controle hemorrágico dessa região. A monitorização eletrofisiológica intraoperatória é frequentemente utilizada quando a cirurgia abrange a dissecção próxima aos nervos cranianos do seio cavernoso ou clivo. O sexto nervo craniano (NC VI) situa-se mais medialmente e é o único que se encontra propriamente dentro do seio cavernoso, ao passo que o terceiro nervo (NC III), quarto nervo (NC IV) e as divisões do quinto nervo (V_1 e V_2) estão localizados junto à parede lateral do seio cavernoso (Fig. 34-4).

Quadro 34-1. Classificação dos Acessos Endoscópicos Endonasais à Base do Crânio

Plano sagital (linha média)	Plano coronal (paramediano)
▪ Transfrontal ▪ Transcribriforme ▪ *Transplanum/Transtuberculum* ▪ Transselar ▪ Transclival ▪ Transodontoide	▪ Transorbital ▪ Ápice petroso medial ▪ Transcavernoso ▪ Transpterigoide ▪ Fossa infratemporal

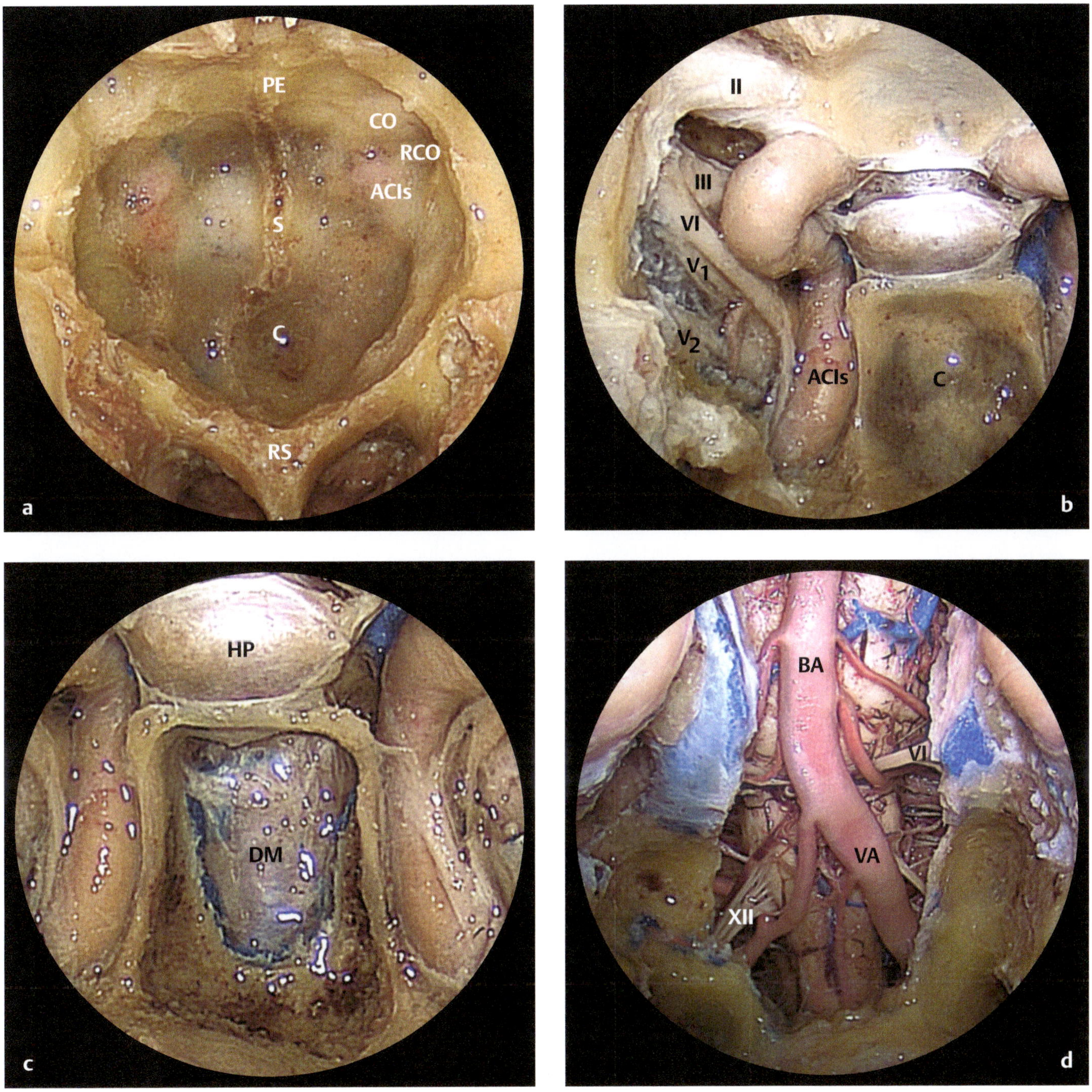

Fig. 34-4. (**a**) Referências anatômicas após acesso transesfenoidal com remoção dos septos esfenoidais. (**b**) Exposição dos nervos cranianos (II, III, VI, V_1, V_2), remoção da parede anterior do seio cavernoso. (**c**) Após drilagem do osso clival, evidenciando o plexo basilar (azul) e a dura-máter (DM) da fossa posterior. (**d**) Visão após a abertura da dura-máter da fossa posterior. AB: artéria basilar; AVE: artéria vertebral esquerda; VI: nervo abducente; XIII: nervo hipoglosso; P: planum; CO: canal óptico; ROC: recesso óptico-carotídeo; ACIs: artéria carótida interna parasselar; ST: sela túrcica; C: clivo; RE: rostro esfenoidal; NV: nervo vidiano ou nervo do canal pterigoideo; HP: glândula hipófise. Cortesia de Dr. Tiago Scopel.

Acesso Transcribriforme

As indicações mais comuns incluem o reparo de fístulas liquóricas, encefaloceles/meningoceles, tumores benignos como meningiomas da goteira olfatória e neoplasias malignas nasais com invasão da base do crânio, tais como os estesioneuroblastomas.[6,7]

Por meio de uma via transnasal direta, permite o acesso à porção medial da fossa anterior e à fenda olfatória, desde a tábua posterior do osso frontal até o limite anterior do plano esfenoidal (Fig. 34-1b). Lateralmente, seus limites são o teto do seio etmoidal (fóvea etmoidal) e a parede medial da órbita. Pode ser realizado uni ou bilateralmente, de acordo com a extensão da lesão.

A exposição da dura-máter é obtida após etmoidectomia anteroposterior completa, turbinectomia média e sinusotomia frontal bilateral (Draf III ou Lothrop modificado). A inserção superior do septo nasal na base do crânio deve ser ressecada, tomando atenção à análise das margens em caso de neoplasia maligna, para evitar uso de mucosa septal acometida por tumor na confecção do retalho nasosseptal. As artérias etmoidais anteriores e posteriores devem ser coaguladas e seccionadas medialmente à lâmina papirácea. O osso da base do crânio é esqueletizado com broca de diamante e posteriormente removido da dura-máter adjacente. Na linha média, imediatamente posterior ao seio frontal, encontra-se a apófise *crista galli*, que é removida após cuidadosa coagulação e incisão na dura-máter e foice do cérebro.[1,2]

Devido às patologias intrínsecas a essa área, o olfato frequentemente já se encontra prejudicado no momento da cirurgia e nos casos em que está presente, o paciente deve ser amplamente informado sobre a perda do olfato permanente após esse tipo de acesso cirúrgico. Em casos selecionados de tumores unilaterais que respeitam a linha média, como em alguns estesioneuroblastomas, pode-se realizar um acesso transcribriforme unilateral, em que se preserva o bulbo olfatório e a lâmina cribriforme contralaterais, embora a preservação do olfato não seja uma certeza, em decorrência da manipulação cirúrgica local e da possibilidade de realização de radioterapia pós-operatória.[8]

Acesso *Transplanum/Transtuberculum*

As indicações para esse acesso são meningiomas do tubérculo da sela e plano esfenoidal, craniofaringiomas suprasselares e macroadenomas hipofisários com extensão suprasselar.[1,2,6]

Esfenotomia ampla, etmoidectomia posterior e turbinectomia superior são fundamentais para uma completa exposição do plano esfenoidal. A partir desse ponto, todos os septos intraesfenoidais são removidos e o osso do plano esfenoidal é afilado com o uso de broca diamantada desde a porção superior da sela até as artérias etmoidais posteriores, tendo as protuberâncias dos nervos ópticos como limites laterais. Após remoção do osso da metade superior da sela e da porção posterior do plano esfenoidal, o tubérculo da sela é suavemente fraturado e dissecado da dura-máter, tendo-se cuidado para não haver o rompimento do seio intercavernoso superior (Fig. 34-3d).

A dura-máter exposta é coagulada, assim como o seio intercavernoso superior. Segue-se a abertura da dura-máter, tendo a margem anterior da lesão como limite para sua extensão mais anterior. A exposição excessiva pode resultar em herniação de tecido cerebral normal e prejuízo na visualização do campo operatório.

A dissecção extracapsular é realizada através das cisternas paraquiasmáticas, com identificação das estruturas neurovasculares adjacentes e respeitando-se os princípios da endoneurocirurgia, evitando lesão das pequenas artérias dessa região, que podem ocasionar déficits pós-operatórios importantes.[2]

Acesso Transclival

O clivo separa a nasofaringe da fossa posterior do crânio e pode ser dividido em superior, médio e inferior. O osso clival pode ser removido do assoalho da sela até o forame magno no sentido craniocaudal e lateralmente entre as duas artérias carótidas internas (Fig. 34-4c).

Acessos transclivais são utilizados no tratamento de lesões tais como: fístulas liquóricas, meningoceles, cordomas e condrossarcomas, meningiomas petroclivais e infecções que envolvam o seio esfenoidal e o clivo.[1,2,9]

O terço superior encontra-se ao nível do seio esfenoidal e é formado pela porção posterior do osso esfenoide (basisfenoide). O acesso a esse segmento inicia-se com a remoção completa do vômer e do assoalho do seio esfenoidal, utilizando o curso dos nervos do canal pterigoideo (nervos vidianos) como limites laterais. A sela deve ser aberta para que a glândula hipófise seja mobilizada superiormente, uma vez que o clivo apresenta uma extensão posterior à glândula, formando o dorso da sela. Com essa manobra, tem-se acesso aos processos clinoides posteriores, que são removidos com microbrocas e pinça Kerrison. O seio intercavernoso posterior é coagulado e seccionado. A dura-máter é então aberta, permitindo a visualização da porção superior da artéria basilar, artérias cerebelares superiores e cerebrais posteriores. Entre essas duas artérias passa o nervo oculomotor (NC III) que emerge da fossa interpeduncular. O nervo abducente (NC VI) é visualizado lateralmente, entrando no canal de Dorello (Fig. 34-4d).[9]

O acesso aos dois terços inferiores do clivo começa pela dissecção da mucosa e fáscia faringobasilar e a criação de um retalho em "U" invertido, pediculado inferiormente. Os limites do retalho nasofaríngeo são os nervos do canal pterigoideo superiormente e as tubas auditivas lateralmente, as quais indicam a localização das artérias carótidas internas. Com uso de brocas diamantadas, o clivo é afilado até se tornar uma fina camada óssea, podendo ser retirado com uma pinça Kerrison. O clivo contém o plexo basilar, que consiste em uma rede venosa que se comunica diretamente com os outros seios venosos adjacentes, no que se pode denominar plexo venoso da base do crânio. Hemorragias importantes dessa área podem ser controlados com cauterização cuidadosa e agentes hemostáticos.

RECONSTRUÇÃO

O planejamento da reconstrução do defeito cirúrgico é de suma importância dentro da cirurgia da base do crânio. Complicações como a fístula liquórica pós-operatória podem levar o paciente a quadros de meningite e inclusive óbito se não corrigida adequadamente. Cirurgias com pequenos defeitos, sem ocorrência de fístula liquórica ou exposição da artéria carótida interna, podem ser fechadas apenas com a utilização de um enxerto livre de mucosa da concha média ou assoalho nasal.[10]

Para os casos em que se imponha uma reconstrução mais robusta, após ressecção total da lesão e hemostasia rigorosa, inicia-se o fechamento do defeito craniano. O fechamento em multicamadas, composta por gordura, fáscia e retalho nasosseptal [("*triple F*" = *fat* + *fascia* + *flap* (gordura + fáscia + retalho)], continua sendo a recomendação para os casos de fístula liquórica, especialmente as de maior débito, como na fossa posterior. Enxertos de gordura obtidos da coxa ou abdome podem ser úteis se for necessário eliminar espaço morto. Os substitutos da dura-máter são cada vez mais utilizados para substituir a fáscia lata, com resultados semelhantes e menor morbidade para o paciente.[10-12]

O retalho nasosseptal é reposicionado sob o defeito na base do crânio devendo-se garantir que fique bem colado ao osso para uma melhor adesão. A mucosa sinusal deve ser cuidadosamente removida para evitar que o retalho repouse sobre áreas de mucosa, prevenindo a formação de mucoceles. Utilizamos hemostáticos como Spongostan® e/ou Gelfoam® para suportar o retalho e evitar que se prenda ao tamponamento. Uma moldura de Surgicel® aderida às bordas do retalho pode ser empregada para aumentar a aderência das bordas do retalho ao osso. Em seguida, utilizamos um tamponamento nasal posterossuperior com uma longa gaze de Rayon embebida em pomada com antibiótico, a qual mantemos por 7 a 10 dias, além de tampões anteriores que permanecem por 48-72 h. O cateter de drenagem lombar não costuma ser utilizado de rotina, sendo reservado para as fístulas de alto débito na fossa posterior, para pacientes com radioterapia prévia e reoperação.[12]

CONCLUSÃO

Os acessos cirúrgicos à base do crânio anterior proporcionam uma excelente via de tratamento para os tumores que acometem essa região, respeitadas as suas indicações e limitações. Os recentes avanços em técnicas cirúrgicas, material adequado, treinamento das equipes e desenvolvimento tecnológico propiciaram a expansão das indicações dessa via com segurança e bons resultados.

A escolha do acesso cirúrgico depende das comorbidades do paciente, etiologia e localização da lesão, além das habilidades e experiência do cirurgião. Uma equipe multidisciplinar, composta basicamente por neurocirurgião e otorrinolaringologista com adequado treinamento nessa área, é essencial para a obtenção de resultados satisfatórios, bem como o acompanhamento pós-operatório regular.

REFERÊNCIAS BIBLIOGRÁFICAS

1. Wang EW, Zanation AM, Gardner PA, Schwartz TH, Eloy JA, Adappa ND, et al. ICAR: endoscopic skull-base surgery. Int Forum Allergy Rhinol. 2019;9(S3):S145-S365.
2. Stamm AC, Pignatari S, Balosalobre L, Dassi CS. Transnasal endoscopic-assisted surgery of the anterior skull base". In: Cummings CW, Flint PW, Editors. Cummings Otolaryngology Head and Neck Surgery. 7th edition. Philadelphia: Elsevier; 2020; 2662-77.e1.
3. Hadad G, Bassagasteguy L, Carrau RL, Mataza JC, Kassam A, Snyderman CH, et al. A novel reconstructive technique after endoscopic expanded endonasal approaches: vascular pedicle nasoseptal flap. Laryngoscope. 2006;116(10):1882-6.
4. McLaughlin N, Carrau RL, Kelly DF, Prevedello DM, Kassam AB. Teamwork in skull base surgery: an avenue for improvement in patient care. Surg Neurol Int. 2013;4:36.
5. Stamm AC, Pignatari S, Vellutini E, Harvey RJ, Nogueira JF, Jr. A novel approach allowing binostril work to the sphenoid sinus. Otolaryngol Head Neck Surg. 2008;138(4):531-2.
6. Lund VJ, Stammberger H, Nicolai P, Castelnuovo P, Stamm AC, et al. European position paper on endoscopic management of tumors of the nose, paranasal sinus and skull base. Rhinol Suppl. 2010;(22):1-143.
7. Kuan EC, Wang EW, Adappa ND, Beswick DM, London NR Jr, Su SY, et al. International consensus statement on allergy and rhinology: sinonasal tumors. Int Forum Allergy Rhinol. 2024;14(2):149-608.
8. Tajudeen BA, Adappa ND, Kuan EC, Schwartz JS, Suh JD, Wang MB, et al. Smell preservation following endoscopic unilateral resection of esthesioneuroblastoma: a multi-institutional experience. Int Forum Allergy Rhinol. 2016;6(10):1047-50.
9. Stamm AC, Pignatari SS, Vellutini E. Transnasal endoscopic surgical approaches to the clivus. Otolaryngol Clin North Am. 2006;39(3):639-56.
10. Soudry E, Turner JH, Nayak JV, Hwang PH. Endoscopic reconstruction of surgically created skull base defects: a systematic review. Otolaryngol Head Neck Surg. 2014;150(5):730-8.
11. Snyderman CH, Wang EW, Zenonos GA, Gardner PA. Reconstruction after endoscopic surgery for skull base malignancies. *J Neurooncol*. 2020;150(3):463-8.
12. Harvey RJ, Nogueira JF, Jr, Schlosser RJ, Patel SJ, Vellutini E, Stamm AC. Closure of large skull base defects after endoscopic transnasal craniotomy. Clinical article. J Neurosurg. 2009;11(2):371-9.

CAPÍTULO 35

ATRESIA CONGÊNITA DAS COANAS

Antonio Carlos Cedin ▪ Ana Paula Correia de Araújo Bezerra Figueiredo Leal
Marco Antônio Ferraz de Barros Baptista

INTRODUÇÃO

A atresia coanal congênita é uma malformação rara descrita pela primeira vez por Joaham Roederer em 1755. Caracteriza-se pela obstrução uni ou bilateral da abertura posterior da cavidade nasal. O termo obliteração coanal é mais descritivo, devido às características do terço posterior do vômer que alarga e lateraliza, encontrando-se medialmente com o processo pterigóideo medial.[1-3]

Ocorre em aproximadamente 1:5.000 a 1:8.000 nascidos vivos, sendo duas vezes mais prevalente no sexo feminino.[4,5] Quanto à lateralidade, pode ser classificada como **bilateral ou unilateral.** A forma unilateral é a mais comum, ocorrendo em 60% a 70% dos casos. Quanto à constituição da placa atrésica, esta pode ser óssea, membranosa ou mista. Os primeiros estudos relatam que em 90% eram ósseas e 10% eram membranosas.[6] Estudos recentes evidenciaram que 70% das atresias são mistas (ósseo-membranosas),[7] não havendo apenas uma membrana obliterando a coana, mas também a medialização das apófises pterigoides e da parede lateral do nariz.[8] A placa atrésica apresenta como limite superior a superfície inferior do corpo do esfenoide, como limite lateral as lâminas pterigoides mediais, como limite medial o vômer e, como limite inferior, a porção horizontal do osso palatino.[9]

Teoricamente, a atresia da coana ocorre por um erro da embriogênese entre a 4ª e a 11ª semana de idade gestacional. Sua embriogênese ainda não está totalmente esclarecida, apesar das várias hipóteses já descritas. As teorias mais aceitas são:

- A falta de reabsorção da membrana bucofaríngea.
- A permanência da membrana nasobucal de Hochstetter.
- A alteração na orientação das células mesodérmicas que irão constituir a cavidade nasal (teoria de Hengerer e Strome).

Também, cita-se como causa, a fusão dos processos palatinos com o septo e com a base do osso esfenoide, resultando no aspecto em delta visualizado nas tomografias axiais.[10] Novas teorias relacionam distúrbios do metabolismo da vitamina A à etiologia da atresia coanal. O ácido retinoico é metabolizado a partir da vitamina A pela retinoaldeído desidrogenase e é indispensável para a ontogênese de diversos tecidos. Experimentos em cobaias evidenciaram que a supressão da síntese de ácido retinoico pela falta de retinoaldeído desidrogenase 3, causaram malformações restritas às áreas ocular e nasal.[11]

Estudos recentes relacionam ocorrência de atresia coanal em crianças não sindrômicas nascidas de mães com hipertireoidismo tratados com thionamida. Aparentemente, tanto o elevado nível de tireotropina destas pacientes, causando alteração na expressão do FGF e fatores angiogênicos, como também a própria medicação, levariam à esta malformação.[12-14]

A atresia congênita da coana é considerada um sinal de alerta, pois está associada a outras malformações congênitas em 41% a 72% dos casos. Dentre as malformações que podem ocorrer, destacam-se as cardíacas, as craniofaciais, o palato fendido, as malformações nas mãos, nos dedos e nos ouvidos, o retardo do crescimento, a fístula traqueoesofágica e anormalidades musculoesqueléticas. Também pode estar presente como um dos achados nas síndromes de Down, Treacher-Collins, Apert e Crouzon, entre outras. Pagon, em 1981, cunhou o acrônimo CHARGE com as iniciais em inglês de *Coloboma* ocular, *Heart defect, Atresia Choanae, Retarded growth and development, Genital hypoplasia and Ear anomalies/deafness* para definir esta associação sindrômica. Blake e Prasad relatam critérios maiores e menores,[12,13] considerados por especialistas em 1998, os quais enquadram os pacientes na síndrome de CHARGE. Os maiores seriam definidos como as quatro "Cs" seguintes malformações: *Choanal atresia, Coloboma, Characteristic ears* e *Cranial nerve anomalies.* Os menores seriam as outras. Desta forma, pacientes portadores dos quatro maiores ou três maiores e três menores estariam enquadrados na síndrome de CHARGE. Estudos antigos, bascados cm critérios clínicos relatam que 30% das crianças com atresia coanal têm síndrome de CHARGE.[15,16] Entretanto, alterações detectadas no gene *CHD7* foram identificadas em 67% dos pacientes com CHARGE, possibilitando um novo critério para sua caracterização. A participação do gene *CHD7* é desconhecida.[17]

Desde o primeiro relato de tratamento cirúrgico da atresia coanal congênita em meados do século XIX, diferentes acessos e técnicas foram descritos. Entretanto, ainda não há consenso na literatura a respeito da técnica ideal para o tratamento desta malformação. A principal complicação é a reestenose. As estatísticas dos índices de reestenose variam na literatura de 9% a 36%, com uma média de 4 a 6 reoperações por paciente. Os principais procedimentos cirúrgicos usam os acessos transnasais (endoscópico ou microscópico) e transpalatinos. Apesar disto, a escolha entre os dois acessos e o uso de procedimentos auxiliares, como moldes, dilatações e mitomicina C, permanecem controversos.

DIAGNÓSTICO

Clínico

O quadro clínico da atresia coanal congênita depende da sua lateralidade.

Quando **unilateral**, raramente se apresenta como obstrução nasal grave, podendo passar despercebida na infância. Geralmente há sintomas de obstrução e rinorreia persistentes do lado atrésico. Os sintomas respiratórios não são intensos e não trazem risco ao recém-nascido.[18] Pode ser tratada por muito tempo como uma rinopatia obstrutiva crônica e ser casualmente diagnosticada, na idade adulta, ao exame otorrinolaringológico.

Já, atresia coanal **bilateral,** apresenta-se no recém-nascido como um quadro emergencial. Deve-se suspeitar, caso o recém-nascido apresente sinais de asfixia e cianose que melhorem com o choro, podendo evoluir rapidamente para insuficiência respiratória grave. Isto ocorre porque, geralmente, os neonatos são respiradores nasais obrigatórios até a 3ª semana de vida e mais de 50% dessaturam quando estão com as narinas obstruídas. Este quadro poderá levar ao óbito caso não sejam tomadas às medidas de urgência necessárias.[9]

Alguns testes podem ser utilizados para a investigação da patência das coanas. A passagem de cateter nasal até sua visualização na orofaringe, imagem condensada do ar expirado em espelho colocado frente às narinas, gotas de azul de metileno nas cavidades nasais verificando sua passagem para a garganta e o movimento de fio de algodão frente às narinas com a boca fechada sugerem, quando negativas, alteração da permeabilidade coanal. O imitanciômetro automático também foi utilizado por Effat como ferramenta de triagem nos casos suspeitos de atresia de coanas.[19]

Endoscópico

O nasofibroscópio flexível pode ser usado após limpeza das cavidades nasais por sucção. É uma ferramenta de grande importância, já que permite a visibilização direta da atresia coanal.

É um instrumento pouco invasivo e que permite a completa análise da obliteração e de toda a cavidade nasal, o que ajuda no planejamento pré-operatório.

Na Figura 35-1, pode-se observar o característico aspecto de acúmulo de secreção em pacientes com atresia de coana. Nas Figuras 35-2 e 35-3, pode-se observar o aspecto endoscópico de uma atresia coanal unilateral direita e de uma atresia coanal bilateral.

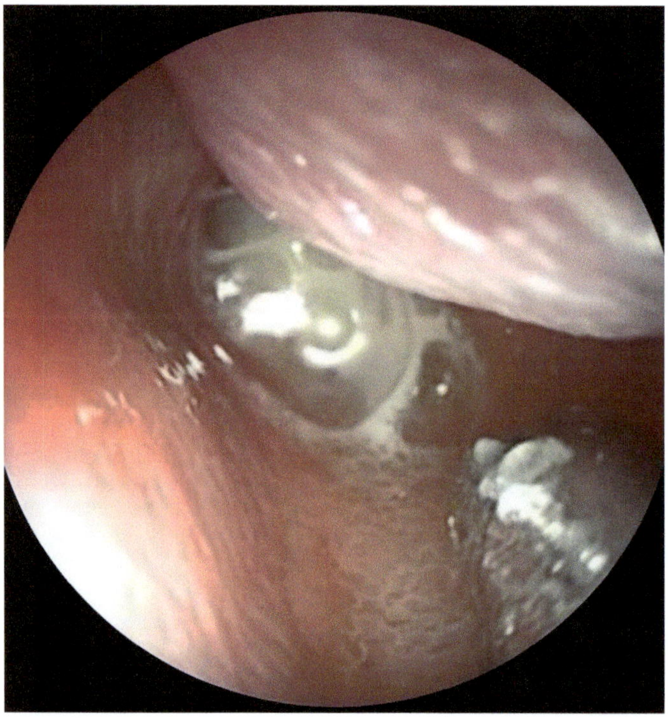

Fig. 35-1. Aspecto endoscópico de acúmulo de secreção em atresia coana esquerda.

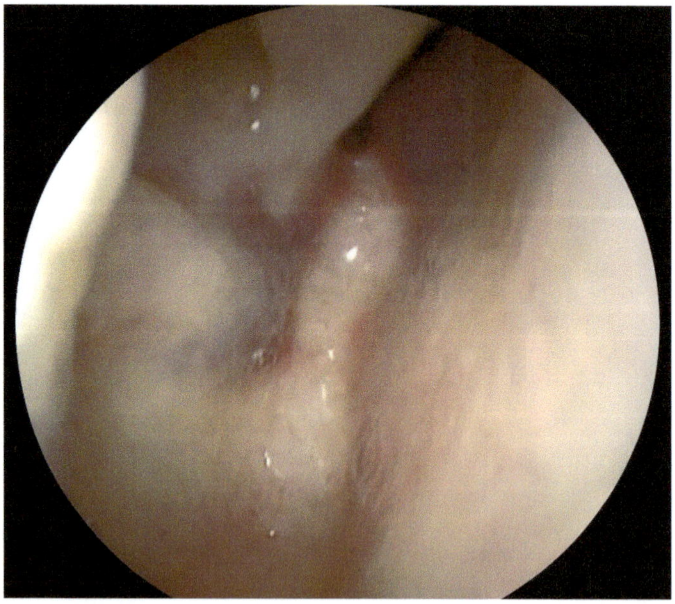

Fig. 35-2. Aspecto endoscópico da atresia coanal direita.

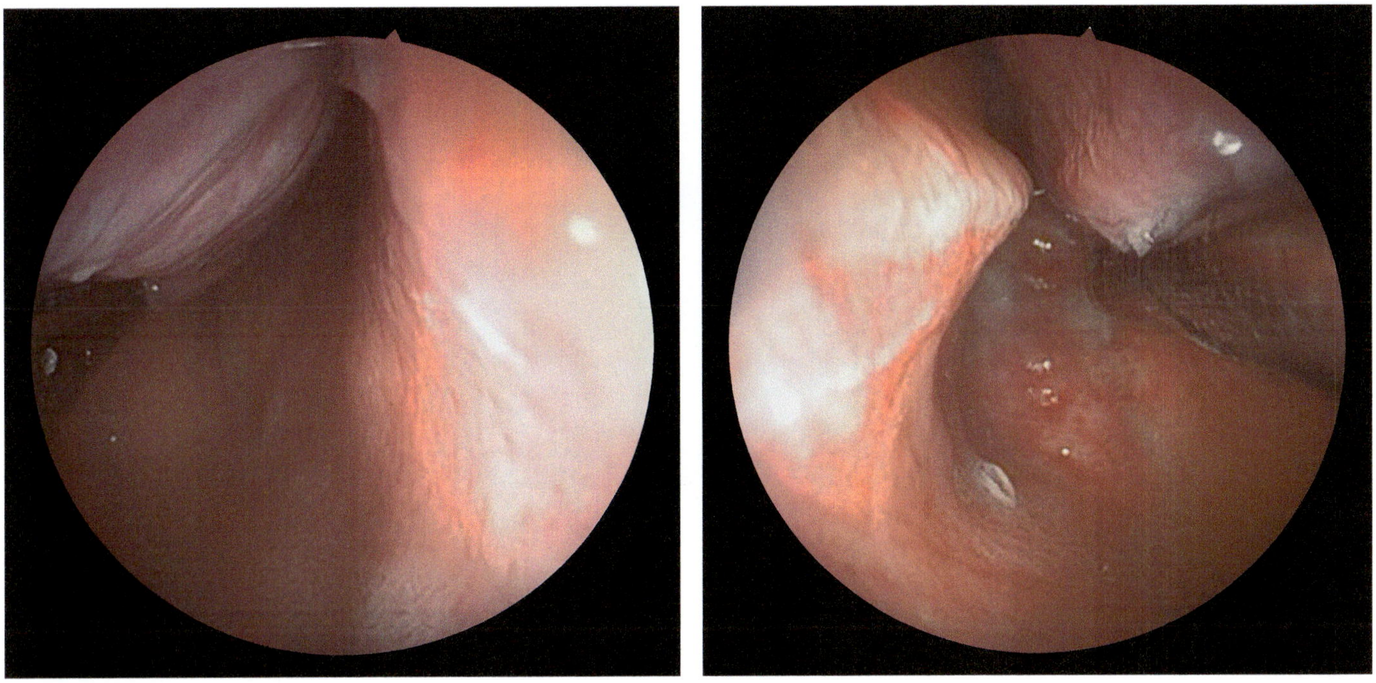

Fig. 35-3. Aspecto endoscópico da atresia coanal bilateral.

Radiológico

O estudo radiológico simples com o uso de contraste instilado nas cavidades nasais, na incidência de Hirtz ou em posição de perfil, pode ser útil apenas para verificar a permeabilidade das coanas para a rinofaringe. Entretanto, não possibilita determinar a constituição desta imperfuração.

Atualmente, a tomografia computadorizada é o procedimento de escolha para a avaliação da atresia coanal congênita, não só para o correto diagnóstico, como também para a determinação de sua constituição, o que facilita o planejamento cirúrgico.[7,20] Adicionalmente, também contribui para o diagnóstico diferencial com outras causas de impermeabilidade nasal, como desvios septais, tumores, pólipos, hipertrofias de cornetos, estenose da abertura piriforme, além de poder evidenciar outras malformações como a meningoencefalocele, por exemplo.[7]

Usualmente, o aspecto tomográfico das atresias é de estreitamento posterior das cavidades nasais, através do alargamento da porção posterior do vômer e das lâminas mediais das pterigoides que, nas bilaterais, aproximam-se medialmente promovendo o característico **aspecto em delta** observado nas incidências axiais. Esta configuração óssea pode complementar sua fusão central com tecido ósseo, configurando as atresias puramente ósseas, ou com tecido mucoso, formando as atresias mistas.

Na Figura 35-4, pode-se observar em janela óssea e corte axial de tomografia computadorizada de face, atresia de coana unilateral direita.

Na Figura 35-5, pode-se observar em janela óssea e corte axial de tomografia computadorizada de face, atresia de coana bilateral; interessante notar, o acúmulo de secreção no 1/3 posterior da cavidade nasal.

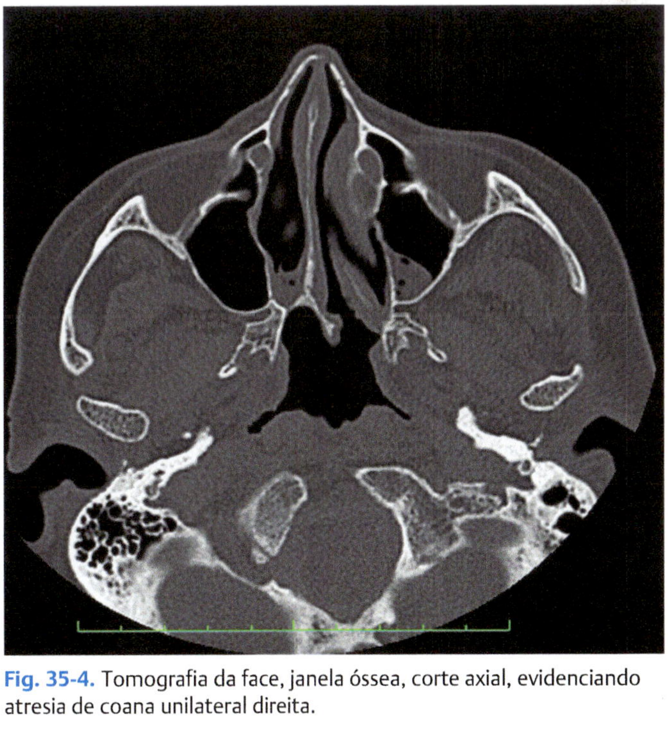

Fig. 35-4. Tomografia da face, janela óssea, corte axial, evidenciando atresia de coana unilateral direita.

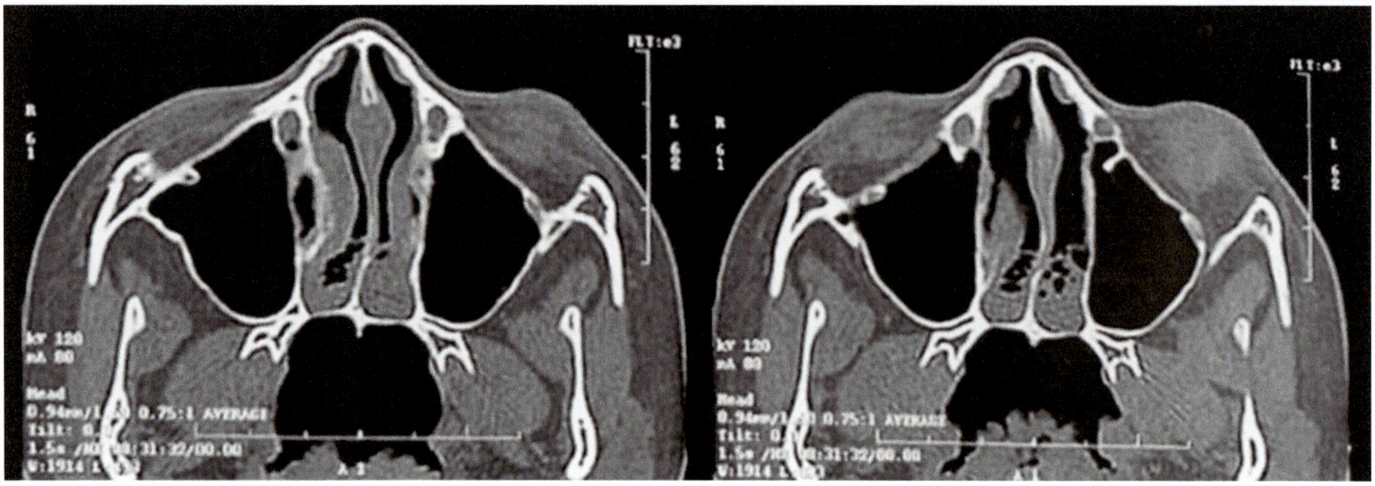

Fig. 35-5. Tomografia da face, janela óssea, corte axial, evidenciando atresia de coana bilateral.

DIAGNÓSTICO DIFERENCIAL

A investigação da obstrução nasal ou pós-nasal no neonato deve levar em consideração os diagnósticos diferenciais como hipertrofia adenoideana, corpo estranho e deformidade traumática do septo nasal por trauma de parto, assim como *stuffy nose syndrome*, meningoencefalocele e tumores, como cisto dermoide, hamartoma, glioma, cordoma e rabdomiossarcoma.[21]

TRATAMENTO

Geral

As *atresias unilaterais* são pouco sintomáticas, sendo, muitas vezes, diagnosticadas tardiamente.[18] Normalmente, o momento do tratamento cirúrgico é definido pelo desconforto causado pela presença persistente de secreções na cavidade nasal obstruída. Também, especialmente nos pacientes com malformações cardiovasculares associadas, pode haver o agravamento da dificuldade respiratória nos episódios de infecções de via aérea superior, o que determina maior urgência no reparo cirúrgico.

Por outro lado, nas **atresias bilaterais**, há necessidade de tratamento emergencial, pois podem evoluir rapidamente para insuficiência respiratória grave. Entretanto, há relatos de atresia bilateral em adultos, indicando que alguns raros neonatos podem respirar pela boca.[22]

Importante ressaltar que a atresia de coana bilateral é uma **emergência clínica** e uma **urgência cirúrgica**. Inicialmente, o objetivo essencial e primário é a manutenção da permeabilidade do trato respiratório, através de entubação orotraqueal, cânula de Guedel ou chupeta de McGovern. Esse procedimento inicial permite o ganho de tempo para se avaliar adequadamente a malformação e aguardar condições clínicas ideais para o tratamento cirúrgico definitivo.[23,24]

Cirúrgico

O tratamento cirúrgico da atresia coanal congênita é um dos procedimentos mais desafiadores da otorrinolaringologia pediátrica.

O primeiro tratamento cirúrgico para a correção da atresia coanal congênita foi realizado por Carl Emmert em meados do século XIX (citado por Hengerer *et al.*, 2008).[25,26] Ele empregou o acesso *transnasal* e um trocarte com cânula que perfurava a placa atrésica. Este acesso, à época, representava grande risco de penetração no espaço pré-vertebral, dada às condições técnicas precárias dos equipamentos cirúrgicos, razão pela qual foi abandonada durante muito tempo.

Desde então, diferentes técnicas e abordagens têm sido descritas. Vários destes tratamentos cirúrgicos são acompanhados de procedimentos adjuvantes como moldes, dilatações, antimitóticos etc. Entretanto, ainda não existe consenso sobre qual seja o tratamento ideal para esta malformação. A literatura é unânime apenas em considerar que o tratamento cirúrgico da atresia coanal congênita bilateral deva se realizar o mais precocemente possível.[27]

O tratamento ideal deve promover adequada patência funcional das coanas no longo prazo, minimizar injúria a qualquer estrutura em desenvolvimento, ter curto tempo cirúrgico e de hospitalização, além de ocasionar mínima morbidade e mortalidade.[6]

As principais técnicas cirúrgicas descritas utilizam dois principais acessos principais: transpalatal e transnasal.

O **acesso transpalatal** foi primeiramente descrito por Brunk em 1909 (citado por Stieve *et al.*, 2009).[28] Este procedimento e suas variantes técnicas de incisões palatais (Owens, 1965),[29] permaneceu por anos como sendo a técnica de eleição para o tratamento da atresia de coanas. Este acesso, adequado para uma época sem os recursos de endoscopia nasal atuais, oferece visão ampla do campo operatório. Entretanto, além do tempo cirúrgico longo, da possibilidade de sangramento e de fístulas oronasais (decorrentes de lesão do pedículo da artéria grande palatina levando à necrose do retalho mucoso do palato), este acesso pode provocar alterações do crescimento do maxilar e repercussões na oclusão dentária. Portanto, não é um acesso recomendado para crianças menores de 6 anos de idade. Alguns autores ainda o utilizam por preferências pessoais, em casos revisionais e em situações de dificuldades de acesso transnasal como nas malformações craniofaciais com estreitamentos nasais importantes.

O **acesso transnasal** é considerado procedimento que oferece bons resultados. Permite visão direta do campo operatório, menor tempo cirúrgico e mínimo sangramento, além de não comprometer o crescimento facial.

À época dos primeiros relatos cirúrgicos para tratamento da atresia coanal congênita este acesso era utilizado para a puntura da placa atrésica com trocarte. Atualmente, a puntura ainda é utilizada por alguns autores em neonatos, porém, auxiliados pelos modernos recursos de videoendoscopia e instrumentais apropriados para microcrurgia endonasal.[30]

Em decorrência da morbidade do acesso transpalatal e da evolução da cirurgia endonasal, de início sob microscopia e a seguir por endoscopia vídeo assistida, a maioria dos cirurgiões passou a preferir o acesso transnasal para a correção das atresias coanais. Seja para simples puntura e colocação de moldes por alguns, como também para ressecções mais extensas das áreas ósseas por outros, esta via oferece, com o emprego da endoscopia, visão direta do campo operatório em todos os ângulos, permitindo ressecções da porção posterior do septo, placa atrésica e pterigoides mediais com mínimo trauma aos tecidos circunjacentes. Esta abordagem não afeta o crescimento maxilar, evita má oclusão e alterações estéticas da face. Como o trauma cirúrgico é menor, há rápida recuperação pós-operatória e menor tempo de hospitalização. Nestes casos a reintrodução da alimentação via oral pode ser no pós-operatório imediato porque este procedimento cirúrgico não agride a cavidade bucal.[31]

Desde a década de 1980, os endoscópios se afirmaram como importante ferramenta no tratamento cirúrgico da atresia coanal, aperfeiçoando o acesso transnasal.

Várias técnicas cirúrgicas do tratamento da atresia coanal por acesso transnasal foram publicadas. A utilização de *laser*, debridadores e frezas para as remoções ósseas varia de acordo com cada autor. Há frequentes inovações nas técnicas cirúrgicas observadas na literatura com o objetivo de alcançar melhores resultados a longo prazo e menores índices de recorrência.

O uso do KTP *laser* é utilizado tanto nos procedimentos cirúrgicos primários, quanto nos casos revisionais. No entanto ainda não há evidência de suas vantagens na prevenção da reestenose.[32]

O emprego de freza para ressecções ósseas, assim como cautério elétrico e de radiofrequência para hemostasia deve ser cauteloso. O aquecimento tecidual adjacente provocado por seu uso pode aumentar o risco de necrose das mucosas, osteítes e sinéquias com consequente reestenose.

Talvez a alta incidência de falhas seja explicada por dois motivos: o primeiro, inerente à técnica de puntura utilizada em muitos serviços, que promove sinéquias extensas e reossificações locais proporcionadas pelo próprio procedimento e, agravadas pelos moldes; segundo, pela opção de dilatações e reintrodução destes moldes como procedimentos de revisão destes casos.[18]

A principal complicação cirúrgica é a estenose coanal pós-operatória. As taxas de reestenose variam na literatura de 9% a 36%. Aparentemente, as mais altas taxas de reestenoses estão relacionadas às faixas etárias mais jovens e à bilateralidade da imperfuração. Também, a utilização ou não de moldes, particularidades técnicas do procedimento cirúrgico e dos cuidados pós-operatório, são considerados como fatores que influenciam no resultado do tratamento.

As complicações intra e pós-operatórias das técnicas transnasais endoscópicas parecem ser menores em comparação com as descritas na transpalatina. No entanto, os resultados dos autores que empregam o acesso transnasal com diferentes procedimentos, diferem entre si em relação ao índice de recorrência. Os parâmetros de sucesso cirúrgico geralmente se baseiam no restabelecimento do conforto respiratório para as atividades habituais como sono e alimentação, relatados pelos cuidadores ou profissionais responsáveis. A medida de evolução principal é "patência" da coana, apesar de não existir uma definição-padrão de "patência". As dimensões coanais podem sofrer certo grau de redução pós-cirúrgica, mas suas dimensões anatômicas ligeiramente diminuídas nem sempre acarretam grau de dificuldade respiratória importante. São raros os estudos com medidas objetivas da evolução, como as de dimensão das novas coanas ou rinometria. Outras medidas, como número de reoperações, tempo de permanência de moldes e sintomas, são relatadas de forma variável por diferentes autores.[33] A interpretação da evolução às vezes se torna mais difícil pelo desenvolvimento global dessas crianças ser determinado por outras comorbidades associadas à atresia de coana como, por exemplo, as mal formações cardiovasculares e craniofaciais.

Muitos autores consideram bom resultado a resolução da atresia após múltiplos procedimentos adjuvantes como dilatações, reintroduções de moldes por semanas ou uso de Mitomicina C.[18,25] Este elevado número de procedimentos observado na literatura para se obter o resultado esperado tem sido aceito, de modo resignado, como normal por vários autores.

Na procura de procedimento resolutivo em tempo cirúrgico único, com menor morbidade e embasado em conceitos fisiológicos de reparação tecidual, Beinfield, em 1959, preconizou o uso de retalho da mucosa faríngea em incisão estrelada para a proteção das áreas desnudas na correção da atresia.[31] Ogusthorpe em 1982 e Stankiewicz em 1990,[31,34] com o mesmo objetivo descreveram a confecção de retalhos de mucosa faríngea da atresia e do septo nasal para a proteção das áreas cirúrgicas cruentas das ressecções ósseas das coanas, com bons resultados, em suas séries de casos. Rudert em 1999,[27] também relatou técnica com retalhos da mucosa faríngea da atresia para o recobrimento da área cirúrgica e utilizou cola de fibrina para sua fixação.

Publicações recentes que preconizam o acesso transnasal assistido por endoscopia e o uso de retalhos mucosos de septo nasal ou de mucosa faríngea da imperfuração, para proteção das áreas ósseas cruentas, relatam menores índices de reestenose e ausência de complicações.[23,26,35,36] Estes aspectos técnicos dispensam o uso de moldes, diminuindo o índice de insucesso e a necessidade de reintervenções.

Todos estes autores seguiram o princípio da utilização de retalhos mucosos para o recobrimento e a proteção de tecidos cruentos expostos nas áreas operatórias, o que favorece a rápida reparação cicatricial. Este conceito pôde ser extrapolado para a cirurgia da atresia de coana, na qual se ressecam o septo posterior, as placas atrésicas e parte das pterigoides mediais, deixando expostas todas estas áreas para sofrerem a seguir o processo natural de reparação tecidual das mucosas. Porém, com a proteção das áreas ósseas desnudas com mucosa vascularizada, evita-se o processo de granulação que precede a reparação natural destes locais, que parece ser o responsável pela formação das sinéquias e posterior reestenose. Esta fase da re-epitelização coanal se processará com maior rapidez de cicatrização local, menor acúmulo de secreções e menos infecção. Com este recurso, pretende-se diminuir as recorrências e, portanto, a necessidade de múltiplas reoperações.[37]

Cedin *et al.*[36] e Stamm e Pignatari relatam o uso de retalhos de mucosas de septo e de parede faríngea da atresia fixados com cola de fibrina (Figs. 35-3 a 35-6), sendo dispensado o uso de moldes no pós-operatório.[23]

Os autores deste capítulo optam por utilizar a técnica cirúrgica descrita por Cedin *et al.*[35,36] que consiste nos seguintes passos:

1. Para **atresia unilateral** (Figs. 35-6 a 35-8):
   - Incisão vertical na mucosa, no início do terço posterior do septo, com extensão desde o assoalho nasal à altura do rebordo inferior da cauda da concha média.
   - Descolamento mucoso do septo nasal posterior (lâmina perpendicular e vômer) até a lâmina pterigoidea medial. A mucosa septal do lado descolado pode ser removida ao final do descolamento.
   - Remoção do septo posterior e ressecção parcial da lâmina pterigóidea medial, devendo-se ter cautela, a fim de evitar danos à mucosa septal contralateral e à mucosa faríngea da atresia, que serão fonte de confecção de retalhos.
   - Incisão em H na mucosa septal contralateral e faríngea preservadas.
   - Rotação, posicionamento e fixação dos retalhos mucosos com cola de fibrina.

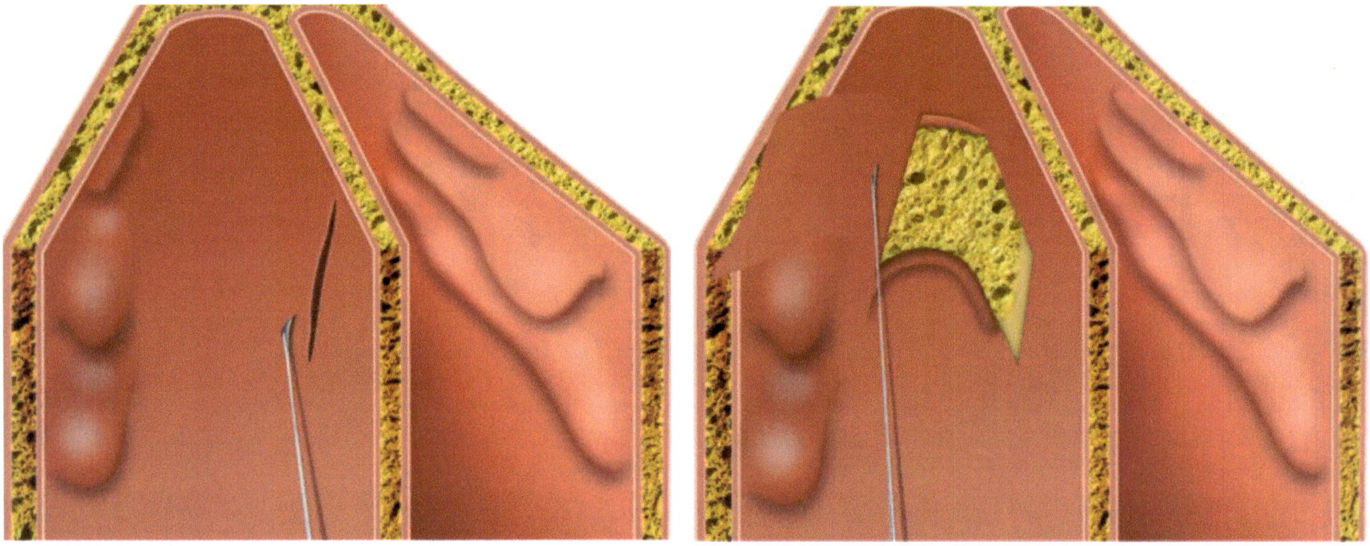

Fig. 35-6. (a-f) Sequência de desenhos ilustram os principais passos da cirurgia de atresia de coana unilateral direita. Incisão em septo posterior. Descolamento de mucosa septal até a lâmina pterigóidea medial direita. Remoção de septo posterior e ressecção parcial de lâmina pterigóidea medial direita. Incisão em formato de "H" de mucosa septal contralateral e da mucosa faríngea da atresia. Rotação, posicionamento e fixação dos retalhos mucosos com cola de fibrina. (Fonte: Cedin AC, Fujita R, Cruz OL. Endoscopic transeptal surgery for choanal atresia with a stentless folded-over-flap technique. Otolaryngol Head Neck Surg. 2006 Nov;135(5):693-8.)[36] *(Continua)*

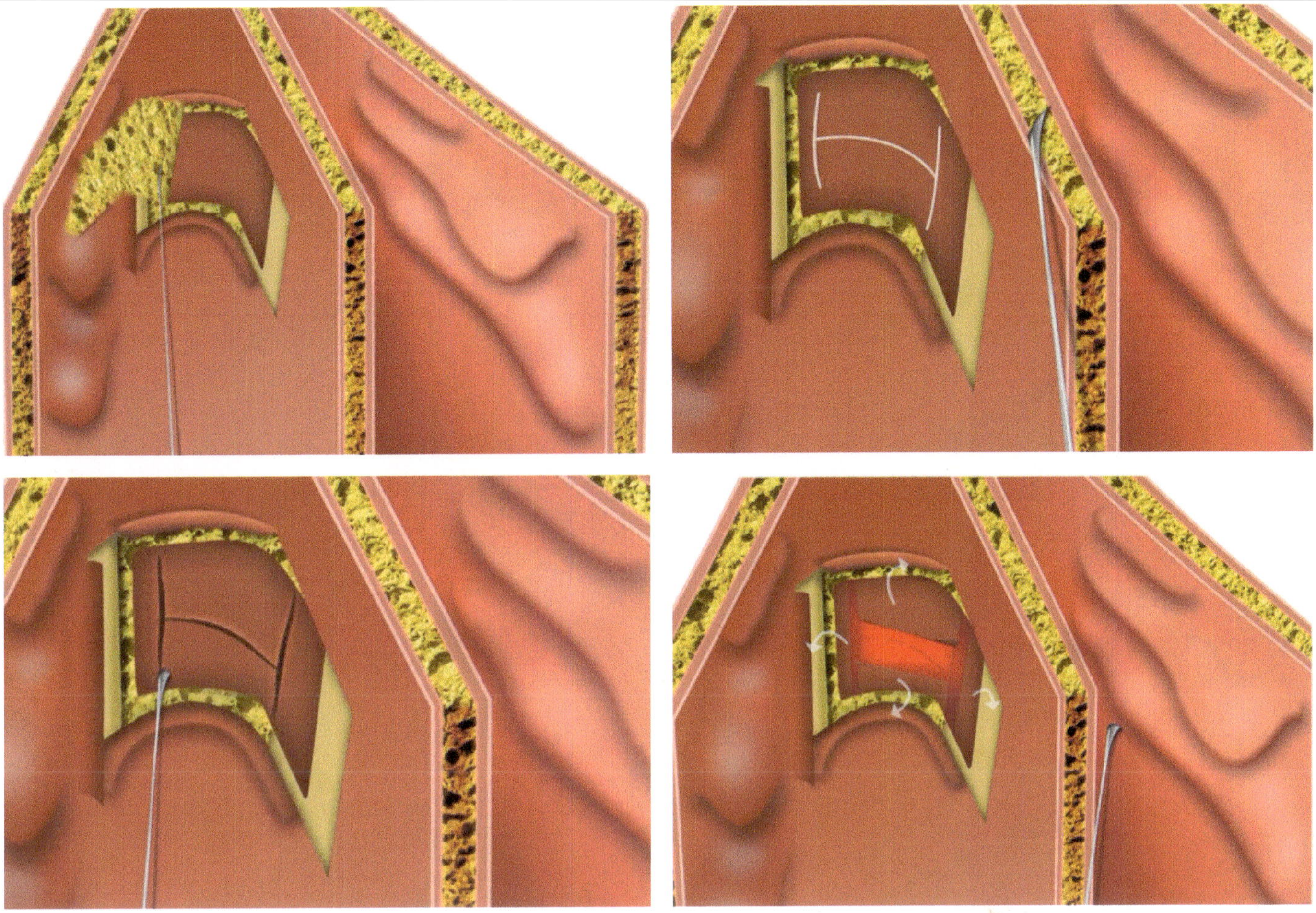

Fig. 35-6. *(Cont.)*

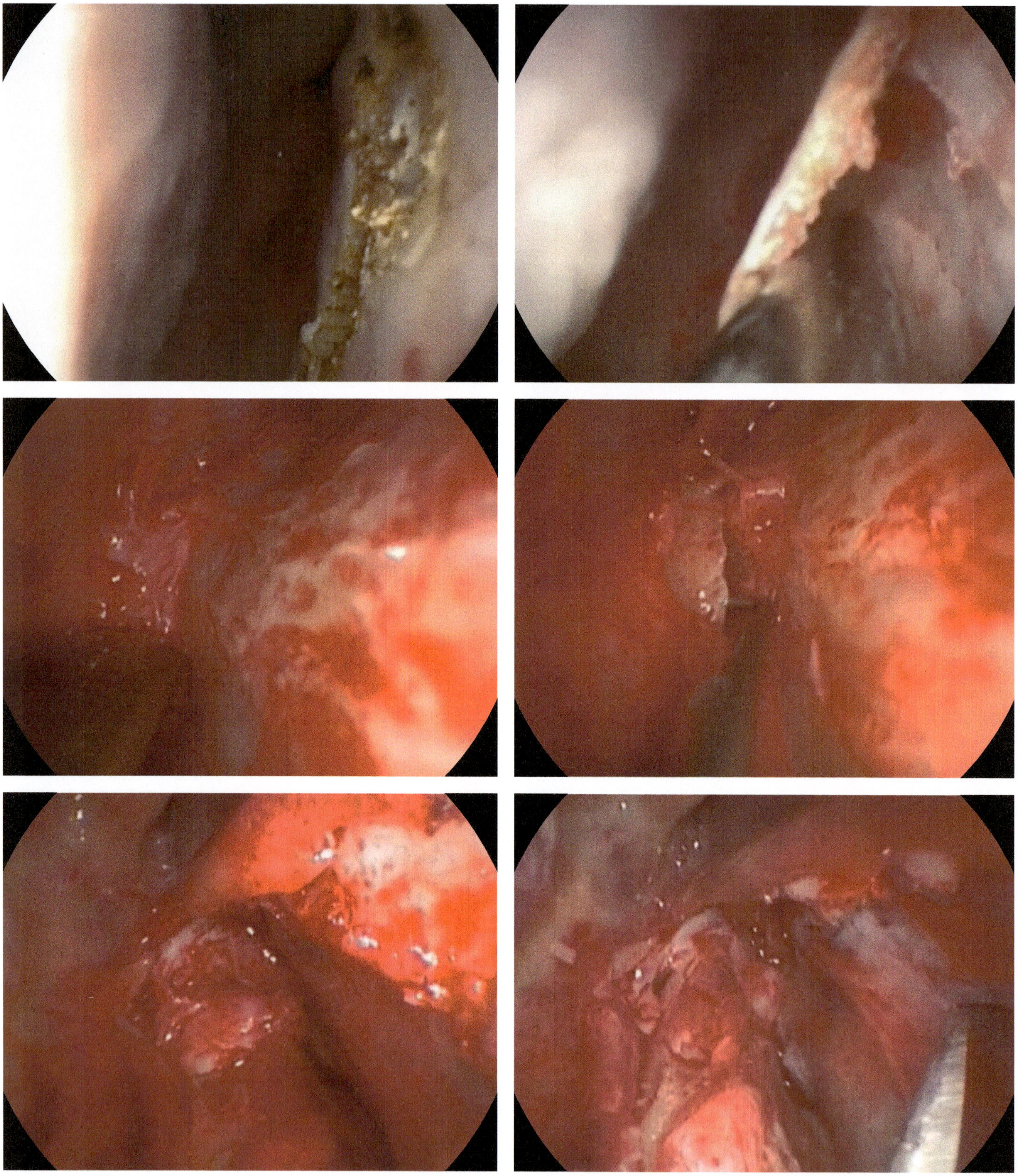

Fig. 35-7. Sequência de imagens cirúrgicas. Incisão em septo nasal à direita. Descolamento de mucosa septal até lâmina pterigóidea medial direita. Remoção de septo posterior, com ressecção de lâmina perpendicular e vômer, preservando a mucosa septal contralateral e a mucosa faríngea da atresia. Ressecção parcial de lâmina pterigóidea medial direita. Incisão de mucosa septal e faríngea da atresia em formato semelhante ao "H". Confecção e posicionamento de retalhos mucosos. Aspecto final com retalhos mucosos fixados com cola de fibrina. *(Continua)*

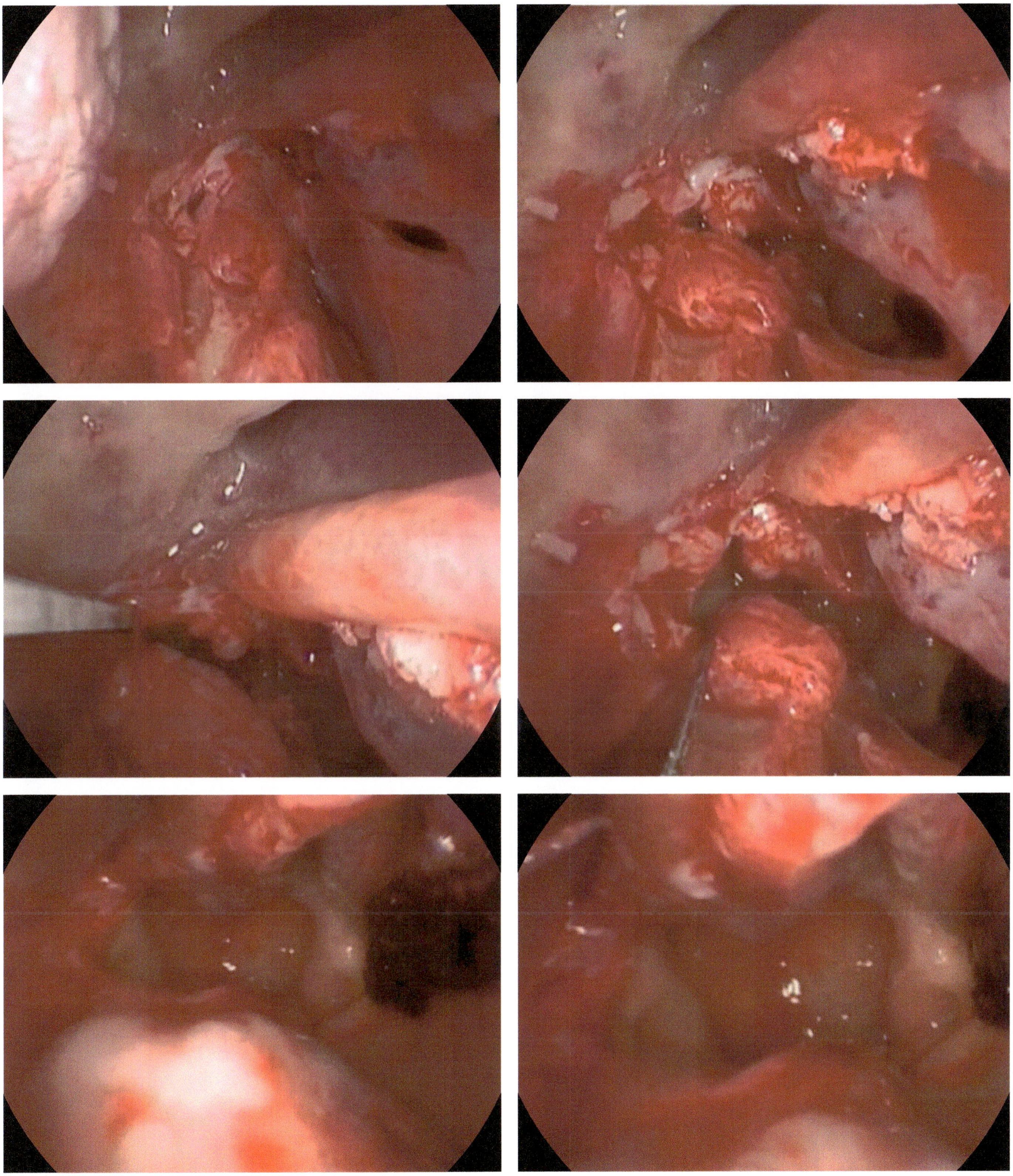

Fig. 35-7. *(Cont.)*

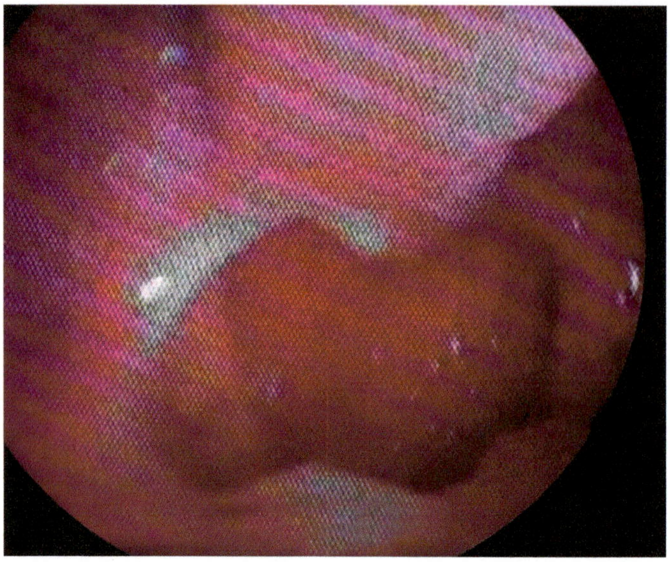

Fig. 35-8. Aspecto endoscópico de pós-operatório tardio de correção de atresia coanal direita.

2. Para **atresia bilateral** (Figs. 35-9 a 35-12):
   - Incisões verticais bilaterais no início do terço posterior do septo com extensão do assoalho nasal à altura dos rebordos inferiores das caudas das conchas médias.
   - Descolamento mucoso do septo nasal posterior (lâmina perpendicular e vômer) até a lâmina pterigóidea medial. A mucosa septal de cada lado descolado pode ser removida ao final do descolamento.
   - Remoção do septo posterior e ressecção parcial das lâminas pterigoideas mediais, devendo-se ter cautela a fim de evitar danos à mucosa faríngea da atresia, que será fonte para confecção de retalhos.
   - Incisão da mucosa faríngea da atresia em formato semelhante a letra "H".
   - Rotação, posicionamento e fixação com cola de fibrina dos retalhos mucosos.

Não há, ainda, consenso na literatura sobre as vantagens do uso de retalhos na cirurgia da atresia coanal para a prevenção de recorrências. A análise dos resultados nos diversos estudos fica prejudicada porque muitos não descrevem os detalhes técnicos das diferentes cirurgias empregadas, agrupam pacientes tratados por estas diferentes cirurgias, com ou sem procedimentos adjuvantes, e os englobam todos, sem distinção, ao resultado.[38]

Em meio às conjecturas dos autores quanto aos fatores de influência no prognóstico desfavorável da cirurgia da atresia coanal, alguns ainda consideram o uso de retalhos desnecessário e de difícil execução por via endoscópica transnasal, especialmente nos recém-nascidos.[6] Entretanto, as publicações dos resultados dos autores cujos tratamentos empregam retalhos em suas técnicas, mostram que o percentual de recorrência é baixo. Eles advogam que, empregando-se equipamentos cirúrgicos adequados e havendo bom treinamento em cirurgia endonasal vídeo assistida, esta doença nestes pequenos pacientes não oferece maior complexidade que outras mais graves de base de crânio, as quais também tratamos com reconstruções por retalhos pediculados.

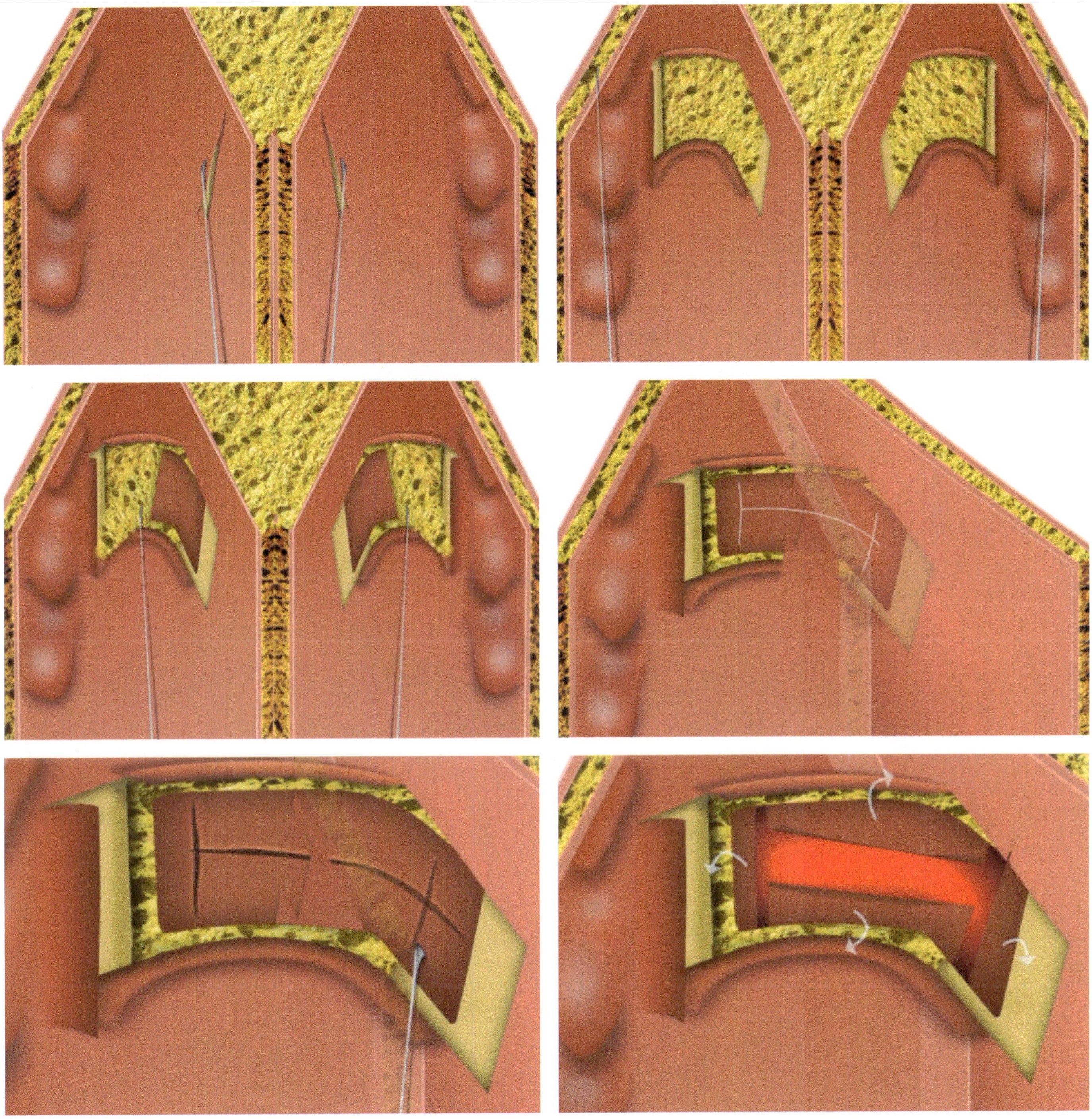

Fig. 35-9. Sequência de desenhos ilustram os principais passos da cirurgia de atresia de coana bilateral. Incisão em septo posterior bilateralmente. Descolamento de mucosa septal até a lâmina pterigóidea medial bilateralmente. Remoção de septo posterior e ressecção parcial de lâmina pterigóidea medial bilateralmente. Incisão em formato de "H" de mucosa faríngea da atresia. Rotação, posicionamento e fixação dos retalhos mucosos com cola de fibrina. (Fonte: Cedin AC, Fujita R, Cruz OL. Endoscopic transeptal surgery for choanal atresia with a stentless folded-over-flap technique. Otolaryngol Head Neck Surg. 2006 Nov;135(5):693-8.)[36]

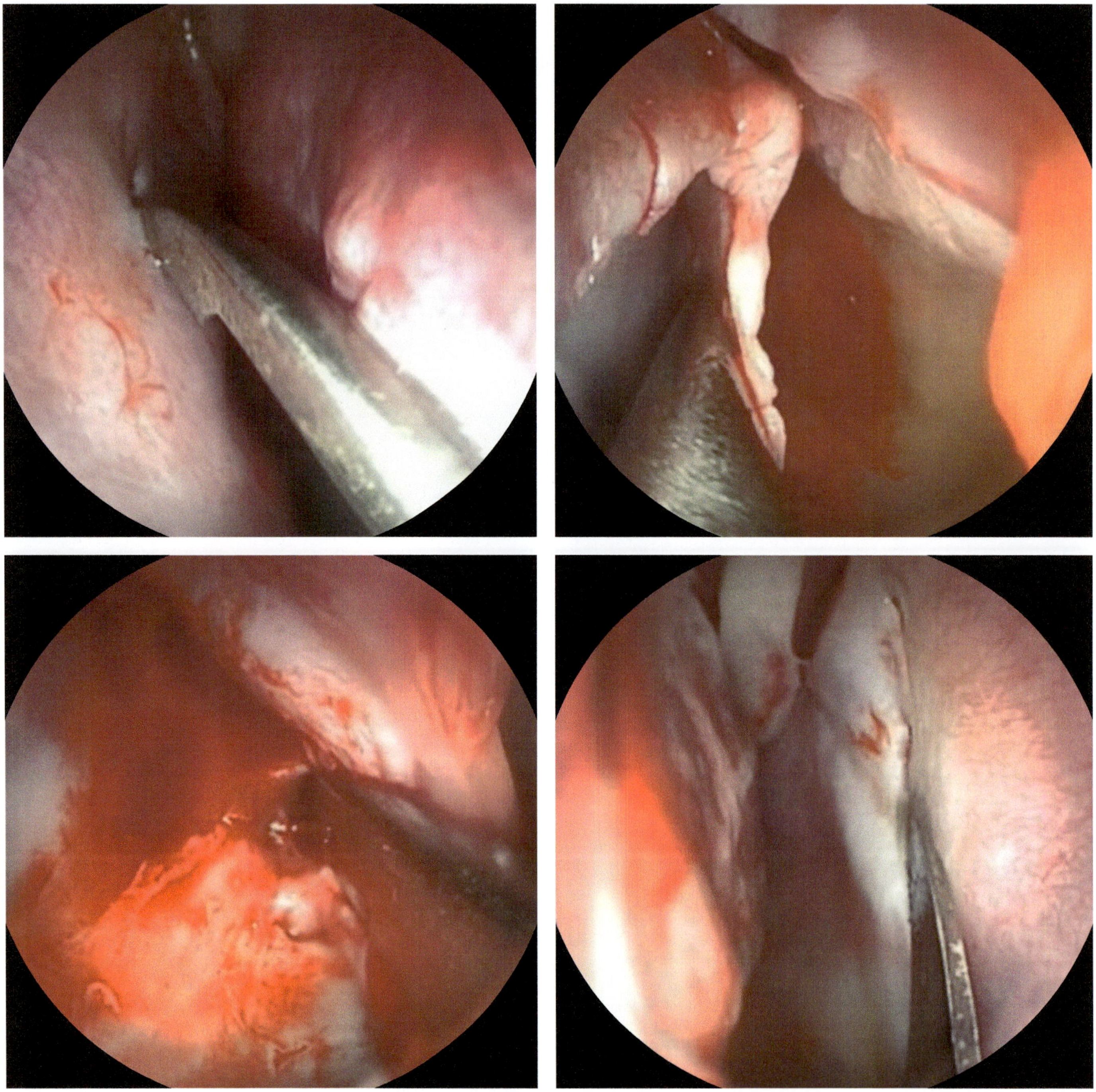

Fig. 35-10. Sequência de imagens cirúrgicas evidenciando: incisão em septo nasal à esquerda. Descolamento de mucosa septal até lâmina pterigóidea medial esquerda. Incisão em septo nasal à direita. Descolamento de mucosa septal até lâmina pterigóidea medial direita. Visualização do aspecto "em delta", com vômer lateralizado. Descolamento de lâmina pterigóidea medial esquerda. Visualização de vômer e lâminas pterigóideas mediais com preservação da mucosa da face faríngea da atresia; lâmina perpendicular ressecada parcialmente. *(Continua)*

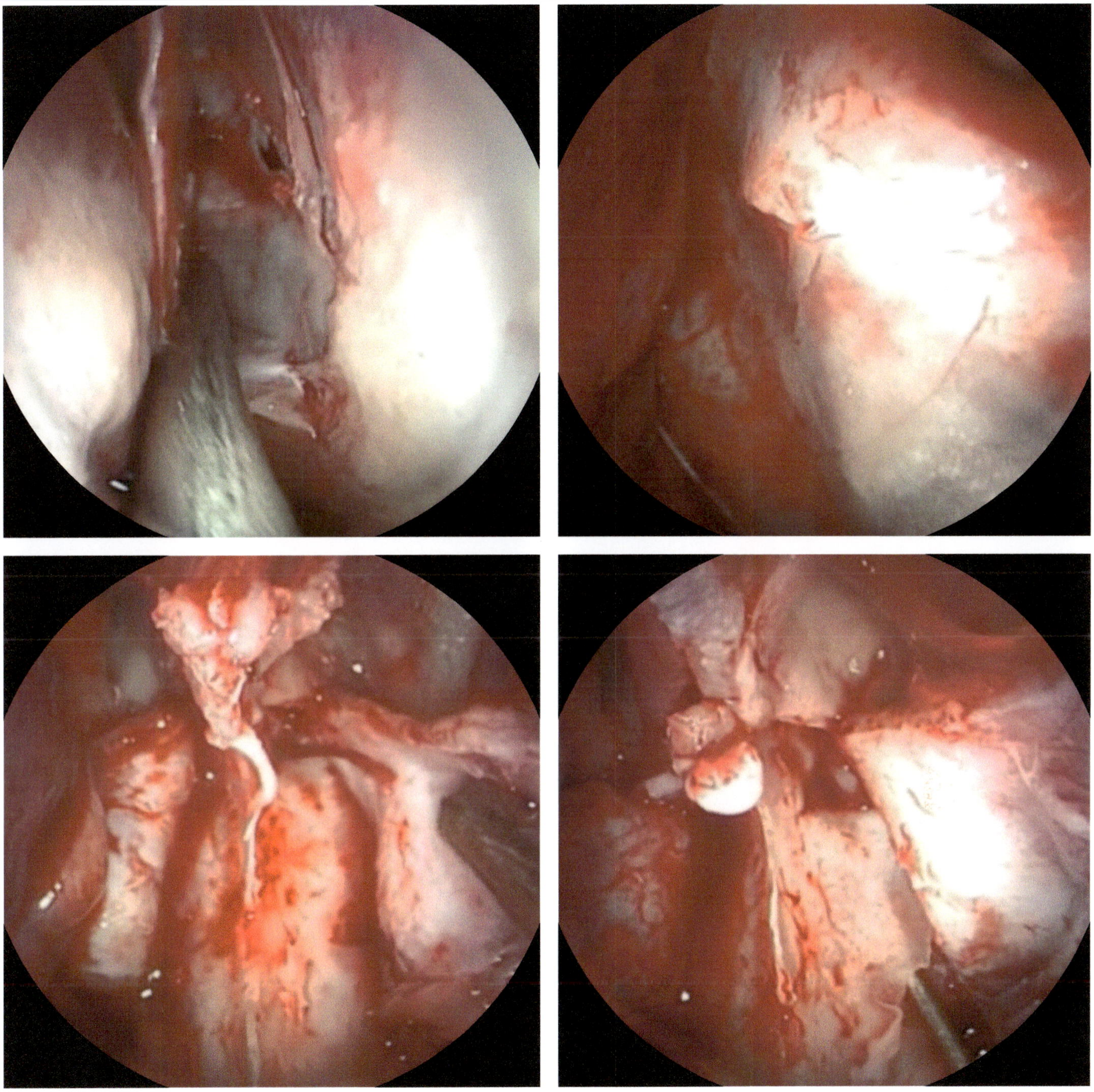

Fig. 35-10. *(Cont.)*

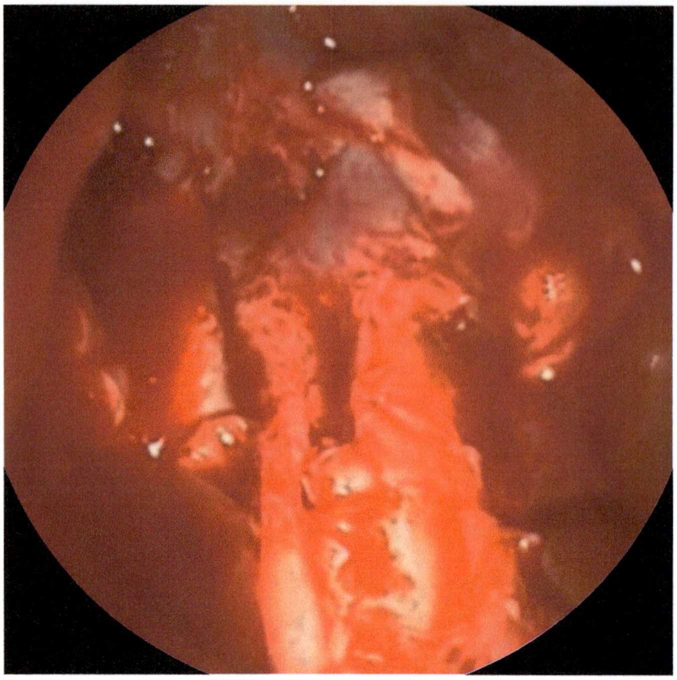

Fig. 35-10. *(Cont.)*

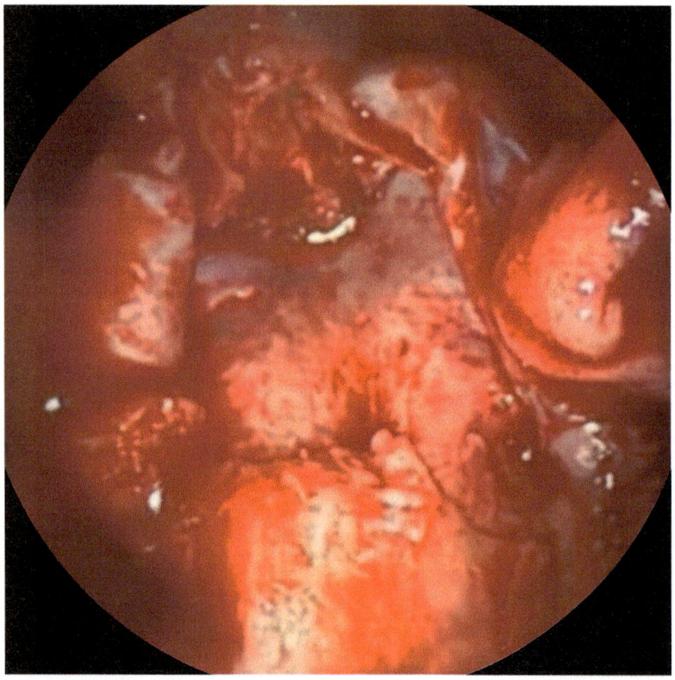

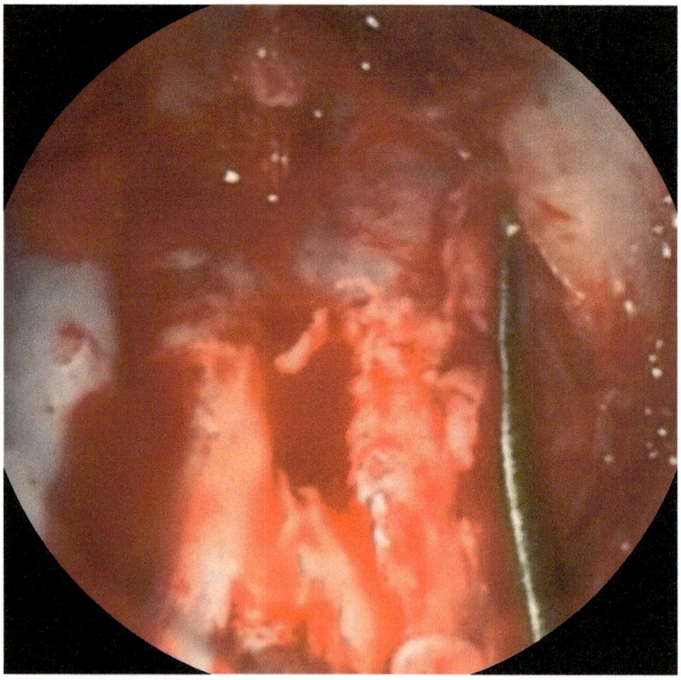

Fig. 35-11. Remoção do vômer. Dissecção e remoção de lâmina pterigóidea medial esquerda. Aspecto após remoção de toda parte óssea da atresia e preservação da mucosa de face faríngea da atresia. Incisão de mucosa da face faríngea da atresia em formato semelhante ao "H". Confecção e posicionamento de retalhos mucosos. Aspecto final dos retalhos mucosos fixados com cola de fibrina. *(Continua)*

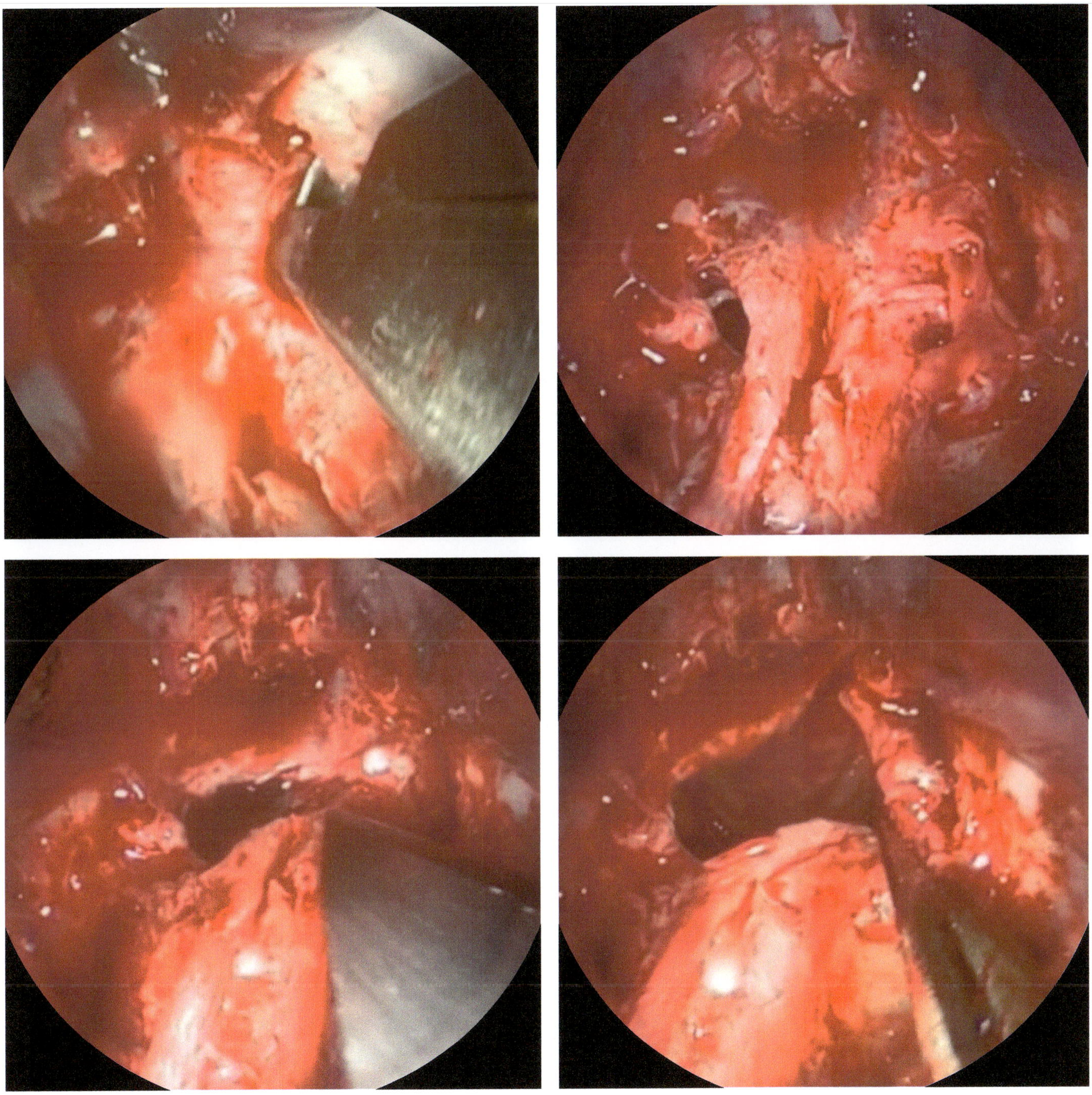

Fig. 35-11. *(Cont.)*

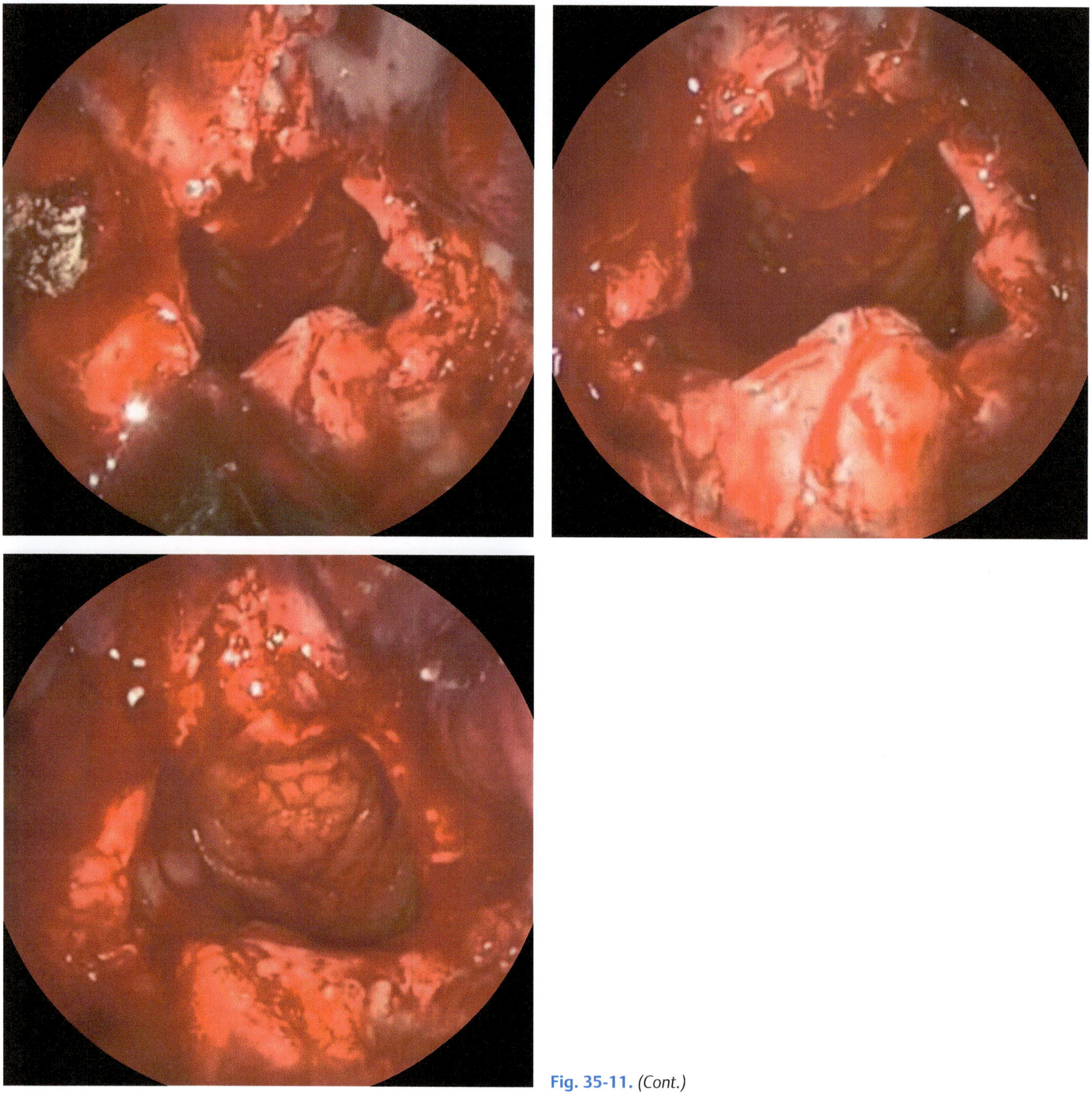

Fig. 35-11. *(Cont.)*

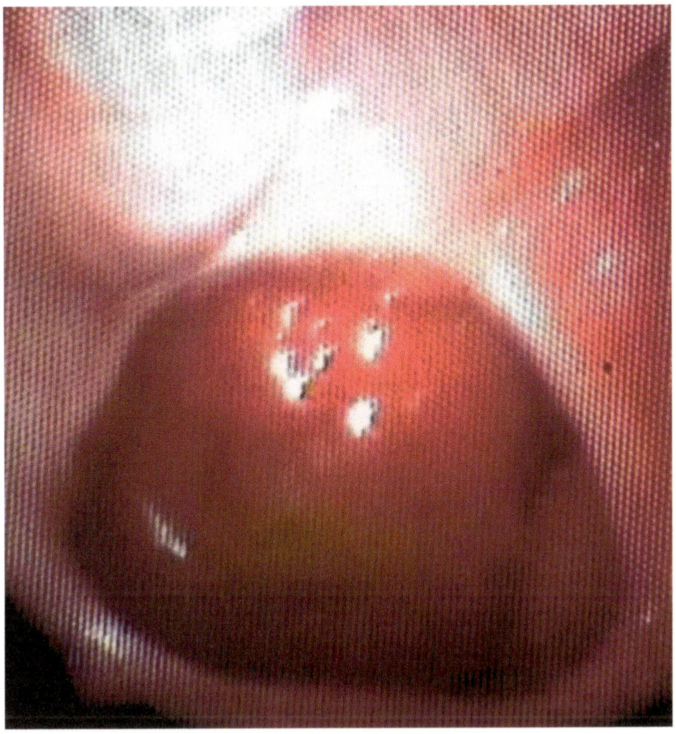

Fig. 35-12. Aspecto endoscópico de pós-operatório tardio.

Uso de Moldes

Estudos atuais demonstram que o uso de moldes em suas diferentes configurações e materiais descritos, além do desconforto e lesões aos tecidos circunjacentes, proporciona acúmulo de secreções, infecções e estímulo à granulação tecidual. Sugerem que seu emprego promove maior propensão à sinéquias e reestenose coanal. Não existe uniformidade de conduta dos autores que os utilizam no que se refere a seu tempo de permanência. Este, varia de um dia a várias semanas, de acordo com cada autor. Além disso, exigem dias a semanas de constante atenção por parte dos familiares e profissionais para cuidados de higiene devido ao acúmulo de secreções e formação de crostas. Isto ocasiona desconforto para os pacientes, familiares ou cuidadores e parece que nem sempre se reverte em real benefício quanto aos resultados esperados. Pela literatura, não há dados convincentes que orientem sua utilização. Podemos supor, no entanto, baseados em princípios de fisiologia da cicatrização, que seu trauma sobre áreas cirúrgicas cruentas seja mais danoso do que em regiões normalmente protegidas por tecidos que as recobrem. Sendo assim, estes seriam mais perniciosos e proporcionariam mais reestenose quando usados em cirurgias onde os locais desprotegidos dos tecidos que os revestem estiverem em contato com estes corpos estranhos que estimulariam proliferação tecidual exacerbada.[39-41]

Dilatações

As dilatações pós-puntura são também relatadas por autores que após a retirada dos moldes as realizam por várias vezes até a obtenção da permeabilidade coanal satisfatória. Nota-se que, nestes estudos, os autores não consideram como insucesso as reestenoses dos primeiros procedimentos.[42]

Mitomicina C

Outro recurso adjuvante utilizado para diminuir as falhas cirúrgicas é a mitomicina C. É usada com o intuito de minimizar a proliferação fibroblástica e consequentemente reduzir a possibilidade de falha cirúrgica.[43] Seu emprego decorre da experiência de uso em outras áreas como oftalmologia e laringologia. Tem sido utilizada em procedimentos primários tanto quanto em cirurgias revisionais. Ocorre que, trabalhos recentes randomizados e controlados não demonstram vantagens em seu emprego na cirurgia da atresia coanal. Além disso, há que se ressaltar sua potencialidade oncogênica quando utilizada em recém-nascidos.[44,45]

ATRESIA COANAL EM PACIENTES COM MALFORMAÇÃO CRANIOFACIAL

Alguns casos de atresia coanal podem tornar-se um verdadeiro desafio na prática otorrinolaringológica, sobretudo quando ocorre em pacientes com malformações craniofaciais.

As malformações craniofaciais como as síndromes de Apert, Crouzon, Treacher-Collins, Arrinia, Hemirrinia, Polirrinia, bridas amnióticas e fissuras raras de face de Tessier estão associadas a atresias coanais ósseas complexas.

As alterações do esqueleto craniofacial com redução do diâmetro anteroposterior e laterolateral, além de variações anatômicas típicas das síndromes, promovem uma dificuldade técnica e um índice maior de reestenose.

A avaliação dos pacientes com malformação craniofacial, diante da suspeita de atresia coanal deve ser criteriosa e detalhada. Além do exame clínico e testes já mencionados, os exames de imagem, como tomografia computadoriza e, muitas vezes, a ressonância magnética, tornam-se obrigatórios, pois permitem avaliar e detectar outras malformações que podem estar associadas (meningocele, meningoencefalocele e cisto dermoide) e predizer as dificuldades técnicas cirúrgicas.

O procedimento cirúrgico deve ser realizado por cirurgião habilitado em menor tempo possível, minimizando tempo anestésico e perda volêmica. O reconhecimento das limitações anatômicas e técnicas deve sempre ser levado em consideração.

Tem-se como preferência realizar a técnica endoscópica com uso de retalhos mucosos, sem colocação de moldes ou *stents*. Em pacientes específicos com anatomia muito distorcida e que exijam rapidez na conduta, a colocação de moldes (sondas confeccionadas de forma específica permitindo a ventilação) pode ser uma alternativa. Uma vez garantida a via aérea nesses pacientes, planeja-se o mais breve possível a realização da cirurgia endoscópica com retalhos pediculados.

Ressalta-se que, em muitos casos, os pacientes são encaminhados aos centros de referência, traqueostomizados e com muitas comorbidades em tratamento. Nestes casos, a decisão de realizar uma cirurgia endoscópica para correção da atresia coanal pode aguardar até o momento que o paciente tenha condições clínicas para realizá-la, uma vez que tem a via aérea garantida.

A existência de uma equipe multidisciplinar para abordagem desses pacientes é fundamental e obrigatória.

CONCLUSÃO

Atualmente, a suspeita diagnóstica da atresia coanal congênita baseia-se no quadro clínico apresentado por esta malformação, confirmando-se este diagnóstico, através do exame nasofibroscópico e tomografia computadorizada.

O tratamento da atresia unilateral consiste apenas na limpeza de secreções nasais postergando-se a correção cirúrgica para a idade mais adequada a cada caso. Nos casos bilaterais recomenda-se, como tratamento inicial, a manutenção da perviedade das vias aéreas superiores com uso de cânula de Guedel ou chupeta de MacGovern, raramente intubação orotraqueal, aguardando as condições ideais do paciente para a correção cirúrgica definitiva.

O acesso cirúrgico mais empregado atualmente é o transnasal assistido por videoendoscopia, o qual proporciona menor morbidade e maior resolutividade. Diversas técnicas para a remoção da placa atrésica são descritas por autores que advogam as vantagens de cada uma delas.

Nota-se na literatura que os autores que optaram pelo uso de retalhos de mucosa, observaram menor índice de reestenose, menor necessidade de reoperação e patência funcional satisfatória das coanas a longo prazo.

Pacientes com malformações craniofaciais associadas, devem, idealmente, pertencer a uma equipe multidisciplinar, seguir os mesmos cuidados diagnósticos para um planejamento cirúrgico acurado, considerar as limitações técnicas inerentes a cada paciente e, sempre que possível, priorizar o acesso transnasal endoscópico, com uso de retalhos mucosos.

REFERÊNCIAS BIBLIOGRÁFICAS

1. Harner SG, McDonald TJ, Reese DF. The anatomy of congenital choanal atresia. Otolaryngol Head Neck Surg. 1981 Jan-Feb;89(1):7-9.
2. Flake CG, Ferguson CF. Congenital choanal atresia in infants and children. Ann Otol Rhinol Laryngol. 1964 Jun;73:458-73.
3. Ferguson JL, Neel HB 3rd. Choanal atresia: treatment trends in 47 patients over 33 years. Ann Otol Rhinol Laryngol. 1989 Feb;98(2):110-2.
4. Maniglia AJ, Goodwin WJ Jr. Congenital choanal atresia. Otolaryngol Clin North Am. 1981 Feb;14(1):167-73.
5. Hengerer AS, Strome M. Choanal atresia: a new embryologic theory and its influence on surgical management. Laryngoscope. 1982 Aug;92(8 Pt 1):913-21.
6. Pirsig W. Surgery of choanal atresia in infants and children: historical notes and updated review. Int J Pediatr Otorhinolaryngol. 1986 Apr;11(2):153-70.
7. Brown OE, Pownell P, Manning SC. Choanal atresia: a new anatomic classification and clinical management applications. Laryngoscope. 1996 Jan;106(1Pt 1):97-101. Review.
8. Tadmor R, Ravid M, Millet D, Leventon G. Computed tomographic demonstration of choanal atresia. AJNR Am J Neuroradiol. 1984 Nov-Dec;5(6):743-5.
9. Shirkhoda A, Biggers WP. Choanal atresia: a case report illustrating the use of computed tomography. Radiology. 1982 Jan;142(1):93-4.
10. Gras JR, Doménech E, Paredes JR, Crespo C. [Clinical diagnosis of choanal atresia]. An Otorrinolaringol Ibero Am. 1991;18(3):265-9. Spanish.
11. Dupé V, Matt N, Garnier JM, Chambon P, Mark M, Ghyselinck NB. A newborn lethal defect due to inactivation of retinaldehyde dehydrogenase type 3 is prevented by maternal retinoic acid treatment. Proc Natl Acad Sci U S A. 2003 Nov 25;100(24):14036-41. Epub 2003 Nov 17.
12. Greenberg F. Choanal atresia and athelia: methimazole teratogenicity or a new syndrome? Am J Med Genet. 1987 Dec;28(4):931-4.
13. Barbero P, Valdez R, Rodríguez H, Tiscornia C, Mansilla E, Allons A, Coll S, Liascovich R. Choanal atresia associated with maternal hyperthyroidism treated with methimazole: a case-control study. Am J Med Genet A. 2008 Sep 15;146A(18):2390-5.
14. Foulds N, Walpole I, Elmslie F, Mansour S. Carbimazole embryopathy: an emerging phenotype. Am J Med Genet A. 2005 Jan 15;132A(2):130-5. Review.
15. Leclerc JE, Fearon B. Choanal atresia and associated anomalies. Int J Pediatr Otorhinolaryngol. 1987 Oct;13(3):265-72.
16. Fearon B, Dickson J. Bilateral choanal atresia in the newborn: plan of action. Laryngoscope. 1968 Sep;78(9):1487-99.
17. Sanlaville D, Verloes A. CHARGE syndrome: an update. Eur J Hum Genet. 2007 Apr;15(4):389-99. Epub 2007 Feb 14. Review.
18. Samadi DS, Shah UK, Handler SD. Choanal atresia: a twenty-year review of medical comorbidities and surgical outcomes. Laryngoscope. 2003 Feb;113(2):254-8.
19. Effat KG. Use of the automatic tympanometer as a screening tool for congenital choanal atresia. J Laryngol Otol. 2005 Feb;119(2):125-8.
20. Slovis TL, Renfro B, Watts FB, Kuhns LR, Belenky W, Spoylar J. Choanal atresia: precise CT evaluation. Radiology. 1985 May;155(2):345-8.
21. Benjamin B. Evaluation of choanal atresia. Ann Otol Rhinol Laryngol. 1985 Sep-Oct;94(5 Pt 1):429-32.
22. Panda NK, Simhadri S, Ghosh S. Bilateral choanal atresia in an adult: is it compatible with life? J Laryngol Otol. 2004 Mar;118(3):244-5.
23. Stamm AC, Pignatari SS. Nasal septal cross-over flap technique: a choanal atresia micro-endoscopic surgical repair. Am J Rhinol. 2001 Mar-Apr;15(2):143-8.
24. McGovern FH. Bilateral choanal atresia in the newborn-- a new method of medical management. Laryngoscope. 1961 May;71:480-3.
25. Emmert C. Stenochorie und atresie der choannen, Lehrbach der Speciellen chirurgie. Stuttgart (Germany): Dann; 1854:535-38.
26. Hengerer AS, Brickman TM, Jeyakumar A. Choanal atresia: embryologic analysis and evolution of treatment, a 30-year experience. Laryngoscope. 2008 May;118(5):862-6.
27. Rudert H. [Combined transseptal-transnasal surgery of unilateral choanal atresia without using stents]. Laryngorhinootologie. 1999 Dec;78(12):697-702. German.
28. Stieve M, Kempf HG, Lenarz T. Management of choanal atresia in cases of craniofacial malformation. J Maxillofac Oral Surg. 2009;8(1):52-4.
29. Owens H. Observations in treating twenty-five cases of choanal atresia by the transpalatine approach. Laryngoscope. 1965 Jan;75:84-104.
30. Cumberworth VL, Djazaeri B, Mackay IS. Endoscopic fenestration of choanal atresia. J Laryngol Otol. 1995 Jan;109(1):31-5.
31. Stankiewicz JA. The endoscopic repair of choanal atresia. Otolaryngol Head Neck Surg. 1990 Dec;103(6):931-7.
32. Tzifa KT, Skinner DW. Endoscopic repair of unilateral choanal atresia with the KTP laser: a one stage procedure. J Laryngol Otol. 2001 Apr;115(4):286-8.
33. Dedo HH. Transnasal mucosal flap rotation technique for repair of posterior choanal atresia. Otolaryngol Head Neck Surg. 2001 Jun;124(6):674-82.
34. Osguthorpe JD, Singleton GT, Adgus WY. The surgical approach to bilateral choanal atresia. Arch Otolaryngol 1982;108:366-369.
35. 35. Cedin AC, Peixoto Rocha JF Jr, Deppermann MB, Moraes Manzano PA, Murao M, Shimuta AS. Transnasal endoscopic surgery of choanal atresia without the use of stents. Laryngoscope. 2002 Apr;112(4):750-2.

36. Cedin AC, Fujita R, Cruz OL. Endoscopic transeptal surgery for choanal atresia with a stentless folded-over-flap technique. Otolaryngol Head Neck Surg. 2006 Nov;135(5):693-8.
37. Yaniv E, Hadar T, Shvero J, Stern Y, Raveh E. Endoscopic transnasal repair of choanal atresia. Int J Pediatr Otorhinolaryngol. 2007 Mar;71(3):457-62. Epub 2007 Jan 4.
38. Cedin AC, Atallah ÁN, Andriolo RB, Cruz OL, Pignatari SN. Surgery for Congenital Choanal Atresia. Cochrane Database of Systematic Reviews 2012, Issue 2. Art. No.: CD008993.
39. Van Den Abbeele T, François M, Narcy P. Transnasal endoscopic treatment of choanal atresia without prolonged stenting. Arch Otolaryngol Head Neck Surg. 2002 Aug;128(8):936-40.
40. Schoem SR. Transnasal endoscopic repair of choanal atresia: why stent? Otolaryngol Head Neck Surg. 2004 Oct;131(4):362-6.
41. Zuckerman JD, Zapata S, Sobol SE. Single-Stage Choanal Atresia Repair in the Neonate. Arch Otolaryngol Head Neck Surg 2008;134:1090-1093
42. Blake KD, Prasad C. CHARGE syndrome. Orphanet J Rare Dis. 2006 Sep 7;1:34. Review.
43. Prasad M, Ward RF, April MM, Bent JP, Froehlich P. Topical mitomycin as an adjunct to choanal atresia repair. Arch Otolaryngol Head Neck Surg. 2002 Apr;128(4):398-400.
44. Kubba H, Bennett A, Bailey CM. An update on choanal atresia surgery at Great Ormond Street Hospital for Children: preliminary results with Mitomycin C and the KTP laser. Int J Pediatr Otorhinolaryngol. 2004 Jul;68(7):939-45.
45. Al-Ammar AY. Effect of use of mitomycin C on the outcome of Choanal atresia repair. Saudi Med J. 2007 Oct;28(10):1537-40.

CUIDADOS PRÉ E PÓS-OPERATÓRIOS NA CIRURGIA FUNCIONAL NASOSSINUSAL

Gilvan Vinícius de Azevedo Maia ■ Renata Lopes Mori ■ Tatiana Abdo

O conteúdo deste capítulo (págs. 403 a 408), encontra-se disponível on-line.

Para acessá-lo, aponte a câmera do seu smartphone ou tablet para a imagem acima.

LAVAGEM NASAL

Maura Catafesta das Neves ▪ Maria Fernanda Chaves Danieluk ▪ Tatiana Abdo

O conteúdo deste capítulo (págs. 409 a 416), encontra-se disponível on-line.

Para acessá-lo, aponte a câmera do seu smartphone ou tablet para a imagem acima.

RADIOLOGIA DOS TUMORES DOS SEIOS PARANASAIS

CAPÍTULO 38

Mario Padula ■ Bruno Casola Olivetti
Regina Lúcia Elia Gomes ■ Eloisa Maria Santiago Gebrim

O conteúdo deste capítulo (págs. 417 a 440), encontra-se disponível on-line.

Para acessá-lo, aponte a câmera do seu smartphone ou tablet para a imagem acima.

CAPÍTULO 39

RADIOLOGIA ANATÔMICA DOS SEIOS PARANASAIS E BASE DO CRÂNIO

Carlos Toyama ▪ Rodrigo Watanabe Murakoshi ▪ Eloisa Maria Santiago Gebrim

INTRODUÇÃO

A anatomia da base do crânio é complexa em razão da presença do grande número de canais, forames e fissuras que a constituem, sendo importante o seu conhecimento para a adequada localização das lesões que acometem essa região e seu planejamento terapêutico, principalmente cirúrgico e também para o entendimento das vias de disseminação dos processos patológicos. Para essa avaliação a tomografia computadorizada (TC) e a ressonância magnética (RM) têm papel fundamental, permitindo o detalhamento dessa anatomia.

O conhecimento da anatomia dos seios paranasais e fossas nasais é fundamental para que os procedimentos cirúrgicos, incluindo os endonasais, sejam efetuados com segurança. A tomografia computadorizada com reconstrução multiplanar permite o mapeamento das cavidades paranasais e suas vias de drenagem. Além disso, identifica as variantes anatômicas que podem obstruir suas vias de drenagem, perpetuando os processos inflamatórios nasossinusais, e também tem o potencial de dificultar os procedimentos cirúrgicos, aumentando as possíveis complicações.

ANATOMIA DA BASE DO CRÂNIO

A base do crânio forma o assoalho da cavidade craniana e contém vários forames e canais, que transmitem vasos sanguíneos e nervos. É formada por cinco ossos: etmoidal, occipital, esfenoidal, frontais e temporais, os dois últimos pareados. Tem as superfícies endocraniana e exocraniana. A superfície endocraniana (interna) da base do crânio é dividida em fossas cranianas anterior, média e posterior e serve de assoalho do crânio, onde o cérebro e estruturas neurovasculares estão localizadas. A superfície exocraniana anterior está relacionada com a órbita e estruturas nasossinusais. A superfície exocraniana média situa-se acima das estruturas do pescoço supra-hioide, incluindo a nasofaringe e espaços parafaríngeo, mastigador e parotídeo. A superfície exocraniana posterior está relacionada com a mucosa faríngea e espaços carotídeo, retrofaríngeo e perivertebral e junção craniovertebral.[1]

A linha formada pelo limbo esfenoidal, processo clinoide anterior e crista esfenoidal separa as fossas cranianas anterior e média. O limbo esfenoidal é uma crista óssea proeminente na superfície superior do osso esfenoide. A crista esfenoidal corresponde à borda posterior da asa menor do esfenoide (Fig. 39-1).[2]

O dorso selar e a crista petrosa separam as fossas cranianas média e posterior. Dorso selar, processo clinoide posterior e margem superior petrosa dividem as fossas cranianas médias em porção central e lateral.

A base do crânio deriva dos componentes da crista neural e o mesoderma. A base do crânio anterior se desenvolve da crista neural. A base do crânio média e posterior tem origem do mesoderma, que circunda a notocorda. A ossificação segue a condrificação progredindo do posterior ao anterior. A ossificação inicia no osso occipital na 12ª semana de gestação e progride anteriormente ao pós-esfenoide (14 semanas de gestação), pré-esfenoide (17 semanas de gestação) e osso etmoide.[3]

A sincondrose é a junção cartilaginosa entre os diferentes centros de ossificação e é responsável por parte do crescimento craniano. As três maiores sincondroses são de anterior para a posterior: sincondrose esfenoetmoidal funde aos 6-7 anos; sincondrose interesfenoide (funde ao nascimento) e a sincondrose esfeno-occipital (fusão entre 12 e 17 anos, sendo mais precoce no sexo feminino) (Fig. 39-2).

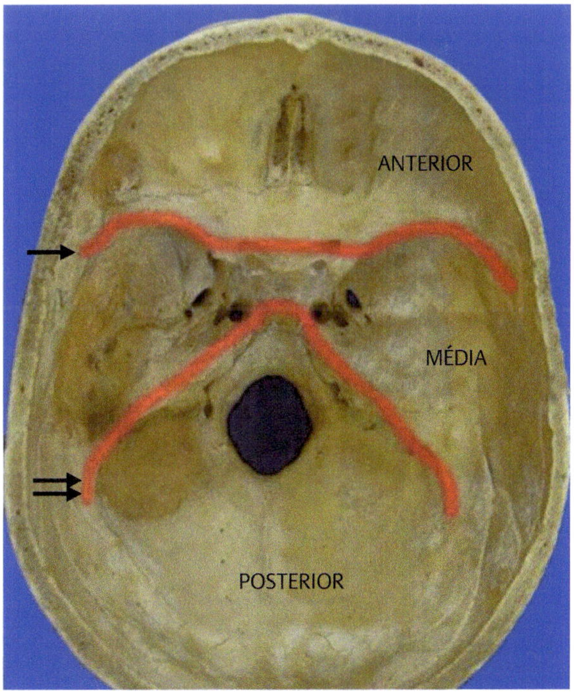

Fig. 39-1. Visão da superfície endocraniana de um crânio. A linha formada pelo limbo esfenoidal, processo clinoide anterior e crista esfenoidal separa as fossas cranianas anterior e média (seta). Dorso selar, processo clinoide posterior e margem superior petrosa separa as fossas cranianas média e posterior (seta dupla).

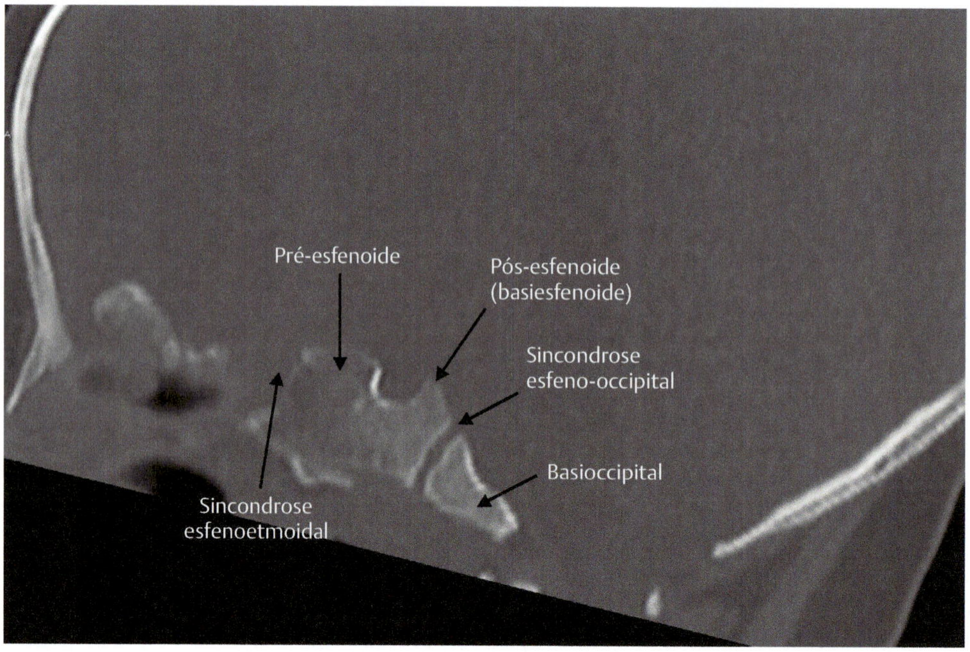

Fig. 39-2. TC janela óssea no plano sagital em paciente com 10 meses de idade demonstra a anatomia da base do crânio e as sincondroses. Sincondrose esfenoetmoidal (fusão aos 6-7 anos); sincondrose interesfenoide está fundida (não identificada) e a sincondrose esfeno-occipital (fusão entre 12 e 17 anos).

Base do Crânio Anterior

Ao nascimento, o osso frontal é ossificado e estende-se até a margem medial da órbita. A ossificação da lâmina cribriforme inicia na junção com as conchas nasais superior e média e estende-se ao longo da lâmina cribriforme até a crista etmoidal (Galli) aproximadamente aos 2 meses de vida (Fig. 39-3). A ossificação geralmente é mais avançada na imagem coronal no nível da junção do bulbo ocular com o nervo óptico (Fig. 39-3b) e progride nas direções anterior e posterior. Ossificação completa da margem posterior da lâmina cribriforme ocorre próxima aos 12 meses em 70% dos casos. A ossificação da porção anterior é mais tardia; aos 18 meses somente 25% estão ossificados, ou seja, persiste um intervalo não ossificado na porção anterior na maioria das crianças nesta faixa etária.[4]

O assoalho é formado pela placa orbital do osso frontal, que se une ao osso etmoide e a asa menor do esfenoide. A porção central do osso etmoide é formada pela lâmina cribriforme. A lâmina cribriforme transmite filamentos olfatórios do recesso olfatório da cavidade nasal até os bulbos olfatórios. Os bulbos e tratos olfatórios situam-se na goteira olfatória. A fóvea etmoidal localizada lateralmente à lamela lateral forma o teto de células etmoidais. A profundidade da goteira olfatória é variável e é graduada pela classificação de Keros, que será descrita nesse capítulo.

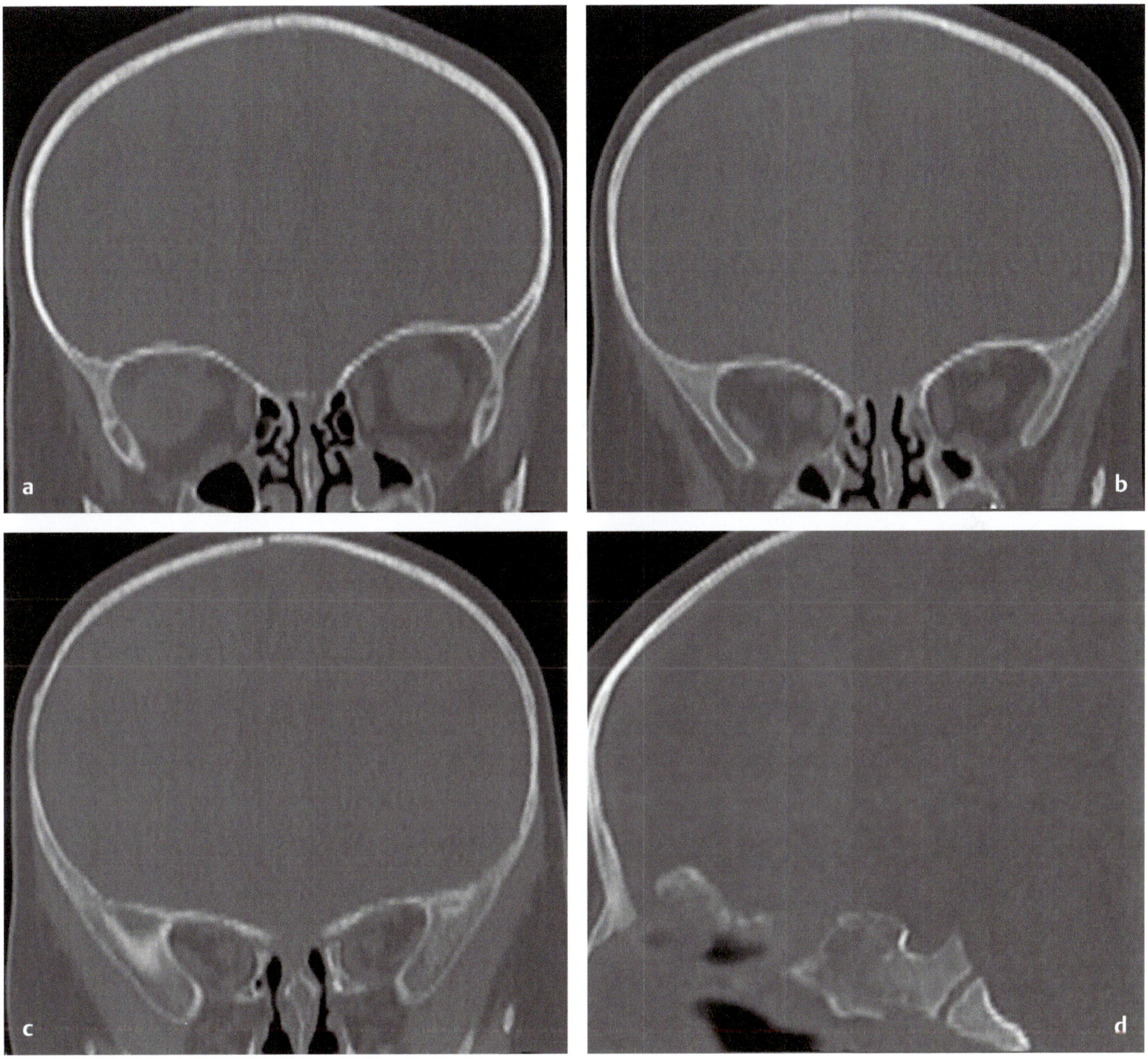

Fig. 39-3. Paciente com 10 meses (a-d) e com 2 anos (e-h). A ossificação da lâmina cribriforme inicia na junção com as conchas nasais superior e média e é mais avançada na imagem coronal no nível da junção do bulbo ocular com o nervo óptico. Não há ossificação na porção anterior e posterior da fossa craniana anterior aos 10 meses (a, c, d). A ossificação progride na direção anterior (a) e posterior (c) na orientação de lateral para medial, como observado nas figuras (e, f, g). *(Continua)*

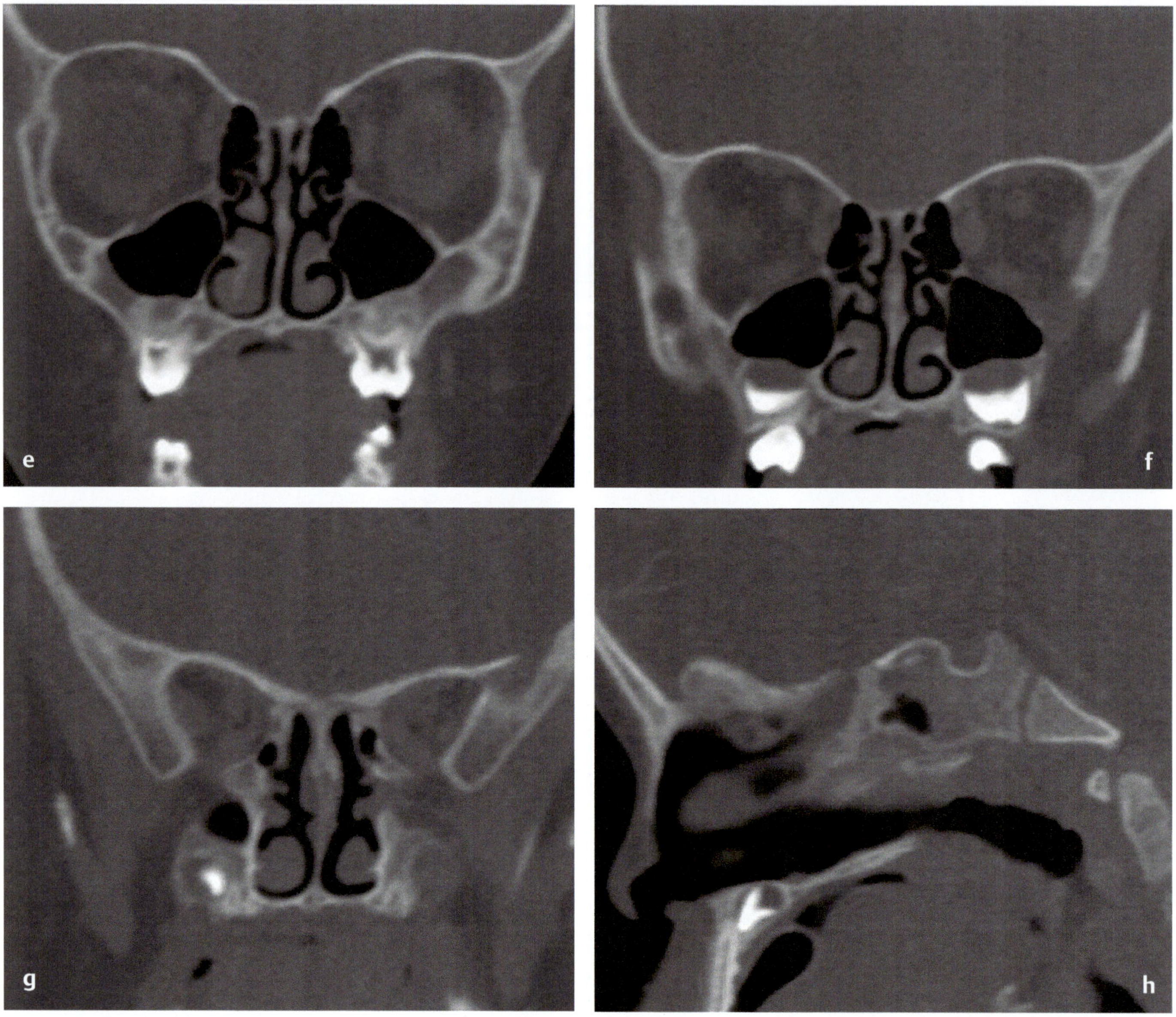

Fig. 39-3. *(Cont.)*

O bulbo olfatório é uma extensão verdadeira do neocerebral. A camada externa corresponde a neurônios do córtex da vesícula do telencéfalo. A área central contém também matriz extracelular e interneurônios. Durante a infância, o bulbo olfatório tem um período de maturação. Ao nascimento, o bulbo apresenta morfologia redonda e sua porção central tem hipersinal central em T2 semelhante à substância branca (Fig. 39-4). A primeira mudança da maturação ocorre na sua margem superior do bulbo olfatório com reorganização desta camada, bem como ocorre redução da matriz extracelular central com perda do sinal em T2 (Fig. 39-5). Finalmente, assume a morfologia do adulto com forma oval ou em "J" com aspecto lateral maior que o medial e não há diferença de sinal de sua parte central e periférica (Fig. 39-6).[5] A sequência T2-3D de alta resolução permite realizar reconstruções multiplanares do bulbo olfatório para analisar suas dimensões e morfologia (Fig. 39-7). No plano sagital, o bulbo olfatório tem morfologia biconvexa e de contornos regulares. Os filamentos olfatórios não são identificados pela RM em pessoas normais (Fig. 39-7b), porém, podem-se apresentar espessadas junto à margem inferior do bulbo olfatório em casos de paciente com anosmia pós-infecção de COVID-19 (Fig. 39-7d).[6]

A crista etmoidal (Galli) forma a inserção anterior da foice cerebral (Fig. 39-8). A pneumatização da *crista galli* tem incidência variável e ocorre, geralmente, pela extensão da pneumatização do seio frontal. O forame cego fica anteriormente à *crista galli* e representa um espaço pré-nasal remanescente que, durante o desenvolvimento, contém divertículo dural com extensão até a pele do nariz. Falha neste desenvolvimento pode resultar na formação de cisto de inclusão dermoide/epidermoide, glioma e encefalocele. Alargamento do forame cego é um sinal para suspeitar destas patologias (Fig. 39-9). Forame cego pode conter remanescente cartilaginoso até 2 anos de vida, desta forma, não deve ser confundido como patológico. O forame cego pode ter uma veia emissária da mucosa nasal até o seio sagital superior. O forame cego patente é uma variação anatômica relacionada com a falha de regressão do espaço pré-nasal e uma fístula liquórica já foi descrita nesta topografia.[7]

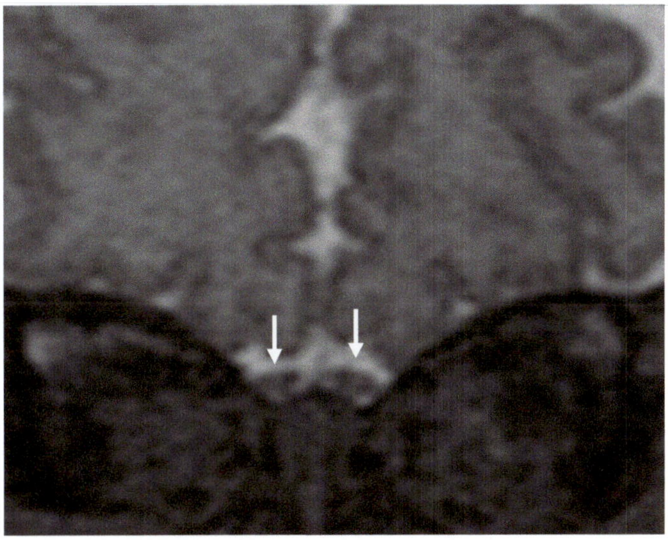

Fig. 39-5. RM com sequência T2 no plano coronal. Paciente de 2 meses. Durante a maturação do bulbo olfatório, ocorre a deformidade discreta de seu aspecto superior e inicia a aparência de morfologia em "U". A periferia permanece com sinal semelhante ao córtex cerebral e a porção central com sinal semelhante à substância branca.

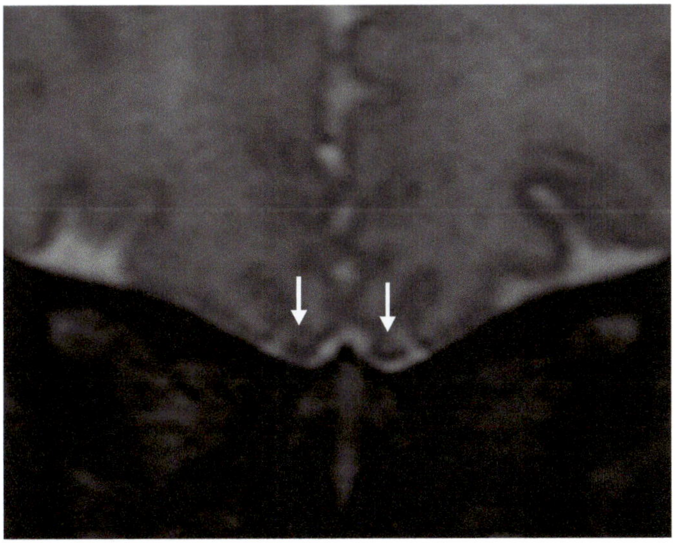

Fig. 39-4. RM com sequência T2 no plano coronal de paciente com 5 dias. Bulbo olfatório tem morfologia redonda ou oval ao nascimento (seta). Apresenta hipersinal central em T2 semelhante à substância branca do parênquima encefálico.

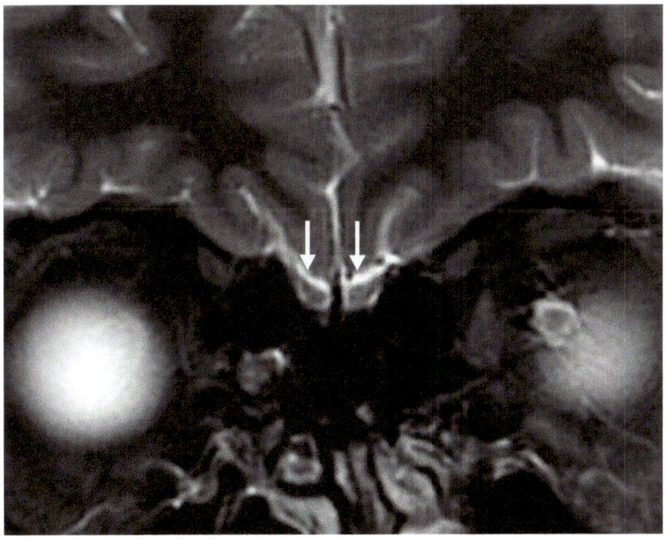

Fig. 39-6. RM com sequência ponderada em T2 no plano coronal de paciente com 10 anos. O bulbo olfatório assume morfologia de adulto, redondo ou em "J". O aspecto lateral maior que medial. Não há hipersinal central no bulbo olfatório.

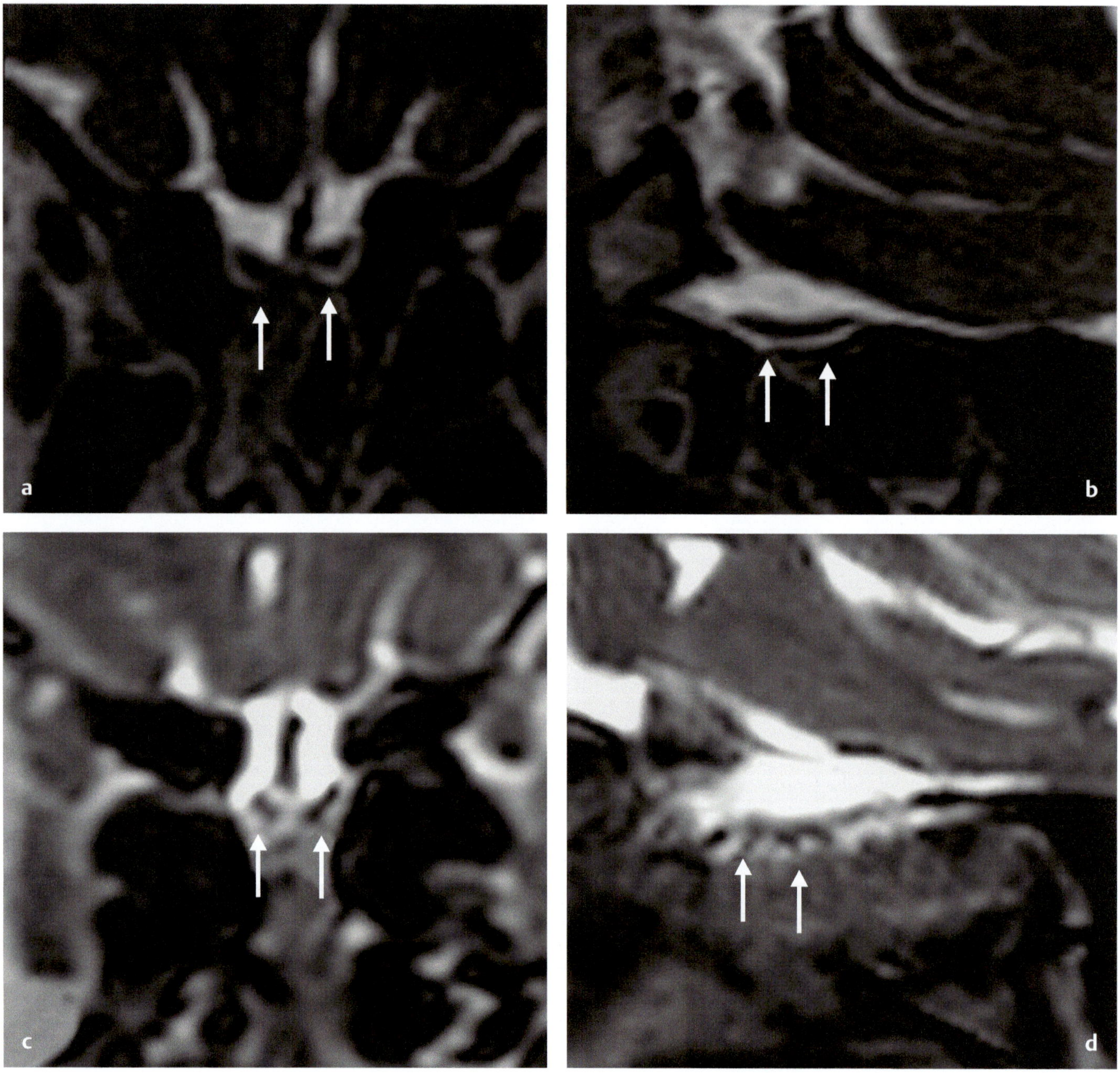

Fig. 39-7. RM com sequência volumétrica ponderada em T2 e reconstrução nos planos coronal (a) e sagital T2 (b) do bulbo olfatório normal (setas). No plano sagital (b), o bulbo olfatório tem morfologia biconvexa e de contornos regulares. Os filamentos olfatórios não são identificados pela RM em pessoas normais. RM com sequência coronal T2 (c) e sagital T2 (d) de paciente com antecedente de anosmia após infecção de COVID-19 exibe espessamento dos filamentos olfatórios (setas).

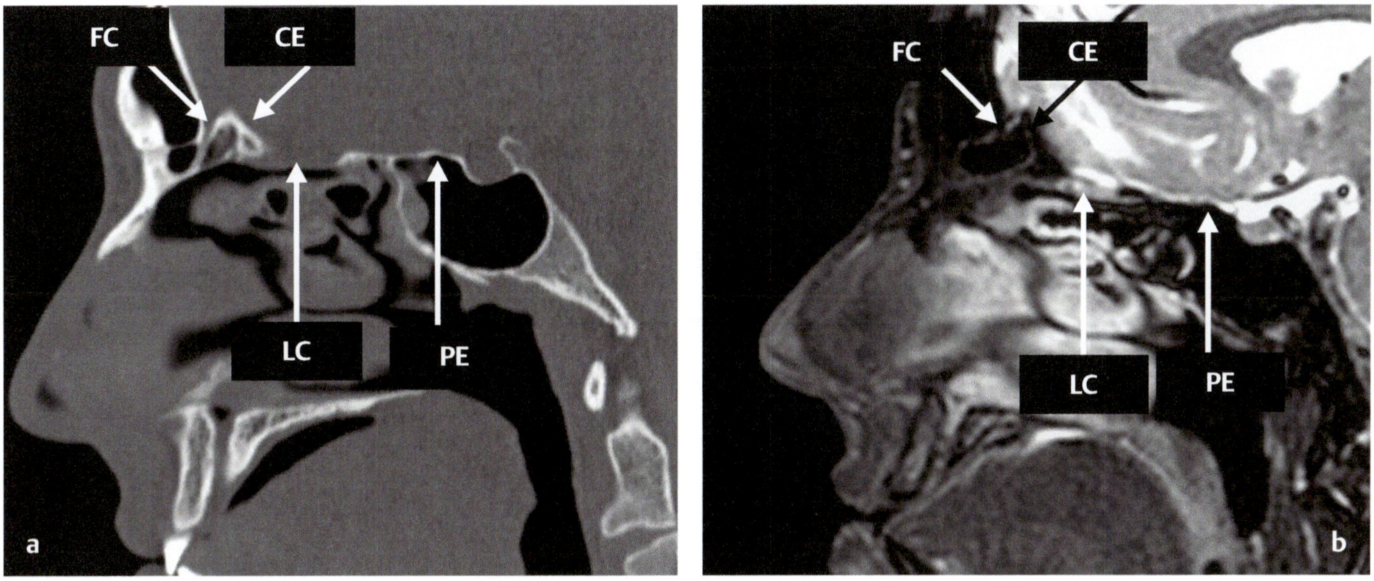

Fig. 39-8. Plano sagital de TC com janela óssea (a) e RM com sequência ponderada em T2 (b). O forame cego (FC) situa-se anteriormente à crista etmoidal (CE) e representa um espaço pré-nasal remanescente. Posteriormente à crista etmoidal, temos a lâmina cribriforme (LC) e o plano esfenoidal (PE).

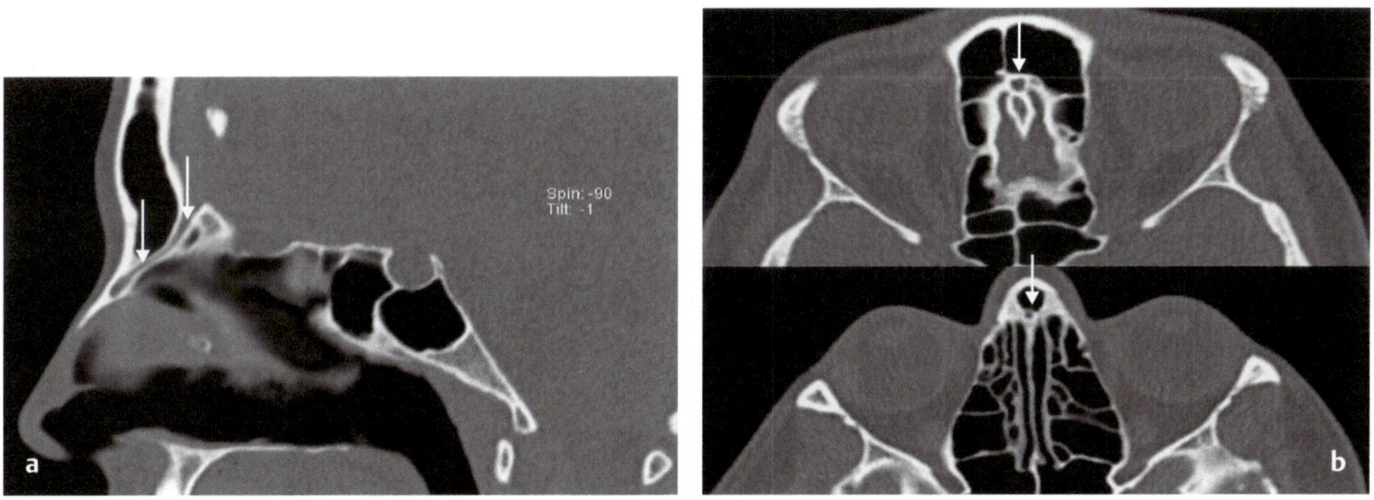

Fig. 39-9. TC no plano sagital (a) e axial (b) janela óssea demonstra forame cego patente, que pode estar relacionado a falha de regressão do divertículo dural e é suspeito de sinus dermal.

A parede óssea do teto etmoide pode ser fina e, por vezes, deiscente, sendo descrito na lamela lateral, curso ao longo do nervo etmoidal anterior, origem da concha nasal média, lâmina cribriforme e fóvea etmoidal (Fig. 39-10).[8] Descontinuidade óssea pode predispor a encefalocele ou fístula liquórica.

Posteriormente ao etmoide temos o plano esfenoidal, a superfície superior do osso esfenoide, que termina como limbo esfenoidal. O limbo superior é contínuo anteriormente com o plano esfenoidal e lateralmente com as asas menores do esfenoide. O limbo inferior é contínuo anteriormente com o tubérculo selar e lateralmente junto ao processo clinoide anterior.

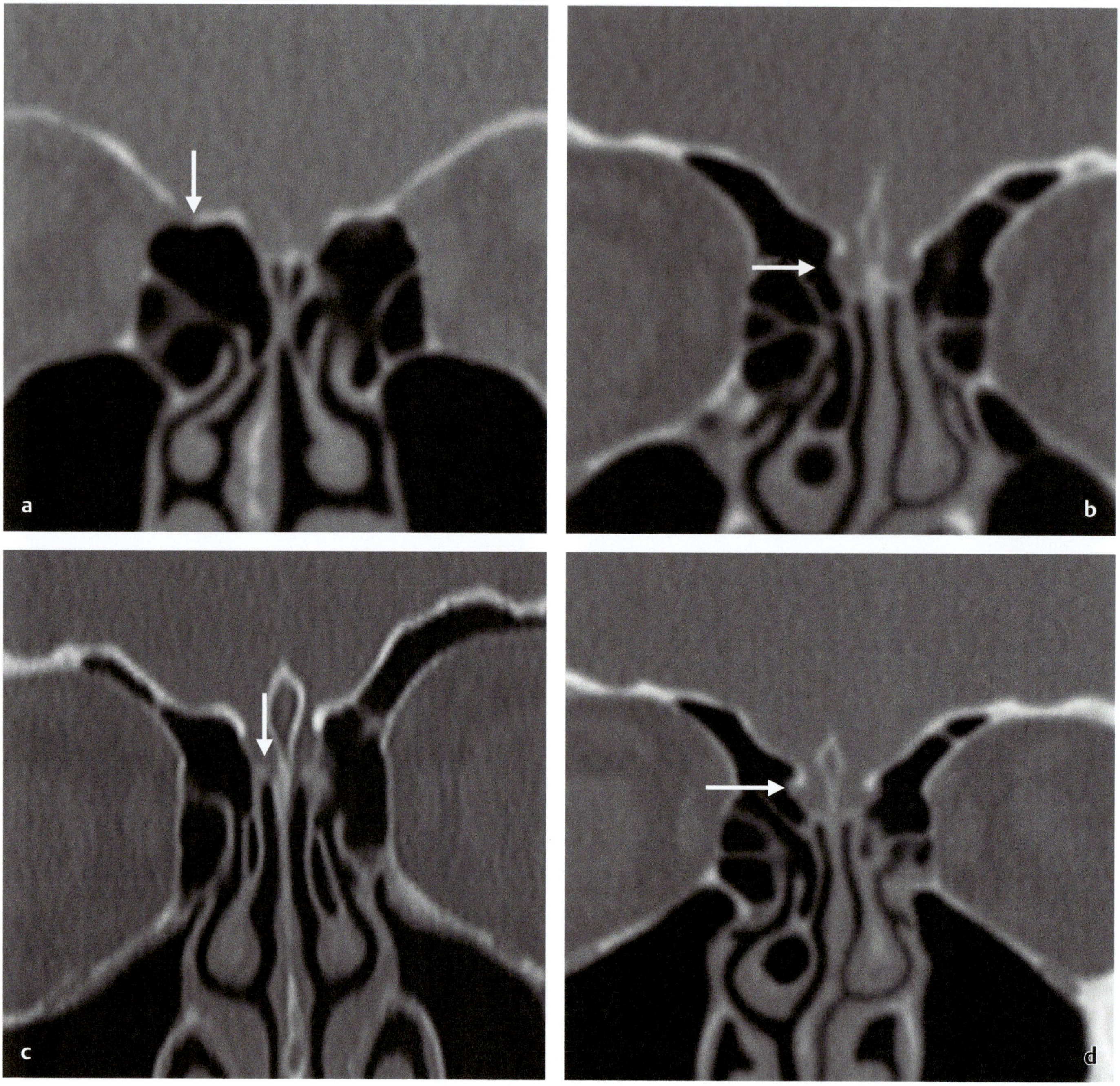

Fig. 39-10. TC com janela óssea no plano coronal. (a) Deiscência da fóvea etmoidal (seta). (b) Deiscência da lamela lateral (seta). (c) Deiscência da lâmina cribriforme (seta). (d) Deiscência na topografia da artéria etmoidal anterior (seta).

Base do Crânio Média

Os ossos temporais e esfenoidal formam a fossa craniana média. O corpo do esfenoide corresponde a porção central da fossa craniana média; a parte petrosa do osso temporal localiza-se posteromedialmente e as asas maiores do esfenoide e a porção escamosa do osso temporal formam a parte lateral.

Tem a forma de uma borboleta e a sua porção central da fossa média craniana inclui o sulco pré-quiasmático e sela turca, contendo, respectivamente, o quiasma óptico e a glândula hipofisária. O sulco pré-quiasmática situa-se imediatamente posterior ao limbo esfenoidal, limitado lateralmente pelo processo clinoide anterior. Lateralmente, o forame óptico forma a abertura cranial do canal óptico e limitado inferiormente pelo *optic strut* (denominação em inglês do suporte óptico, a ponte óssea que separa o canal óptico da fissura orbitária superior). A sela turca localiza-se na face superior do corpo do esfenoide. O tubérculo selar é uma elevação mediana e forma a parede anterior da fossa hipofisial e uma pequena projeção lateral forma o processo clinoide médio. O dorso selar é uma projeção superior do corpo do esfenoide e corresponde a parede posterior da fossa hipofisial, que se estende superolateralmente como processo clinoide posterior. A pneumatização do *optic strut* e processo clinoide anterior é um risco para fístula liquórica durante a cirurgia, assim como pode ser um caminho

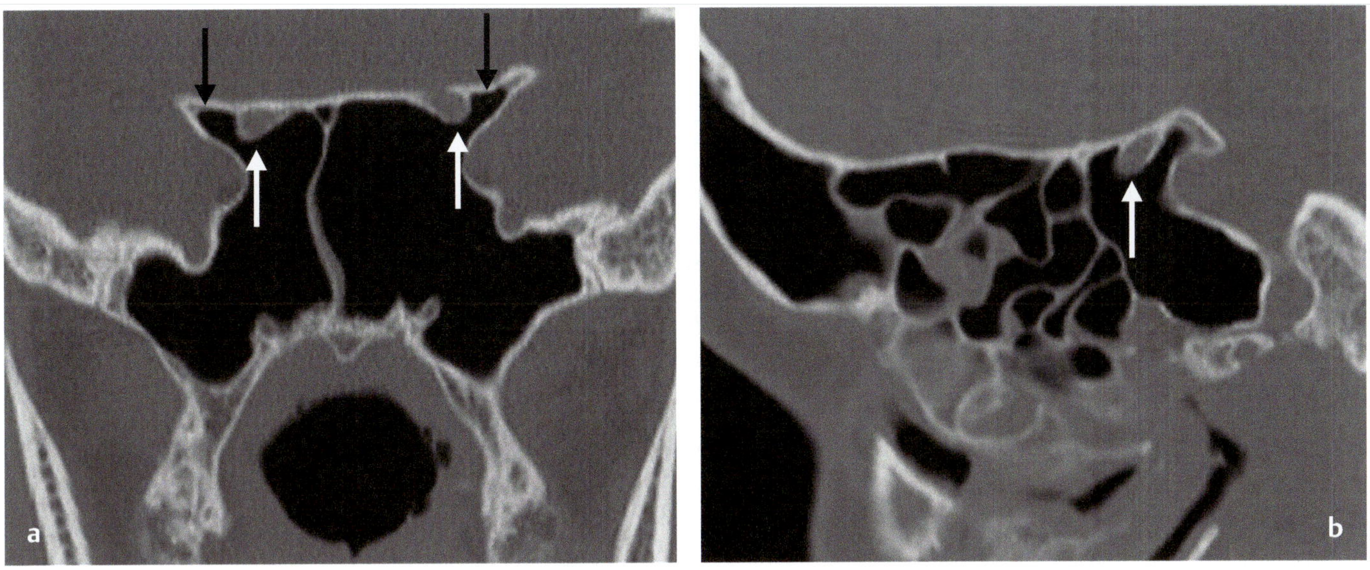

Fig. 39-11. Plano coronal de TC com janela óssea (a). Pneumatização do processo clinoide anterior (setas pretas). O canal óptico (setas brancas) tem exposição maior que 50% no interior do seio esfenoidal. (b) Plano sagital de TC com janela óssea. O canal óptico é limitado inferiormente pelo *optic strut*, que neste paciente está pneumatizado (seta). *Optic strut* (denominação em inglês do suporte óptico, a ponte óssea que separa o canal óptico da fissura orbitária superior).

para difusão de infecção e inflamação (Fig. 39-11). A pneumatização do seio esfenoide é importante na cirurgia da base do crânio e transesfenoidal.

Dependendo do grau de pneumatização do seio esfenoidal, podemos ter uma exposição do canal carotídeo para esta cavidade paranasal. Os termos e graduação deste achado são variáveis na literatura. Uma definição de protrusão é a exposição maior que 50% do canal carotídeo no interior do seio esfenoidal (Fig. 39-12).[9,10] De forma similar, podemos definir a protrusão do nervo óptico. O termo indentação pode ser utilizado nos casos de exposição menor que 50%.

Vários forames e canais conectam a fossa média craniana com a órbita, fossas pterigopalatina e infratemporal e contêm vasos sanguíneos e nervos (Fig. 39-13).

A asa menor do esfenoide forma o canal óptico (Fig. 39-11), que transmite a artéria oftálmica, nervo óptico e fibras simpáticas. Este canal conecta a órbita com a fossa craniana média e é sítio de disseminação de doença. O canal óptico cursa do sulco pré-quiasmático até o ápice orbital.

Lateralmente a sela, a parede anterior e a fossa craniana média contêm vários forames.

A fissura orbitária superior é uma fenda entre as asas do esfenoide, limitada superiormente pela asa menor do esfenoide e inferiormente pela asa maior do esfenoide (Fig. 39-14). Esta fissura transmite os nervos oculomotor, troclear, divisão oftálmica (V1) do nervo trigêmio, abducente, ramos das artérias meníngea média e lacrimal e veias oftálmicas superior e inferior.

O forame redondo é uma abertura na asa maior do esfenoide e localiza-se posterior, lateral e inferiormente à fissura orbitária superior com projeção anterior até a fossa pterigopalatina. Contém a divisão maxilar (V2) do nervo trigêmeo, artéria do forame redondo e veias emissárias (Fig. 39-15).

O canal do vidiano (pterigóideo) cursa do forame lacerado até a fossa pterigopalatina através da junção do corpo do esfenoide e processo pterigoide (Fig. 39-16). Cursa envolta por osso ou protrui para o seio esfenoidal, podendo ser deiscente (Fig. 39-16). O canal deiscente é definido em casos de ausência de densidade óssea entre o seio esfenoidal e o canal vidiano (Fig. 39-16d).[10] No curso dentro do seio esfenoide, o nervo vidiano tem risco de lesão cirúrgica.

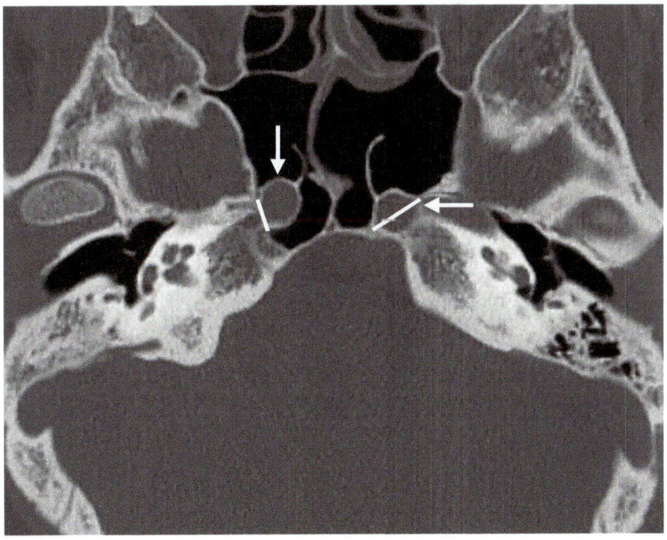

Fig. 39-12. TC com janela óssea no plano axial. Protrusão do canal carotídeo direito (seta vertical) por mais de 50% para o interior do seio esfenoidal (comparar com a linha entre os limites anterior e posterior da porção aerada do seio esfenoide junto ao canal carotídeo). A exposição do canal carotídeo esquerdo é menor em relação ao lado contralateral (seta horizontal).

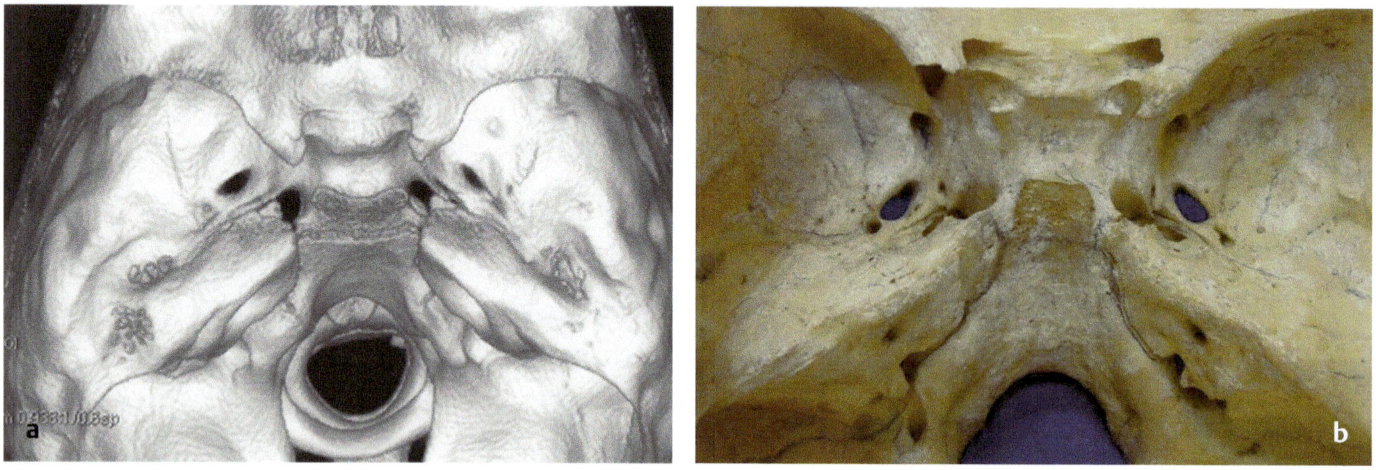

Fig. 39-13. (a) TC com reconstrução 3D da face endocraniana da base do crânio para demonstrar os forames e canais, comparado com imagem de um crânio (b).

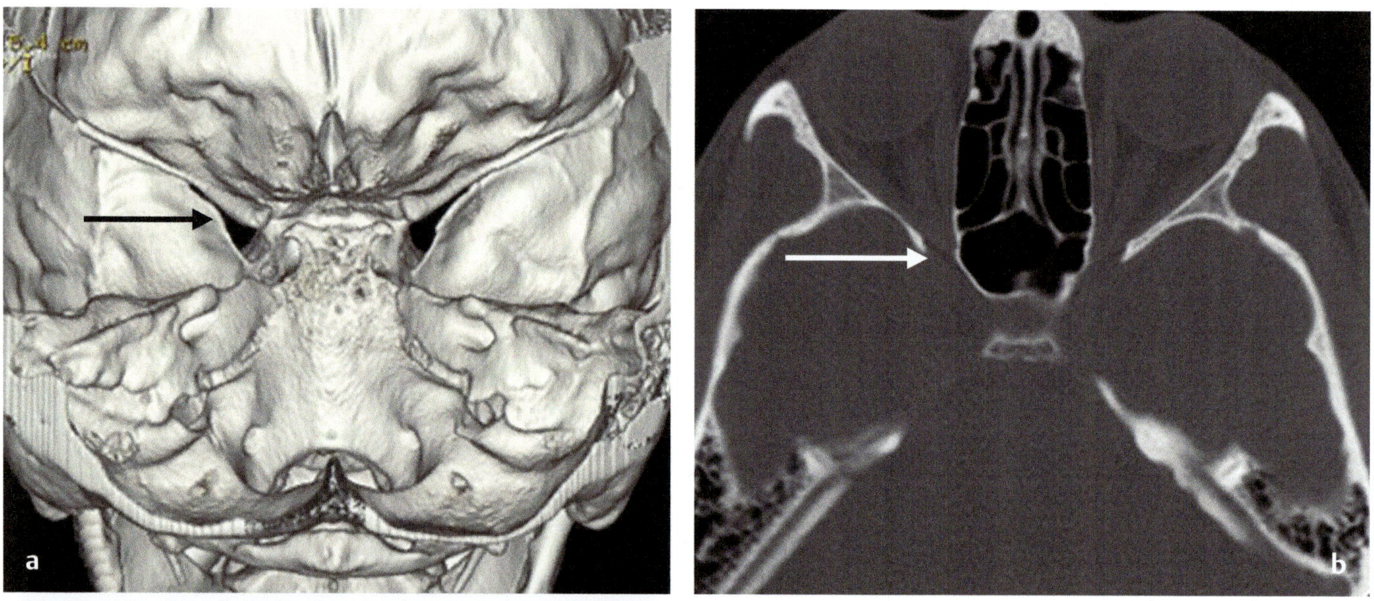

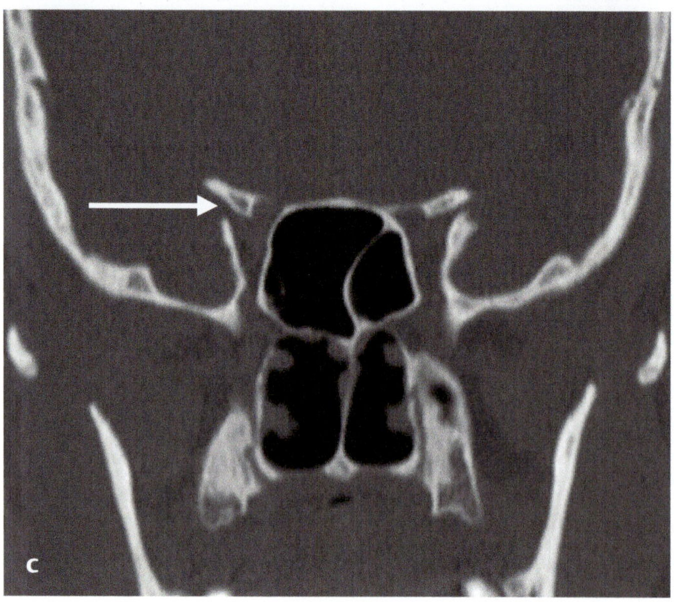

Fig. 39-14. Reconstrução 3D (a): TC janela óssea no plano axial (b) e no plano coronal (c) da fissura orbitária superior. Limite medial: corpo do esfenoide. Superior: asa menor. Inferior: asa maior do esfenoide.

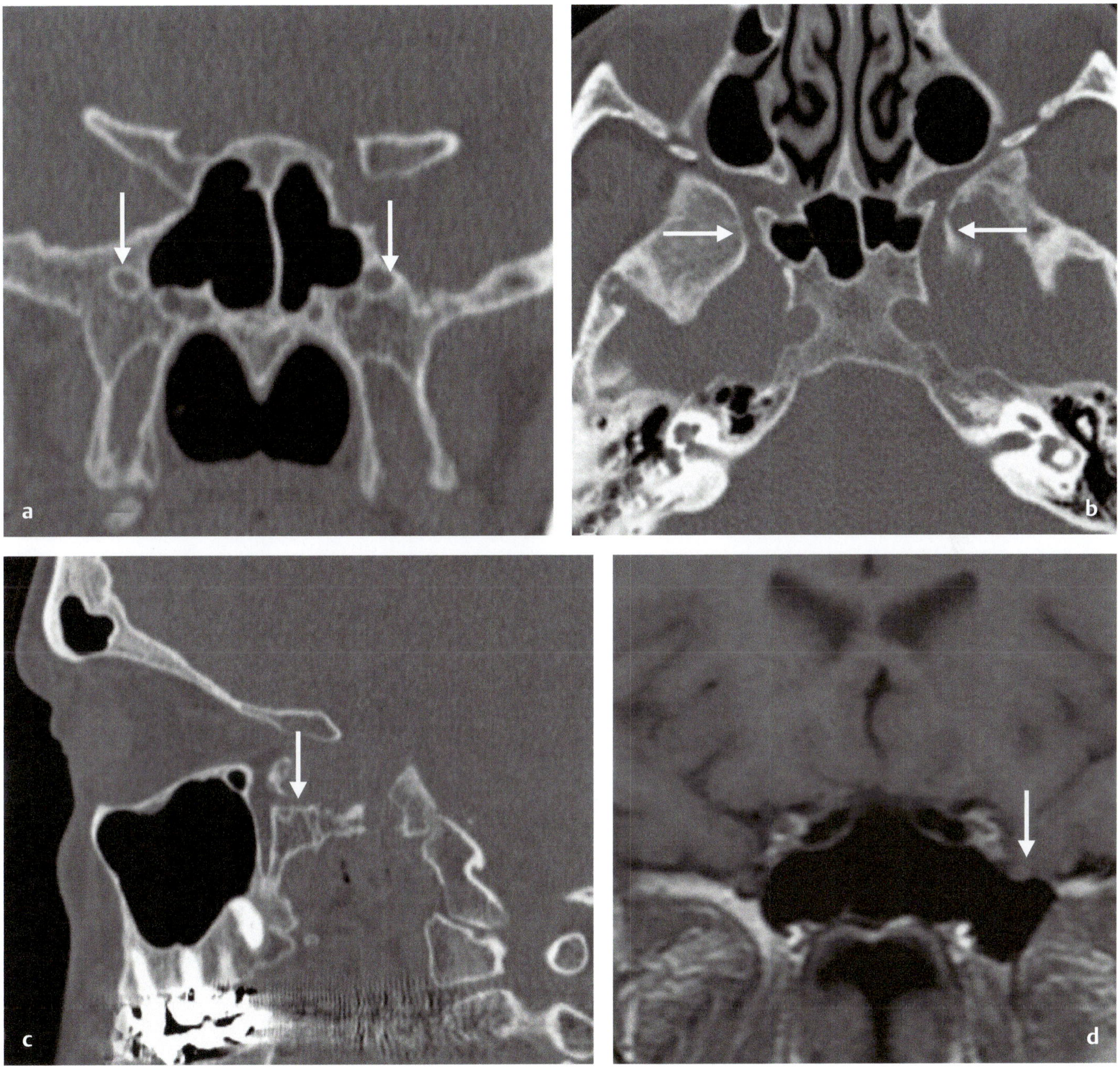

Fig. 39-15. TC com janela óssea nos planos coronal (a), axial (b) e sagital (c). RM ponderada em T1 no plano coronal (d). O forame redondo está localizado inferior e lateral à fissura orbitária superior e conecta a fossa craniana média à fossa pterigopalatina. Transmite o nervo maxilar (V2), artéria do forame redondo e veias emissárias. Mais bem avaliado no plano coronal (setas em a).

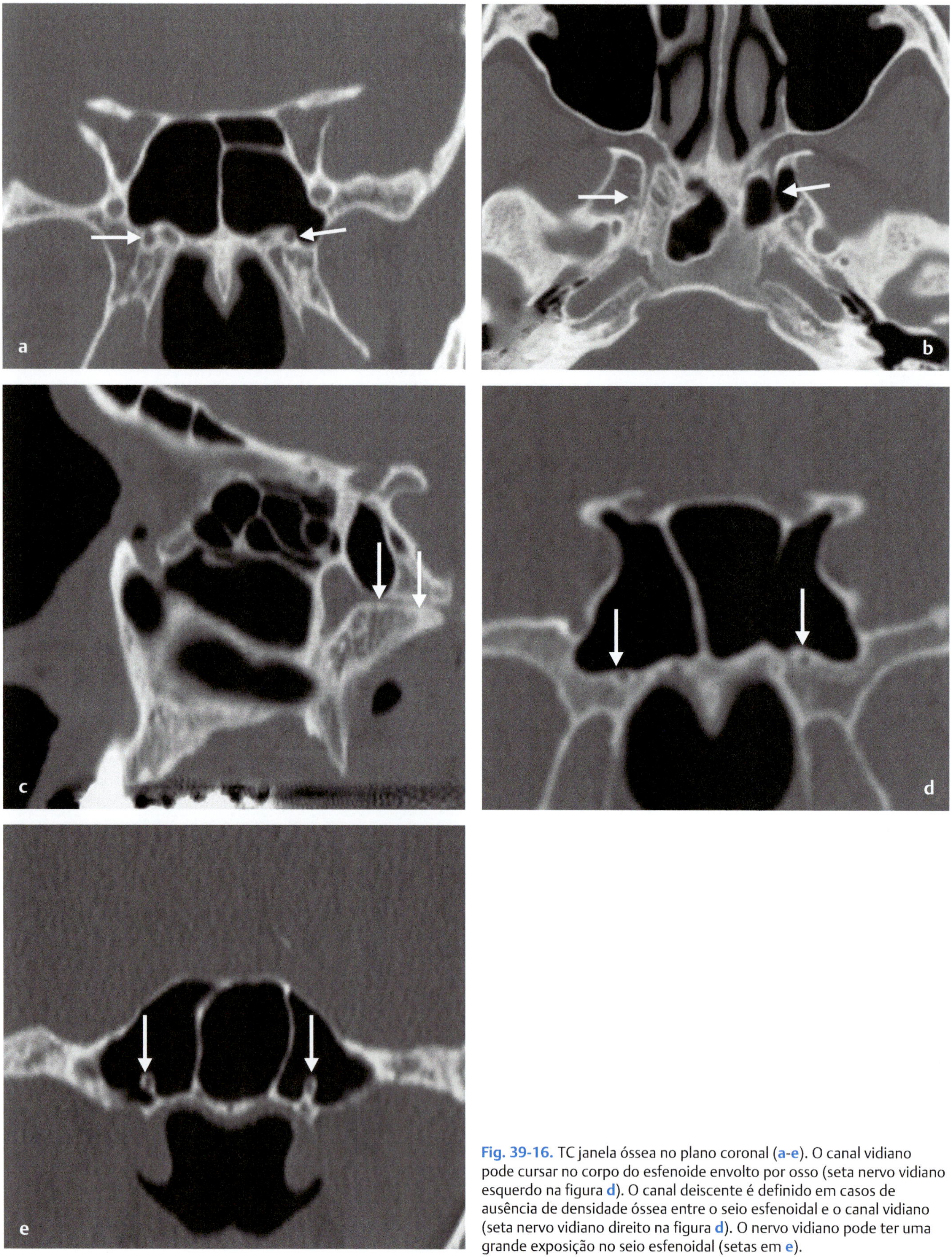

Fig. 39-16. TC janela óssea no plano coronal (a-e). O canal vidiano pode cursar no corpo do esfenoide envolto por osso (seta nervo vidiano esquerdo na figura d). O canal deiscente é definido em casos de ausência de densidade óssea entre o seio esfenoidal e o canal vidiano (seta nervo vidiano direito na figura d). O nervo vidiano pode ter uma grande exposição no seio esfenoidal (setas em e).

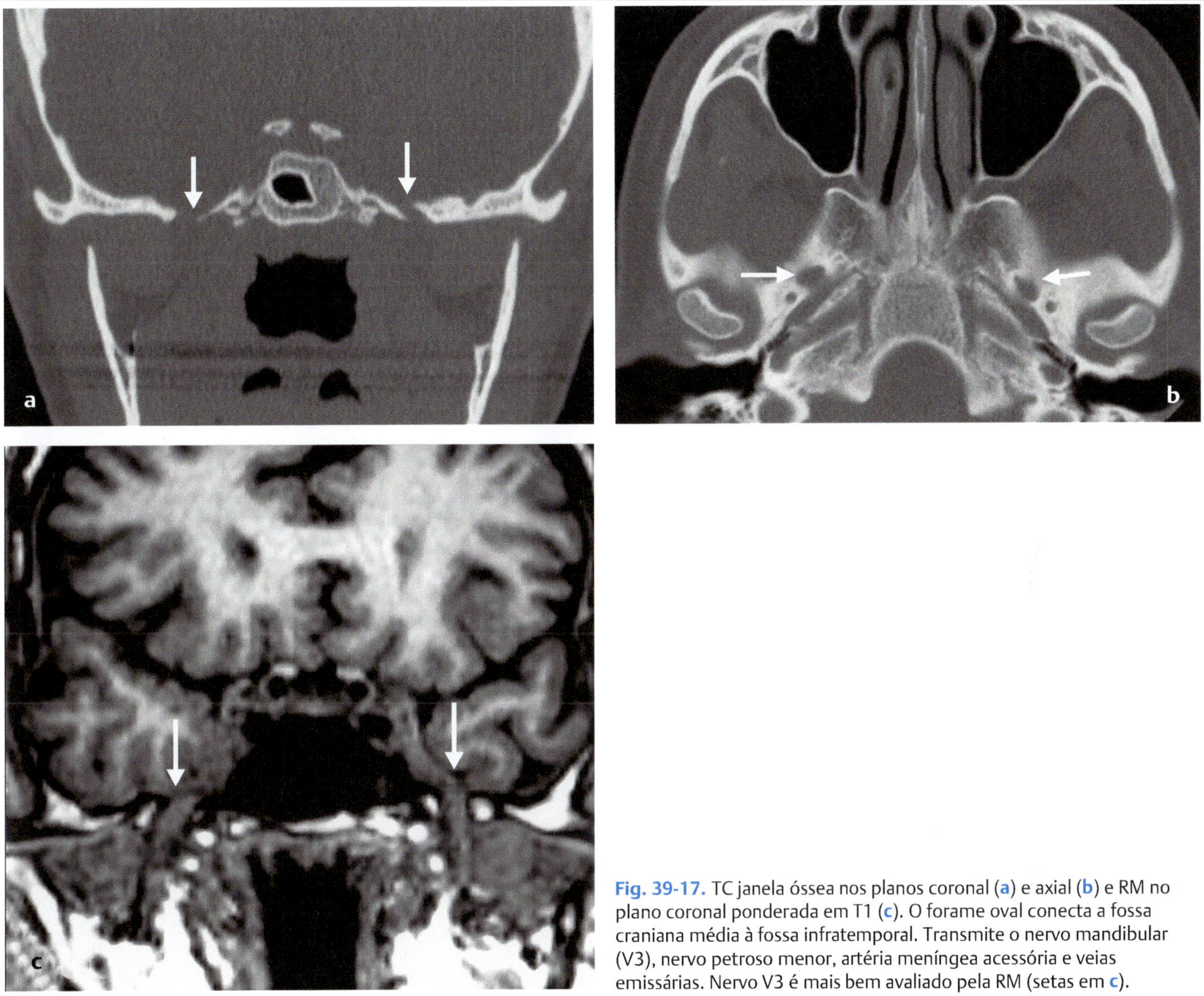

Fig. 39-17. TC janela óssea nos planos coronal (a) e axial (b) e RM no plano coronal ponderada em T1 (c). O forame oval conecta a fossa craniana média à fossa infratemporal. Transmite o nervo mandibular (V3), nervo petroso menor, artéria meníngea acessória e veias emissárias. Nervo V3 é mais bem avaliado pela RM (setas em c).

O forame oval situa-se posterolateral ao forame redondo e anterolateral à abertura do canal carotídeo e se abre na fossa infratemporal. Transmite a divisão mandibular (V3) do nervo trigêmeo (Fig. 39-17). O aspecto venoso anterior do forame oval transmite uma veia emissária entre o seio cavernoso e o plexo pterigoide, às vezes separado por um esporão ósseo. A forma e o tamanho são variáveis e dependem do tamanho da veia (Fig. 39-18). É um acesso para a rizotomia percutânea do gânglio trigeminal no tratamento de neuralgia do trigêmio.

O forame espinhoso localiza-se posterolateral ao forame oval e se abre na fossa infratemporal, próximo à espinha do esfenoide (Fig. 39-19). Ele transmite a artéria meníngea média, um vaso que nutre a superfície dural lateral do cérebro. Se o forame espinhoso está ausente, a artéria meníngea média entra no crânio via forame oval ou pode ser substituído por ramo da artéria oftálmica e entrar pela fissura orbitária superior ou forame orbitomíngeo. A ausência do forame espinhoso está associada à persistência da artéria estapediana, que usualmente origina a artéria meníngea média (Fig. 39-20).[11]

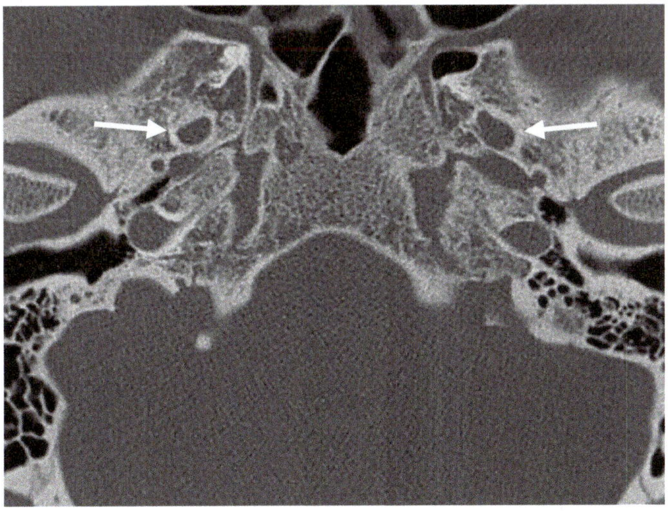

Fig. 39-18. TC janela óssea no plano axial. O forame oval tem tamanho normal variável (setas). A diferença de tamanho está relacionado com o calibre das veias emissárias e a diferença entre os dois lados não deve ser maior que 4 mm.

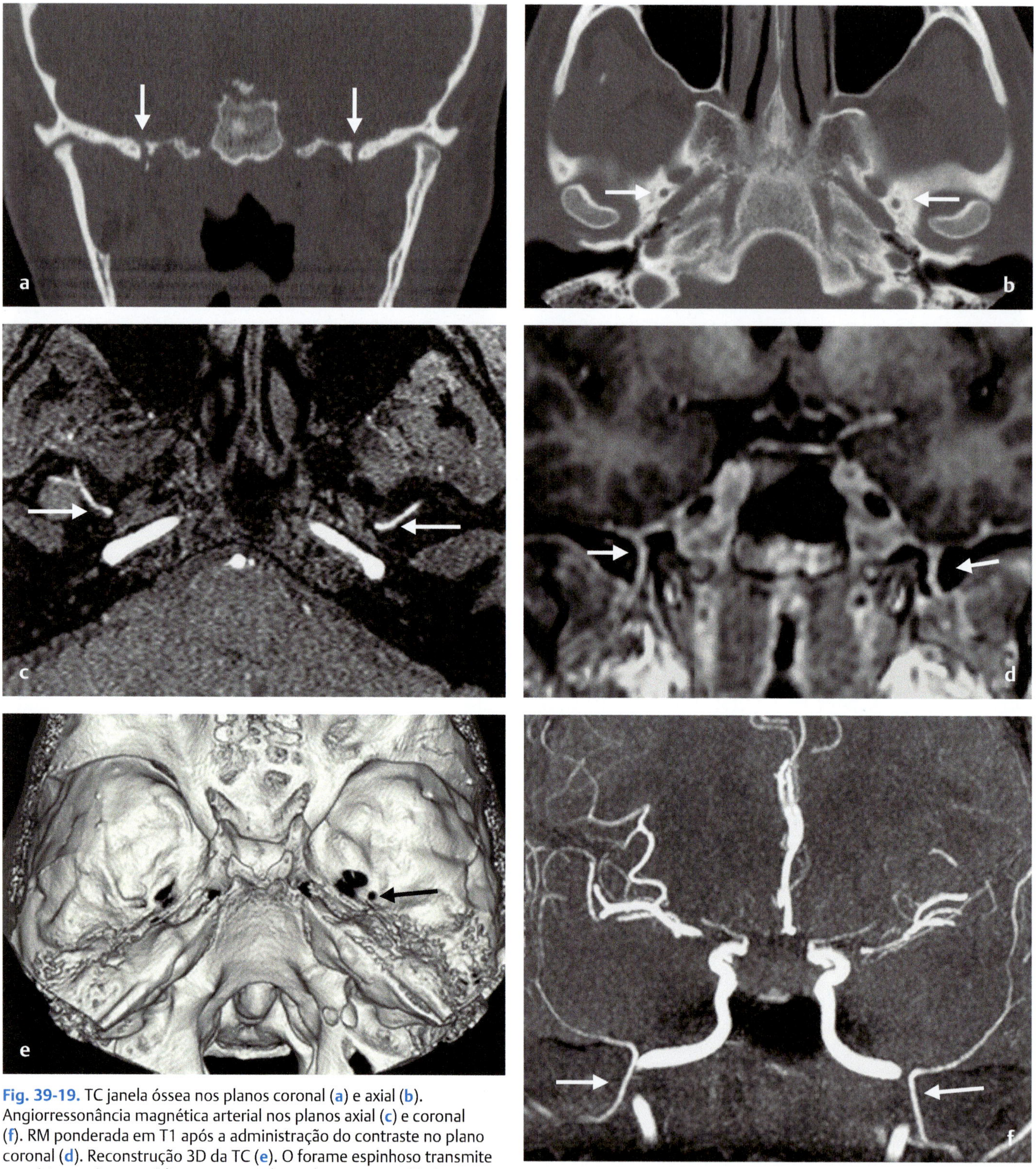

Fig. 39-19. TC janela óssea nos planos coronal (a) e axial (b). Angiorressonância magnética arterial nos planos axial (c) e coronal (f). RM ponderada em T1 após a administração do contraste no plano coronal (d). Reconstrução 3D da TC (e). O forame espinhoso transmite a artéria meníngea média, nervo espinhoso do nervo mandibular e tronco posterior da veia meníngea média.

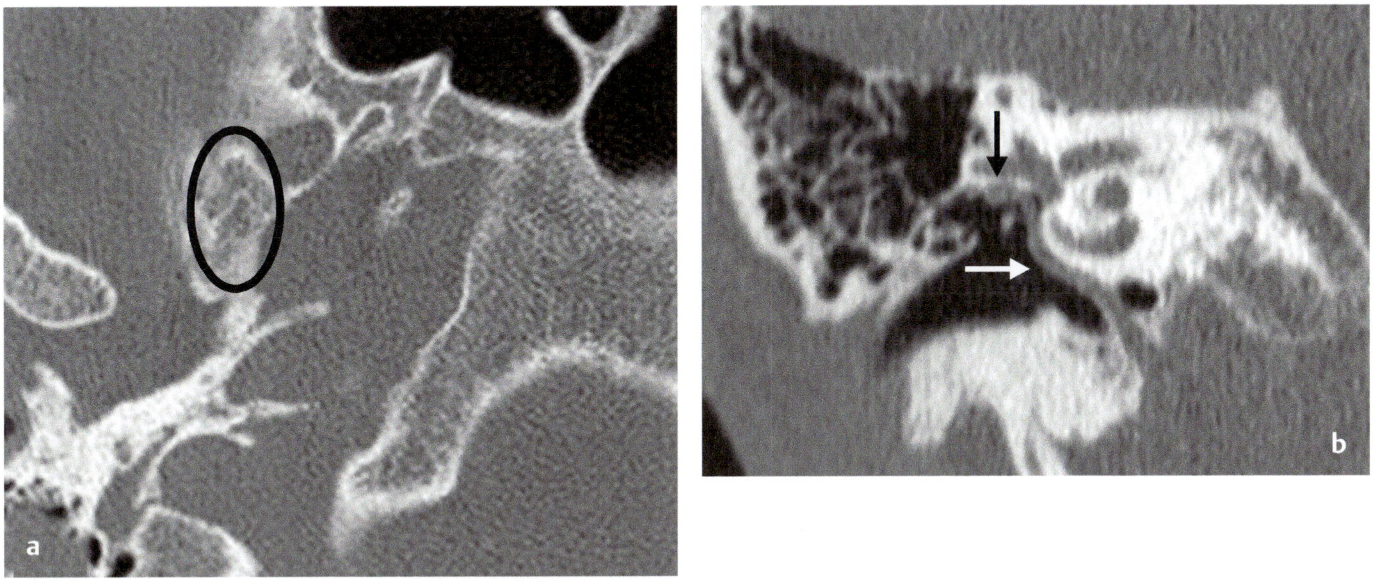

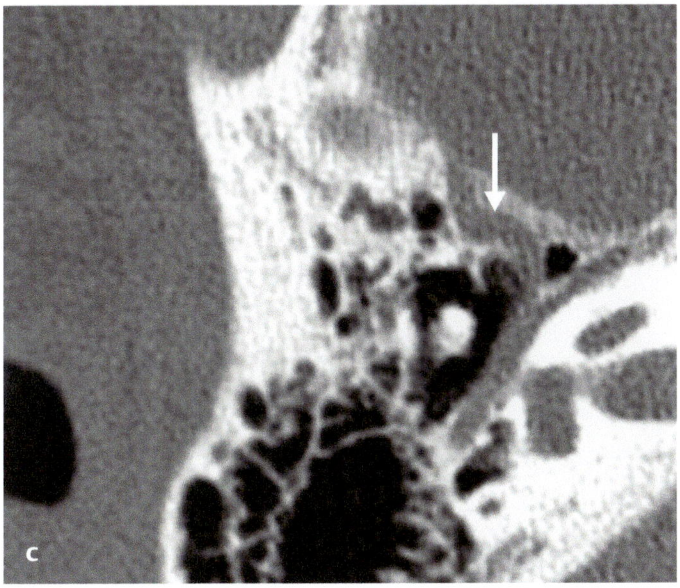

Fig. 39-20. Paciente com artéria estapediana persistente. (a) TC axial janela óssea demonstra ausência do forame espinhoso (círculo). (b) TC coronal janela óssea evidencia canal vascular, que se origina da parte petrosa da artéria carótida interna e segue superiormente ao longo do promontório coclear (seta branca) até o segmento timpânico do nervo facial, que está alargado (seta preta). (c) TC axial janela óssea. Este canal (seta) estende-se até a fossa craniana média.

O forame lacerado está localizado posteromedialmente à fossa hipofisial e é um remanescente entre o corpo do esfenoide e o ápice petroso na face anterior das fissuras esfenopetrosa e petro-occipital. O forame lacerado é fechado por uma lâmina de cartilagem, porém, é uma rota de infecção. Alguns ramos da artéria meníngea e pequenas veias atravessam este forame.

O forame de Vesalius (forame emissário esfenoide, canalículo esfenoidal, forame venoso) fica anteromedial ao forame oval (Fig. 39-21) e tem uma veia emissária, sendo um risco de sangramento na rizotomia trigeminal, podendo também ser local de tromboflebite.[12] É uma rota de infecção ao seio cavernoso.

O canalículo inominado situa-se entre os forames oval e espinhoso e transmite o nervo petroso menor e tem dimensões variáveis (Fig. 39-22).

A fossa pterigopalatina é alongada em forma de funil localizada posteriormente a parede posterior do seio maxilar e inferiormente ao corpo do esfenoide. As suas margens incluem, a borda anterior (parte superomedial da maxila), borda posterior (base do processo pterigoide e asa maior do esfenoide), borda medial (placa perpendicular do osso palatino), borda lateral (fissura pterigomaxilar) e borda inferior (canais palatinos). Contém os nervos maxilar e petrosal, segmento pterigoide da artéria maxilar e veia maxilar. Comunica-se com a cavidade intracraniana, cavidade nasal, nasofaringe, órbita, cavidade oral e fossa infratemporal (Fig. 39-23). Lateralmente, a fossa pterigopalatina é contígua com a fossa infratemporal via fissura pterigomaxilar e, inferiormente, tem comunicação com a cavidade oral pelos forames palatinos maior e menor. Superiormente, a fossa pterigopalatina conecta-se pela fissura orbitária inferior até o ápice da órbita e medialmente apresenta extensão a cavidade nasal pelo forame esfenopalatino. Posteriormente à parede posterior da fossa pterigopalatina temos três forames, que são o forame redondo (conecta com a fossa craniana média), canal do vidiano (conecta com o forame lacerado) e canal palatovaginal. A fossa pterigopalatina contém tecido fibroadiposo, que exibe hipoatenuação na TC e hipersinal em T1 na RM, que propicia a identificação de lesões nos casos de obliteração por algum tecido diferente da atenuação ou sinal da gordura.

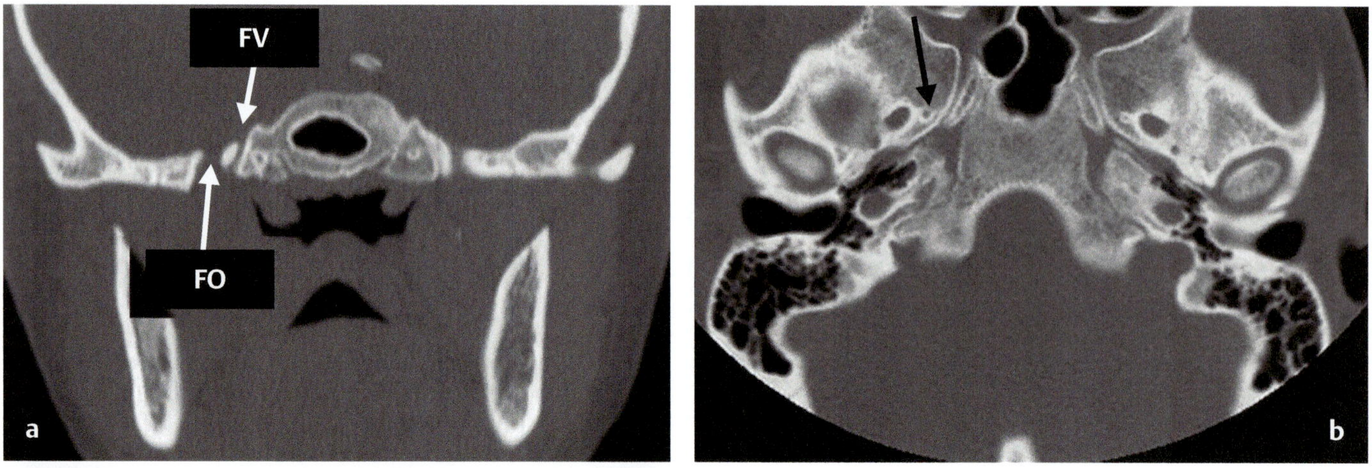

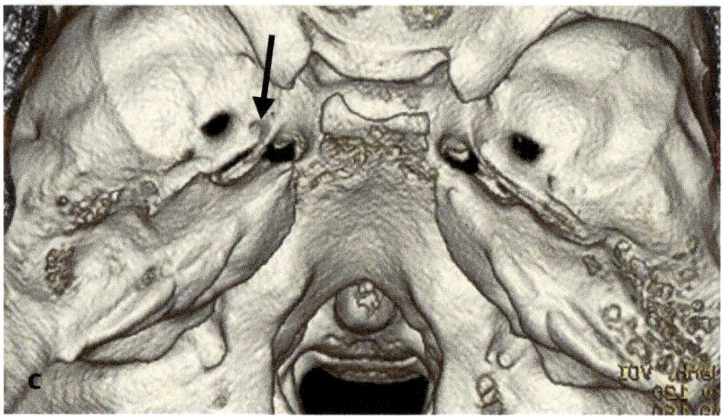

Fig. 39-21. TC com janela óssea nos planos coronal (**a**) e axial (**b**) e reconstrução 3D (**c**). O forame de Vesalius (FV) é um pequeno forame localizado anteromedial ao forame oval (FO). Transmite veia emissária, que drena do seio cavernoso ao plexo pterigoide.

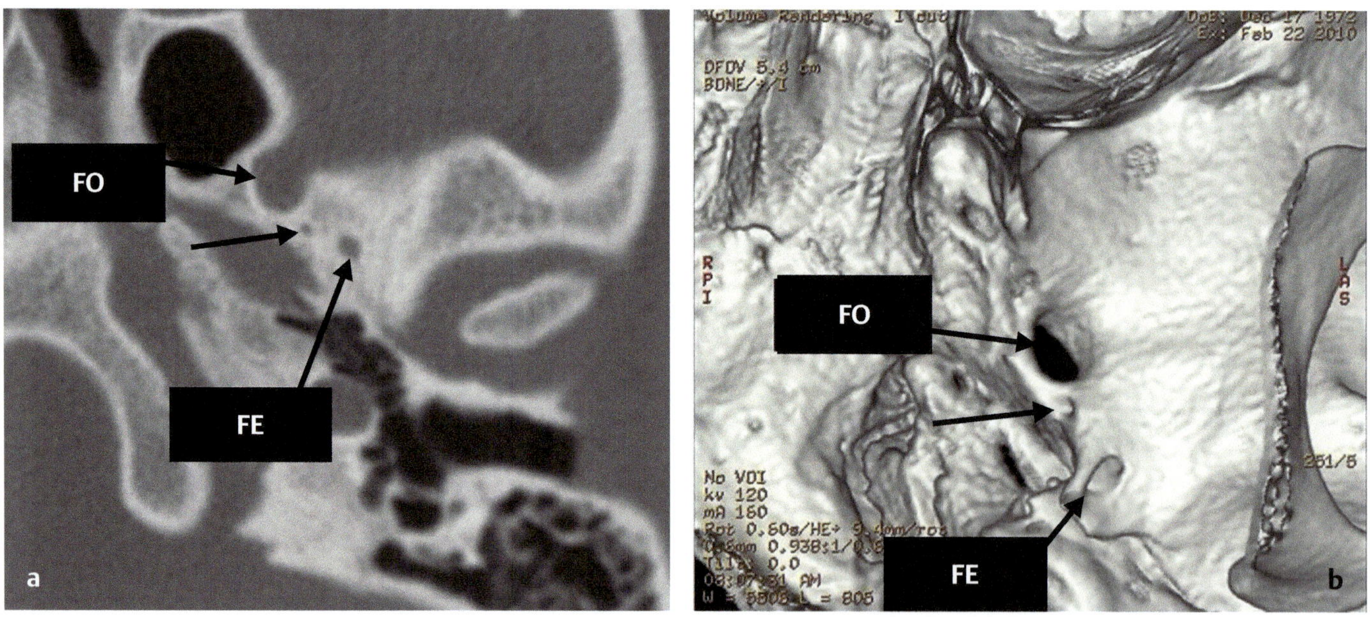

Fig. 39-22. TC janela óssea no plano axial (**a**) e reconstrução 3D (**b**). O canalículo inominado (seta). É uma variação anatômica, localiza-se na asa maior do esfenoide, entre o forame espinhoso (FE) e oval (FO). Transmite o nervo petroso menor, que também pode ser transmitido pelo forame oval.

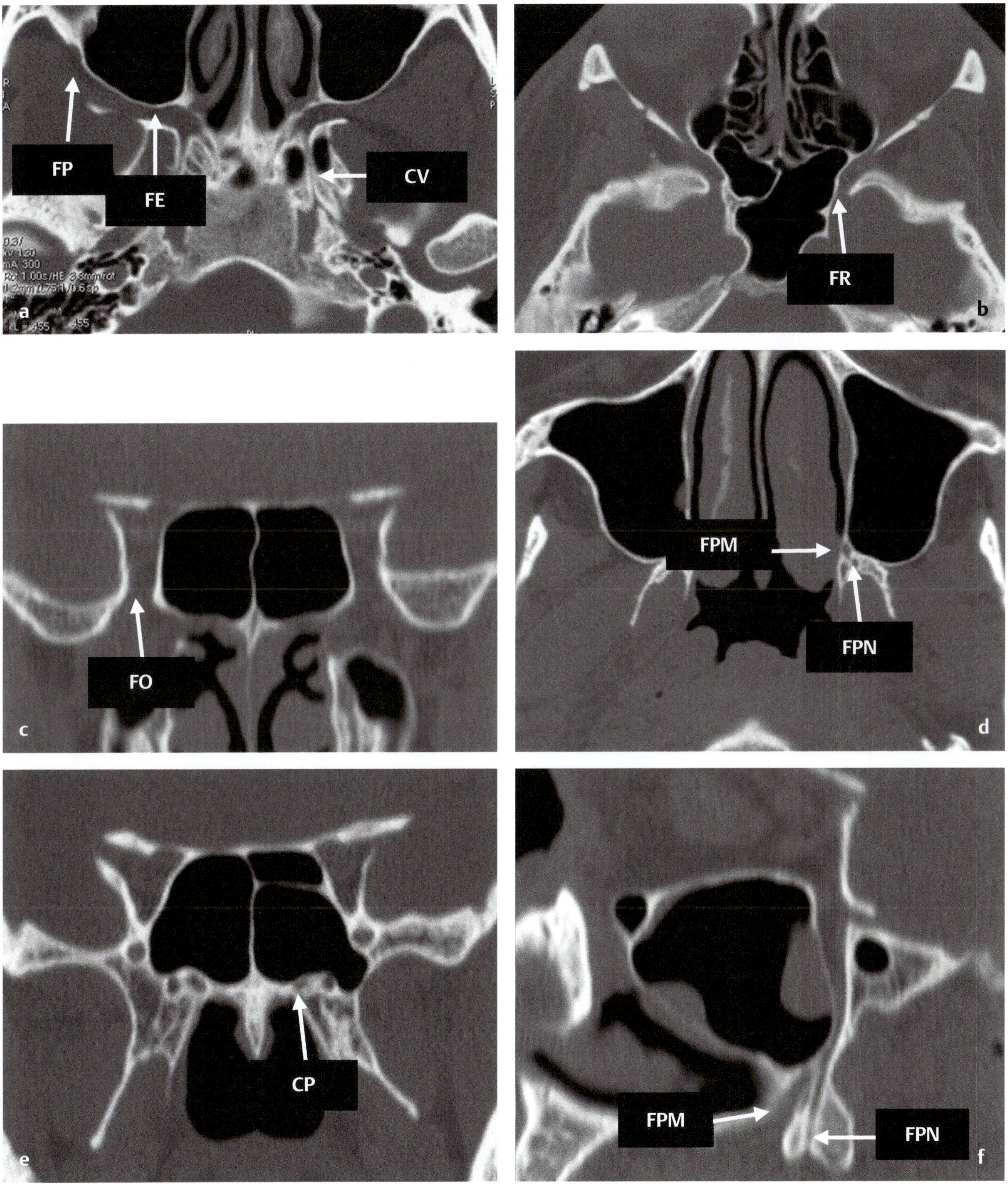

Fig. 39-23. TC janela óssea (a-f): axial (a, b, d), coronal (c, e) e sagital (f). A fossa pterigopalatina tem as seguintes comunicações: Fissura pterigomaxilar (FP) – fossa infratemporal. Forame esfenopalatino (FE) – cavidade nasal. Fissura orbitária inferior (FO) – órbita. Forame redondo (FR) – fossa média. Canal do vidiano (CV) – forame lácero. Canal palatovaginal (CP) – nasofaringe. Forame palatino maior (FPM) e menor (FPN) – orofaringe.

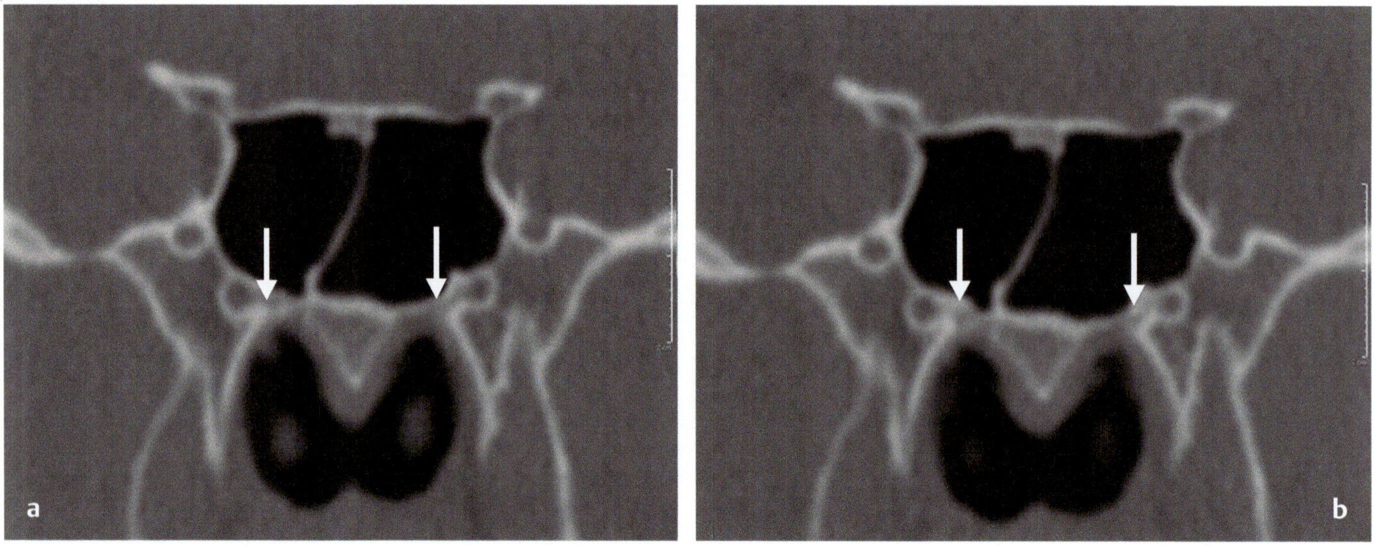

Fig. 39-24. TC janela óssea no plano coronal (a, b). O canal palatovaginal (seta) está localizado inferomedialmente na parede posterior da fossa pterigopalatina, no teto da nasofaringe. Conecta a nasofaringe com a fossa pterigopalatina. Transmite a artéria pterigovaginal e nervo faríngeo.

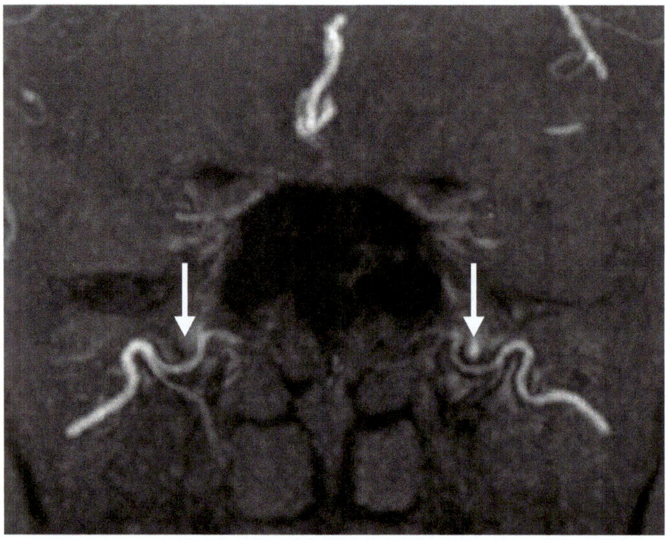

Fig. 39-25. Angio-RM arterial no plano coronal. Artéria esfenopalatina (seta) localizada no forame esfenopalatino.

O canal palatovaginal é um canal ósseo curto localizado entre o processo esfenoide do osso palatino e o processo vaginal do osso esfenoide. O canal está inferomedialmente na parede posterior da fossa pterigopalatina, no teto da nasofaringe (Fig. 39-24). Transmite a artéria pterigovaginal, um ramo posterior da artéria maxilar interna e o nervo faríngeo do gânglio pterigopalatino até o orifício da tuba auditiva.[13]

A artéria maxilar é um dos dois maiores ramos da artéria carótida externa. Origina-se no nível da mandíbula com extensão até a fossa pterigopalatina. Ela se divide em três segmentos: mandibular, zigomático ou pterigoide e pterigopalatino. O terceiro segmento (pterigopalatino) será descrito neste capítulo. Este segmento pterigopalatino tem curso horizontal na fossa pterigopalatina até a região da fossa nasal superior. O seu trajeto é tortuoso que se adapta ao movimento de mastigação. Ele cursa inferior ao nervo maxilar e acompanha a veia maxilar. O segmento pterigopalatino da artéria maxilar ramifica em artéria dental (alveolar) superior posterior, artéria infraorbitária, artéria palatina descendente, artéria esfenopalatina (Fig. 39-25), artéria faríngea, artéria do forame redondo e artéria do canal vidiano (pterigóideo).[14]

A neurografia por RM é uma sequência para a avaliação dos nervos periféricos e identificação de neuropatias. O exame é realizado idealmente em aparelho 3T e incluem sequências 3D, difusão, além de sequências convencionais T1 e T2. Esta sequência 3D permite a avaliação de nervos, como o nervo trigêmeo (nervos oftálmico, maxilar, mandibular), facial, glossofaríngeo, vago, hipoglosso e occipital.[15,16] A avaliação dos nervos V3 é mais bem vista no plano coronal e dos segmentos V1, e V2 pode ser identificada no plano sagital (Fig. 39-26).

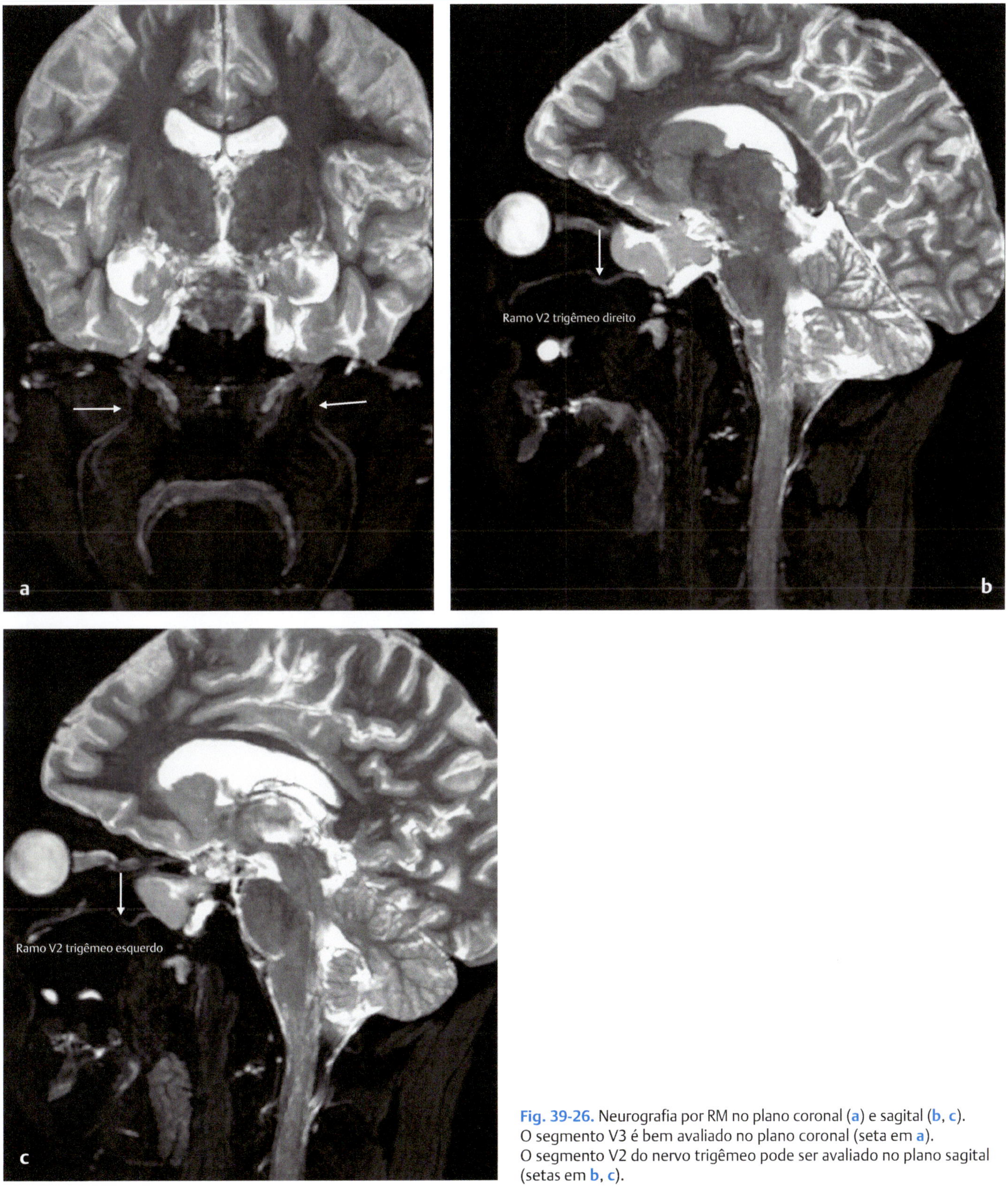

Fig. 39-26. Neurografia por RM no plano coronal (a) e sagital (b, c). O segmento V3 é bem avaliado no plano coronal (seta em a). O segmento V2 do nervo trigêmeo pode ser avaliado no plano sagital (setas em b, c).

Base do Crânio Posterior

É formada pelo osso occipital e corpo do esfenoide. Este capítulo abordará a porção central da fossa craniana posterior, que inclui o clivo formado pelo basisfenoide superiormente e basioccipital inferiormente. Estende-se do dorso selar até a margem anterior do forame magno. A ossificação da sincondrose esfenoccipital começa no segundo mês de gestação e completa com 16 a 20 anos de vida. A estrutura esponjosa pode ser identificada pela medular óssea. O clivo tem uma morfologia côncava dorsalmente e é separado lateralmente da parte petrosa do osso temporal pela sutura petro-occipital.[17]

A fossa *navicularis* é uma variação anatômica, que corresponde a uma depressão na superfície inferior do clivo (Fig. 39-27).[18] Há duas teorias, uma de remanescente de canal da notocorda e outra de expansão ou remanescente de veia emissária. É uma variação anatômica e pode ser sítio de extensão de infecção entre a base do crânio e a nasofaringe.

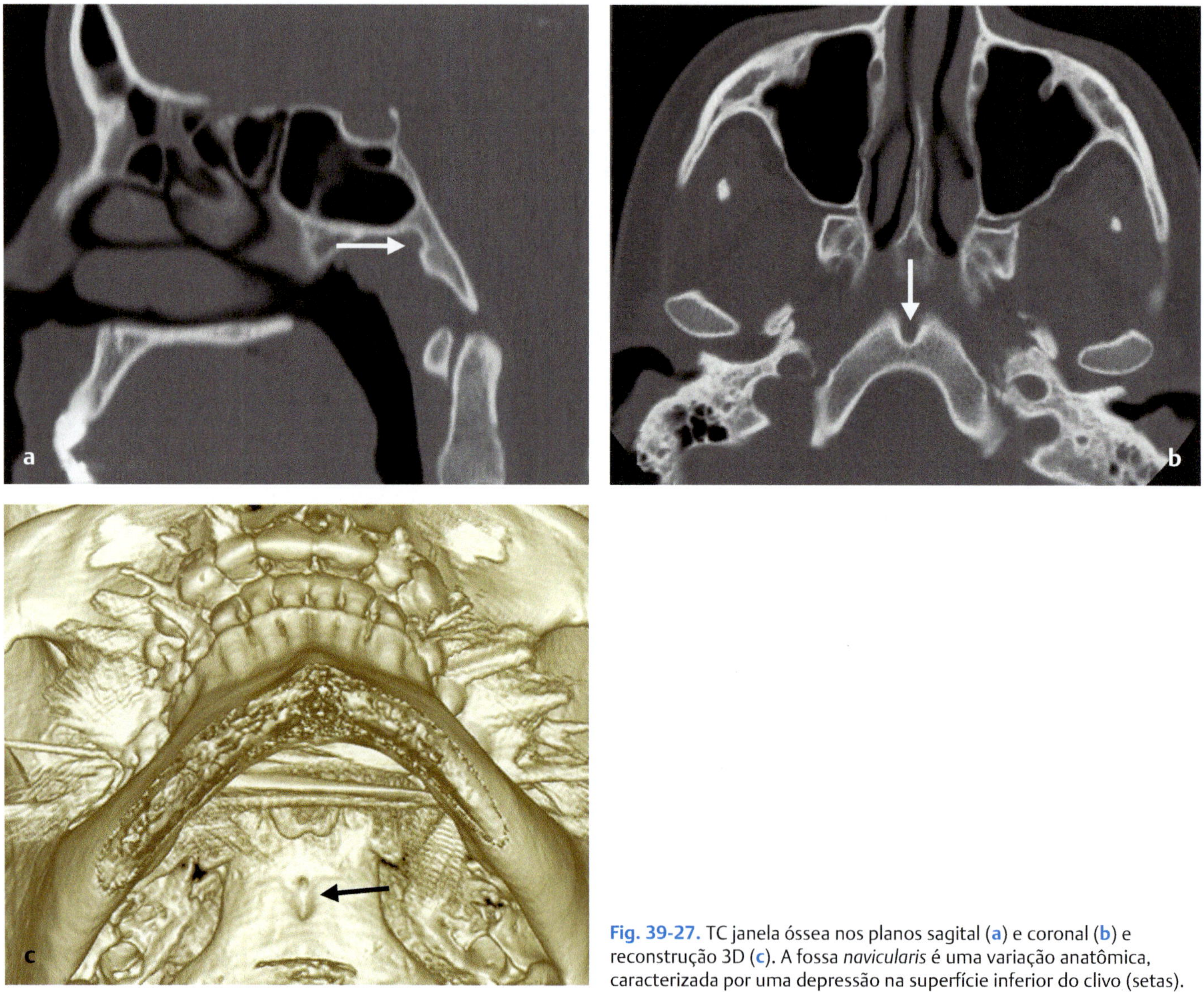

Fig. 39-27. TC janela óssea nos planos sagital (**a**) e coronal (**b**) e reconstrução 3D (**c**). A fossa *navicularis* é uma variação anatômica, caracterizada por uma depressão na superfície inferior do clivo (setas).

O canal basilar mediano (*canalis basilaris medianus*) é uma variação anatômica e corresponde a um canal clival bem definido entre a nasofaringe e a superfície intracraniana do clivo, descrito com incidência de 5 a 6%.[19] É considerado, por alguns autores, como um remanescente da notocorda, entretanto, estudo de histológico não mostrou notocorda ou remanescente do desenvolvimento, apenas estruturas venosas, que aparentemente conectam com parte do plexo venoso basilar.[19] São descritos vários tipos, que podem ser completo, incompleto e com variações de sua localização e abertura (Figs. 39-28 e 39-29). Usualmente não tem repercussão clínica, porém, já foi descrito associado à meningocele e à meningite recorrente.[20]

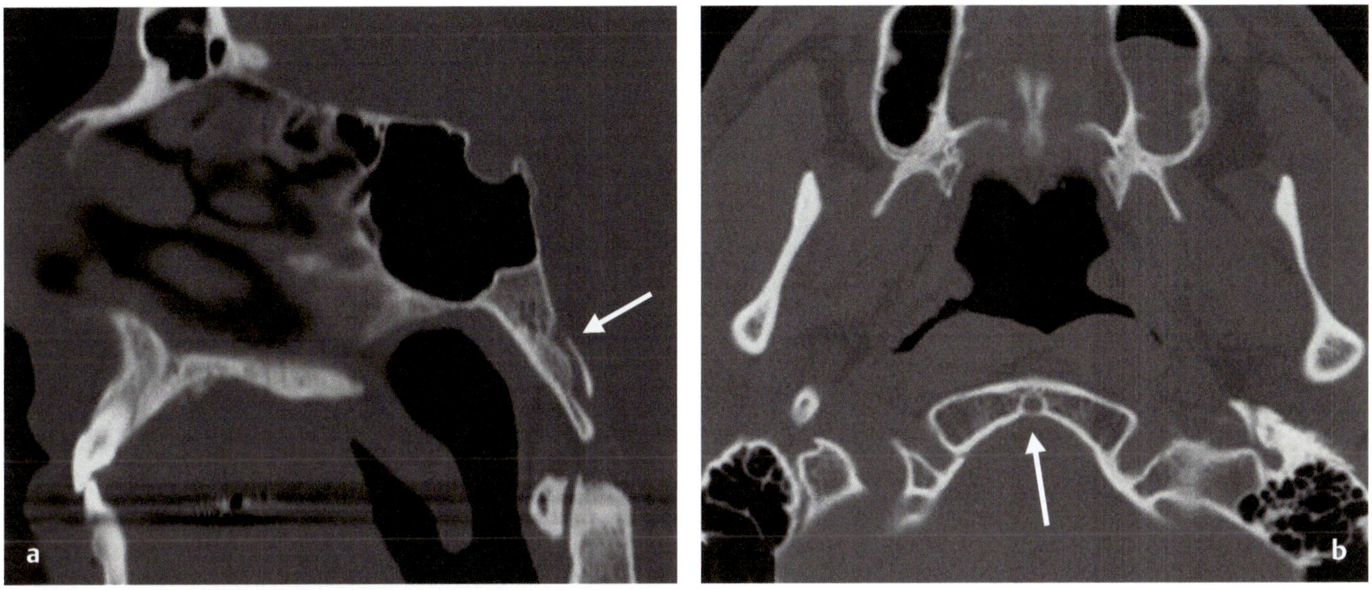

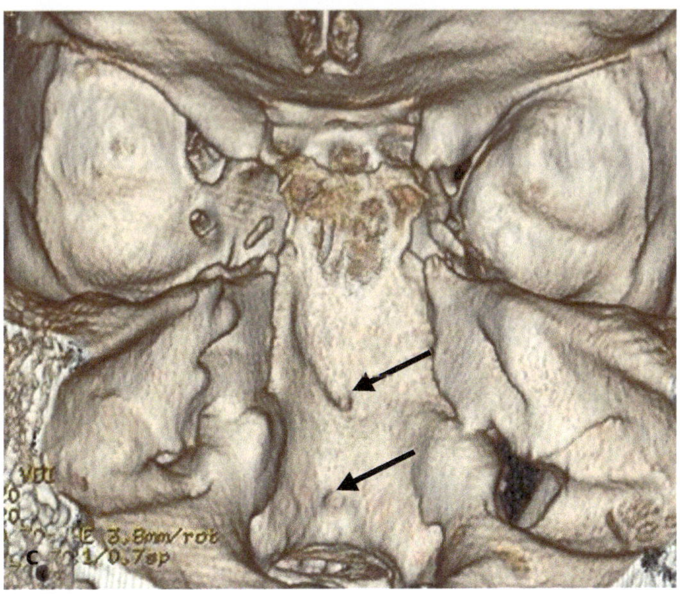

Fig. 39-28. TC janela óssea nos planos sagital (**a**), axial (**b**) e reconstrução 3D (**c**). O canal basilar mediano (canal clival) é um canal ósseo que comunica o plexo basilar ou este plexo com o espaço diploico do clivo. São descritos vários tipos com variações de topografia e abertura. Observar o orifício mediano superior e outro inferior (setas) na superfície endocraniana.

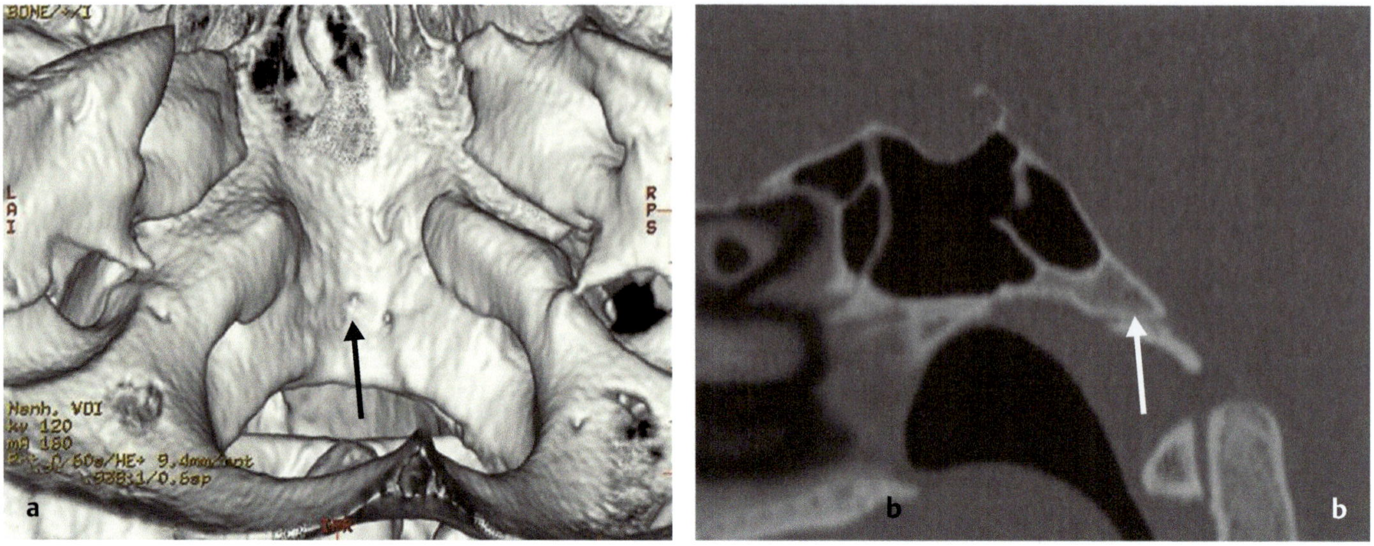

Fig. 39-29. TC com reconstrução 3D (a), janela óssea no plano sagital (b). O canal basilar mediano (canal clival) neste caso tem curso horizontal com aberturas nas superfícies endocraniana e exocraniana. Não deve ser confundido com fratura. A presença de cortical óssea na sua margem sinaliza que corresponde a um canal.

ANATOMIA DOS SEIOS PARANASAIS

Os seios paranasais são cavidades aeradas que se estendem das fossas nasais para os ossos frontais, maxilares, etmoidais e esfenoidais. Em relação ao desenvolvimento das cavidades paranasais, ao nascimento os seios maxilares e as células etmoidais estão presentes, porém, não aerados. A pneumatização dos seios esfenoidais começa ao redor dos 3 a 5 anos de idade e a dos seios frontais torna-se evidente a partir do sexto ano de idade. A ossificação do teto das fossas nasais está descrita no desenvolvimento da base do crânio anterior, na anatomia da base do crânio deste capítulo.

Cavidades Nasais

Consistem no início do trato respiratório e comunicam o meio externo com a nasofaringe, anteriormente através das narinas e, posteriormente, através das coanas. A abertura óssea anterior das cavidades nasais é denominada de abertura piriforme e é delimitada pelos ossos nasais e maxilar. Quando há suspeita de estenose desta abertura, seu diâmetro pode ser medido em imagem axial de tomografia computadorizada, entre os processos nasais da maxila, na altura dos meatos nasais inferiores (Fig. 39-30). Valores inferiores a 1,1 cm são considerados diagnósticos.[21]

A porção anterior das cavidades nasais é composta pela válvula nasal externa e pela válvula nasal interna, que são interpostas pelo vestíbulo nasal (Fig. 39-31). A válvula nasal interna é a porção mais estreita da cavidade nasal e é formada pelo septo nasal, pela cartilagem nasal, pela porção anterior das conchas nasais inferiores e pelas partes moles da abertura piriforme.[22,23] A medida da sua área é obtida em imagem anterior à concha nasal inferior (Fig. 39-31) e valores inferiores a 0,30 cm^2 podem sugerir redução da via aérea com repercussão clínica.[24]

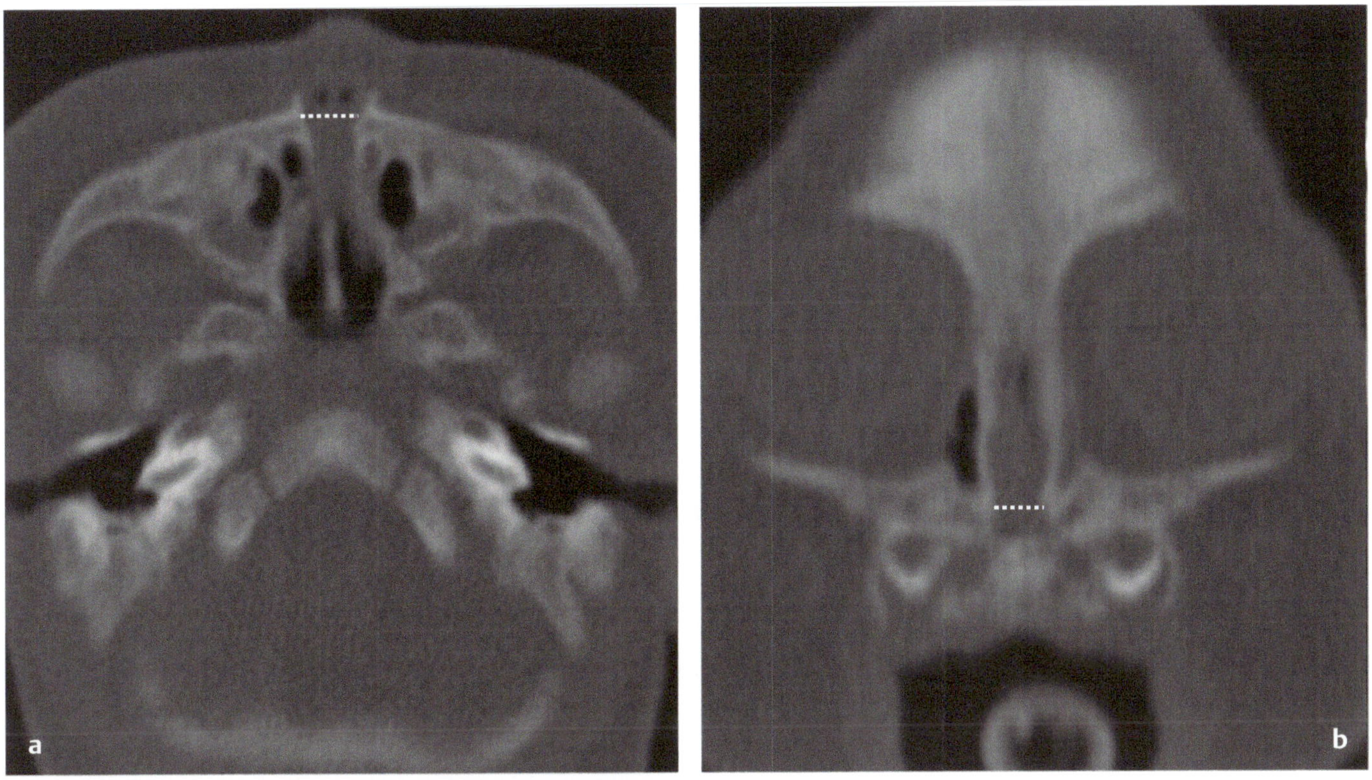

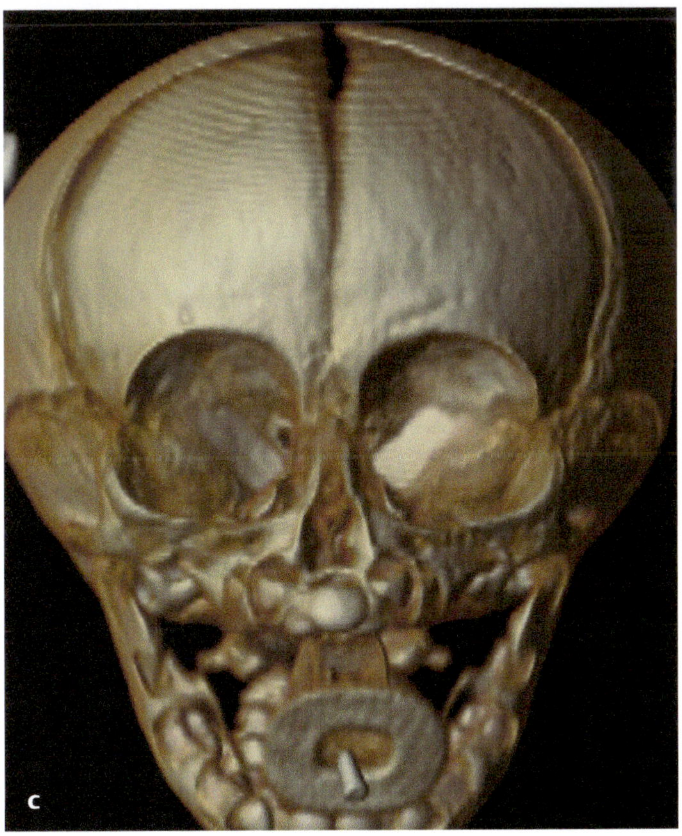

Fig. 39-30. TC axial (a), coronal (b) com janela óssea e reconstrução 3D (c) de paciente com estenose da abertura piriforme. Linha pontilhada indicando o local da medida (a, b).

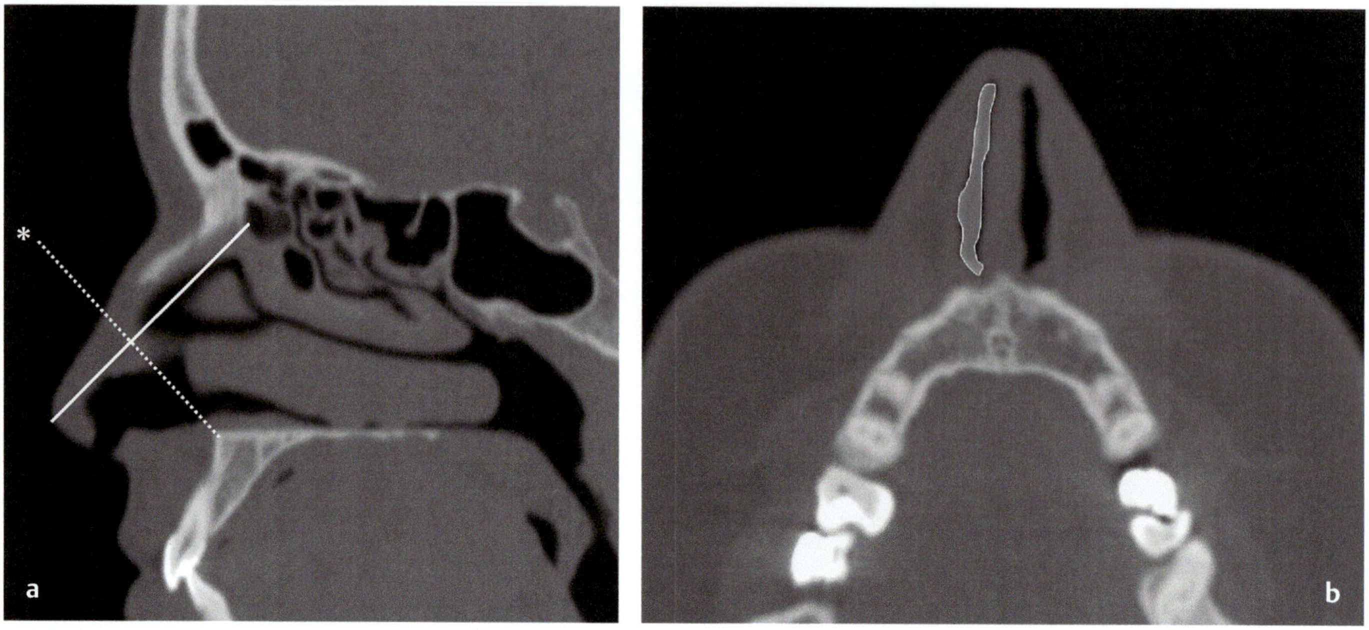

Fig. 39-31. TC com janela óssea nos planos sagital (**a**) e reconstrução coronal oblíqua (**b**) no plano mostrado pela linha pontilhada na figura **a** anteriormente ao corneto inferior. A área da válvula nasal interna está indicada na figura (**b**).

Finalmente, quando há a suspeita de redução da amplitude das coanas, seu diâmetro pode ser medido em imagem axial no nível dos processos pterigóideos (Fig. 39-32) e, para crianças com idade inferior a 2 anos, valores inferiores a 0,37 cm podem indicar estenose.[25]

As cavidades nasais são divididas em duas pelo septo nasal, cuja porção mais anterior é formada por cartilagem e o restante pelos ossos: lâmina perpendicular do etmoide, vômer, crista maxilar e crista palatina (Fig. 39-33). Os desvios do septo podem ser congênitos ou decorrentes de trauma e podem ser para um dos lados ou sinuoso. Quando o desvio é acentuado, pode estar relacionado com sintomas obstrutivos. O septo nasal pode, ainda, apresentar esporão ósseo, que, quando proeminente, costuma-se observar hipoplasia da concha nasal adjacente.[26] Agenesia do septo é uma condição rara e pode acometer a porção cartilaginosa,[27] observando-se deformidade nasal em sela, ou acometer a porção óssea. Em casos de agenesia do vômer, um achado constante é a hipertrofia do terço posterior das conchas nasais inferiores.[28]

As fóveas etmoidais são platôs ósseos localizados acima das lamelas laterais das lâminas cribriformes. Uma informação importante para procedimentos cirúrgicos locais é a profundidade da fossa olfatória, sendo utilizada a classificação de Keros.[23,29] As medidas são realizadas da lâmina cribriforme até a fóvea etmoidal (ver medidas no Quadro 39-1 da classificação de Keros) e devem ser realizadas nos dois lados da fossa olfatória (Fig. 39-34).

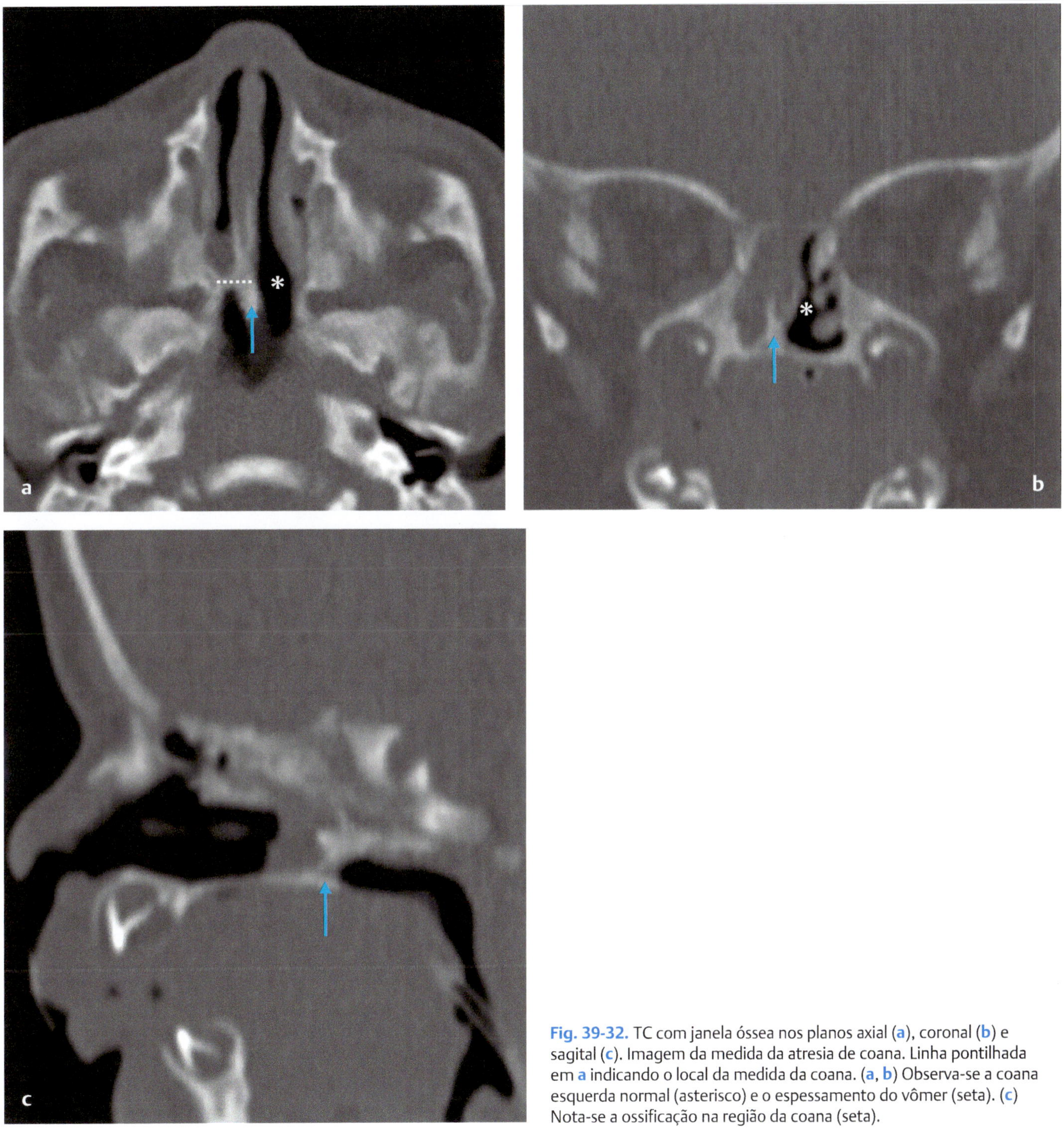

Fig. 39-32. TC com janela óssea nos planos axial (a), coronal (b) e sagital (c). Imagem da medida da atresia de coana. Linha pontilhada em a indicando o local da medida da coana. (a, b) Observa-se a coana esquerda normal (asterisco) e o espessamento do vômer (seta). (c) Nota-se a ossificação na região da coana (seta).

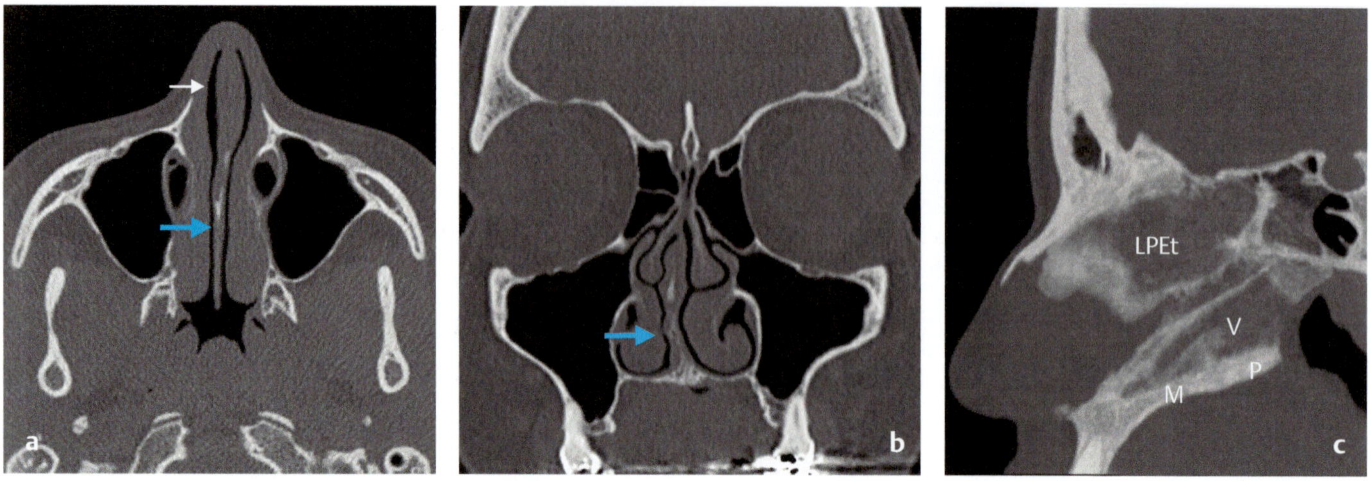

Fig. 39-33. TC com janela óssea nos planos axial (a), coronal (b) e sagital (c). Septo cartilaginoso (seta branca) e ósseo (seta azul em a). Septo nasal ósseo com esporão que remodela a concha nasal inferior direita (seta azul em b). Na imagem sagital, a porção mais superior do septo ósseo é composta pela lâmina perpendicular do etmoide (LPEt) e a porção mais inferior pelo vômer (V). Crista maxilar (M) e crista palatina (P).

Quadro 39-1. Classificação de Keros

Tipo	Altura da lamela lateral da lâmina cribriforme
I	< 3 mm
II	4 a 7 mm
III	8 a 1,6 mm

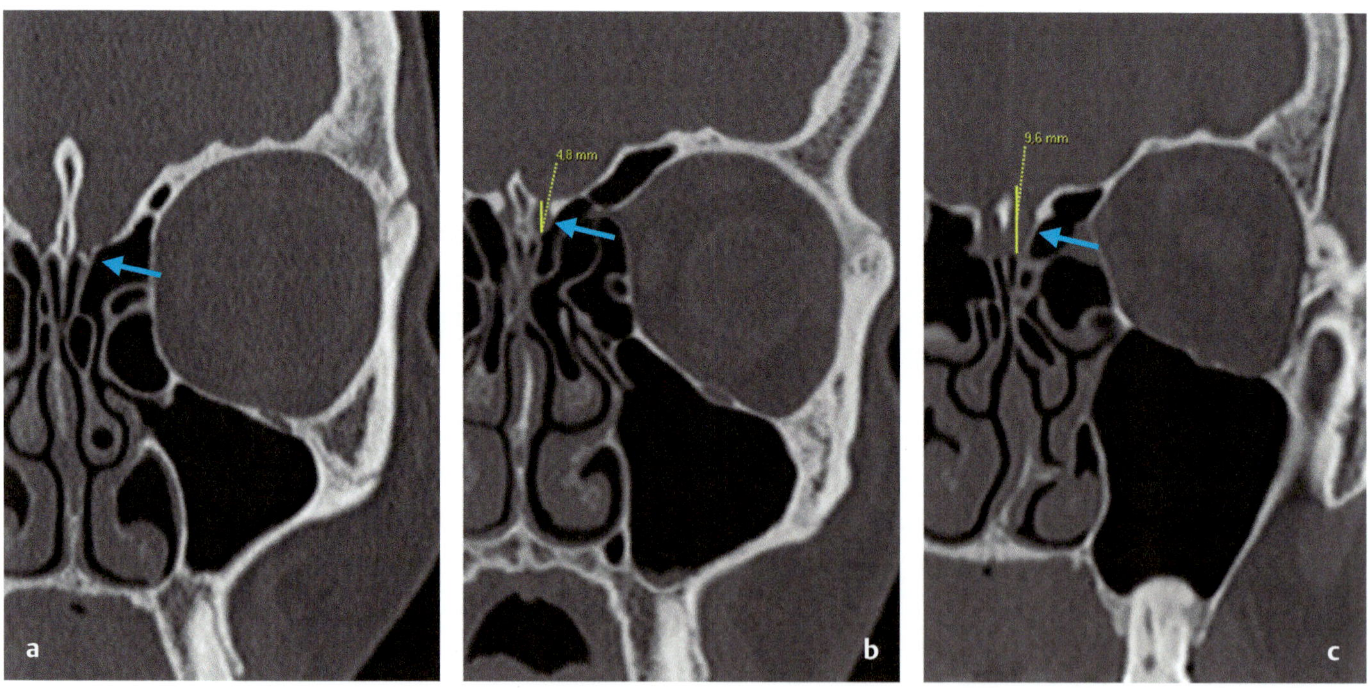

Fig. 39-34. TC coronal com janela óssea. (a) Observamos classificação de Keros I, pois a altura da lamela lateral da lâmina cribriforme (setas) é menor que 3 mm. (b) Observamos a classificação de Keros II (medida da lamela lateral entre 4 e 7 mm) e (c) observamos a classificação de Keros III (medida da lamela lateral maior que 8 mm).

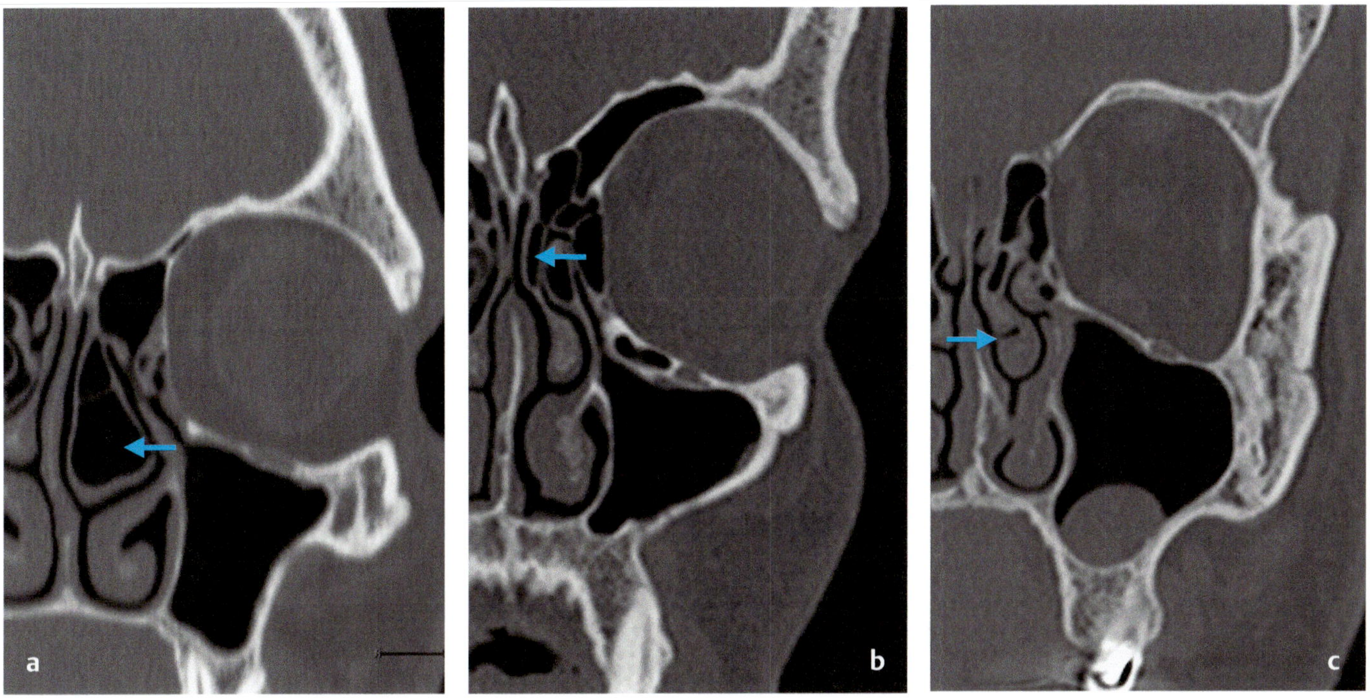

Fig. 39-35. TC com janela óssea no plano coronal. (a) Concha média bolhosa (seta), (b) pneumatização da porção lamelar da concha nasal média (seta) e (c) curvatura paradoxal da concha nasal média (seta).

Ainda nas cavidades nasais, encontramos as conchas nasais que são estruturas ósseas revestidas por mucosa que apresentam inserção nas paredes laterais e nos tetos das fossas nasais. Normalmente são observados três pares: duas superiores, duas médias e duas inferiores. Em algumas pessoas podem ser encontradas mais um par de conchas, as supremas (ou conchas de Santorini), acima das conchas superiores.[26] O espaço aéreo ao redor das conchas são os meatos e cada meato tem o seu nome de acordo com a concha adjacente, com exceção dos meatos comuns, que se estendem do teto ao assoalho das cavidades nasais, junto ao septo nasal e ao contorno medial das conchas nasais. Os meatos drenam o conteúdo de diferentes estruturas, achados descritos no Quadro 39-2.

Em relação às variações das conchas nasais, podemos citar:

- *Concha média bolhosa:* ocorre quando há a pneumatização da concha, em especial da sua porção bulbar, mais inferior. Quando a pneumatização está restrita à porção lamelar da concha, temos a pneumatização da porção lamelar da concha nasal média ou "*bulla* lamelar".[26] As pneumatizações são mais comuns nas conchas médias, mas também podem ocorrer nas conchas superiores e inferiores.
- *Curvatura paradoxal:* observada quando a convexidade da concha média está voltada à parede medial do seio maxilar (Fig. 39-35).

O complexo osteomeatal corresponde ao conjunto de estruturas na fossa nasal que recebe a drenagem dos seios maxilar, frontal e das células etmoidais anteriores. É composta pelo infundíbulo, hiato semilunar, processo uncinado, *bulla* etmoidal e meato nasal médio (Fig. 39-36). A *bulla* etmoidal geralmente é a maior célula etmoidal e por apresentar relação com o recesso frontal e com o hiato semilunar, pode promover dificuldade da

Quadro 39-2. Drenagem nos Meatos Nasais

Meatos nasais	Estruturas que drenam para o meato
Superiores	Seios esfenoidais e células etmoidais posteriores
Médios	Seios frontais, maxilares e células etmoidais anteriores
Inferiores	Ductos nasolacrimais

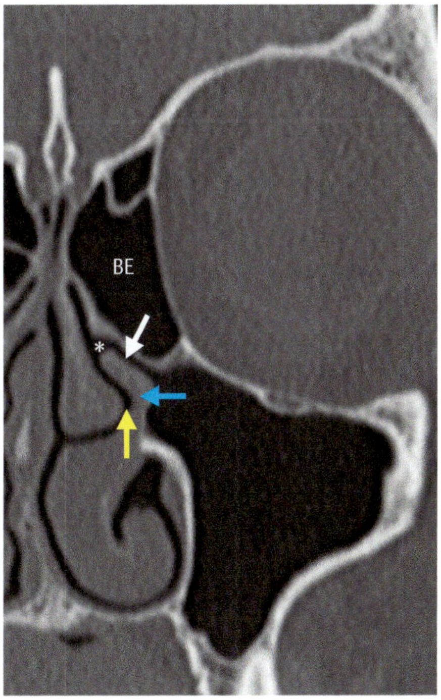

Fig. 39-36. TC janela óssea no plano coronal. Complexo osteomeatal: a seta branca indica o infundíbulo, a seta azul o processo uncinado, o asterisco o hiato semilunar e a seta amarela o meato nasal médio. BE indica a *bulla* etmoidal.

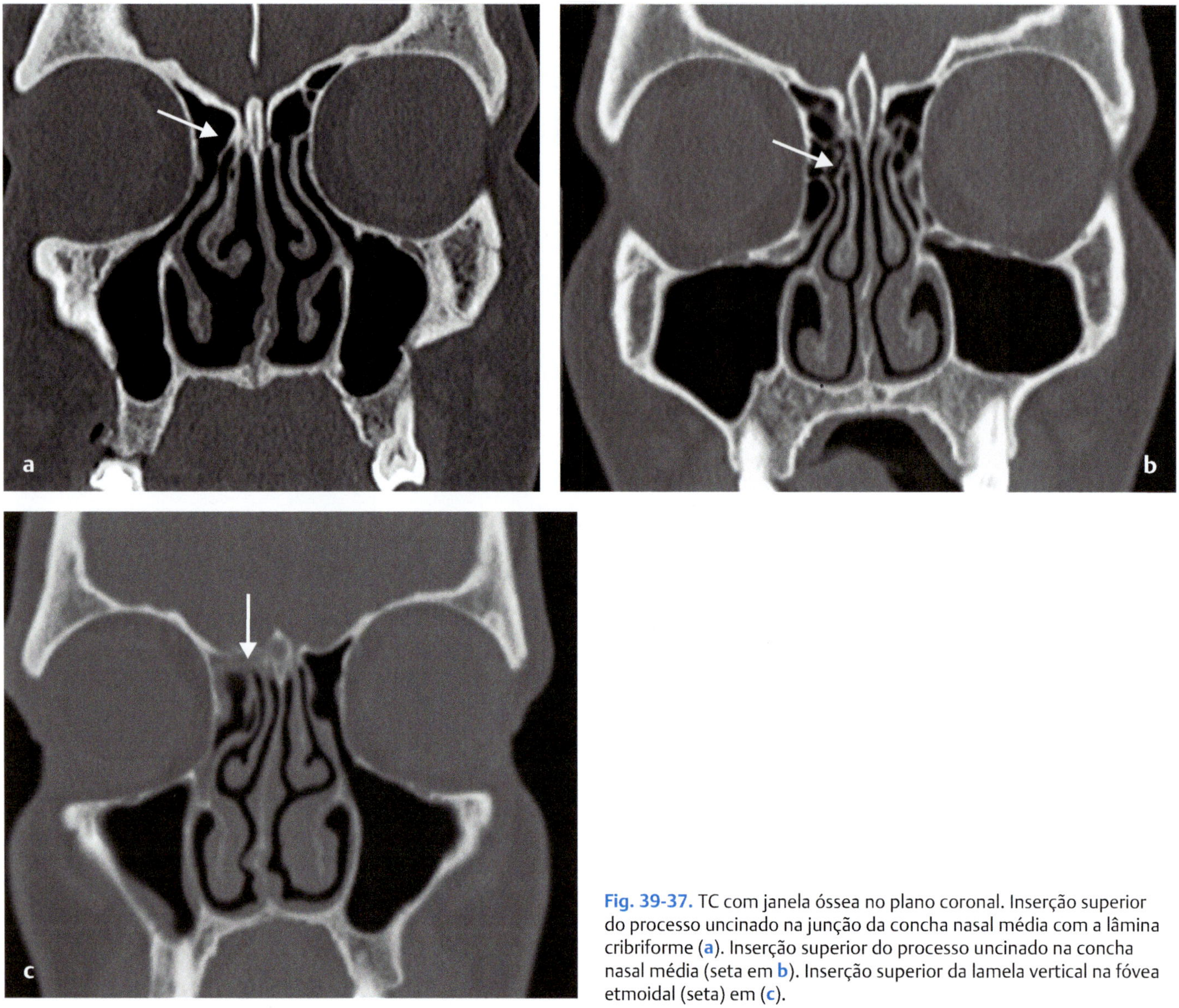

Fig. 39-37. TC com janela óssea no plano coronal. Inserção superior do processo uncinado na junção da concha nasal média com a lâmina cribriforme (a). Inserção superior do processo uncinado na concha nasal média (seta em b). Inserção superior da lamela vertical na fóvea etmoidal (seta) em (c).

drenagem sinusal quando proeminente. O processo uncinado é a estrutura óssea inferior ao infundíbulo que se origina no labirinto etmoidal e forma parte da parede lateral da fossa nasal. Sua inserção superior é variável (Fig. 39-37) e são classificadas por Landsberg e Friedman de acordo com o Quadro 39-3.[30]

O processo uncinado pode, ainda, encontrar-se pneumatizado ou apresentar prolongamento medial que se insinua no meato nasal médio, recebendo a denominação de concha nasal média secundária por alguns autores. O processo uncinado também pode estar atelectásico que, se associado à hipoplasia do seio maxilar, infradesnivelamento do assoalho orbitário e exoftalmia, dará origem à síndrome do seio silencioso (Fig. 39-38).[23]

Quadro 39-3. Classificação de Landsberg e Friedman

Tipo	Inserção superior do processo uncinado
1	Na lâmina papirácea
2	Na parede posterior da célula de *agger nasi*
3	Na lâmina papirácea e na junção da concha média com a lâmina cribriforme
4	Na junção da concha média com a lâmina cribriforme
5	Na base do crânio
6	Na concha média

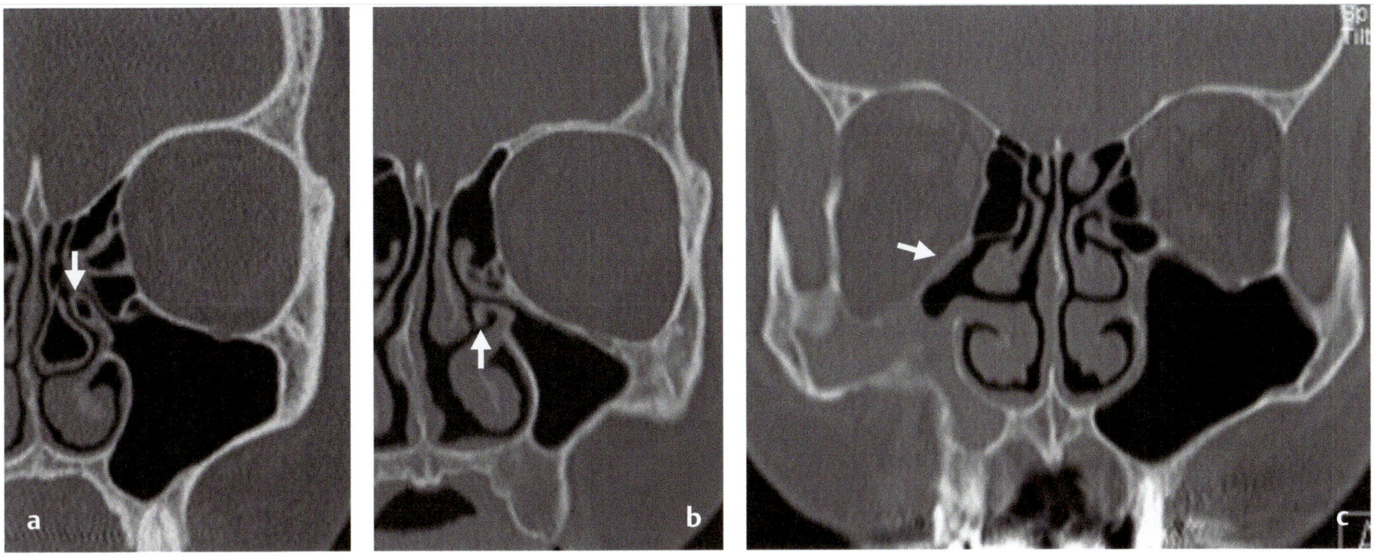

Fig. 39-38. TC com janela óssea no plano coronal. Processo uncinado pneumatizado (seta em a) e observa-se a concha acessória (b). Processo uncinado atelectásico (seta em c) associado a infradesnivelamento do assoalho orbitário e a retração das paredes desse seio, caracterizando a síndrome do seio silencioso.

Seios Paranasais

Seios Etmoidais

Formados por pequenas células que variam em tamanho e número no osso etmoidal, sendo que as células que estão contidas neste osso são chamadas de intramurais. Já as células frontais, de Haller e de *agger nasi*, são consideradas células etmoidais extramurais, por não estarem totalmente no osso etmoidal. A célula de Haller é uma célula etmoidal infraorbitária, junto ao teto do seio maxilar, que a depender das suas dimensões, pode promover alteração na drenagem deste seio paranasal. As células frontais e de *agger nasi* serão descritas no item dos seios frontais. A *bulla* etmoidal é a maior célula etmoidal anterior e é uma importante referência nos procedimentos cirúrgicos nasais.[23]

A lamela basal da concha nasal média faz a divisão em células etmoidais anteriores e posteriores, que possuem drenagens diferentes (Quadro 39-2).

As paredes laterais dos seios etmoidais são formadas pelas lâminas papiráceas. Falhas ósseas focais podem ser observadas, porém falhas maiores que podem ser congênitas, pós-cirúrgicas ou pós-traumáticas devem ser relatadas para evitar eventual acometimento de estruturas orbitárias durante procedimentos cirúrgicos. A artéria etmoidal anterior, ramo da artéria oftálmica, possui trajeto através do canal etmoidal anterior que se localiza no terço superior da lâmina papirácea e pode ser mais bem observado em imagens coronais, posterior à parede anterior da *bulla* etmoidal (Fig. 39-39).[23]

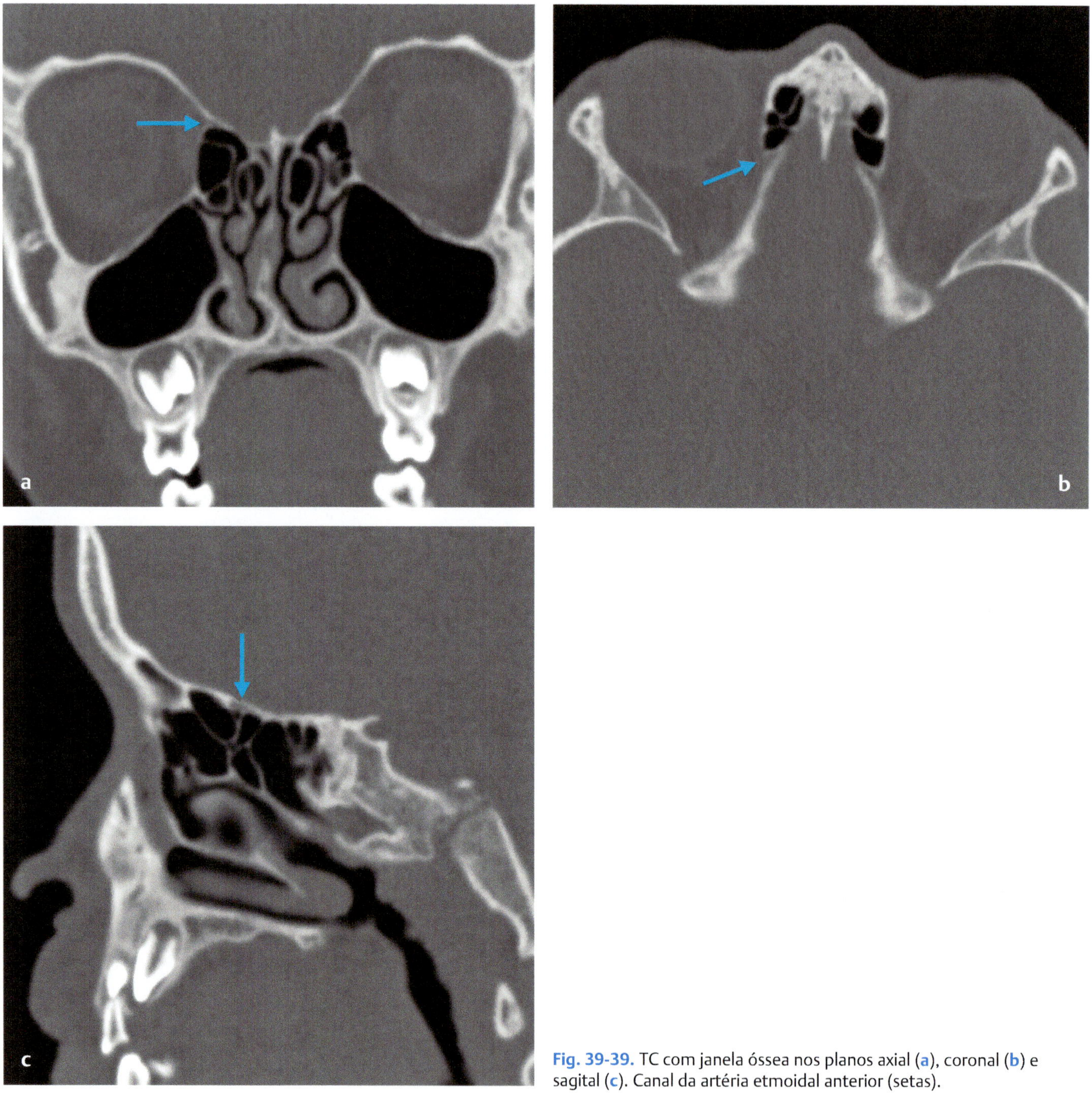

Fig. 39-39. TC com janela óssea nos planos axial (a), coronal (b) e sagital (c). Canal da artéria etmoidal anterior (setas).

Seios Frontais

São duas cavidades geralmente assimétricas localizadas no osso frontal e separadas por uma fina lâmina óssea (septo frontal *intersinus*). Para melhor avaliação da região de drenagem destas cavidades paranasais e das variações anatômicas locais, as reconstruções nos planos coronal e sagital combinadas oferecem maiores detalhes. Anterior ao recesso frontal localiza-se a célula de *agger nasi*, que é considerada a célula etmoidal mais anterior e está presente em cerca de 78 a 98,5% das pessoas. Sua pneumatização posterior pode promover redução do calibre do recesso frontal. Além desta célula, podemos ter a presença de outras células que também são descritas como células do recesso frontal: células frontais (Fig. 39-40), etmoidais supraorbitais, suprabulares, frontobulares e frontais *intersinus*.[31]

As células frontais são um grupo de células anteriores e de acordo com a classificação de Kuhn são assim divididas:

- *Tipo 1:* uma célula localizada acima da célula de *agger nasi*, porém, sem extensão para o seio frontal.
- *Tipo 2:* uma coluna de duas ou mais células acima da célula de *agger nasi*.
- *Tipo 3:* uma célula localizada acima da célula de *agger nasi*, porém, com pneumatização que se estende para o seio frontal, ultrapassando a espinha frontal.
- *Tipo 4:* uma célula que se encontra no interior do seio frontal, em contato com a parede anterior desta cavidade paranasal e sem contato com a célula de *agger nasi*.

As células posteriores ao recesso frontal são: supraorbitais, frontobulares e suprabulares (Fig. 39-41). As etmoidais supraorbitais são células etmoidais anteriores que se estendem superior e lateralmente sobre o teto da órbita a partir do recesso frontal. Estas células simulam o aspecto de um seio frontal septado. As células frontobulares localizam-se acima da *bulla* etmoidal e possuem pneumatização que se estende para o seio frontal, acima da espinha frontal. Finalmente, as células suprabulares também se encontram acima da *bulla* etmoidal, porém, não ultrapassam a espinha frontal, logo não possuem extensão para o seio frontal.[31]

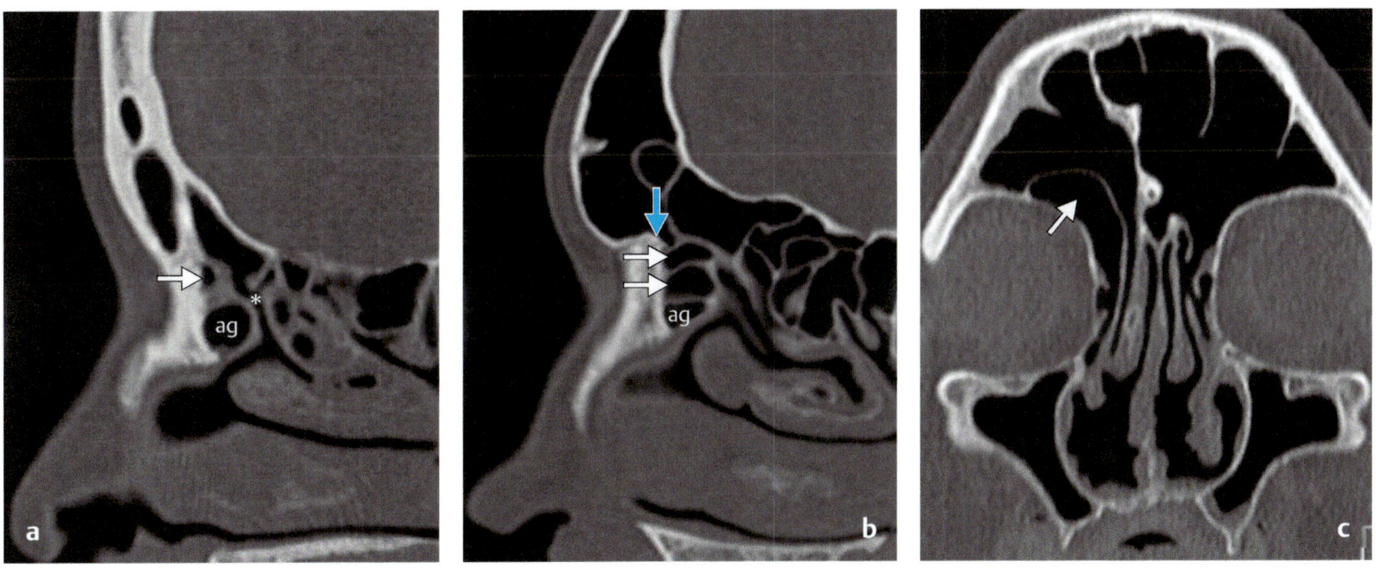

Fig. 39-40. TC com janela óssea nos planos sagital (a, b) e coronal (c). Célula frontal do tipo 1 (seta branca em a. Célula frontal do tipo 2 (seta branca em b). Célula frontal do tipo 3 (c). Observar que as células frontais do tipo 1 e 2 não se estendem acima da espinha frontal (seta azul em b). Célula de *agger nasi* (ag). Recesso frontal (asterisco em a).

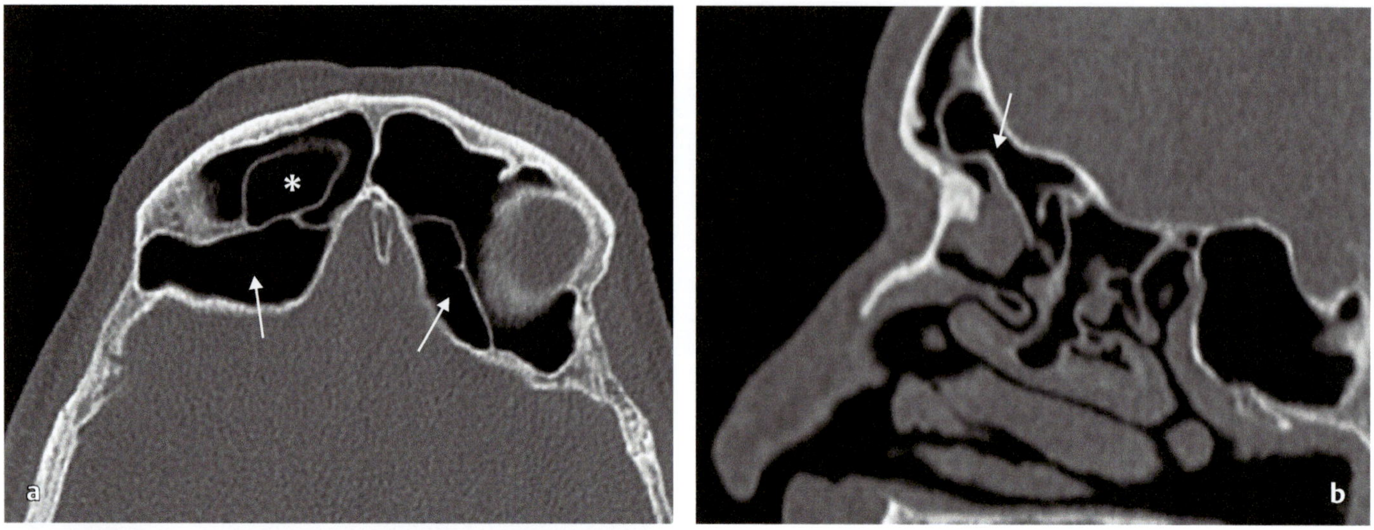

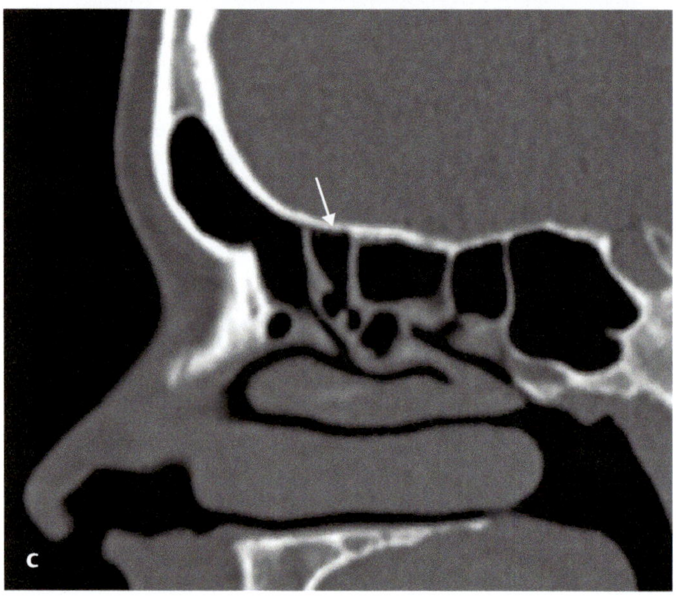

Fig. 39-41. TC com janela óssea nos planos axial (a) e sagitais (b, c). Observar as células supraorbitárias (setas em a), célula frontobular (seta em b) e suprabular (seta em c). Célula frontal tipo 3 (asterisco em a).

Seios Maxilares

São duas cavidades geralmente simétricas, localizadas lateralmente às fossas nasais. Hipoplasia dessas cavidades é relativamente rara e pode ser assim classificada: tipo 1 – hipoplasia leve, com desenvolvimento normal do processo uncinado e do infundíbulo. Tipo 2 – hipoplasia moderada, com ausência ou hipoplasia do processo uncinado e ausência ou infundíbulo mal caracterizado. Tipo 3 – acentuada hipoplasia e ausência do processo uncinado.[32]

Em casos de grandes seios maxilares, quatro pneumatizações podem ser observadas: do recesso palatino, onde se observa pneumatização em direção à linha média, na região do palato duro; do recesso alveolar, região junto às raízes dos dentes molares (Fig. 39-42); do recesso infraorbital, que se projeta anterior e, inferiormente, ao longo do teto do antro maxilar; e do recesso zigomático.[32]

Na pneumatização do recesso alveolar, especial atenção deve ser dada ao assoalho do seio maxilar, pois há afilamento ósseo local e propensão a sinusopatias odontogênicas e fístulas oroantrais.[33]

No interior dos antros maxilares, podem-se observar septações ósseas ou fibrosas, achados que podem prejudicar a drenagem destas cavidades paranasais.[23] Ainda no interior dos antros, pode-se observar a protrusão do canal do nervo infraorbitário, achado que aumenta o risco de lesão deste nervo durante o procedimento cirúrgico local.[32]

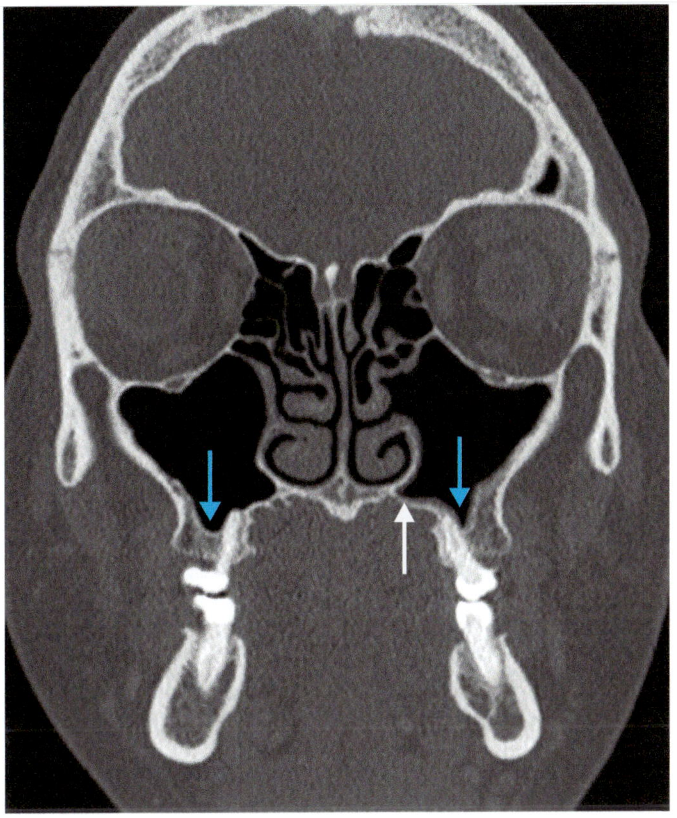

Fig. 39-42. TC com janela óssea no plano coronal. Pneumatização do recesso palatino (seta branca) e do recesso alveolar (seta azul).

Seios Esfenoidais

São os seios paranasais mais posteriores, localizados no corpo do osso esfenoide. As variações na pneumatização dos seios esfenoidais e variações anatômicas locais específicas são importantes para o planejamento de procedimentos cirúrgicos endoscópicos nasais e estão abaixo listadas:[34]

- Pneumatização do seio esfenoide de acordo com a sua proximidade com o assoalho selar. Há três tipos descritos: conchal, pré-selar e selar. No tipo conchal, a pneumatização não se estende ao corpo do osso esfenoide. No tipo pré-selar, a pneumatização do esfenoide não se estende além da parede anterior do assoalho selar. Finalmente, no tipo selar, a pneumatização estende-se posteriormente abaixo da sela túrcica, inclusive até a parede posterior do clivo (Fig. 39-43).
- Pneumatização das clinoides anterior e posterior; pneumatização do recesso lateral do seio esfenoide, que pode se estender para o processo pterigoide (Fig. 39-44); inserção posterior do septo esfenoidal *intersinus*: quando localizada junto ao trajeto do segmento cavernoso da artéria carótida interna, pode haver injúria arterial na remoção deste septo; presença de septações ósseas nos seios esfenoidais, que quando transversas, podem simular células de Onodi nas imagens coronais.
- Célula de Onodi: célula etmoidal posterior que se estende posterior e/ou lateralmente ao seio esfenoide e apresenta relação com o canal óptico e com a artéria carótida interna (Fig. 39-44).

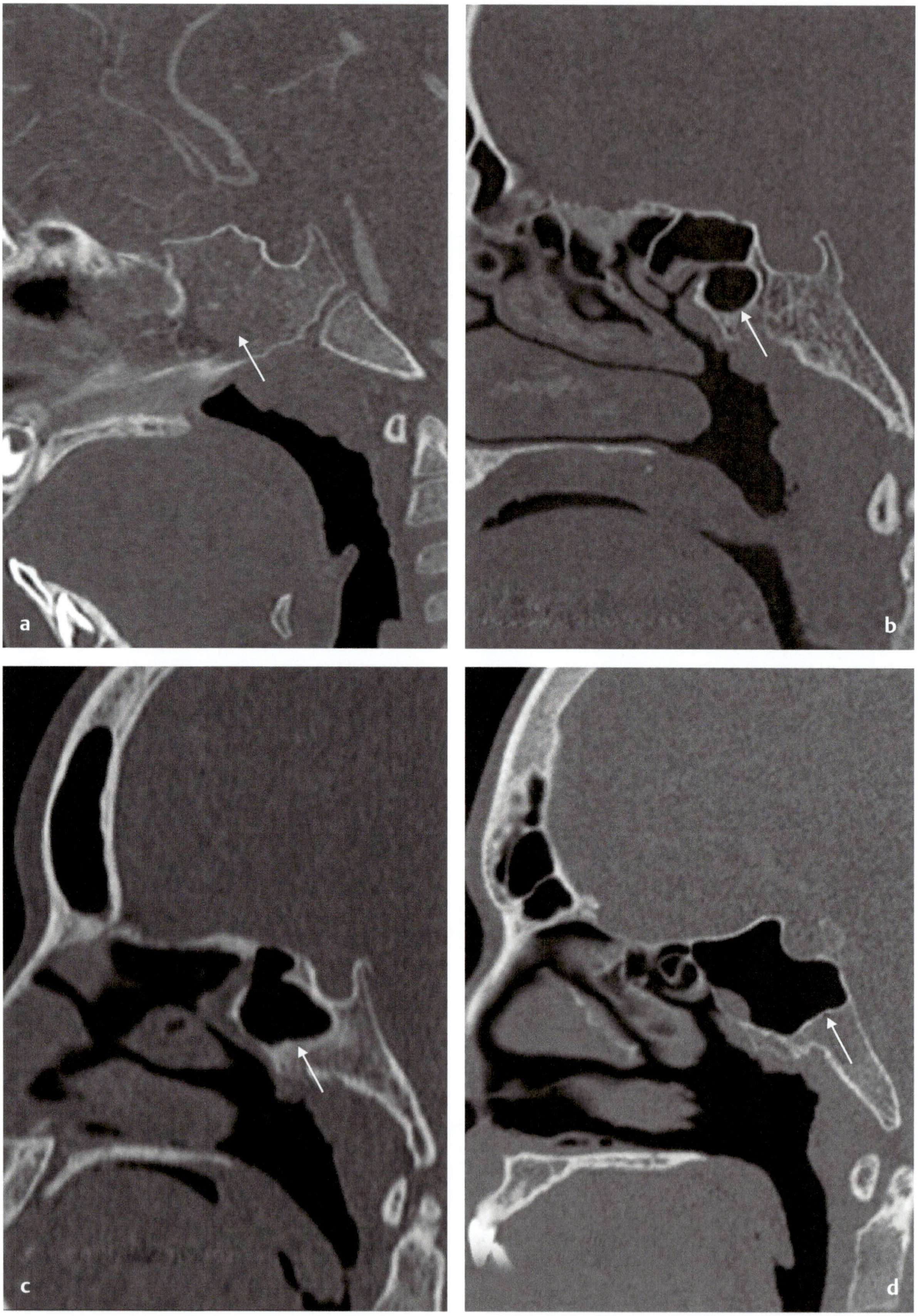

Fig. 39-43. TC com janela óssea nos planos sagitais demonstram pneumatização do tipo: (a) conchal (seta), (b) do tipo pré-selar (seta) e (c) pós-selar incompleta (seta) e (d) pós-selar completa (seta) pneumatização até a parede posterior do clivo.

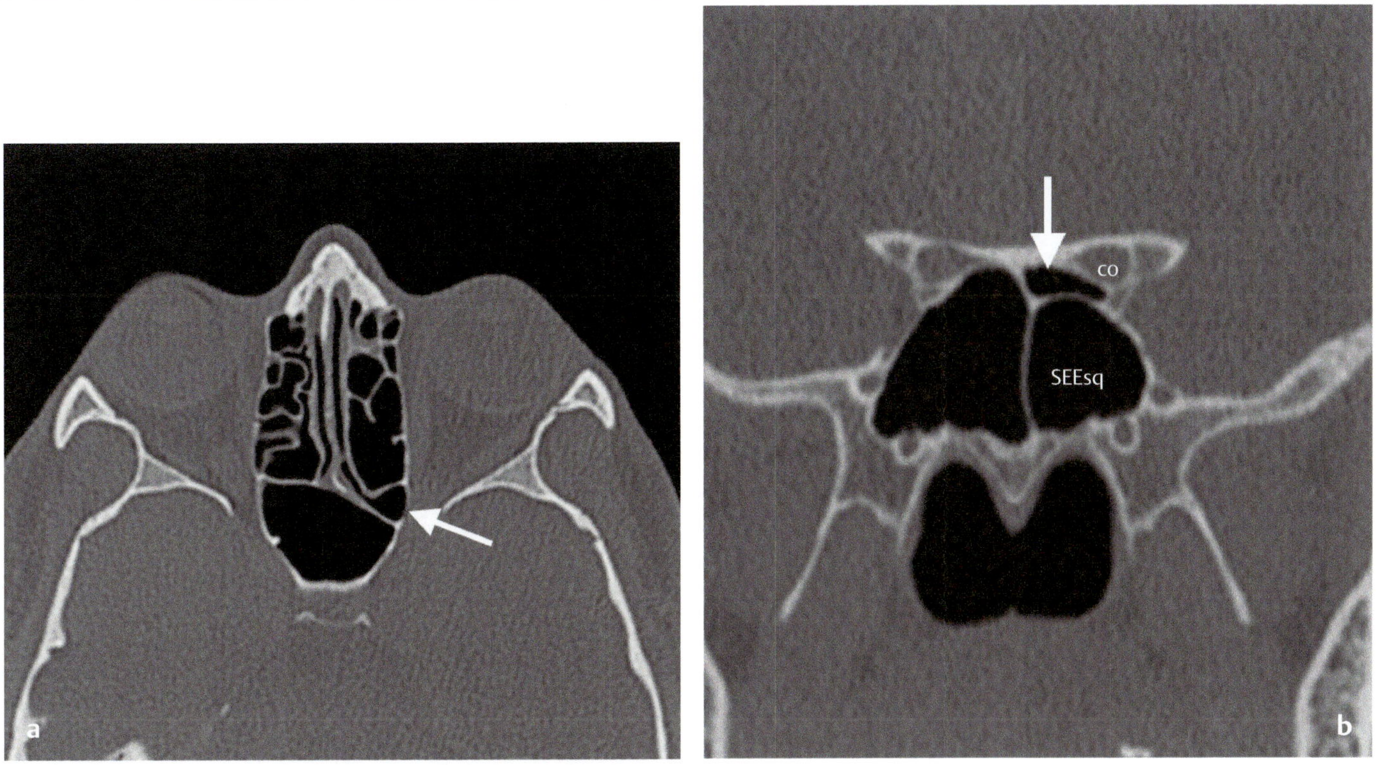

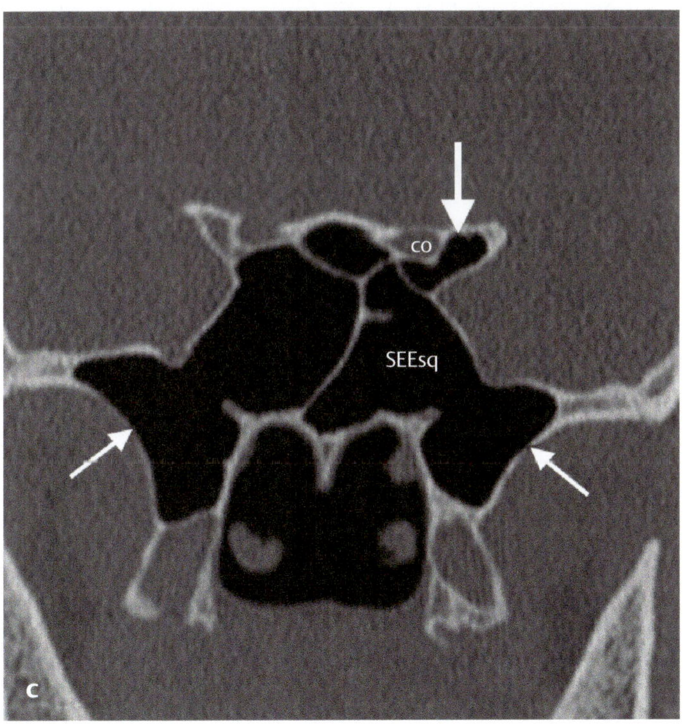

Fig. 39-44. TC com janela óssea. Axial (a) que demonstra assimetria dos seios esfenoidais, o esquerdo menor (seta). Coronais (b, c) que demonstram célula de Onodi à esquerda (seta em b), pneumatização dos recessos laterais dos seios esfenoidais (setas brancas em c) e pneumatização da clinoide anterior (seta azul em c). SEEsq: seio esfenoidal esquerdo; co: canal óptico.

REFERÊNCIAS BIBLIOGRÁFICAS

1. Supsupin EP Jr, Gonzales NS, Debnam JM. Anatomy and pathology of the skull base: malignant and nonmalignant lesions. Oral and maxillofacial surgery clinics of North America. 2023;35(3):413-33. Epub 2023/05/05.
2. Matys T, Scoffings DJ, Massoud TF. Anatomy of the calvaria and skull base. Neuroimaging clinics of North America. 2022;32(3):447-62. Epub 2022/07/18.
3. Siddiqui A, Connor SEJ. Imaging of developmental skull base abnormalities. Neuroimaging clinics of North America. 2021;31(4):621-47. Epub 2021/10/26.
4. Belden CJ, Mancuso AA, Kotzur IM. The developing anterior skull base: CT appearance from birth to 2 years of age. AJNR American Journal of Neuroradiology. 1997;18(5):811-8. Epub 1997/05/01.
5. Schneider JF, Floemer F. Maturation of the olfactory bulbs: MR imaging findings. AJNR American Journal of Neuroradiology. 2009;30(6):1149-52. Epub 2009/03/13.
6. Kandemirli SG, Altundag A, Yildirim D, Tekcan Sanli DE, Saatci O. Olfactory Bulb MRI and paranasal sinus CT findings in persistent COVID-19 anosmia. Academic Radiology. 2021;28(1):28-35. Epub 2020/11/03.
7. Gaffey MM, Friedel ME, Fatterpekar GM, Liu JK, Eloy JA. Spontaneous cerebrospinal fluid rhinorrhea of the foramen cecum in adulthood. Archives of otolaryngology - head & neck surgery. 2012;138(1):79-82. Epub 2012/01/18.
8. Ohnishi T. Bony defects and dehiscences of the roof of the ethmoid cells. Rhinology. 1981;19(4):195-202. Epub 1981/12/01.
9. Raseman J, Guryildirim M, Beer-Furlan A, Jhaveri M, Tajudeen BA, Byrne RW, et al. Preoperative computed tomography imaging of the sphenoid sinus: striving towards safe transphenoidal surgery. Journal of Neurological Surgery Part B, Skull base. 2020;81(3):251-62. Epub 2020/06/06.
10. Thakur P, Potluri P, Kumar A, Tyagi AK, Varshney S, Malhotra M, et al. Sphenoid sinus and related neurovascular structures-anatomical relations and variations on radiology - a retrospective study. Indian journal of otolaryngology and head and neck surgery: official publication of the Association of Otolaryngologists of India. 2021;73(4):431-6. Epub 2021/11/02.
11. Silbergleit R, Quint DJ, Mehta BA, Patel SC, Metes JJ, Noujaim SE. The persistent stapedial artery. AJNR American journal of neuroradiology. 2000;21(3):572-7. Epub 2000/03/24.
12. Shinohara AL, de Souza Melo CG, Silveira EM, Lauris JR, Andreo JC, de Castro Rodrigues A. Incidence, morphology and morphometry of the foramen of Vesalius: complementary study for a safer planning and execution of the trigeminal rhizotomy technique. Surgical and radiologic anatomy: SRA. 2010;32(2):159-64. Epub 2009/09/18.
13. Rumboldt Z, Castillo M, Smith JK. The palatovaginal canal: can it be identified on routine CT and MR imaging? AJR American Journal of Roentgenology. 2002;179(1):267-72. Epub 2002/06/22.
14. Tanoue S, Kiyosue H, Mori H, Hori Y, Okahara M, Sagara Y. Maxillary artery: functional and imaging anatomy for safe and effective transcatheter treatment. Radiographics: a Review Publication of the Radiological Society of North America, Inc. 2013;33(7):e209-24. Epub 2013/11/15.
15. Chhabra A, Bajaj G, Wadhwa V, Quadri RS, White J, Myers LL, et al. MR Neurographic evaluation of facial and neck pain: normal and abnormal craniospinal nerves below the skull base. Radiographics: a Review Publication of the Radiological Society of North America, Inc. 2018;38(5):1498-513. Epub 2018/09/13.
16. Wu W, Wu F, Liu D, Zheng C, Kong X, Shu S, et al. Visualization of the morphology and pathology of the peripheral branches of the cranial nerves using three-dimensional high-resolution high-contrast magnetic resonance neurography. European journal of radiology. 2020;132:109137. Epub 2020/10/07.
17. Hofmann E, Prescher A. The clivus: anatomy, normal variants and imaging pathology. Clinical neuroradiology. 2012;22(2):123-39. Epub 2011/06/29.
18. Cankal F, Ugur HC, Tekdemir I, Elhan A, Karahan T, Sevim A. Fossa navicularis: anatomic variation at the skull base. Clin Anat. 2004;17(2):118-22. Epub 2004/02/20.
19. Tubbs RS, Griessenauer CJ, Loukas M, Zurada A, Shoja MM, Cohen-Gadol AA. The enigmatic clival canal: anatomy and clinical significance. Child's nervous system: ChNS: official journal of the International Society for Pediatric Neurosurgery. 2010;26(9):1207-10. Epub 2010/03/10.
20. Bayrak S, Goller Bulut D, Orhan K. Prevalence of anatomical variants in the clivus: fossa navicularis magna, canalis basilaris medianus, and craniopharyngeal canal. Surgical and radiologic anatomy: SRA. 2019;41(4):477-83. Epub 2019/02/07.
21. Belden CJ, Mancuso AA, SchmalfussIM. CT features of congenital nasal piriform aperture stenosis: initial experience. Radiology. 1991; 213:495-501.
22. Shafik AG, Mohamed AM, Rabie TM, Alkady HA. Evaluation of the internal nasal valve using computed tomography pre and post rhinoplasty and its correlation to symptomatic improvement. Egypt J Hosp Med. 2018;72(5):4486-9.
23. Vaid S, Vaid N. Sinosal anatomy. Neuroimag Clin N Am. 2022;32:713-34.
24. Moche JA, Cohen JC, Pearlman SJ. Axial computed tomography evaluation of the internal valve correlates with clinical valve narrowing and patient complaint. Int Forum Allergy rhinology. 2012;3(7):592-7.
25. Valencia MP, Castillo M. Congenital and acquired lesions of the nasal septum: a practical guide for differential diagnosis. Radiographics. 2008;28:205-23.
26. Cellina M, Gibelli D, Cappella A, Martinenghi C, Belloni E, Oliva G. Nasal cavities and the nasal septum: Anatomical variants and assessment of features with computed tomography. Neuroradiol J. 2020 Aug;33(4):340-7.
27. Hammoud R, Azzam R, Emam F, Alhail M. Congenital aplasia of cartilaginous nasal septum: A case report. Otolaryngology Case Reports. 2022;25:1-3.
28. Calvo DH, Azcona MC, Valdezate LAV, Garcia LMGC. Agenesis of the Vomer Bone. Images in Otorhinolaryngology. 2008;59(3):148-9.
29. Souza AS, Souza MMA, Idagawa M, Wolosker AMB, Ajzen SA. Análise por tomografia computadorizada do teto etmoidal: importante área de risco em cirurgia endoscópica nasal. Radiol Bras. 2009;41(3):143-7.
30. Miranda CMNR, Maranhão CPM, Arraes FMNR, Padilha IG, Farias LPG, Jatobá MSA, et al. Variações anatômicas das cavidades paranasais à tomografia computadorizada *multislice*: o que procurar? Radiol Bras. 2011 Jul/Ago;44(4):256-62.
31. Huang BY, Lloyd KM, DelGaudio JM, Jablonowski E, Hudgins PA. Failed endoscopic sinus surgery: spectrum of CT findings in the frontal recess. Radiographics. 2009;29:177-95.
32. Ito K, Hirahara N, Muraoka H, Okada S, Kondo T, Andreu-Arasa VC, et al. Normal variants of the oral and maxillofacial region: mimics and pitfalls. Radiographics. 2022;42:506-21.
33. Vaid S, Vaid N, Rawat S, Ahuja AT. An imaging checklist for pre-FESS CT: framing a surgically relevant report. Clinical Radiology. 2011;66:459-70.
34. Garrigós EG, Jiménez JJA, Cánovas IM, Olivas JA, Vela JJC, Rosa JDLH, Rubio MDG. Transsphenoidal aproach in endoscopic endonasal surgery for skull base lesions: what radiologists and surgeons need to know. Radiographics. 2015;35(4):1170-85.

ÍNDICE REMISSIVO

Entradas acompanhadas por um ***f*** ou ***q*** em itálico indicam figuras e quadros, respectivamente.

B

C

D

E

G

H

P

S

T